针灸拾穗录

叶明柱 编著

上海浦江教育出版社
（原上海中医药大学出版社）

图书在版编目（CIP）数据

针灸拾穗录 / 叶明柱编著 . -- 上海 : 上海浦江教育出版社有限公司 , 2025. 2. -- ISBN 978-7-81121-954-8

Ⅰ. R245

中国国家版本馆 CIP 数据核字第 2025QC8327 号

ZHENJIU SHISUI LU

针灸拾穗录

上海浦江教育出版社出版发行

社址：上海海港大道 1550 号　邮政编码：201306

电话：（021）38284910（12）（发行）　38284923（总编室）　38284910（传真）

E-mail：cbs@shmtu.edu.cn　URL：http://www.pujiangpress.com

上海商务联西印刷有限公司印装

幅面尺寸：170 mm × 240 mm　印张：41.75　字数：487 千字

2025 年 2 月第 1 版　2025 年 5 月第 1 次印刷

责任编辑：李晓娟　封面设计：曾国铭

定价：188.00 元

张 序

记得是20世纪90年代的一个夏日傍晚，明柱医生和他的文友冯禾昌医生抱着一个大西瓜到当时的打浦桥寓所来看我。虽属初次谋面，却是一见如故。因为在此之前，我已经在《中国针灸》等杂志读过他的大作和他俩合作的论著。之所以给我留下深刻的印象，不仅是因为文章见解独特，更是二位都工作于社区卫生服务中心（当时称街道医院）。作为同样有长期基层医疗机构工作经历的我，深知在这样的环境中，搞学术研究特别是文献研究的不易。

之后，虽然因为彼此都忙，很少见面，但或在杂志报纸上，或在学术会议上，却经常能见到或聆听到他的新思考，且总是令人耳目一新。

不久前，他将数十年积累之心血，汇成一册，名之《针灸拾穗录》，用他的话来说，是希望为世上留下一点东西。对此，我十分赞同。这不仅是对自己学术生涯的一个总结，而且也能有惠于广大后学。当然，其蕴含的内容岂是他自谦之“拾穗”二字所能涵盖！

明柱一生从事针灸临床，而钟情于针灸文献。所以本书虽分“学术探讨”和“诊余笔谭”二篇，其内容，却多半涉及医史文献。明柱为人虽讷于言，为学则敏于思。其文献研究的最大特点是，多与临床密切相关，着眼于证、经、穴、法，以至人物、针灸书籍，或考镜源流，或解疑释惑。观点新颖，论证严密。本书亦总结他多年针灸实践的独特心得，且多为现代难治病症之有效案例，凡选穴组方、操作之法，皆倾囊相授。统观全书，以短篇为主，虽多言简意赅，而真知灼见者每现，殊为难得。

特别值得一提的是，明柱虽已过古稀之年，但仍笔耕不止，每见大作问世。特别是最近，为了解球后穴发现者夏闽贤先生生平，专程与同道冒寒前往杭城访研，其学术态度之严谨、身心投入之热诚，由此可见一斑。

全书杀青之际，明柱索序于我，这便有了上述文字。

张　仁

写于 2024 年 1 月 26 日

吴序

针灸是中国传统医学的瑰宝，承载着中华民族数千年的健康智慧。2017年1月18日，习近平总书记在日内瓦访问了世界卫生组织，出席中国向世界卫生组织赠送针灸铜人雕塑仪式，并为针灸铜人揭幕。针灸作为一种绿色医疗手段，正在日益成为中医药国际化的排头兵。在针灸向世界传播的过程中，针灸疗效得到了诸多研究的肯定，但也促使西方国家极力以“刺激外周神经”的概念替代传统针灸，试图以此去除针灸理论的影响。对此，我国针灸学者对经典针灸理论的传承与阐释尤为重要，《针灸拾穗录》一书正是在此种背景下付梓的，对于中医针灸的守正创新具有重要意义。

针灸之学历史悠远，其间名医辈出，代有传人，各承师训，各有专长。直至当今，由于中医政策之贯彻，针灸人才更如雨后春笋，彬彬济济，青出于蓝。针灸所及，沉疴霍然，妙法良方，变化无穷。众多业内外人士的传承创新，推动了针灸医学的发展，促进了针灸医理的更新。叶明柱先生耕耘针坛50余载，精于疗疾，勤于著述，致力于传承和弘扬针灸精粹，梳理古老针灸之变迁，探研古今针灸之异同，考证于文献，推之于临床，获效甚验，遂分析总结后节录而成《针灸拾穗录》，有幸先睹为快，获益良多。

观本书内容翔实、敢于创新，涉及针灸疗法理论、历史、人物与临床，形式生动活泼。叶先生一方面立足文献，对穴位命名之含义、腧穴之变化，以及针刺罐法操作之变革深入解读，考证严谨，见解独特，将自身50余年的临证体会倾囊相授，并详述了诸多不为人知的医林趣事和名医经历，既有成功的经验，也有失败的教训，针灸临床医师及广大针灸爱好者若能悉心阅读，自能获益良多，受用不尽。欣闻本书即将付梓，在此谨表祝贺！本书的编撰秉要执本，将“传承精华，守正创新”的精神贯穿始终，其中珍贵经验必将服务社会、利益大众，更可带动针灸医学更大范围的流传推广，提升其社会影响力。此实乃针灸界之幸事，故乐以为序。

吴焕淦

癸卯年冬月书于上海市针灸经络研究所

写在前面

余长期在基层从事针灸临床，曾任上海针灸学会理事，兼任上海针灸学会文献专业委员会副主任委员。退休之后应邀在上海市中医文献馆和上海市针灸经络研究所专家门诊部坐诊。于针灸文献，则是业余爱好。

本书有以下三大特点。

其一，内容广泛。这本小册子收集了本人在专业杂志和海内外学术会议上所发表的论文 40 余篇，尚有随笔杂录 50 余篇。这些文章长短不一，内容所涉较为广泛，涉及经脉腧穴、临床心得、医史人物等，皆临床或阅读之千虑所得，见解独特，释疑解惑，不尚空谈。

其二，理论联系临床。由于本人系临床医生，故本书试图将学术探讨与临床实际紧密地联系在一起。既有对针灸文献之探讨，又将自己一些临证心得体会和盘托出，希望对针灸文献研究和临床有所帮助。

其三，本书虽已对文章进行了分类，以便阅读，但又在一些文章之后，忝列备注。一则加以补充，同时将相关内容之文章串联在一起，以冀读者全面阅读了解。

如原文中之错讹等，收入本书时，径予改正，不再出注；原稿中一些内容，有助于读者理解者，则根据原稿录入。因各文独立成篇，难免存有内容重复之现象，望读者谅之。

1978年《上海中医药杂志》复刊。自1981年第1期始家父叶显纯辟专栏《拾穗录》，发表短文，颇受读者之好评。余自幼生活于农村，插过秧、割过麦，也曾挎着小竹篮，跟在农夫身后，捡拾遗留在田间麦稻之“穗”。故对其专栏之名倍感亲切。家父去世后，为了怀念他，遂将自己读书斗室呼为“拾穗书屋”。

自知才疏学浅，文字拙劣，然琐碎文字，或利于针家。这本小册子亦犹“拾穗”所得，故名之《针灸拾穗录》。

本书的出版受到许多领导、同道和朋友的支持，中国针灸学会原副会长、上海市针灸学会理事长、上海市中医文献馆原馆长张仁主任和中国针灸学会副会长、上海针灸学会会长、上海市针灸经络研究所所长吴焕淦教授为本书作序，上海针灸学会原秘书长、上海市中医医院针灸科主任单永华主任为本书题写书名，在此深表示感谢！

无为　叶明柱

2023年10月于沪渎之拾穗书屋

目 录

上篇 学术探研

说穴论经

刺法阐微（附：拔罐疗法）

附：拔罐疗法

临证发挥

文献杂考

下篇 诊余笔谭

名家轶事

阅书散记

临床感悟

附篇　编余资料

序言、书评及其他

上篇　学术探研

说穴论经

华佗夹脊穴源流考略

华佗夹脊，又称夹脊、脊旁、佗脊、华佗穴等，系位于背腰部脊柱棘突下旁开5分的一类穴位，为临床所常用。关于本穴组出于何处，众说纷纭，或曰出自《肘后方》，或曰出自《千金翼方》，或曰出自《华佗别传》，或曰出自《中国针灸学》。为此，笔者仅就手中资料，略抒管见，不当之处，望高明者正之。

“夹脊”之称早在长沙马王堆出土的西汉《足臂十一脉灸经》中便有记载：足太阳脉循行时“夹脊”，及灸太阳脉又可治疗“夹脊痛”。其后《内经》中亦有“夹脊”之称，如《素问·刺疟》篇谓：“十二疟者……又刺项以下夹脊者必已。”《素问·缪刺论》谓：“邪客于足太阳之络……刺之从项始数夹脊椎夹脊。”然上述“夹脊”仅指所取的穴位夹于脊柱，并非今之华佗夹脊穴。

《肘后方》为晋代葛洪所撰，其卷二记载：“华佗治霍乱已死……捧病人腹卧云，伸臂对以绳度两头，肘大头依绳下夹背脊大骨中，去脊各一寸，灸之百壮。不治者，可灸肘椎。”此法后为《千金要方》《千金翼方》转录，唯文字有所出入：“去脊各一寸”

录为“去脊各一寸半。”而《外台秘要》在转录时，将“可灸肘椎”录为“所谓灸肘椎”。后有人根据《肘后方》的记载，认为其施灸的部位在“第二、三腰椎之间近第三腰椎棘突，左右旁开各一寸处”，并命之为“肘椎”。《类经图翼》则根据《千金翼方》将“去脊各一寸半处”命名为“夹脊”。华佗夹脊穴计有17穴，《肘后方》所载的仅为其中一穴且“去脊各一寸”，故认为华佗夹脊穴源自《肘后方》或《千金翼方》是欠妥当的。

《华佗别传》是华佗传记之一。其内容为南朝裴松之注《三国志》和唐朝章怀太子注《后汉书》所引，文字稍有差异。裴注引文为“点背数十处，相去或一寸，或五寸，纵邪不相当……后灸处夹脊一寸，上下行端直均调，如引绳也。”由于其记载过于简略，又非针灸专著，故很难认定当时华佗使用的就是今之华佗夹脊穴。

著名针灸学家承淡安在1955年出版的《中国针灸学》中载有“华佗夹脊穴”，众多文献认为华佗夹脊穴源自本书。然查承氏所撰《中国针灸治疗学》（1931年）及《经络要穴歌诀、百症赋笺注、经外奇穴合编》（1933年）中均无“华佗夹脊穴”。就笔者所知，国内针灸界对于《中国针灸学》收录的华佗夹脊穴文献依据并无考证，如简单将华佗夹脊的渊源归于承氏，未免有失严谨。

华佗夹脊当然与华佗有关。考华佗虽为曹操所杀，其医术并未因此而失传。《肘后方》载，佗将用灸法治疗“霍乱已死法”传子孙。《后汉书·华佗传》称华佗之徒樊阿“善针术”。《隋书·经籍志》有《华佗枕中灸刺经》一卷，记载了华佗独特的针灸经验。日本医家丹波康赖所撰《医心方》（公元984年）卷二“诸家取背输法第二”中，就有《华佗针灸经法》所载的背俞穴，其与今之背俞穴，有不同的取法和命名，计有23穴，“侠脊相去一寸”，与今之华佗夹脊穴夹脊相同，可见华佗夹脊穴的实质即华佗背俞穴。日本针灸家在应用华佗背俞穴时也对其进行了改造，由于骶部以下的华佗背俞穴与八髎穴、会阳穴重叠，故予去除，这样华佗夹脊穴数为 17 穴。并将之称为华佗夹脊穴，也有称之为夹脊穴、华佗穴、脊穴者。据手中已有资料分析，最早对华佗夹脊穴进行论述者为日本江户后期的著名针灸家石坂宗哲，其学术以《内经》为主，参以荷兰医学之说，著述有《针灸说约》《针灸知要》《针灸十二条提要》。在其所撰的《针灸说约》(1812)记载:“挟脊穴左右各十七穴，合三十四穴。可针可灸。从大椎至十七椎，去脊中，左右旁开各半寸。”其养子婿石坂宗圭在《针灸茗话》中更增添了主治内容。柳谷素灵注曰:“夹脊穴也就是所谓的华佗穴，有人亦称之为脊穴，也有人称之为膀胱经第一行。”1926 年玉森贞助之在《针灸经穴医典》中编“阿是穴”之九三记载的“华佗狭脊穴”即华佗夹脊穴。原文为日文，试译如下:“从第一胸椎下至第五腰椎下止，去脊中各旁开五分。一共三十四穴。皆灸，灸七壮至十五壮。对治疗脑、颈项部背脊部、腰部及胸、腹等部位之各种慢性病有效，特别是对肺结核有特殊疗效。”日本代田文志在《针灸真髓》一书中也记载，日本针灸大家泽田健认为，石坂宗哲在临床上善于应用华佗夹脊穴治疗疾病。泽田健曾苦心研究华佗夹脊穴 27 年之久，将之称为膀胱经之第一行。代田文志在其所撰的《针灸治疗基础学(十四经络图谱解说)》第十六章中对其进行论述。1985 年日本出版的《石坂流鍼术の世界》记载町田荣治自称“石坂流”，他在治疗疾病时主要运用华佗夹脊穴。据此，我们可以说，华佗之背俞穴是被日本医家演变为“华佗夹脊穴”，并广泛应用于临床的。国内早在 1974 年上海中医学院《针灸学》中首先指出：华佗夹脊“原为华佗取背俞法”，其后，李鼎在《针灸学释难》中进一步指出："华佗夹脊穴，其实就是华佗对脏腑背俞的特殊定位法。"《中国针灸史大纲》也认为："古代诸家背俞取法中，只有'华佗夹脊'沿用至今。"

经查国内最早记载华佗夹脊穴的文献当为《精简经穴治疗学》，该书系张赞臣根据日本玉森贞助之《针灸经穴医典》，略加损益，于1954年1月由千倾堂书局出版。据《精简经穴治疗学》中承序可以得知，承淡安于1953年春在沪养疴期间应张赞臣之邀予以校订。该书在下编经外奇穴篇（天应穴）中记载了"华佗狭（夹）脊穴"，文字较《针灸经穴医典》简洁，有条理。其文不长，录之于下："华佗狭脊［位置］第一胸椎下至第五腰椎下止，脊中相去各五分。（各穴皆灸）［疗法］灸七壮至十五壮。［主治］脑神经衰弱，肺结核，气管支炎。""狭"，义为窄，与宽相对。称之为"狭脊"者，可能是指其位于背部膀胱经第一侧线之内，又有别于奇穴夹脊穴者。

其后在1955年8月出版的《中国针灸学》之"参考书目"中亦有日人玉森贞助所著的《经穴医典》，其经穴篇之附录"经外奇穴"中也收录了华佗夹脊穴。承淡安将玉森氏"华佗狭脊穴"中的"狭"字改为"夹"字，是非常有见地的。后来江苏省中医学校针灸学科教研组出版的《针灸学》（1957）以及池澄清《针灸孔穴及其疗法便览》（1959）等针灸专著均收录了华佗夹脊穴。从此华佗夹脊穴日益受到我国针灸业内人士的重视，临床应用越来越广泛。虽然《中国针灸学》问世的时间较《精简经穴治疗学》为晚，但其影响远较《精简经穴治疗学》为大，此可能是众多文献误以为国内最早记载华佗夹脊穴的文献是《中国针灸学》的原因所在。

综上所述，华佗夹脊穴系华佗"取背俞法"，传入日本之后经日本针家改造而成，20 世纪 50 年代方传回中国。最早记载华佗夹脊穴的文献为日本人石坂宗哲所撰《针灸说约》，国内最早记载华佗夹脊穴的文献为《精简经穴治疗学》。

（本文与冯禾昌合著，原载于《上海针灸杂志》2009 年第 8 期）

注： 1. 本文被收入李鼎老师主编的《海上传针六十年》。

2. 收入本书时，本文略作修改。

3. 2016 年有学者撰文，云其师对华佗夹脊穴者有所论述，然其中一些内容实为抄摘自本文，从而造成文献上的紊乱。

4. 可参阅下编之《泽田健论“华佗夹脊穴”》《华佗夹脊穴与李大可》《〈针灸茗话〉与石坂宗圭》。

“颈夹脊”源流考略

“颈夹脊”系位于项部的一组穴位，为目前临床所常用，并频频出现于书刊之上。然对其源流、与华佗夹脊之关系、位置和数量等方面尚存有不同见解。笔者有鉴于此，仅就手头资料，述之于下，不当之处，尚祈指正。

“颈夹脊”诞生于19世纪之日本。由于西风东渐，日本针家较早受到西方医学的影响，并接受了脊柱这一概念。著名针家石坂宗哲（1770—1846）将“华佗背俞穴”改造为“华佗夹脊穴”。其在1812年所撰的《针灸说约》中载称：华佗夹脊穴“左右各十七穴，合三十四穴。可针可灸。从大椎至十七椎，去脊中，左右旁开各半寸。”此说为后世针家所宗。然为了纪念艺州广岛之医星野良悦，他又在该书的大椎穴条下记载，“按：项椎七、脊椎十二、腰椎五、假椎五，其节下及两旁各五分之地，皆可针可灸”，并注明：星野良悦认为此即后汉华佗夹脊穴。显然这里所谓的华佗夹脊穴与石坂宗哲相差甚多，似为星野良悦所述，但其认为可在颈椎七节下两旁各五分进行针灸，实为颈夹脊之滥觞。其后1930年日本针家代田文志在《针灸治疗基础学（十四经图谱解说）》中亦予以记载。由于二书均为日本针灸文献，故一直未引起我国针家的重视。直至1970年6月人民卫生出版社出版的《常用新医疗法手册》中表1-7“夹脊穴主治范围”方载：“本表所列夹脊穴不仅包括华佗夹脊，而且包括颈、骶、尾椎。”1974年人民卫生出版社出版的上海中医学院编著的《针灸学》中也称：“夹脊（华佗夹脊、佗脊）”位于第一颈椎起至第五腰椎止。均将“颈夹脊”混于华佗夹脊之中；同年出版的郝金凯《针灸经外奇穴图谱（续集）》将位于颈椎棘突旁0.5寸的穴位称之为“夹脊”而“夹脊”又曾是“华佗夹脊”之别名，从而造成多穴一名的混乱现象。这也说明1974年之前，对颈夹脊的认识还是比较粗浅的。1977年《新医学》杂志刊登了河南洛阳正骨研究院、河南洛阳地区正骨医院针麻研究组之论文《“颈夹脊”用于上肢针麻手术120例临床观察》，首次提出“颈夹脊”的概念。其后“颈夹脊”之称被针灸界所接纳并广泛运用于临床。

张永臣、贾红玲在《华佗夹脊穴研究与临床应用》中称：颈夹脊“在临床实践中有良好的疗效，已被广泛应用于临床，应当列入夹脊穴的范围，从而扩大夹脊穴的适应证与临床应用，使其不断完善。”意图将颈夹脊与华佗夹脊合二为一，此为不了解古人对脊柱的认识和华佗夹脊源流之故。

西医学认为，人体脊柱可分成颈椎、胸椎、腰椎、骶椎及尾骨组成。而中医学则认为颈椎独立于脊柱之外。如《类经图翼》谓：“脊骨二十四节，今云二十一节者，除项骨三节不在内。”项骨三节，即第四、五、六颈椎的合称，又名颈骨、颈柱骨、旋台骨、天柱骨、玉柱骨、大椎骨。《医宗金鉴·正骨心法要旨》云：“旋台骨，又名玉柱骨，即头后颈骨三节也，一名天柱骨。”

背俞穴系指脏腑之气输注背部的一定部位，其分布与五脏六腑所在位置密切相关。据《医心方》载称，古时曾有众多流派。其中有华佗取背俞法，其位于脊柱两旁0.5寸。后日本石坂宗哲将位于胸椎及腰椎两旁0.5寸处称为华佗夹脊穴，1954年经张赞臣的《精简经穴治疗学》传入中国。笔者认为，华佗夹脊穴与脏腑有密切的关系，能诊断和治疗脏腑之疾病，而颈夹脊则与位于胸腹腔之脏腑关系没有明确关系，以主治头面部和颈项部疾病为主。因此颈夹脊不能纳入华佗夹脊穴之内。张仁老师也明确指出，华佗夹脊穴不包括颈椎两侧的夹脊穴。

由于颈夹脊问世得较晚，且颈椎之解剖结构又与胸椎和腰椎有异，第1颈椎为寰椎，无棘突，其余颈椎棘突又有体表不能触及者。故目前临床对其数量存有不同看法，毕福高认为寰椎之上下各有1穴，故为8穴。《华佗夹脊穴研究与临床应用》则认为："由于第一颈椎无棘突，难以定位，针刺危险。"故将第1颈夹脊去除，剩下6穴。王亚渭等认为其位于第3颈椎至第7颈椎棘突下，故有5穴。张慰民、关强等认为，"因颈椎1~4临床应用较少，且项部软组织众多，椎体位置深在，难以准确测量"，故从颈椎5开始计入，计有3穴。根据星野良悦、代田文志以及《常用新医疗法手册》《针灸学》等文献记载，笔者认为颈夹脊应定为7穴，左右共14穴。

许多文献都认为"颈夹脊"位于颈椎棘突下旁0.5寸。此说过于笼统，值得商榷。众所周知，唯第五、六、七颈椎棘突下旁开0.5寸，可以明确定位。第1颈椎，又名寰椎，呈环状，无棘突；第3、第4颈椎因项部软组织众多，椎体位置深在，其棘突在体表难以触摸到。一般低头时在项部出现的是第5至第7颈椎的棘突，也有不少人低头时只显现第6、第7颈椎的棘突，第5颈椎棘突不明显，但是通过仔细触摸可以定位。《针灸腧穴通考》转录日本之《校订引经决》记载："定大椎法，先探定项骨三椎，当第四椎是第一大椎，大抵与肩相对。又令人头回顾俯仰，指下不动摇者为大椎。如三小椎，随回顾俯仰隐显不定。”因此。临床上定取颈夹脊时似不能全凭触摸颈椎棘突。

腧穴的定位除了根据体表标志外，尚可根据已有腧穴进行定位。在项部正中线上有督脉的哑门穴，其位于项部正中线发际上5分之处。《中国针灸学》（1955）认为其位于第1、第2颈椎之间。靳瑞的《经络穴位解说》（1992）、王玲玲的《中国针灸穴位图谱》（1999）、严振国的《穴位解剖与临床应用》（2006）都有类似的记载。黄龙祥等在《实验针灸表面解剖学——针灸学与表面解剖影像学的结合》一书中称：“当手指在中线从枕外隆凸向下摸时，所遇到的第一骨性隆起是第2颈椎棘突。”其上便为哑门穴。因此我们可以在哑门穴旁开0.5寸处取第一颈夹脊穴，在第5颈椎棘突下（或第6颈椎棘突上）旁开0.5寸取第5颈夹脊，然后在哑门与第5颈椎棘突之下二分之一处，旁开0.5寸取第3颈夹脊穴，第1颈夹脊与第3颈夹脊之二分之一交界处，取第2颈夹脊；在第3颈夹脊与第5颈夹脊之二分之一处取第4颈夹脊。加上第6、第7棘突体表标志明显，第6颈夹脊及第七颈夹脊的定位便简单易行了。这样，7个颈夹脊穴的定位取穴就有了依据和规范。

《华佗夹脊治百病》认为：“颈夹脊位于第1~7颈椎棘突下旁开0.3寸处”。此为一家之言，可供临床参考。值得注意的是，“颈夹脊”之称虽最早见诸于1977年的《新医学》杂志，但是该文将其定于旁开后正中线1.5寸，所以未获得到众针家之赞同。

综上所述，颈夹脊位于颈椎两侧，计7穴。虽然从解剖结构上受到华佗夹脊穴启发而出现的，但不能纳入华佗夹脊穴之内。由于颈夹脊的临床应用广泛，今后有必要从临床、文献、实验加强对其进行研究。

（本文与胡追成合著，原载于《上海针灸杂志》2016年第12期）

对百会穴定位取穴的探讨

百会穴，为督脉之腧穴，位于颠顶之上，不但为临床常用之要穴，且为头部腧穴定位的重要基准穴，故其定位尤为重要。虽然关于百会穴的定位，腧穴学述之甚详，但笔者仍发现不少临床医师的百会穴取穴往往出错，位置前移。故仅就手头资料，对百会穴的定位作一探讨，不当之处，尚祈指正。

1. 与发际的关系

所谓发际是指头部皮肤生长头发的边缘部分，其位于面额者称为前发际，位于项部者称为后发际。古人很早就将发际作为临床定位的体表标志，《灵枢·骨度》就载："发所覆者，颅至项一尺二寸。"《甲乙经》中一些头项部的腧穴多依前后发际定位。百会穴虽位于颠顶，《神应经》根据《甲乙经》中百会穴的记载，"在前顶后一寸五分"，推算出其位于前发际后 5 寸，后发际前 7 寸处。也就是说使用骨度分寸法定取百会穴时，与前后发际存有密切关系。

一般来说，患者发际线的边缘大都清晰连贯，疏密有致，高低适中。但亦有发际线模糊不清、中断缺失、过高过低、或额项无发者。对于后者则必须设法纠正，以免定位出错。

昔张介宾在《类经图翼》神庭条下云：“发高者发际是穴，发低者加二三分之说。”由于前后发际高低程度不一，若按此标准加减，当然不够严谨，系无用之辩。今人多从宋《太平圣惠方》记载，如发际过低、过高、缺失，可“今定患人两眉中心直上三寸为发际”“后取大椎直上三寸为发际”。也就是说可将眉心直上3寸处定为前发际，大椎穴直上3寸处定为后发际。这样后发际至眉心为15寸，即百会穴位于后发际上7寸，眉心上8寸交界处。大椎至前发际为15寸，即百会穴位于大椎穴上10寸。前发际上5寸。如前后发际均过高、过低或缺如，则可将大椎至眉心定为18寸，此时百会穴位于眉心直上8寸与大椎直上10寸交接处。此法为临床所常用。然此法除了操作不便外，又有颅大而项缩者及颅小而项长者，后发际位置也随着头部前倾或后仰，有所变化，此皆针家应当知晓。

原昌克认为，患者抬眉时，额头最上方皱纹不生处即为前发际处。由于各人额纹不一，其纹粗略，故临床难以应用。已故名家汤颂延氏认为若前发际过高或过低不标准者，可先取两眉之间印堂与枕骨粗隆高点之连线中点，然后将中点与印堂之连线分为三等分，其下1/3与上2/3交界平横线，即是正常前发际的位置。至于后发际的位置，黄龙祥在《针灸腧穴通考》载称：“只要将两侧发缘处的风池穴（斜方肌外侧缘）连成一线，其中点处下半寸定一点，沿此三点划一条自然弧度的线即为后发际线。”此两法甚便，临床定取百会，若遇前后发际过低、过高、缺失，似可不必再从印堂或大椎量取。

2. 与旋毛及凹陷的关系

旋毛又称发旋，是头发循着一定方向所形成的旋涡。有关研究表明，发旋是人体胚胎发育过程中，根据毛流的方向、胎儿的体型及遗传等多种因素形成的。历代针家对《甲乙经》的百会穴位于旋毛中质疑颇多，如《医学纲目》卷三十六引汤氏曰："百会一穴……方书所载：但云顶上旋毛中，殊不审有双顶者，有旋毛不正者；庸医之辈，习循旧本，误人多矣。"《经穴汇解》云："《甲乙》旋毛中三字以大概言之。"小坂元佑《经穴纂要》也认为："旋毛者，有昂者，有低者，有在旁者，在两旁者，其地不一定。故由此求穴，则不中必矣。"刘冠军也认为："取百会以旋毛为准不足为凭。"杨甲三的《针灸腧穴学》认为所谓"顶上旋毛中"，乃为副词，实无必要。的确，从人体测量的结果发现，头部的旋毛多位于顶部，也有位于额部或枕部者。其旋转方向有顺时针和逆时针两种。发旋的数目以一个为多，也有两个或三个者。早在1940年我国著名人类学家吴汝康调查中国西南地区少数民族后撰文指出，在1385人中，单旋数目为1277人，双旋为103人，多旋为4人。发旋方向顺时针方向略多于逆时针方向。发旋部位位于头右侧为多，左侧次之，在头的中线以上的极少。有一例甚至分布在额部。近年来亦有多份类似报道，兹不赘述。《针灸甲乙经校释》所称："旋毛生于正中者，正当其处是穴，若旋毛不正或双旋者，则不用此法。"此说貌似公允，实令后之学者无所适从。由于旋毛其数不一，其位不定，因此将百会穴定位于旋毛之中欠于严谨，不足为法，似可去除。

头顶部凹陷，是头部明显的体表标志之一，百会穴位于其中。

此凹陷《甲乙经》为最早记载。其在人体解剖上有什么特殊意义，目前还不清楚，大体解剖学、医用解剖学亦无专门的描述。此凹陷位于两顶骨结节中间，所谓顶骨结节是指距耳尖上 6 cm 稍偏后 1~2 cm 的圆形高骨。其间凹陷，历代文献称之为“容指”“容豆”或“容爪甲”，仅说明其大小不一，其实并无异义。1931 年宁波东方针灸术研究社张俊义在《高等针灸学讲义·孔穴学》中抄录了日本文部省经穴调查会审定的内容，以其定位使用解剖学定位之故。其中百会穴就定在顶骨结节连线中央的凹陷中。承淡安的《中国针灸学》也记载百会穴位于“两颅顶结节之中间，矢状缝合之中央”。明代医家吴崑有言，“诸穴有眉发、筋骨、约纹陷下、肉际者，即取之，不必度也”。黄龙祥认为：百会穴“定位的体表标志明显，应当优先采用体表标志定位。即按寻头顶部的凹陷处，而不必拘于折量寸数。”此言极是，临床当遵之。

3. 与耳尖的关系

据黄龙祥的《针灸腧穴通考》考证，最早提出利用耳尖来定取百会穴为元《窦太师秘传》:“穴在顶心旋中。取法：自两耳尖量当中是穴。”其后《十四经发挥》也载称:“在前顶后一寸五分，顶中央旋毛中，直两耳尖可容豆。”《针灸聚英》《针灸大成》《医宗金鉴·刺灸心法要诀》《中国针灸学》《针灸学简编》等均加引录，目前临床此法盛行。

然而一些医家发现应用此法取出的百会穴的位置明显偏离了《甲乙经》的记载，位置前移。如于书庄直言:“两耳尖直上取百会之法不准也。”考最早对百会利用耳尖取穴定位进行修正者为明《针灸聚英》。其在百会条下记载：使用“直两耳尖”取穴，要向后退些，并引“性理北溪陈氏曰：略退些子犹天之极星居北”，作为理论依据。《针灸大成》《循经考穴编》等亦予载录。近人如莊育民亦指出：定取百会若“从两耳尖直上”，要“当头之正中稍后，容豆许之凹陷中取穴。”1986年尚氏等通过400人的测量，发现按两耳尖直上所取得的百会穴，“距前发际不足5寸，几乎达到前顶的位置”。为何《十四经发挥》记载百会穴其下“可容豆”，而后人利用耳尖所取的则位置前移，其下可“无容指、容豆之凹陷”。造成这种现象的原因当是后人将《十四经发挥》原文中的“直”错误理解为“垂直”之故。查《说文》云：“直，正也。”后“直”又被引申为“当，临，对着，迎着。”也就是说这里的“直”是对着之意，而非后之医者以为“垂直”之谓。头颅系一立体，过两耳尖可画无数条连线。故定取百会穴时不能仅凭耳尖为据。1984年于致顺提出“按耳的自然方向（或折耳）直上，正中线处是穴”。1992年又在《头穴基础与临床》中进一步提出：百会在“两耳自然方向连线中点，或顶骨结节连线中点。”还观察了93人的两耳自然方向与顶骨结节的关系，结果99%的顺耳自然方向通过顶骨结节，顶骨结节容易摸到，故以顶骨结节连线中点取百会比较方便。如何确定两耳的自然方向，于氏未予解答。笔者1994年提出，一边耳垂之中点（即耳针穴位眼）和耳尖穴之连线，其延长线与前后正中线相交，其处即百会穴。也就是说，耳垂之中点（即耳针穴位眼）和耳尖穴之连线就是耳郭的自然方向。使用此法测量了耳廓无畸形的30例门诊患者，结果都能准确无误地取得百会穴，并发现其下确有凹陷。

此外，文献尚载两种简便取穴法。其一为在眉间与后项上发际之中点取百会穴。此法过于粗糙。前后发际之间为12寸，眉间至前发际为3寸，眉间与后发际之间计15寸，其1/2为7.5寸，即前发际至中点为4.5寸，也就是说其位于百会之前0.5寸。其二为神庭与脑户连线中点取百会。此法实为骨度分寸法之变法，故这里不作讨论。

综上所述，临床上定取百会穴，当以在两顶骨结节之间寻找凹陷为最捷，但如何确定顶骨结节需要一定经验；骨度分寸法则因与发际有关，又需折量，较为繁复；而使用耳尖取穴之法，可迅速准确地定取百会穴。至若耳郭残缺或缺如，或脑外伤后行颅骨修补术后，顶骨结节之间凹陷消失，则又非用骨度分寸法不可，故针家临床当灵活定取百会穴。

（本文原载于《上海针灸杂志》2015年第2期）

悬钟位置小考

悬钟，别名绝骨，系足少阳胆经之腧穴。关于其位于足外踝上3寸，古今针灸文献记载基本一致，然近代针灸文献对其位于腓骨之前、后缘，则意见不一，众说纷纭。余故作此考证，以求正于同道，

一、从文献记载来考订

腧穴定位应以权威文献为依据。现存最早记载悬钟穴的文献是《针灸甲乙经》，我们在考证悬钟穴的位置时，必须以它为依据。这是因为《甲乙经》中关于悬钟穴的记载，不仅最早，而且为后世针家所宗，《铜人》《资生》《聚英》《大成》等在论述悬钟穴时，均予引录。《甲乙经》中关于悬钟穴是这样记述其位置的："外踝上三寸，动者脉中，足三阳络。按之阳明脉绝，乃取之。"文中之中"者"字，《千金》《外台》均无，《经穴汇解》以为是衍字。虽然《甲乙经》囿于历史条件，未能记述其位于腓骨之前，还是腓骨之后，但此条文说明：①悬钟穴位于足外踝上3寸之动脉中；②"按之阳明脉绝"是检验取穴是否准确的标志。《针灸甲

乙经校释》《针灸大成校释》等均认为条文中的“动脉”和“阳明脉”，即是胫前动脉和足背动脉。胫前动脉在体表的投影，《经穴断面解剖图谱》认为其位于胫骨粗隆和腓骨头之间的中点与两踝之间的连线上，也就是说在腓骨之前缘。笔者在临床上发现许多病人在足外踝前上 3 寸处的腓骨前缘，的确可以扪及动脉搏动，如予按压则足背动脉的搏动可减弱，甚至消失。有的患者虽然由于皮下脂肪较厚，扪及不到动脉的搏动，但予以按压，足背动脉的搏动同样会减弱或消失。如在足外踝上 3 寸的腓骨后缘进行按压，则足背动脉搏动依然。由此可见，悬钟穴的位置应依据《甲乙经》定于腓骨前缘。

二、从经脉循行路线来考订

经穴位于经脉的循行路线上，因此我们只要考订出足少阳脉在小腿的循行路线，悬钟穴位于腓骨之前便可确定。《灵枢·经脉》简略地描述了足少阳脉在小腿的循行路线，“下外辅骨之前，直下抵绝骨之端，下出外踝之前”。王惟一认为，辅骨即“辅佐胻骨之骨，在胻之外”，也就是今之腓骨。绝骨之端，他认为系阳辅穴。那么，足少阳脉的循行路线，在阳辅穴以上位于腓骨之前是肯定的。但阳辅穴以下至外踝之前的循行路线是在腓骨之前，还是在腓骨之后？悬钟穴位于阳辅穴下 1 寸，弄清足少阳脉的这一段循行路线也是确定悬钟穴位于腓骨之前还是之后的关键所在。我们可以根据《灵枢·经水》的论述，通过切循的方法来求得这一段的循行路线。《经穴汇解》详尽地记载了切循的方法：欲取手足之经穴，可以手指按井穴，缓缓向肘膝推进，则筋肉自分，经脉在肘膝以下的循行路线便可了然。若依法以指自足少阳的井穴足窍阴，缓缓向膝关节推进，便可沿第 4、第 5 趾间，外踝之前，腓骨之前缘向上直至腓骨小头前下方。这样，足少阳脉在阳辅与外踝之间的循行路线位于腓骨之前。便可确定。至于位于阳辅穴下 1 寸的绝骨穴，当然也无疑位于腓骨之前缘。

综上所述，悬钟穴的位置当以在腓骨之前缘为是。

（本文原载于《上海针灸杂志》1992 年第 2 期）

论素髎穴

素髎穴为临床所常用，然目前对其定位、主治、与水沟穴主治关系、主治机理诸方面针灸界尚存有不同观点，故仅略述于下，不当之处，请予指正。

1. 素髎穴的定位

素髎穴，最早记载于《针灸甲乙经》:“一名面王，在鼻柱上端，督脉气所发。”具中“上”字在《千金要方》《外台秘要》中均无。《铜人腧穴针灸图经》《圣济总录》均作‘之’。《医学入门》《针方六集》等则直书“准头上”。相书称鼻尖为准头，因此“准头上”也就是鼻尖之处。张锡纯在《医学衷中参西录》则认为其位于鼻柱之上，而“非鼻准之尖”。因此，要确定素髎穴的正确位置，尚需讨论。

外鼻位于面部中央，形如基底在下方的三边椎体，由鼻骨与软骨作支架。其上1/3为鼻根，中1/3为鼻背，末端为鼻尖。鼻尖由两块鼻翼大软骨构成，鼻翼大软骨为一薄而可弯曲的软骨板，紧紧围绕在鼻前孔的前部。其中间部，即内侧脚，通过纤维组织与对侧的鼻翼大软骨和鼻中隔软骨的前下部疏松地连接在一起。在前方的鼻尖处，鼻翼大软骨之间有一可触摸的切迹分隔。若以指轻扪切迹分隔处，则有一小长条状凹陷，其深浅、短长及宽窄，因人而异，有人甚至在体表可见此凹陷。素髎穴在此凹陷中，故称之为髎。《圣济总录》载“鼻之前为梁骨者一”“梁之端为嵩柱骨者一”，由于面部五岳之中，鼻属嵩山，故嵩柱骨即鼻柱骨。《外科证治全书》载，“山根，一名下极，即俗所谓鼻梁是也”。故鼻柱当在二鼻孔之间为是。《医宗金鉴·刺灸法》明确指出：“两孔之界骨，名曰鼻柱。”《中国医学大辞典》《医学衷中参西录》均执此说。

由于鼻翼大软骨之间的切迹分隔为纵形，而鼻部准头之形态和大小，存有明显的种族和地区差异，即使同一人种也每人各异。《针灸甲乙经》将素髎定位“在鼻柱上端”似过于简略，《针灸聚英》加上“准头”两字，定位较为明确。如果再加上“按之凹陷处”，则更助于临床取穴。

2. 素髎穴的主治

《针灸甲乙经》载，素髎穴的主治为“鼽衄涕出，中有悬痈，宿肉，窒洞不通，不知香臭”等，当以治疗鼻病为主。随着医疗实践的发展，本穴的主治功效也不断得以丰富，其中不乏急症、暴症。唐代《千金方》（652）记载，其治“喘息不利，鼻㖞僻多涕。清代《循经考穴编》记载，其治“酒风鼻赤，鼻疼鼻窒，眼丹”。《医学衷中参西录》（1909）记载，“刺同身寸之三分出血，最为治霍乱之要着。凡吐泻交作，心中撩乱者，刺之皆效。”《古法新解会元针灸学》（1937）记载，其治“小儿惊风，目不闭”。

《针灸学简编》(1959)云其可治“虚脱”，1976年再版时又补充了“休克、低血压等”。《针灸秘验》(1985)记载，印堂为高血压上点，素髎为高血压下点，针之能使血压迅速下降，并可解除头昏目胀、两太阳痛、视力模糊、心悸亢进等症，亦能使低血压上升。《针灸腧穴手册》(1986)记载，可治老年性痴呆症，长留针对手足震颤有效。《针灸集锦》(1988)记载，可治一氧化碳中毒，《实用针灸临床手册》(1988)记载，可治疗急性呼吸衰竭、休克、抽搐、惊厥、心搏骤停、昏迷不醒等。《国际针灸专业人员水平考试复习参考书·针灸学》(1995)记载，其可治目胀痛，视物不清。《单穴治病选萃》(2006)记载，主治“一切危急暴症”，并介绍了张振晖以三棱针点刺治疗脘腹剧痛、吐泻频作及小儿惊厥经验，《针灸取穴纲要》(2007)记载：可治疗青光眼、足跟痛、小儿尿床。此外，尚有报道治疗麦粒肿、牙痛、呃逆、呕吐、痛经、酒醉、输液意外、小儿多动症，以及前列腺炎、前列腺增生、睾丸鞘膜积液等男科病症等。临床上医者经常使用此穴治疗多种疾患。冯禾昌以之治疗眩晕及项背腰骶部正中疼痛，取得了满意的疗效，尝云:“名气人中高，效果素髎好。”由于针刺之后，目中盈泪，故也可用以治疗干眼症等。

张仁《急症针灸》记载，治疗休克、急性呼吸衰竭的主穴均为素髎穴，新生儿窒息之常用穴为水沟(素髎)。周志杰、殷克敬著《中国针灸急症验案》中昏迷之脱证即以素髎与百会、气海、关元为主。许凯声等比较针刺素髎与水沟为主对重型颅脑损伤昏迷促苏醒的临床疗效差异，结果表明，针刺素髎为主对重型颅脑损伤昏迷患者的促苏醒作用疗效确切，具有特有的促进喷嚏反射和兴奋呼吸中枢的功能，较针刺水沟为主促苏醒作用明显。金娇娇等针刺素髎成功促醒2例脑出血导致的昏迷患者。杜伟针刺素髎治疗小儿高热惊厥 44 例，总有效率为 100%。说明了素髎穴已从《针灸甲乙经》时主治鼻之疾患逐步发展为治疗急症、杂病之要穴。

3. 未与水沟穴主治混淆

《针灸腧穴通考》以为："教材中昏迷、惊厥、新生儿窒息、休克、呼吸衰竭未详所出，疑将下一穴'水沟'主治误置于此，今去之。"这是值得商榷的。素髎穴的主治从《针灸甲乙经》至今，其主治功效是逐渐增加的，为历代针家的临床经验所积累。不能因为其与"水沟"的位置相近，主治有相同之处，便以为其主治系水沟"的主治误置，更不能因为有疑问就将素髎穴的这些主治"去之"。在查阅资料中，确见《针灸经穴概要》将唐《外台秘要》中"会阳"的主治误置于素髎之中，但未发现有将"水沟"主治混入素髎文献者。如果说"惊厥""昏迷"二穴的主治误置，古时尚有可能，但"新生儿窒息、休克、呼吸衰竭"皆为现代医学的病症，则难言今人错录。

鉴于腧穴的主治内容对针灸教学和临床均具有重要影响，故腧穴学教材的编写除了继承和发扬古代针灸学的精华，还应该将针灸临床上的发展和创新予以载录。查 1957 年江苏省中医学校针灸科教研组编著的教材《针灸学》中，素髎穴的主治局限于鼻部疾患。1961 年南京中医学院主编的中医学院试用教材《针灸学讲义》(一版教材)、1964 年南京中医学院主编的试用教材重定本《针灸学讲义》(二版教材)及 1973 年江苏新医学院编的《针灸学》(三版教材)素髎穴的主治还是局限于鼻病。时至 1979 年南京中医学院主编的《针灸学》(四版教材)在主治中除了鼻病外，增添了昏迷，附注的参考资料中则引针刺动物“素髎”和“水沟”时，在呼吸功能增强的程度和阳性率上，都较针刺“会阴”为高。1985 年邱茂良主编的教材《针灸学》（五版教材）其主治为“鼻渊，鼻衄，喘息，昏迷、惊厥、新生儿窒息”，较 1979 年的教材增加了惊厥、新生儿窒息，但附注的参考资料仍沿用 1979 年版教材内容。1997 年孙国杰主编的《针灸学》（即六版教材），其素髎之主治同五版教材，亦无参考资料。2002 年石学敏主编的普通高等教育“十五”规划教材（供中医药专业用）《针灸学》（俗称七版教材），将素髎穴的主治一分为二，“昏迷、惊厥、新生儿窒息、休克、呼吸衰竭等危急重症”置首，而“鼻病”等为次。由此可见七版教材只是在五版教材《针灸学》的基础上，增添了休克与呼吸衰竭，并将主治病症次序予以调整。可见本教材编写时颇有革新之举，未见将水沟之主治混入素髎之中。

众多文献均认为素髎确有治疗“昏迷、惊厥、新生儿窒息、休克、呼吸衰竭”之记载、报道及实验研究。甚至《实验针灸学》分别将针刺动物“素髎”以观察“针刺对实验性肺水肿大鼠呼吸状态的影响”，和针刺“素髎穴”以观察对家兔失血性休克影响作为实验要求学生完成。然作为教材，腧穴的主治应有出处，以示严谨。由于七版教材于腧穴主治之后不附任何参考资料，导致《针灸腧穴通考》因“未详所出”，而作出误判，应该引起今后教材编写者的重视。

4. 素髎穴主治机理分析

临床及实验证明：素髎穴对机体血压、呼吸均有调节作用。素髎的深层组织末梢感受器的集中区恰是其针刺升压的针感点所在部位，针刺素髎穴容易出现喷嚏反射，接近于苏醒状态，较水沟穴促苏醒效果更明显，故探讨其主治机理至为重要。2006 年路玫、曹大明撰文指出，鼻与肺之形态相似，鼻中隔对应的是胸廓中的纵隔，素髎相当纵隔、心包，故刺激素髎穴，可兴奋呼吸中枢、抢救休克、调节血压。素髎穴不仅能调节肺脏功能，还有抢救休克、升降血压等调节心脑血管功能的作用。其作用机理关键在于鼻尖（素髎穴）下是鼻中隔，因此取素髎透刺鼻中隔用于兴奋呼吸中枢、抢救休克、调节血压，治疗心、脑（神志）等疾病的机理昭然若揭。

路、曹之说，虽然可以解释深刺素髎穴调节血压、兴奋呼吸中枢之作用，然对素髎的其他主治尚缺乏合理的说明，且以此解释其治脑病（神志）又嫌牵强，亦不能阐明浅刺素髎治疗哮喘之机理，故仍需回归中医的脏腑经络学说。

由于鼻居面部中央，人们在日常生活中往往以鼻代表自己。《说文》云："鼻，从自卑。""自，鼻也。象鼻形。"汪宏《望诊遵经》认为，"五官先生鼻"及"鼻者，形之始也。气之门户也。呼吸之间，通乎天地．贯乎经络。五脏六腑，无不必达，四肢百骸，无不周偏者也"。故鼻部与脏腑经络关系非常密切。首先鼻属于肺脏功能系统的组成部分，而又与其他脏腑有着密切联系。如与心有一定关系，《灵枢·口问》曰："阳气和利，满于心，出于鼻，故为嚏。"脾的病变也可表现在鼻，《素问·刺热》曰："脾热病者，鼻先赤。"《素问·风论》曰："脾风之状……诊在鼻上．其色黄。"鼻与肾也有一定关系，《素问·宣明五色》曰："五气所病……肾为欠为嚏。"鼻与胆也有一定联系，《素问·气厥论》曰，"胆移热于脑"，则鼻渊。还与三焦、小肠、膀胱等处存有一定关联，《灵枢·师传》曰："鼻柱中央起，三焦乃约。"《灵枢·五色》曰："面王以上者，小肠也；面王以下者，膀胱子处也。”素髎为督脉之经穴，而督脉入络脑，故素髎与脑相通，可以醒脑开窍。鼻部尚与经络系统有着密切联系，如手阳明经止于鼻旁，“上侠鼻孔”。足阳明经“起于鼻交頞中，旁约太阳之脉，下循鼻外”。手太阳经，支者“抵鼻”。足阳明经筋“下结于鼻”。足太阳经筋“结于鼻”。《医学衷中参西录》还认为：“盖此穴通督脉，而鼻通任脉。刺此一处，则督、任二脉，可互相置通，而周身之血脉，亦因之可通矣。”虽为一家之言，但也说明其与任督二脉关系密切。从脏腑来说，肺开窍于鼻，故能治疗鼻病，以及喘息、新生儿窒息、呼吸衰竭等肺系疾患；手足阳明经与鼻关系密切，准头又属脾，故能治疗呃逆、呕吐、霍乱吐泻交作等脾胃疾患。

5. 结语

综上所述，素髎穴位于鼻柱之上端，准头凹陷处，其主治功效随着医疗实践而不断增加，从治疗鼻病发展到常用于昏迷、惊厥、新生儿窒息、休克、呼吸衰竭等危急病症及杂病。由于针刺素髎较人中痛苦小、刺激量大，临床似有替代水沟穴之趋势。解释其机理似不能仅使用“全息学说”，而脱离中医的脏腑学说和经络学说。故素髎穴有值得从文献、临床和实验诸方面进一步探讨研究的必要。

（本文与冯禾昌、胡追成合著，原载于《针灸临床杂志》2017 年 9 期）

关于少商穴定位的探讨

少商穴，为临床常用之穴。然一些针家对其定位尚存有不同认识，如睢氏认为：少商穴取穴有“国家标准”“杨甲三取穴经验”“《针灸学》(新世纪教材)”等多种取法，均在“拇指桡侧指甲根角处，但略有差别，很难说哪个最正确”。又因少商穴为手太阴之井穴，其位置对经脉循行等理论研究存有一定意义，故探讨如下。

1. 手指和爪甲

少商穴位于大指甲根桡侧，为了方便讨论，先对手指和爪甲予以介绍。

古时手指和脚趾皆称为“指”。“趾”的本义是脚，以后亦指脚指。爪甲，又称指甲，是位于手指或者足趾末端伸面的扁平的甲状结构，为紧密而坚实角化皮层，属于结缔组织。指甲可分为甲体、甲根、甲襞、甲上皮、甲沟、甲床等。指甲的外露部分称甲体；甲体近端隐藏于肤下之部分为甲根；甲周围的皮肤皱襞叫甲襞，又称甲周软组织。甲根的角质层向远侧延伸为一薄层皱襞，叫甲上皮。甲侧缘与甲襞之间的沟，叫甲沟。甲体形态因人而异，晏丹等按手中指为标准将手指甲分为超短宽型、短宽型、四方型、修长型和特长型五型，并认为“指甲约占末节手指背侧的50%”。甲上皮向下的弧形，也各不相同。

古代关于指甲的叫法有很多，一般泛称“爪”“蚤”“叉”“爪甲”，手指甲、脚趾甲分别叫“手爪”“手爪甲”和“足爪”“足爪甲”。

爪，象形字。甲骨文、小篆都是像向下翻覆的手爪形。戴侗说是鸟爪的象形，人的指“叉”或亦通作“爪”。金文“爪牙”之“爪”，突出指端指甲。所谓“突出指端指甲”，当为游离甲体之甲。东汉《释名》云：“爪，绍也，筋极为爪，绍续指端也。”绍，继也。则“爪”为指端之延续。故“指端”就是甲体附着之部分。

中医认为，爪甲为筋之余，肝之华，而胆者为肝之腑，故爪甲为胆之外候。据日《经穴汇解》（1803）认为：“凡爪甲上，谓甲后也；手之上下，指尖头为下；前后指尖头为前，手指之内外，以伏掌言之。”爪之根部呈向下弧形，两侧呈角名爪甲角，或称甲角，日人有称为“曲角”者，有内外之分。

2.《内经》和《甲乙经》的记载

少商一穴，虽最早见于《灵枢·本输》，但《素问·缪刺论》之记载较之详细。此外《灵枢》“厥论”和“热病”中，也载有其他井穴定位之内容。因此，在探讨少商穴定位时，不能只依据“本输”的内容。

查《灵枢·本输》对少商穴位置记载非常简略：“少商者，手大指端内侧也。”该篇对其他井穴定位也同样也很简略，如：“厉兑者，足大指内次指之端也”；“关冲者，手小指次指之端也。”也就是说，在《本输》中除涌泉之外，余十井穴均在手、足指之端。《素问·缪刺论》中，记载少商穴的位置，较《本输》详细：“邪客于手足少阴太阴阳明之络……后刺手大指内侧，去端如韭叶。”《素问集注》以为是隐白、涌泉、厉兑和少商穴。则少商穴之定位，增添了“去端”和“如韭叶”。

《缪刺论》中尚载，“邪客于手阳明之络……刺手大指次指，爪甲上去端如韭叶”与“邪客手阳明之络，令人耳聋……刺手大指次指，爪甲上去端如韭叶”。《黄帝内经素问集注》以为所刺部位为“手太阴之少商，手阳明之商阳”。《灵枢经校释》认为，“大指次指”为从手大拇指数起的第二个指头，又叫食指，则为商阳穴。《黄帝内经素问校注》亦曰，“谓商阳穴”，则此两条所记载均为手阳明之商阳穴，《素问集注》所注误矣。

此外，在描述其他井穴的取穴时，还有“与肉交者”四字。如《灵枢·厥论》记载，“耳聋，取手小指次指爪甲上与肉交者”；《灵枢·热病》中也载：“气满胸中喘息，取足太阴大趾之端，去爪甲如韭叶”；“喉痹舌卷，口中干……取手小指次指爪甲下（据《素问·缪刺论》，“下”为“上”之误），去端如韭叶”。晋代《针灸甲乙经》（282）明确记载少商穴的位置：“在手大指端内侧，去爪甲如韭叶。”未见“与肉交者”。查古代文献在描述少商穴位置时，还使用过“宛宛中”和“白肉际”。

3. 手大指之“端”

《说文》曰：“端，直也。”假借指东西或事物的某一头义时，与“端”之声符“耑”有关。《汉书·艺文志》有言：“言感物造耑，材知深美。”唐颜师古注曰：“耑，古端字也。”《说文》曰：“耑，物初生之题（本义为额，引申指物体的一端）也。上象生形，下象其根也。”段玉裁认为“今则端行而耑废”。“尖”则为后起之字，见于南朝梁顾野王《玉篇·大部》云：“尖，小细也。”又《小部》云：“尖，锐也。”后亦指物体之末端或突出的部分。《正字通·金部》认为，尖的本字为“鑯”，而非“端”。可见，“端”与“尖”两字的含义，还是存有较大区别，即“端”所指范围相对大，而“尖”所指范围小，“尖”只是“端”的一部分。

手大指之背侧的甲体，是一个明显的体表标志，于是古人便将含有甲体部分作为“端”。细究《内经》所载，不难发现其时的少商穴的定位有“端”和“去端”两种，这是因为古人对“端”和指背近侧之分界，存有不同认识有关。前者是以甲上皮为界，则大指之“端”包含了爪甲和指尖，而没有将两侧甲襞包括在内；后者是以甲上皮之中点及其两侧水平延长线为界，分界线之下谓之“端”，包括爪甲、指尖以及两侧甲襞。

《灵枢·本输》是以甲上皮之中点向两侧水平延长线为界。故该篇所记载包括少商穴在内的11个井穴，除足少阴涌泉穴外，10个井穴均位于手足之“端”。而《素问·缪刺论》则以“甲上皮”为界，故其记载的少商穴位置与《灵枢·本输》有异。

晋代《针灸甲乙经》以甲上皮之中点及两侧水延长线为分界，故该线以下为“端”。所载除涌泉以外的11个井穴，其中少商、厉兑、少冲、中冲、少泽、关冲、大敦、（足）窍阴等八穴，位于手足之“端”；商阳、隐白、至阴等3穴，虽无“端”字，但从其文字描述和后世文献记载可以得知，11井穴皆位于手足之“端”。《内经》以为经脉在分肉之间，豀谷之会，以荣卫含大气者是也。故经脉之循行可切循得之。《经穴汇解》具体描述了手太阴经之循行："先以指按井穴'经渠'（按：手太阴之井穴为少商，非经渠），缓缓从指所之而上，则筋肉自分，到肘中大筋外，'尺泽'之处。"反之，若以指从尺泽向下推循，历孔最，过经渠，越太渊，上鱼际，则少商一穴在手大指内侧明矣。由于少商穴位于手大指之内侧，故云其位于拇指"端"之内侧。

在相当长时期内，表达"指尖"有二法：一为"爪甲下"，一为"指头"，而非"端"字。"爪甲下"即指甲之下，当系指尖。"指头"也可表示指尖。头的繁体字为"頭"，本字是"页"字。本义为脑袋，指人身体最上的部分或动物身体最前的部分，引申为物体的顶端或末梢等。唐时就有灸刺指头以治疗疾病者，如《千金》取手大指爪甲下治疗癫狂，"脾风占候声不出"时"灸十指头"。明时仍以"指头"表示"指尖"，如《针灸大成》记载："十宣十穴，在手十指头上，去爪甲一分，每一指各一穴。"

至于《千金方》卷七"风毒脚气"所载："其足十指端，名曰气端，日灸三壮。"手足相互对应，《千金方》前文所录有灸手十指头之载，故此处"端"字，似为"头"字之误。有人以为手足"指端"即指尖，进而认为井穴原在指尖，后移到甲角旁，是未经细考之故。奇穴"十宣"和"气端"早在《千金》便有记载，只是未予命名，不存在所谓"再发现"问题。

4."爪甲"和"爪甲角"

《甲乙》中除涌泉外 11 个井穴之中，唯关冲、（足）窍阴二穴有"爪甲角"，余九穴皆为"爪甲"，而无"角字"。唐《千金方》卷二十九"明堂三人图"中，除涌泉之外，11 个井穴中，少商、商阳、关冲、厉兑 4 穴作"爪甲角"，余七穴皆作"爪甲"。其中隐白、窍阴，《千金翼方》卷二十六作“爪甲角”。宋代《太平圣惠方》卷九十九记载少商穴定位时，有“角”字，而卷一百则无“角”字。《资生经》记载少商穴位置时，也是有“角”和无“角”互见。故关于少商穴定位，无论是“爪甲”，还是“爪甲角”，其含义一样，皆为“爪甲角”。《针灸大成》在定少商穴时将《甲乙》“端”字去除，加上“角”字，认为其在“大指内侧，去爪甲角如韭叶”，较《甲乙》更为简洁，为后世针家所遵。

5.“如韭叶”和“与肉交者”

韭，为百合科葱属多年生宿根草本植物，既为日常蔬菜，又可作为中药材。早在夏商时代，韭就作为祭祀品。《夏小正》记载“囿有见韭”；春秋时期《诗经·豳风·七月》中载“四之日其蚤，献羔祭韭”;《礼记》中也多次出现韭；先秦《山海经》中也有“无草木，多葱韭”及“其草多韭”等记载。秦汉时期韭已经有人工栽培。《内经》中韭作为“五菜”之一，如《素问·脏气法时论》之“五菜为充”,《灵枢·五味》说:“葵甘、韭酸、藿咸、薤苦、葱辛。”

目前市场上供应的韭菜叶，细长扁平，柔软多肉，边缘光滑，长约15~28 cm，宽约2~4 mm。正因为韭菜较为常见，故历代文献中，以韭叶作为比喻，并不少见。如《名医别录》说，麦门冬“叶如韭，冬夏长生”，故又名“韭叶麦冬”。柴胡，别名韭叶柴胡。汉杨孚所撰《异物志》载:“石发，海草，在海中石上藂生。长尺余，大小如韭，叶似席莞。”还有人以韭叶喻正常寸口脉之宽。也有人认为痨证脉如皮上贴韭叶。甚至有以韭叶喻面条，喻书法，喻疔疮，喻草辫等。

故“如韭叶”，可喻形状，可喻宽度。一些医家以叶片宽度来解释“如韭叶”，如《针灸甲乙经校释》认为少商穴离爪甲角一韭叶宽的距离，约1分。承淡安《中国针灸治疗学》认为少商穴：“在拇指内侧之第一节，去爪甲角如韭叶（约二三分）。”也有医家对将“如韭叶”作为宽度进行质疑，如杨上善《黄帝内经明堂》虽然认为“韭叶有大小”，但还是“正取非大非小阔二分许量中度之人。若大小以意量之”。《针灸集成》认为“所谓韭叶有大小，而俗取爪甲距肉如丝，而不察爪甲角距肉三分许，与第一节横纹头相直”。

张志聪认为：“上古如韭叶，今时如大米许。”并引马氏之论：“古离爪甲如韭，今如米许。”将韭叶换成了大米。日人安井元越《腧穴折中》以为：“《甲乙》手太阳少泽穴下曰：在手小指端，去爪甲一分。据之则韭叶之分寸，当为一分，不可诬也。是以下手足指头诸穴曰如韭叶，皆仿之。”之后《经穴纂要》（1810年）亦宗其说。这种将少泽穴去爪甲角1分，推及到少商穴及其他井穴之做法，欠妥当。这是因为五指有粗细短长之别，韭叶有品种不一，且一叶片之中宽窄也有不同，故以韭叶之宽度作为定取少商穴之依据，失之严谨。《经穴汇解》记载：“凡去爪甲如韭叶者，去其爪甲所与肉交形似韭叶者也，故古典言爪甲上与肉交者。俗人不悟，以为去爪甲容韭叶许，误也。”张山雷在《经脉腧穴新考正》中认为：“古书本谓如韭叶，原氏之说甚是。自后人加一许字，遂滋疑窦。读古人书，皆不可师心自用，妄有增减，反致大失古人真意。”

《内经》中“如韭叶”与“与肉交者”，多次同时出现，“与肉交者”当在拇指之上。大指背侧除指甲之外，尚有两侧的甲襞，为皮肤之皱襞。张志聪《黄帝内经素问集解·缪刺论》中有二处眉批，均为“与肉相交处，即去端如韭许”。古人形体偏瘦，多于劳作，则所谓“与肉交者”之“肉”，其形似韭叶，则为甲旁之甲襞。也就是说，少商穴位于手大指桡侧，在甲上皮之中点水平延长线与桡侧甲侧襞之交处。如此定位则满足了“端”“爪甲上”“与肉交者”以及“如韭叶”四个条件。

6.“白肉际”与“宛宛中”

赤白肉际是手足的掌侧与背侧肤色明显差别的分界处，是取穴的自然标志之一。掌侧为阴面，皮肤较白，称白肉际，背侧为阳面，皮肤较深，称赤肉际。现代针灸医生都知晓，少商穴在大拇指的指背，但是囿于时代，一些针灸文献认为本穴在“白肉际”，如《太平圣惠方》《针灸资生经》《十四经发挥》《针灸聚英》《扁鹊神应玉龙经》《医宗金鉴》等。《灵枢·邪客》载，“手太阴之脉，出于大指之端；内屈，循白肉际”，同时还记载“心主之脉，出于中指之端；内屈，循中指内廉以上”。据此则手太阴脉之循行，自手大指指背甲角桡侧之少商穴，“内屈”之后，方再循“白肉际”，故少商穴不可能位于“白肉际”。

《针灸甲乙经》记载经穴所在部位，往往有所谓“陷者中”或“宛宛中”。“陷者中”或“宛宛中”，系由肌内腠理和骨节缝隙所形成。如合谷在“歧骨间”，内关在“两筋间”等均是。这是因为古人较瘦，体脂低，肌肉相对发达，更容易看到和触摸到穴位“陷者中”“宛宛中”的特点。

“宛”，为形声字。从宀，夗声。本义是“屈草自覆”，引申为低洼等义。李鼎老师认为此“宛”字音义同“宛丘”的“宛”。宛丘，是指周围高而中间低平的圆形高地；宛，就有低凹的意思。

此说出自汉刘熙《释名》，以同音字为训。谢观《中国医学大辞典》有“宛宛”条，其解释是“筋骨间凹陷处，即俞穴之所在。如中封穴在内踝前一寸，贴大筋后宛宛中，曲泉穴当膝曲腘横纹头，内外两筋宛宛中，环跳穴在髀中即砚子骨下宛宛中之类皆是。详见《针灸大成》等书”。《中医词释》也认为宛宛为“体表解剖部位的凹陷处”。

黄龙祥、黄幼民称，一些穴位只有在特定的体位和动作中才能显示或触及。虽然察看或触摸少商穴体表时，并没有见到或扪及“宛宛”。但只要在拇指偏桡侧，上下予以挤压，其内甲角之上便可出现一凹陷，少商穴即在其中。这种采用挤压的定取少商穴的方法，简单方便，实用快捷，似可作为简易取穴法，在临床上予以推广。

7. 结语

古代文献关于少商穴的文字简略分散，一些体表标志，现今临床较难见到，每易忽略。故应全面考察《内经》《甲乙》等经典文献。似不可仅凭一二条原文，便以为少商穴原位于指尖，后移位至大指桡侧甲角。通过对少商穴定位的探讨，或有助于中冲等井穴定位之研究。

（本文与胡追成合著，原载于《国穴研究》2023 年第 3 期）

注： 1. 收入本书时作了必要的修改。

2. 可参阅下篇之《没有被一视同仁的中冲穴》《涌泉为足少阴井穴解》。

“经外奇穴”小议

长期以来，各家对经外奇穴见解各异，有的针灸文献认为“奇穴”就是“经外奇穴”的简称；有的认为不在十四经脉循行部位的穴位称“经外奇穴”；有的认为《内经》未载之穴称“奇穴”，《铜人经》未载之穴称“别穴”，而习惯上将《内经》《铜人经》未载之穴均称为“经外奇穴”。此皆为不知“经外奇穴”由来之故。

经查北宋《铜人腧穴针灸图经》(简称《铜人经》《铜人》《图经》)为天圣年间医官王惟一奉诏主持编修，是一部系统的针灸腧穴典籍。南宋《资生经》在编写时以《铜人》360穴为次，又将《明堂》《千金》等典籍中，“《铜人》不载数穴既附入之”，其在“目录上”后记载所附腧穴之名，如眉冲、明堂、当阳等。将这些腧穴集为一处，虽未言明即是“奇穴”，而实为奇穴之滥觞。其后，明代《奇效良方》始称“奇穴”，《类经图翼》则称之为“奇俞”，《东医宝鉴》《针灸集成》称之为“别穴”。《针灸大成》又在《奇效良方》基础上增添所收集的奇穴，命之曰“经外奇穴”。自此，“奇穴”或“经外奇穴”便成为腧穴分类之一。

考“经”字，其义颇多。其一，指儒家经典及小学方面著作，如《十三经》；其二，指历来被封为典范的著作，如《内经》《难经》；其三，特指宗教经典，如《心经》《太平经》《圣经》；其四，指某一学科的专门著作，如《水经》《茶经》《脉经》《铜人腧穴针灸图经》；其五，还为经脉之简称。由于有的奇穴明显位于经脉之循行路线上，有的奇穴又随着针灸学说的发展，不断被充实到经穴中，因此“经外奇穴”之“经”，绝非“经脉”之意，而是指针灸腧穴学专著《铜人腧穴针灸图经》。奇者，不合乎规范之谓也。明代《奇效良方》认为《铜人》未载之穴不合乎规范，故称之为“奇穴”。《东医宝鉴》等认为此类腧穴有别于《铜人》所载之穴，故称之为“别穴”。杨继洲在编著《针灸大成》时“尝考之《图经》”，认为《铜人》所载之穴为正，《铜人》不载之穴为奇，“奇穴者，则又旁通于正穴之外，以随时疗症者也”。为了让后学明白“奇穴”与《铜人》之间的关系，便在“奇穴”之前加上“经外”两字，还撰写“穴有奇正策”予以论述。结果适得其反，后人每每望文生义，认为“奇穴”是“经外奇穴”的简称，或奇穴位于十四经脉之外。

1959年出版的《针灸学简编》将“经外奇穴”写成“经外（奇）穴”，1976年二版时将括号中的“奇”字去除，变成“经外穴”。但在相当长时间内，这种提法并未获得针灸界的赞同，影响也不大，其后出版的《针灸学辞典》《针灸腧穴学》《新编针灸学》《腧穴学》《经络腧穴学》等专著及教材仍称“奇穴”或“经外奇穴”。然而近年来“经外穴”又频频出现于专业书刊之上，不但某些大型权威著作也予以应用，而且《国家标准》也称之为“经外穴”，这是值得商榷的。

有学者考证“经外穴”出自清张志聪《黄帝内经素问集注·刺腰痛》，以为将“经外奇穴”称为“经外穴”，有其文献依据。查张氏原文为：“其病若此者，于腘腨踵之外刺之三痏，三痏者，取经外穴也。”张氏注文中之“经”系指足太阳经，因所刺之穴在足太阳经脉之外，故称“经外穴”。这里的“经外穴”与《大成》所谓的“经外奇穴”不是同一个概念，似不能作为“经外穴”之依据或出处。

以“经外穴”替代“经外奇穴”，最早见于1959年出版的《针灸学简编》，其将“经外奇穴”写为“经外（奇）穴”，说明其意图省略“奇”字，1974年再版的《针灸学简编》则直接将“经外奇穴”写作“经外穴”。故“经外穴”与张氏《黄帝内经素问集注》之间没有任何关联。1974年尚在“十年动乱”中，出现这种错误，也在意料之中，但为掩盖前人之错误而去找依据，则欠妥当。

顺便说下，1974年再版的《针灸学简编》误将1959年初版写成1957年，应该予以纠正。

鉴于“经外奇穴”和“经外穴”容易引起不必要的误解，为了规范化和标准化，建议今后在腧穴分类时使用“奇穴”，不再使用“经外奇穴”和“经外穴”。

（本文与杨文彩合著，原载于《上海针灸杂志》2009年第2期）

注：收入本书时，有修改。

奇穴初探

奇穴，是指具有一定名称、位置固定、迄今未被医家归属于十四经脉的一类腧穴.对奇穴的源流、名称及其与十四经脉关系等方面，历来存有不同见解。为了促进对奇穴的研究，谨将我们对奇穴的一些认识述之于后，以供同道共同探讨。

1. 奇穴的源流

最早记载腧穴的文献当推《黄帝内经》。书中记载了许多腧穴的名称、位置及适应病症等，但同时也记载了一些有位无名的喻穴，如《素问·刺疟》中的“刺十指头”“两眉间”“刺舌下两脉”,《灵枢·癫狂》中的“舌下少阴”等，这些针刺部位基本上相当于现今奇穴中的“十宜”“印堂”“金津、玉液”，可见当时奇穴已被临床应用，只是绝大多数尚未予以命名。及至晋代《针灸甲乙经》方载有一些已予命名的奇穴名称，如舌柱、下空等。唐代《千金要方》《千金翼方》《外台秘要》所载奇穴大量增加，其中《千金要方》竟达187穴之多，然散见于各篇之中，并未归为一类。时至宋代,《针灸资生经》之目录将分散在书中各篇的“铜人不载之穴”集至一处，计有神聪、明堂、注市、百劳等21穴，虽未明确称之为“奇穴”，实为将奇穴归纳成类之肇始。其后，元代《扁鹊神应玉龙经》中“一百二十穴玉龙歌”方载“奇穴”之称。迄至明代，《奇效良方》卷五十五针灸门首刊“奇穴”一目，计载26穴，至此，奇穴名称始为医家公认，并广为采用。《针灸大成》则在奇穴之前更添“经外”二字，清《针灸集成》又将奇穴称为“别穴”，均表示有别于十四经所属之腧穴。新中国成立以后，更有大量奇穴被发现，1963年出版的《针灸经外奇穴图谱》收载588个奇穴，而10年后出版的续集又收集了1 007个奇穴。1990年被列入国家标准的奇穴为48个。奇穴已被广泛用于治疗临床各种疾病。

2. 奇穴与经络

由于奇穴未被归属于十四经脉，因而明代《针灸大成》又称之为“经外奇穴”，自此“经外奇穴”之名为医家所习用。但由此亦彼人望文生义而认为奇穴是位于经络之外的腧穴，如《新编中国针灸学》称：归属于经络的腧穴称为经穴，余外的称为经外奇穴，这种说法值得商榷。因为奇穴虽未被归属于十四经脉，却不能因此认为奇穴与经络毫无联系，相反，两者的关系是难以割裂的。例如许多奇穴即位于十四经脉的循行路线之上，如印堂穴位于督脉循行路线上，四神聪的前后二穴位于督脉循行路线上，而左右二穴则位于足太阳经的支脉上，阑尾穴当位于足阳明经无疑。此类情况，不胜枚举，何况不少所谓奇穴，实际上是经穴。如《针灸学辞典》认为胞门、子户实际上“与今之水道穴同位”；《针灸经典处方别裁》认为风齿痛即是内关；《新编中国针灸学》认为手逆注即是温溜；《针灸腧穴学》认为虎口即是合谷；《针灸经外奇穴图谱》认为交仪即蠡沟等。

至于奇穴不位于十四经脉循行路线之上者，仍与经络系统存在密切联系。如八邪穴，据《灵枢·经脉》所述“六经络手阳明、少阳之大络，起于五指间”，表明其位于手阳明及手少阳经脉之上；板门穴，据手太阴之别“直入掌中，散入于鱼际”，故位于手太阴络脉之上；安眠穴，据“手心主之正……出耳后，合少阳完骨之下”，当是位于手厥阴之经别上。所以，经外奇穴只是没有整理、归纳在十四经之内，并非在经络以外。

3. 奇穴与“奇输”

《经外奇穴纂要》认为《内经》中的“奇输即奇穴的意思”；《经外奇穴临床应用》更指出奇输是“现存文献有关奇穴命名最早记载”；《针灸腧穴学》也认为奇输“是奇穴的本来名称”。“奇输即奇穴”似乎已成定论，然而细究《内经》原意，则此说难以成立。

《灵枢·刺节真邪》曰：“彻衣者，尽刺诸阳之奇输也。”所谓彻衣刺，《新编中国针灸学》认为系五节刺之一，“这是一种专刺热病的方法”，其所说的“奇输”，原文就有解释：“取之于其天府、大杼三痏，又刺中膂以去其热，补足手太阳以去其汗，热去汗稀，疾于彻衣。”明确指出“奇输”即天府、大杼与中膂俞等穴，并非另有其穴。正如《经穴汇解》所言，“《灵枢·刺节真邪》有‘奇输’二字，而非云三百五十六穴之外，别有‘奇输’也。称之为奇输，主要指此法奏效迅速，功能奇特，热去汗稀，去病疾于脱去衣服而言。”《黄帝内经太素·卷二十二》认为，“诸阳奇输，谓五十九刺”。此二家均否认了“奇输”即古今所言之奇穴。至于《类经图翼》中载有“奇俞类聚”篇，收有84个奇穴，然此处“奇俞”与《内经》中“奇输”是两回事，不能因“输”“俞”是通假字，而将“奇俞”与“奇输”等同。所以称奇穴为奇俞，出自《类经图翼》，而非《内经》。

4. 奇穴中的组合穴

在诸多奇穴中，除大部分为一名一穴外，尚有一些奇穴一名而有两个以上腧穴的组合穴。

如《奇效良方》中载有四开穴（合谷、行间），《针灸大成》载有四关穴（合谷、太冲）等。《针灸经外奇穴图谱》及其续集共收载了1959个。就其内容来看，基本有以下三种情况；①由数个经穴组成，如鬼哭穴（少商、隐白）、六之灸（膈俞、肝俞、脾俞）；②由数个奇穴组成，如头三针（太阳、印堂）、手三关（中关、尺关、桡关）；③由经穴与奇穴组成，如背三针（大椎、定喘）等。因此，可以认为组合穴是腧穴配伍的成方，有类于中药方剂学中的经验方或基础方，正如《针灸经典处方别裁》所指出的：“针灸孔穴，就等于汤液中的药品，由几个孔穴组成的有效穴组，就等于药物的成方。”临床上既可以径直选用，又可在此基础上进行增减，以利于简便易记和取得更好的疗效。组合穴既是由数个经穴或经穴与奇穴组合配伍的成方，似应另立专门，不应再归属于“奇穴”之列。若将行之有效的针灸处方归之于奇穴，则奇穴之数目势必不断增加，造成形式和概念上的混乱，从而影响针灸学的发展。

5. 针灸区域疗法与奇穴

随着针灸医学的发展，出现了不少特定的针灸区域疗法，诸如耳针、头针、手针、足针等。它们的共同特点是在人身某一部位取穴治疗全身疾病，因而《现代针灸学概论》称之为“区域疗法”，亦有另称之为“微针疗法”和“全息医学”者。此类疗法在其区域中也有相应的腧穴，如据《耳穴治百病》载耳郭上有254穴。头针疗法的穴位（刺激区）与传统腧穴不同，呈线条状分布。对于此类腧穴，《针灸经外奇穴图谱》及其续集将其纳入奇穴范畴，而《经外奇穴临床应用》《奇穴治百病》等则不予收载。《针灸腧穴学》虽然认为“均属奇穴范畴”，然在具体论述奇穴时，又不将其收入奇穴之中，而是将此类疗法另立专篇并附带介绍其腧穴，实际上将此类腧穴从奇穴中分出另归一类。细观区域疗法所使用的腧穴（刺激区）与传统的“奇穴”有明显区别，似以《针灸腧穴学》另立专篇介绍为宜。因为腧穴是随着针灸医学的发展而逐步发现的，它的分类也一定要随着针灸医学的发展而发展。因此，将这些针灸区域疗法的腧穴另外归类，避免与传统奇穴概念相混淆，这是针灸医学发展的结果和需要。

以上为笔者对奇穴研究中所存在问题的理解和认识。随着针灸医学的发展，人们对奇穴的研究必会更加深入。

（本文原载于《中国针灸》1996年第4期）

注： 1. 本文被收入李鼎老师主编的《循经考穴五十年》。

2. 由于本文发表时间较早，文中关于头皮针的刺激区论述，可参阅本书中有关头皮针类文章。

对奇穴中两个问题的探讨

奇穴是指既有一定穴名，又有明确定位，但尚未归属于十四经系统的一类腧穴。目前针灸学术界对奇穴存有种种意见分歧。为此，笔者不揣简陋，仅对其中两个问题略抒管见，不当之处，尚祈指正。

1. 一穴数名与数穴一名问题

在奇穴中存有大量一穴数名与数穴一名现象，有人认为此为奇穴中的一奇，这种看法值得商榷。所谓一穴数名。是指一个奇穴有数个不同的名称。这里有两种情况。其一为同一奇穴有数个别名，如胰俞，又名膵俞、胃管下俞、八俞、胃脘下俞，则不在讨论范围。其二为同一奇穴而有不同的名称，如位于舌系带两侧之金津、玉液，本为一穴，而其左侧称为金津，右侧称为玉液；又如位于胸部之左宣、右宜及左俞、右俞。其实均为一穴，因位于左右而误为二穴。造成这种现象的原因，可能是针灸医学对道家学说吸收不良所致。如道家认为，舌下有三穴：左曰金津，右曰玉液，中曰玄膺；而针家将玄膺改称为海泉，加以吸收，故有左金津、右玉液之说。

至于数穴一名，则是一个穴名而有数个腧穴。如膝眼即由犊鼻与内膝眼组成；三才穴由百会、璇玑、涌泉三穴组成；八邪则由大都、上都、中都和下都四穴组成。数穴一名又称组合穴或集合穴。早在30多年前针灸前辈陆瘦燕即明确指出，组合穴是小型配穴处方。其后许多学者虽然认识到其为“针灸成方、验方”，然仍按惯例，称之为奇穴。腧穴与腧穴的配伍应用，犹如处方用药。麻黄、桂枝、杏仁与甘草配伍应用，称之为麻黄汤，绝没有人说其为一味中药。同理，数个穴位配伍怎么能称为奇穴呢？古人与前贤囿于认识上的局限，将之归入奇穴范畴，我们不应苛求责备，然在今天还要沿袭旧谈，则是不能同意的。如将行之有效的穴组或处方称为奇穴，那么奇穴的数量势必不断增加膨胀，同时还会造成概念与逻辑上的混乱，有碍于奇穴的整理，有碍于腧穴学的发展。

此外，尚有将二穴误以为一穴者，如手部之精灵、威灵，实为二穴，而有的专著却当成一穴，予以收载。

奇穴与经穴一样，是腧穴的重要组成部分。目前经穴已有了国家标准，而奇穴要实现标准化和规范化，则必须同经穴一样，一穴一名。对于一穴数名者，则择一名为正名，而以其他名称为别名，如金津、玉液，似可以金津为正名，玉液为别名。至于一名数穴，则应将其纳入处方范围，不应称为奇穴。

2. 区域疗法腧穴的归类问题

在针灸的发展过程中出现了诸如耳穴、手穴、头穴、舌穴等区域疗法，也有称之为微针疗法或全息疗法的。对于腧穴，多数专著认为其未归属于十四经系统。故将之纳入奇穴范畴。而《新穴奇穴图谱》等认为其“已归属耳穴、头穴、手穴、足穴等微针系统范围”，故不再列入奇穴；六版教材《腧穴学》亦将耳穴从奇穴中分离，另立一类。细观区域疗法之腧穴，与传统之奇穴差别较大。首先是其分布有一定规律可循，如耳穴之分布如仰置的胎儿。其次是区域疗法中腧穴与腧穴之距离甚近，如短短的第二掌骨之桡侧，即分布有头穴、颈穴等12个腧穴。其三，头部的腧穴与大脑皮质有关，其刺激线为一直线。

腧穴的分类是随着针灸医学的发展而发展，不是一成不变的。唐代《千金方》方有“阿是穴”的记载，宋代《资生经》将“《铜人》不载”之穴归为一类，明代《奇效良方》才有奇穴一门，至此腧穴才分为经穴、奇穴和阿是穴三类。近年来区域疗法的发展，导致大量区域疗法的腧穴涌入奇穴，而这些腧穴又与传统之奇穴有较大不同，如勉强归于奇穴，则又会给本来就存有种种意见分歧的奇穴带来新的问题。因此，似应将区域疗法之腧穴另行归类，以利于奇穴的整理与研究。

（本文与冯禾昌合著，原载于《针灸临床杂志》2001年第2期）

注： 由于本文发表时间较早，文中关于头皮针的刺激区论述，可参阅本书中有关头皮针类文章。

阿是穴命名辨

阿是穴，出自唐代孙思邈《千金要方·灸例》："吴、蜀多行灸法，有阿是之法。言人有病痛，即令捏其上，若里（果）当其处，不问孔穴，即得便快成（成，《普济方》作"或"）痛处，即云'阿是'。灸刺皆验。故曰阿是穴也。"至于阿是穴名之涵义，诸家多以为"痛处为是"，此说值得探讨。

考最早将"阿"释为"痛甚"者，为日人小阪元佑，他在《经穴纂要》中引《汉书·东方朔传》颜师古注："今人痛甚则称阿云云。"然《汉语大字典》《辞源》《辞海》等大型工具书内，"阿"字并无疼痛之义。查《汉书·东方朔传》云："上令倡监榜舍人，舍人不胜痛呼謈。"颜师古注："邓音是也。痛切而呼叫也……舍人榜痛，仍呼云謈。今人痛甚则称阿謈，音步高反"。小阪不谙句读，将"今人痛甚则称阿謈，音步高反"。错断为"今人痛甚则称阿，謈音步高反"。又进一步推论："师古唐人，盖此时有此声阿是，乃按而痛甚之处，为是之意也。"还搬出《灵枢》中"以痛为输"作为其理论依据。后人不察小阪之误而加以引用，以讹传讹。

方汉文等认为："古无啊字，阿借作啊用，是通假字。""啊是病人发出的疼痛声。"《针灸学辞典》也认为："'阿'，原是对痛感的惊叫声。”确实，“阿”与“啊”为通假字。然如前所述，“阿”无痛义，而“啊”，《辞海》载其表示语气及感叹声，亦不释痛。病者疼痛之时可呼“啊”，然“啊”却未必表示痛。

阿是之法出于吴、蜀。吴地方言为吴语，吴语之代表为苏州方言。“阿”在苏州方言里最具方言特色，功能最全，用得最广。章太炎在《新方言·释词》中指出：“苏州言阿是，通语言可是。”《汉语大词典》《辞海》亦认为吴语中的“阿”为语气助词，表示询问，相当于北方话中的“可”。赵元任在《现代吴语的研究》中将“吗”与“阿……”相对应。《王力汉语散论》载称，吴语最突出的词序表现在疑问词“阿”的位置之上。“阿”字所表示的语气等于普通话的“吗”字所在的位置正相反，“吗”字用在句尾，而“阿”字用于谓语的前面。由此可见，“阿是”即是“可是？”“是吗？”。语言学家认为，最初的吴语应是汉语和百越语的混合语，由于历史上的战乱及民族大迁徙等原因，导致中原人口大量南下，从而引发了语言的接触和互动，吴语因此不断发展。据陈寅恪《东晋南朝之吴语》考证，东晋南朝之际，“江左士族操北语，而庶人操吴语”，而统治者“欲笼络江东之人心”，亦作吴语。说明唐代之前吴语已为江南官民普遍使用。“阿”作为发问词只见于苏州方言口语，而官话或书面用“可”。故吴语“阿”表示询问，系源自古吴语。至于“可”与“阿”的关系，章太炎指出系“何与可、阿同一声”之故；张敏认为“阿”来源于“可”，“可”的声母脱落，变成“阿”。而遊汝杰则认为“可”与“阿”的关系也许要从移民史实中去寻找原因。

魏稼以为《千金》所载，实为患者与医者在按压时应答之语。人有病痛，医者在治疗中进行按捏检查，询问患者：“阿是？”若患者感到舒适（快）或疼痛，予以肯定的回答后，医者则不问孔穴，即在该处施术治疗。若对吴地方言欠于精通，则面对治疗过程，印象最深的当是医者所问“阿是”。孙思邈为唐代京兆人，京兆即今之西安市以东。“阿是之法”，为孙氏从何处所得，已不可考。然民间治病良法，方法独特，灸刺皆验，深为孙氏重视，载入医学巨著之中，并命名为“阿是穴”。而《千金》又屡经传抄，故字有谬误，文亦有所颠倒，颇令后人费解。

综上所述，“阿是”系取穴时询问患者该处是否舒快或酸痛之语，其处既可是舒适感，亦可为疼痛感。因此临床上在应用时不能再为“痛处是穴”或“以痛为输”所囿。

（本文与冯禾昌合作，原载于《上海针灸杂志》2005 年第 4 期）

注：本文经修订，收入《循经考穴五十年》。

再谈阿是穴的命名

2005年我们曾发表《阿是穴命名辨》一文，对阿是穴之命名予以讨论。拙文发表后，我们又找到一些与之相关的资料，有了一些新的认识，窃以为对理解阿是穴命名的涵义等有一定帮助，故再述之如下。不当之处，望读者正之。

考最早认为“阿是”为吴语者系台湾针家郭家梁。20世纪70年代郭氏在《经穴源流》中指出：“阿是”是医者问病人痛楚“阿是此处？”虽未言明“阿是”为吴语，实则以吴语释之。文后注明“壬子九月十七日”，“壬子”即1972年。该文被收入1975年由新亚出版社出版的《针灸谈》内。1981年又被收入众文出版社的《针灸精蕴（针灸治疗手术学）针灸谈》之中。1989年李锄在《杏苑中医文献杂志》第2期上发表《“阿是”辩释》，指出：“阿是，乃吴地方言之常用问语，至今犹然。”由于该杂志为上海中医文献馆内部刊物，故知者甚少。1993年被收入李锄等编著的《针灸经论选》中。2005年又将该文更名《阿是穴考辨》，收入徐恒泽等编写的《名医针刺经验用典》。黄龙祥于《中国针灸学术史大纲》中也指出：“‘阿是’系吴地区常用的询问语，至今仍是我家乡南京使用频率极高的问语，意为‘是不是’。”

据李新魁考证：南朝后期，吴语已经渐趋稳固。而隋唐时期，“吴语以汉语一支重要方言的面目流行于东南一带，成为各方重视的一支方言”。由于古时人们说话时使用方言，而书写时则用文言，故现存典籍中鲜有保留唐时吴语的内容，只有在吴歌、笔记等之中尚可找到一些零星记载。吴歌为吴地方言之歌谣，在民间的口口相传，代代相袭，源远流长。顾颉刚认为其起源“不会比《诗经》更迟”。早在《汉书·艺文志》就有《吴楚汝南歌诗》，《晋书·乐志》亦称“吴歌杂曲，并出江南”。南北朝时郭茂倩将搜集到的吴声歌曲编入《乐府诗集》内。时至唐代，李白在诗文中多次提到“吴歌”（吴吟），并作过“子夜吴歌四首”等多篇诗歌，还对唐代时吴歌演唱情况进行了描述。杜甫、陆龟蒙、皮日休等诗人亦有“吴体”之作。由是可知唐代吴语已经为各方所重视。一般认为，“阿”，最早出现于明代万历年间通俗文学大家冯梦龙所辑的一部明代苏州民歌选《山歌》中。《山歌》凡十卷，以男女爱情为主要题材。其中卷八“歪缠”：“就叫卖草纸个，你阿有萧山，阿有富阳。”明代萧山、富阳两县为草纸有名产地。这里的“阿”就是“可”，“阿有”即“可有”。卷九“山人”中也有“大家向前讨介一卦，看道阿能勾（够）到底太平”。而“阿是”的记载，最早见于清《缀白裘》。《缀白裘》为清代刊印的戏曲剧本选集，苏州钱德苍编纂。苏州为昆曲的中心，故书中收录的戏文是当时苏州戏班里通行的修改本，其中一大部分的说白为苏州话。如《渔家乐·羞父》中有“呸阿是姓鸡嘘”？《渔家乐·纳姻》中亦有“呸一向阿是诈穷傪”？呸，代词，你；傪，用同“啥”。然据吴语专家考证，吴语中“阿”作为疑问副词早在唐时就已经出现。五代南唐净、筠二位禅师所撰的禅宗著作《祖堂集》，具有晚唐语言特征，其中“本净和尚”载有：“如是解时，不可断他众生善恶两根，可是菩提耶？”宋代王说所撰的《唐语林》是一部笔记体唐代文史资料集，其卷三“方正”有“相公此行何为也？可记得河南府解头”？《北部吴语研究》认为：二书所载之“可”，即是吴语之询问语“阿”。既然唐时吴人已将“可”说成“阿”，那么将“可是”说成“阿是”亦在情理之中。孙思邈《千金方》中关于阿是穴的记载，则应视为吴语“阿是”的最早的文字记载。

“阿是穴”问世后，虽然临床应用十分广泛，但在相当长的一段时间中，针家对其认识十分混乱，或将其归入“奇穴”中，或将所有奇穴归入“阿是穴”中。赵京生认为，自从《千金》提出“阿是穴”后，其演变成经穴之外一类穴的倾向就渐渐开始了。1955年叶劲秋在《针灸述要》中列有专篇对“阿是穴”进行论述，并称：“人体上究有多少穴道，这是无从计数的。因为正穴之外有奇穴，奇穴之外有阿是穴。”首先提出腧穴可分为“正穴”（即经穴）、“奇穴”和“阿是穴”。1957年江苏省中医学校针灸学科教研组编著《针灸学》明确将腧穴分成“阿是穴”“经外奇穴”和“十四经腧穴”三类。“十四经腧穴”后简称为“经穴”。“阿是穴”方正式成为腧穴的分类之一。黄龙祥认为，该书是“第一次系统的针灸腧穴标准化研究”。对针灸学术的影响极为深远，为当时及以后各高等中医学院（大学）教材之蓝本，直到目前最新的7版教材《针灸学》中阿是穴依然作为腧穴分类之一。将腧穴分为三类也得到众多针家的赞同，各种中医论著、辞典等均宗此说，一些大型辞书诸如《辞海》等也在“阿是穴”条下注明其是针灸腧穴分类名。

细究《千金》原文，不难发现其所载“阿是之法”为医者取穴之法，而“阿是穴”则系使用“阿是之法”所取得的穴位，是医者施术的具体部位，两者有因果关系。溯本求源，“阿是之法”

即《内经》中“以痛为腧”及按之“快然”两种取穴法，并非一种独特的取穴方法。只是孙思邈以吴地医者问语将之命名为“阿是之法”，故没有必要对“阿是法”多加讨论，更没有必要将“阿是法”和“阿是穴”混为一谈。有人认为：阿是穴的“本质是一种取穴法”，这是对针灸施术全过程认识得不全面，医者针刺艾灸的部位当然是腧穴，怎么可能是取穴法？“阿是穴”既是用“阿是之法”所获得的穴位，同时也是“经穴”“奇穴”之外的一类腧穴之总称。不可因为“阿是穴”可写进处方，而“经穴”“奇穴”不能写入处方，便认为“阿是穴”不可作为腧穴的分类名。同样也不可随心所欲地提出诸如“反阿是穴”之类的概念，以免造成理论上的不必要的混乱。

临床上许多疾患在体表之反应不是有气色上的变化，便是有形态上的变化。阿是穴原指患者“快”（舒适）或“痛”处，后来针家在实践中又不断探索，予以补充。其除了表现为疼痛、快感外，尚有淫痒、酸懒、麻木、压重、红肿、浮肿、冷热感、皮肤异常点、小血管、皮下结节等。“阿是穴”,《玉龙经》称为“不定穴”,《医学纲目》又称为“天应穴”。作为“经穴”“奇穴”之外一类腧穴归类名，平心而论，“天应穴”之内涵远较“阿是穴”为丰富。只是“阿是穴”作为腧穴之分类名已有50余年，约定成俗，更改也难。

（本文与冯禾昌合作，原载于《天津中医药大学学报》2014年第1期）

关于“阿是”与“阿是穴”若干问题考证

关于唐孙思邈《千金方》中“阿是穴”的命名笔者曾刊文予以阐述。近年来，针灸界对“阿是穴”本义多有讨论，并对“阿是穴”的命名进行探讨，见仁见智，促人思考。因此，笔者进一步搜寻文献，分析考证，以下对“阿是”本义及“阿是穴”命名略述管见，以求正高明。

1. 灸法与“阿是穴”

关于“阿是穴”之记载最早见诸初唐孙思邈所撰《备急千金要方》(约成书于652年，以下简称《千金》。《千金》卷二十九为“针灸上”，卷三十为“针灸下”。卷二十九第五为“用针略例”，第六为“施灸略例”。“施灸略例”载：“凡入吴蜀地游官，体上常须三两处灸之，勿令疮暂差，则瘴疠、温疟、毒气不能著人也，故吴蜀多行灸法。有阿是之法，言有人病痛，即令捏其上，若里(果)当其处，不问孔穴，即得便快成(成，据明代《普济方》作‘或’)痛处，即云‘阿是’，灸刺皆验，故曰‘阿是穴’也。”由上可知“阿是穴”的出现与灸法关系密切。魏晋至唐，灸法盛行。

《千金》曰“灸刺皆验”，将灸法置于刺法之前，亦说明其时使用“阿是穴”，是以灸法为主。据于赓哲统计，《千金》中，灸法约有510首，针法仅50首左右；《翼方》灸法约有560首，针法只有90首左右。故于氏认为灸法在民间的普遍施行导致了“阿是穴”的诞生。魏稼先生在《〈千金〉针灸临床类编》（以下简称《类编》）中，亦认为以灸预防瘴疠、温疟与毒气和以“阿是穴”治病，均属灸法论述之内容。1989年李锄先生在《‘阿是’辨释》一文中，也强调了灸法与阿是穴之应用有着密切的关系。此外，有学者认为“阿是”按文意应作“即云阿是之法”。孙思邈为鸿儒大医，行文精简，仅用40余字，便将“阿是之法”和“阿是穴”的来历、操作、效果等交代得明明白白。故不可能在数字之内，重复提及“阿是之法”。

综上所述，灸法在吴地的普遍施行，从而导致了“阿是穴”的诞生。

2.“阿卷是”与“阿是”

1912年日本桔瑞超等在敦煌购得了约六百余卷敦煌遗书，其中包括唐开元年间《本草经集注·序录》抄本残卷一卷，该残卷后藏于日本龙谷大学图书馆。1915年罗振玉先生获得冲印写真一套，收入1916年刊行的《吉石庵丛书》中。1955年范行准据《吉石庵丛书》本，按原样大小加以复印，名曰《本草经集注》（以下简称《集注》），由上海群联出版社出版，其中有“所谓出于阿卷是”字样，其“卷”字写在“阿”与“是”中间之右。1988年《敦煌古医籍考释》（以下简称《考释》）将《序录》中的“所谓出于阿卷是”，录为“所谓出于阿是”，且未加注。之后《敦煌中医药全书》《实用敦煌医学》《敦煌古医籍校证》等均依照《考释》。2015年出版的《中国出土古医书考释与研究》仍沿袭《考释》，作“所谓出于阿是”。2013年，郭秀梅主编出版了敦煌卷子本《本草集注序录》(以下简称《序录》)一书，彩色仿真影印了日本龙谷大学所藏敦煌卷子本，首度向学界展示其原貌。《序录》第180行，清晰可见在“阿”与“是”之间有一“卷”字(见图)。2015年，《敦煌医药文献真迹释录》问世，其图12之182行与《序录》所载相同。2016年沈澍农出版《敦煌吐鲁番医学文献新辑校》后记称，书中《本草集注序录》系复制“学苑出版社之影印本”，亦即郭秀梅之《序录》。也就是说，敦煌出土的《序录》残卷中，只有“所谓出于阿卷是”，并无“所谓出于阿是”，可见《考释》的底本出错了。早在1937年，范行准先生就指出：“《证类》无‘所谓出于阿卷是’七字。”1994年，尚志钧、尚元胜辑校的《本草经集注(辑校本)》注曰：“所谓出于阿卷是，《大观》《政和》无。”后《唐·新修本草(辑复本)》中亦注云：“‘者’字后，《集注》衍‘所谓出于阿卷是’七字，据《证类》删。”可见敦煌出土的《序录》残卷中“所谓出于阿卷是”，似为衍文。

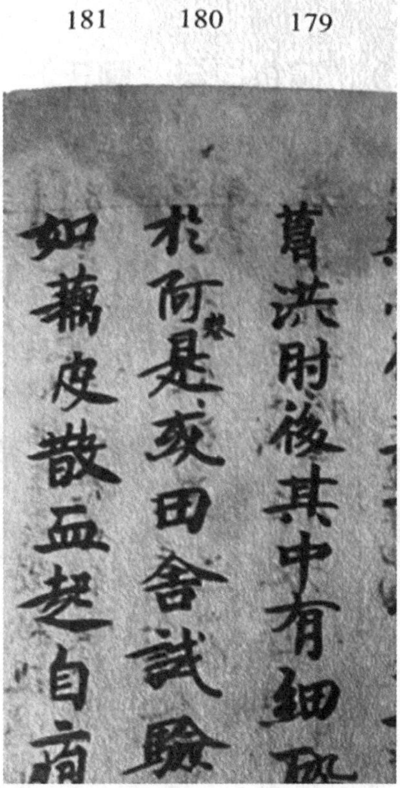

由上可知，《本草集注序录》中只有“阿卷是”，没有“阿是”，而“所谓出于阿卷是”七字可能是衍文。

3.“阿是”与“阿氏”

最早认为《千金》中“阿是”是“阿氏”者，为泰人曾时新。1983年，曾氏在《杏林拾翠》一书中发表了短文《从“阿氏”谈起》(以下简称“曾文”)，该文认为《千金》中“‘阿氏’或作‘阿是’”，古代“氏”与“是”相互通假，谓之古通。并引《考释》所言，认为“阿是”即指庖人（厨师）、野老（农民）等，泛指无名的广大劳动群众；又认为:“俗谚说，‘良方善技，出于阿氏’。这里的‘阿氏’，大概就是鲁迅说的‘无名氏’。陶弘景所说的‘阿是’，也是泛指无名的广大劳动群众。”“曾文”最后称:“开头所谈及的‘阿是穴’，其意义‘殆本于此’。”这样便将《千金》中所言的“阿是”说成了“阿氏”。

众所周知，通假字又称通借字，为古籍中常见的文字通用现象。“是”“氏”通假，古时常见。据高亨《古字通假会典》记载，“是”字除了可以与“氏”通假外，还可以与“提”“实”“此”“之”“时”等9字通假。似不能因为“是”与“氏”通假，就认为《千金》所载之“阿是”的“是”字，一定也与“氏”字通假。

据宋郑樵《通志》记载:“商伊尹为阿衡，其支孙有以官为氏。”又引《河南官氏志》曰：北魏“阿伏氏及阿贺并改为阿。”可见阿姓之来源也多。阿姓较为少见，约占全国人口的0.0008%，主要分布于河北、湖北、云南、陕西、内蒙古五省区。由此可见，“良方善技，出于阿氏”中的“阿氏”，决非泛指“广大劳动群众”。此外，古今习惯上在姓或姓名字号之后加上氏字，以表示对某人之尊称。也有将“阿”字作为前缀，附着在姓、名、排行或某些亲属名称之前，常具有亲昵意味。有人认为："'阿'魏晋时期还可作为不定何人之辞""'阿谁'就是'谁''何人'之意。"此是对"阿谁"之误解。清翟灏《通俗编·语辞》称："盖阿者发语辞，语未出口，自然有此一音，古人以谁为阿谁，亦犹此也。"也就是说，在"阿谁"之中，"阿"只是发语辞，"谁"才是表示不定之人。

其实《千金》谓"有人病痛，即令捏其上，若里（果）当其处，不问孔穴，即得便快或痛处"，已是吴地百姓灸治疾病之法，再言"泛指无名的劳动人民"，似无此必要。其次，在《千金》"阿是之法""即云'阿是'""阿是穴"三者中，"阿是之法"与"阿是穴"皆因"阿是"而得名，若以"阿氏"代入，则为"即云'阿氏'"。按曾氏所称的"阿氏"是指"庖人""野老"或"名不见经传的下层人物的泛称"，则于文于理难以通顺。

可见，"阿是"之"是"，不是"氏"之假借；"阿是"也不是"泛指无名的广大劳动群众"。

4."阿是"与"吴语"

对"阿是"进行讨论之目的，是为了更好地理解《千金》原文。因此，对"阿是"的解释，应该回归《千金》。

由于"阿是"为吴地医患之间互动时之语，故"阿是"之本义应从吴方言方面予以探讨。

吴语，古代谓之吴语或吴音，一般是指今苏南、浙北一带及其周边的方言。自吴伯奔吴，其后虽不断有中原人迁徙江南，然吴地仍以古越语为主。作为独立汉语方言，则形成于魏晋南北朝。永嘉南渡，下及梁、陈，咸都建业（今南京）。北方汉人大批南迁，江淮之间以至江南的今南京、镇江，甚至常州、常熟一带皆为北语所占领。北人带来的语言，与吴地原有的古越语，发生了碰撞、融合，于是形成了吴语。吴语的中心为建业，其代表语为苏州方言。关于北语南渡的问题，鲁国尧先生等对之进行了严密的论证。时至隋唐，政治文化中心转移到东京洛阳和西京长安，据唐代僧人慧琳（736—820）《一切经音义》载，唐时吴语已与北方话差别更为明确。

1907年章太炎所著《新方言》问世，被誉为“中国现代方言学的第一书”。其在“释词第一”中对“阿是”作出了释义：“故问讯言何者，苏州言‘阿是’，通语言‘可是’。”章太炎之释，得到了后世语言学家的肯定。

吴语“阿”跟普通话“吗”在功能上是接近的，但位置不同。“吗”在句末，“阿”搁在主语和谓语之间。“阿”后不能直接加否定词“弗”。于是便在句中加“是”，使原来带否定词的谓语动词变成“是”的表语。“阿”搁在“是”前，全句变为对“是”提问，即“是不是”。

语言学家朱德熙先生对苏州、昆明、合肥三处方言中疑问句里的“阿、格、克”进行了探讨，认为很可能同出一源。就现代方言看，苏州话的“阿”，合肥话的“克”均为入声，故这个疑问副词有可能本来是入声字，白话小说写作“可”，只是借用字形，跟“可”字本身不一定有关系。然刘坚、江蓝生等指出，“可”字在东汉前后就已用作疑问副词，表示反诘，相当于“岂”“难道”，不过并不多见；作推度副词时则出现在唐代。苏州话中的“阿”、合肥话中的“克”、昆明话中的“格”，这些其实都是“可”的变体。刘坚和江蓝生还从音理上论证了“可”字演变为“阿”“克”“格”的具体过程。

“阿是”是吴地常用之语，李锄先生在《“阿是”辨释》一文中，明确指出《千金》所述“阿是”之法，“快或痛处，医者必须问而得之，而‘阿是’即为医者在寻觅灸刺位置时的问语，意即‘是不是？’或‘可是？’，不过此乃吴方言而已”。“阿是乃吴方言之常用问语，至今犹然”。至于孙思邈乃系陕人，《千金》中何用吴语？李锄先生认为：“《千金》一再言及‘吴’地，足证孙对其有所了解。”“何况《千金方》有关‘阿是’的内容，与上段‘吴蜀多行灸法’一样，都是对各地针灸情况的实录。”“古人在针灸中用之既久乃以之为名，孙思邈则笔之于书，此即阿是之由来，岂有他哉！”魏稼先生也明确指出：“‘阿是’，本属患者与医生在按诊时应答之语，孙思邈形象地将其作为此类穴位的命名。”孙思邈在《千金·序》中云：“一事长于己者，不远千里，伏膺取决。”可见《千金》搜罗之广。正因为孙思邈非吴人，对“阿是”之义未必知晓，故以吴语“阿是”志之，此或亦为《千金》将吴处误作“吴蜀”之因。

总之，笔者认为“阿是”出于吴语，通“可是”。同时以为：在探讨“阿是穴”命名时，似不能脱离时代，不能脱离其时针灸临床，不能脱离《千金·灸例》之原文。“阿是之法”和“阿是穴”历经一千多年，至今仍受到针灸家的重视，并在临床之中应用，说明其生命力之强盛。通过对“阿是”本义之探讨，必将有助于“阿是穴”的临床应用、研究与发展。

（本文与纪军合作，原载于《上海针灸杂志》2024 年第 6 期）

注： 1. 文中图片系作者专门加上，以示严谨。

2. 以上三篇关于阿是穴之文，从不同角度对阿是穴的命名进行了论述。

3. 有学者曾引某文作为论述阿是穴命名之证据。此文在一些知名网站确可以查到，知网为 2013 年第 1 期 73–74 页，读秀则为 2013 年第 3 期第 73–74 页。而读秀下载后发现该文为 2013 年第 1 期 73–74 页。由于这种错误很少出现，于是笔者查阅了上海图书馆目录，发现该杂志 2013 年仍为纸质刊物，月刊。故又在孔夫子旧书网购买了该杂志 2013 年全年 12 期，第 12 期后附有总目录。2013 年第 1 期目录和正文中未找到该文。之后又遍查 12 本期刊及总目录，均未见到此文。本文来源理应查阅清楚，否则作为证据使用，似乎缺乏严谨。同时，对一些知名网站，也应提高警惕，似不可盲目信任。

民国针灸医家对“穴性”的认识

“穴性”是民国针灸医家仿效中药“药性”提出来的概念，目前争议颇大。誉之者认为是近代针灸理论的新演变，为针灸治疗提供了“新思路，新方法”。反对者认为“背离针灸治病的本质”，“缺乏逻辑的严密性”。众说纷纭，令人不知所从。故仅就手头资料，对民国几位针家倡导的“穴性”予以探讨，以期有一个较清醒的认识。不当之处，尚祈指正。

这里所指的民国针灸医家，系指民国时期一些针灸医家的学术活动或倡导“穴性”学说的时间，主要是在20世纪30年代初至40年代后期，其中有的针灸医家学术活动延至50年代初，甚至更长。

腧穴是针灸疗法施术的部位，中药是中医特有的药物，都是传统中医学的重要组成部分。最早将两者联系在一起的文献为宋代《针灸资生经·徐正卿序》(1220)，是书曰：“不知病在巅者，必灸风池风府，非桂枝辈所能攻；病在膺者，必灸刺魂门，虽枳实辈不能下。”其后，明代吴崑《针方六集》(1618年)卷四《旁通集》对针药关系论述更为详细，认为如“以药明针，亦一道也”。在《针药无二致》中认为：“药有汗、有吐、有下、有温、有凉，有补；针亦能汗、能吐、能下、能温、能凉、能补。今须顿悟得破针理药理，何物使之若此，又何以更无二致，方入妙境。”在《针药治同》中认为：“药家热者寒之，寒者热之，实者泻之，虚者补之，陷下者升之；针家热则疾之，寒则留之，实则迎之，虚则随之，陷下则灸之。针药异途，治则同也。”又在《作用同方》中将手法与方剂相类比：“动退空歇迎夺右，皆泻也，犹方之青龙、白虎、陷胸、承气，有泻而无补也；推纳进搓随济左，皆补也，犹方之益气、养荣、八珍、十全，有补而无泻也。”然未见“穴性”之说。其卷一《神照集》为“明堂孔穴”与卷五《纷署集》为“腧穴主治”，都无“穴性”内容。明末清初岳含珍《经穴解》中也存有众多“穴性”的内容，但此书“未经刊刻”。1989年方以清抄本为底本整理出版，未见民国时期针家引用，似对“穴性”的产生影响不大。

民国时期“穴性”的主要代表人物为焦会元、陈光昌、罗兆琚、曾天治、李文宪、承淡安诸先生。现将他们对“穴性”的认识简述于下。

焦会元：“穴性”的最早倡导者

焦氏生卒年月已不可考，其生平仅能查到一些零星资料。焦会元为河北深县人，出身世医，祖父与伯父皆善针。焦氏幼年即从伯父学医，1911年又随伯父到北京行医。1930年，孔伯华与施今墨合力创办了北平国医学院，聘焦会元为针灸教员。1932年春，施今墨创办华北国医学院，焦会元任针灸教员。1950年5月30日北京中医药学会在北京中山公园宣告成立，焦会元等15人为执行委员。1951年焦氏因病缺席，并请辞委员职务。

焦会元先生1937年著有《(古法新解)会元针灸学》，该书自序称系“将闻于伯父及考诸载籍与经验心得者，随笔记录以成此册”。书后有“第一编终”，似尚有未能刊印问世者。据马继兴先生回忆，焦会元先生“总结了一套卓有成效的配穴规律和方法”，他教授生徒时主要参考此书，并辅以口述其心得体会。查本书关于十四经穴的定位论述和“穴名新解”中存有大量与“穴性”相关的内容。现举例如下。

(1)焦氏认为腧穴之性质主要体现在五腧穴上，即根据十二经脉之五行属性，再结合每一条经脉上五输穴的属性，如此五输穴便与中药一样有甘咸之味，有温热之性。如尺泽：手太阴肺经(金，其味辛)所入为合水(其味咸)，“生辛咸，化气辛温”。曲池：手阳明大肠经(金，其味辛；合穴为土，其味甘)“其生味辛甘，其性能生新散邪，功行六阴之数，善解气分诸毒”。隐白：足太阴脾经(土，其味甘，井穴为木，其味酸)“其生味酸甜，其性主缓而收，敛阴益气”。

(2)直接将腧穴与药物类比。如足三里：“性主干燥而合强力之生气。”“此穴治病万端，有白术之强，有桂附之热，有参茸之功，有硝黄之力。手法运用配合相宜，能收全功。”

(3)只言功效。如合谷：“性能清阳走表”“有清阳养胎之功用。”孔最：“性主宣通。”太渊：“性能润泽。”

其第九节的“风邪论及分类治法”中计有32条，对“风邪致病”予以详尽论述，列有症状、治则、取穴等。虽也有“肝经中风”“肾经中风”“治必视其由何经”等论述，但主要是按照八纲辨证、气血辨证、脏腑辨证等予以论述和取穴。

焦氏对腧穴和风邪致病的论述，特别是对五输穴模仿中药的“性味”阐述其功效主治，实为“穴性”之滥觞。故今日研讨民国时期“穴性”，似不能跳过焦会元先生和《会元针灸学》。

陈光昌：第一部“穴性”专著

陈光昌，字景文，四川江油市彭明镇人，生卒年月及生平已不可考。据焦会元《(古法新解)会元针灸学》序中称“余谓门生陈光昌所著《实用针灸学》即采录我之学说甚多”，可见陈光昌是焦氏的学生。1932年陈光昌所撰《实用针灸学》一书出版。陈氏认为：针灸学“支离零乱”，以致“后学研究之无门”，故提出“穴性”的概念，“以匡救补正”。书中首先提出，“穴之有性质，亦犹药之有性质，知其性质，而后方明其功用”，“药物治病，与针灸治病，其方式虽不同，然其诊断治疗之法理则一，质言之，即药之与穴，其表面虽迥然有别，而其性质与作用，则未尝不吻合者也”，“如某药治某病，某穴亦治某病，此药与此穴，苟得而详细隅反而研究之，则治药物针灸于一炉，其结果药物也，针灸也，必有相当之发明，而治疗之法，更于斯精澈完美矣”。

虽然陈氏的“穴性”源自其师焦会元，但还是与其师有较大区别，也就是不再谈论性味，直接将功效等同于“穴性”。

《实用针灸学》“凡例”中说：“经脉之道路，俞穴之位置，详见《灵枢》《大成》，概不赘及，学者其参考诸可也。”但陈氏在具体论述腧穴时还是摒弃经络学说，将常用86穴分属气、血、虚、实、寒、热、风、湿等共8门。其中气门21穴，血门9穴，虚门26穴，实门30穴.寒门16穴，热门30穴，风门15穴，湿门15穴，计162穴次。所有腧穴仿照中药的性能功效予以归纳。如中极“益精，补气血”；环跳“搜经络之风，主四肢”；中府“理肺利气”。若腧穴具有多个不同穴性，则分属各门。如大椎穴分别纳入气、寒、热三门，其归纳的性能分别是调和卫气、发表寒、清表热。公孙穴则同入虚、实两门，既可补中运脾阳，又有泻脾之功。而足三里则有升气、降气、调中气、益胃、补气血、泻胃降浊、治胃寒等9种功效。在第五章“证治”中介绍了39种疾患的治疗，不再遵循经络学说，而完全按照方脉论治取穴。如“心腹胸胁诸痛”中将胃脘痛分为胃寒气滞着、瘀热蓄结、水饮泛逆、蚘（蛔）虫上干、湿停浊壅5种，治疗时“先以升清降浊通阳利气之法以止其痛”，痛止后再“探源施治”。头痛也不再按经脉分部论治，而是先辨虚实，“实邪痛者属热痰火”，“治以清热、散风、降痰、泻火”，虚而痛者，“视其气虚或血虚，随以益气或养血之法兼治之”。

本书全面模仿中药“药性”来论述腧穴，并从分类、功能、配伍、病症的治疗诸方面对“穴性”进行了阐述，较《会元针灸学》更为系统而全面，似为现存最早的”穴性”之专著。

罗兆琚:《针灸三书》与“穴性”学说

罗兆琚（1895—1945）字佩琼，广西柳州市马平县人，晚年居住柳州篁竺巷，故号篁竺（黄竹）老人，1924始研习针灸，之后师从承淡安。1933年《针灸杂志》创刊后，罗氏为主要撰稿人。1935年，应承淡安先生的邀请，罗氏受聘于中国针灸学研究社和针灸讲习所，任研究股主任兼编辑股副主任、讲习所讲师兼训育处主任、针灸杂志社编辑等职。任职期间，他讲授经穴、诊断、消毒等课程。抗战爆发后，罗氏于1938年避乱返乡，之后一直在柳州、桂林等地行医治病授徒。

《针灸三书》是指《针灸便览表》《实用针灸指要》和《针

灸穴腧治疗歌诀》。《针灸便览表》在《针灸杂志》卷一1–6期（1933年10月—1934年8月）连载，其“凡例”提及《中国针灸治疗学》（1931年），说明本文撰于1931年之后。《实用针灸指要》撰于1933年，1934年起在《针灸杂志》卷二1–6期连载。《针灸穴腧治疗歌诀》撰于1935年，1936年10月起在《针灸杂志》卷三至1937年卷四连载。三书近由杨克卫等点校结集出版。经查《针灸便览表》内无“穴性”内容，而《实用针灸指要》始有“穴性”论述，《实用针灸指要》和《实用针灸学》一样，都将“湿”字误植为“温”，故罗氏关于“穴性”的论述似受陈光昌先生之影响。

通过《实用针灸指要》与《实用针灸学》二书的对比后发现，除了86个经穴相同外，《实用针灸指要》较《实用针灸学》增添了36穴，达122穴。罗氏对一些经穴的“穴性”还进行了改写或增添了内容，如气海穴，《实用针灸学》作“振阳气，利气”，《针灸穴腧治疗歌诀》则作“固元气，振阳气。凡一切气疾俱以此穴为主”。罗氏将“性质（穴性）”纳入1935年编写、1938出版的《中国针灸学讲义》之“经穴学讲义”之“各部经穴”中。

虽然在《实用针灸指要》中腧穴按气、血、虚、实、寒、热、风、湿分为八类，但在附表之中仍按经脉排列并注明该穴所属经脉。《针灸穴腧治疗歌诀》腧穴则按部位排列，在按语中时言此穴属于何经，又在列表中均注明该穴所属经脉。说明罗氏仍重视经络学说对针灸的指导作用。

罗氏对“穴性”的称呼也多变化，计有“穴性”“穴义”“性质”等。如“药性穴性，其义一也”，“夫所谓穴义者，即各穴具有之主要特性也”，“故研究针灸术者，不知穴之性质，亦犹讲求方剂，而不识其药性”。《针灸穴腧治疗歌诀》附表中甚至将“穴性”内容置于“摘要”栏内。反映了其对“穴性”之称存有意见。

该书第四章又有“配穴精义”，模仿方剂中药物关系以对穴性作进一步阐释。“穴法之妙.全在善用者之配合也”。“讲求方剂者，恒斤斤于药与药间之配合，以药方之治病配合之力，实妙且大焉，针灸配穴，亦复如是”。“昔贤只云某病取某某数穴，未遑一论其配合之意义”。这样将方剂与腧穴的配伍联系起来，如以某穴为君，某穴为臣。也有认为腧穴配伍相当于某方。如丰隆与阳陵泉相伍，“有承气之功，而不若承气之猛峻”。气海伍天枢“较诸天雄散、肾气丸等方，犹且过之无不及也”。偶有将腧穴等同中药，如“合谷亦犹黄芩，三阴交亦犹白术”之述。

由于罗氏的推崇和发扬，加上其在中国针灸学研究社、针灸讲习所和针灸杂志社任职，又将“穴性”之说纳入《中国针灸学讲义》之中，更使“穴性”学说的影响不断增大。

曾天治：回归“按部取穴”

曾天治先生（1902—1948），原名曾贵祥，广东五华县人。1918年乐育中学毕业，1921年李朗神道学校肄业。之后历任外国人教师、小学教员、日报编辑、教会干事、教会月报周刊主编。1928—1931年任佛山华英女子中学教师期间，因两子及母亲病故，夫人和自己患病，故发誓习医。1932年毅然决然辞职，自学中医针灸，并“从江浙几个针灸大家游”，后又加入中国针灸学研究社。《针灸杂志》一卷三期刊登曾天治写于1932年10月28日的《读〈中国针灸治疗学〉后》一文，中有“故我凡遇欲研究针灸术者，便介绍他入社研究”，可知1932年其已参加函授班学习，成为承门弟子。《针灸杂志》“社友通讯录”记载曾天治系1933年10

月21日入社，可能有误。1932年曾氏在广州开设诊所及科学化针灸治疗讲习所授徒，兼任二所中医学校针灸科教师。编撰《针灸医学大纲》《实用针灸医学》等著作，为《明日医学》《医学评论》等中医杂志特约撰稿，开设函授班。1937年日本侵华，为避战火，曾氏辗转于香港、桂林、重庆，行医课徒。在港期间，出版《科学针灸治疗学》（1940），创办《大光日报》并在副刊上主编《针灸医刊》。1945年抗战胜利后，在上海、苏州开设诊所并授徒。1948年因病辞世于苏州。

曾氏著述颇丰，据考计有9部。笔者囿于条件，仅见《针灸医学大纲》《科学针灸治疗学》二书。阅读之后，发现《针灸医学大纲》中存有“穴性”与“配穴”内容。

在该书第三编“经穴”中，腧穴按十四经排列。列位置、主治、疗法（即针刺深度、留针时间；灸之壮 数）项，未见“穴性”。最后录有“配穴精义”，介绍了31组腧穴配伍及临床如何应用，经与《实用针灸学》对比，穴组数量一样，内容基本相同。第五编“证治”中有“分门取穴”，除了“气、血、虚、实、寒、热、风、湿”八门之外，又加“汗、肿、积、痛”四门。经查后增的四门实为治疗处方，并非穴性。《针灸医学大纲》的“缘起”称，在两年的临床上，曾氏“治愈沉疴痼疾百零几种，病夫凡千余”。于是将其师“承淡安、张俊义、陈景文、缪召予等所传授，及自己两年来研究心得，治疗经验，执笔直书”，不数月而此书成。文中陈景文即陈光昌。经对比发现，《针灸医学大纲》的“配穴精义”和“分门取穴”内容全部引自陈光昌《实用针灸学》，且原书“湿门”中“湿”误作“温”的错误也未加改正。

“治疗各论”则根据西医疾病分类原则，计十四类。病名为西医病名，如“三叉神经痛”“脑溢血”“胆石症”“坐骨神经痛”

等。治疗篇中列有原因、症状及治疗，前二者皆采用西说，治疗一项仅有选取之腧穴及临床加减，如肾结石：针灸关元、肾俞、阴陵泉、三里、大肠俞、小肠俞、三焦俞；糖尿病则分为“心胸烦热、大渴引饮；多食善肌、小便多而味甜；烦渴引饮，小便多而浑浊”三型分别取穴。“治疗各论”并未提及“分门取穴”之应用。

五年之后，曾天治出版《科学针灸治疗学》，该书原为曾氏在香港主办科学针灸医学院时的教材讲义，1940年整理由香港科学针灸出版社出版。香港沦陷后，曾氏避战火于重庆，1944年在渝增订，由重庆科学针灸医学院铅印本再版。计增加疗法凡三十种，编次排版亦加以变动。后1944年香港时潮印务局刊印出版。近有其子曾晴明据此书而整理出版的《针灸寻真——曾天治针灸学术经验集》。

在《科学针灸治疗学》中“常用而有效的穴位”及“疾病各论”中已不再提及“穴性”之说。其在“经穴之重要”“自序”“本书的读法”中三次同时提及腧穴与药物（中药）：

“用药疗病者必须研究药物，药物之气味、形状、功用、制法、相使相反、用量、学说、处方等，必须研究清楚，然后疗病方能有效，研究针灸者每经穴之位置、解剖、主治、取穴法、是否禁针禁灸等，必须研究清楚，记忆正确，然后与人针灸方能有效。”

“主治等于药物之功用，极其重要（知道每穴能治何病，明其性质方会变通，能治本书未讲及向疾患）……当从疾病各论所列之经穴回索上来，日积月累，不难尽地记忆也。”

“研究主治，即该经穴能治何病，等于药物学。我乃取古人的治疗歌诀，列为一表（每穴能治何病），又把时贤治验列为一表……”

以上虽然针药并提，然无“穴性”内容。相反，第四章《杂录·按部取穴》中指出：“针灸治病，首须查得病灶之所在，其次须找得通该病灶之经穴，再其次治疗技术须与病症适应，学者能够彻底了解此三项，又会应用，便可针到病除也”，即（查得）病位—（通过经脉辨证，选取）经穴—（选择）适应（治疗）技术。曾氏从而回归“按部取穴”。

李文宪：穴性学说“不大完好”

李文宪，广西藤县人，别号剑奇。生于公元1909年，据《中国针灸文献提要》记载卒于1968年。李氏曾跟从广西省立梧州区医药研究所教导主任陆钧衡游学多年，30年代初入中国针灸学研究社之函授学校，师从承淡安先生等，又游学于江浙港澳数年。1934年在广西省立梧州区医药研究所别科班学习（学制一年），再度研究探讨岐黄之术。毕业后供职于广西省立南宁区医药研究所，被聘为针灸讲席。1936年就职于广西容县国医讲习所，被聘为针灸科教席。1949年以后，举家迁回藤县，业医之余，勤于笔耕。

《针灸精粹》1936年由中华书局出版，1937年、1947年重印。1974年台湾旋风出版社重印出版。本书篇首绘有6幅人体经络穴位图，第十二章至十四章又分列《十二经脉起止穴名及各经之主病》《奇经八脉穴名》和《十五络穴名称》等，似乎非常重视经络学说，实则不然。其第九章为“穴性括要”，穴性分气、血、虚、实、寒、热、风、湿八类，经对比，其内容基本录自罗兆琚的《实用针灸指要》，仅增加了十井、太阳二穴。李氏在每穴名下分列“部位”“穴性”“手术”“摘要”4项，却略去了罗著中的“所属经脉”“穴数”等。李氏在“摘要”中收录古今医案及自己的治验。如太阳穴，穴性：理诸阳热气；摘要：眼红肿痛。针此穴放血立效。又如在“血类”中记载委中穴清血，凡热病汗不出，小便难，衄血不止等，“取其经出血立愈”。介绍了古人针委中及女膝治愈二位牙槽风患者，又介绍崇祯年间疫疠大作，于委中出血治疗。最后介绍自己在委中放血分别治疗两膝酸痛、足部麻木的经验。

李氏强调应以穴性理论指导配穴，认为方剂与针灸之关系类同，学者若以本书为入手：“亦可转学方剂学。盖方剂与针灸之理一贯也。”“配穴云者，乃某穴之特性，与某穴之特性，互相佐使，而成特效之功用，犹之用药，某药为君，某药为臣，相得益彰也。”甚至说：“不知穴之配合，犹如癫马乱跑，不独不能治病，且有使病机变生他种危险之状态。”这句话也成为今日某些穴性学说倡导者之依据，只是将《针灸精粹》误作《针灸精义》。该书第十章《配穴精义》列举31组穴（或单穴），也基本同《实用针灸学》。

《针灸精粹》所谓“证治”即治疗，有中风、伤寒温病、痿痹、癫狂痫、妇人、小儿等39节，遍及内外妇儿，因证选取穴位，随证加减，或针或灸，或补或泻，体现出其诊疗思路及治疗方法。所列之医案，其治疗多为针灸并用。如咳嗽“或风寒外束，或痰热内干，或水饮上凌，或卫气上冒，以致失其清肃下降之令，气因上逆而咳也。关于胃者，胃浊湿聚而生痰，脾阳失司，遂起咳声而咯出也。风寒外来者，取大椎、曲池、合谷（俱泻），以解邪；加鱼际（泻）以清肺利气；痰热内干者，取肩髃、曲池（俱泻）以顺气导痰；取内关、鱼际（俱泻）以清热；水凌肺者，取大椎、内关（俱泻），通决渎之路以行水；泻列缺，逐肺中之水而利气；冲气上逆咳嗽是标症，其致咳嗽之由是本病。治肺即是治痹……兼治其本”。

虽然有学者对《针灸精粹》多予溢美之词，认为其“颇具学术特色和实用价值，对针灸的学习、临床及研究都具有一定指导作用”。但李文宪本人却认为，该书“出版之后，我感觉那本书是不大完好的，当时我便立意再编著一本针灸的书籍”。1953 年《新编实用针灸学》问世。李氏在自序中说：该书“以原稿为骨干，以新的学说补述原稿的不足”，《新编实用针灸学》中仅分《总论》和《经穴各论》两部分，没有治疗部分。其中有关经穴部分，所有腧穴均按十四经脉排列，分位置、解剖、疗法（即操作）、主治、附注等项，将《针灸精粹》中“穴性”与“配穴”内容全部去除，以神经解剖及经络学说予以替代。由此可见，其在自序中所言的《针灸精粹》中“不大完好”的内容即“穴性”部分，这样李氏正式与“穴性”告别。

承淡安：从借鉴到否定

承淡安（1899—1957），江阴华墅人，中国医学家、著名针灸和教育家。1931 年承淡安编写了《中国针灸学讲义》，是年又发起成立中国针灸研究社，设立针灸学讲习所，之后招收通函研究社员，兴办《针灸杂志》。后中国针灸研究社更名为中国针灸医学专门学校。1954 年承淡安任江苏省中医进修学校（南京中医药大学前身）校长，1955 年，被选为中国科学院生物学学部委员、中华医学会副会长。由于未能找到 20 世纪三四十年代承淡安先生论述“穴性”的文字资料，故只能从侧面予以探讨。

其一，承淡安对倡导“穴性”学说的学生罗兆琚甚为钦佩和赏识，委以要职，讲授经穴学等课程。其关于“穴性”著作《实用针灸指要》和《针灸穴腧治疗歌诀》都在《针灸杂志》连续刊载。《针灸穴腧治疗歌诀·叙》称，此是“承夫子淡安先生之公开主意”，意在解决“初学之同志们，一时未能尽量记忆各经穴之功用效能，于临床取穴，加减应变之时”的“困难之苦”。中国针灸研究社还翻印陈景文的《实用针灸学》一书，作为学习参考资料发给社员。邹孟城《三十年临证探研录 》记载：“余昔年于夏宇仁先生案头，偶见‘蜀彰明陈光昌景文先生’所著之《实用针灸学》，系 1935 年江阴承淡安先生‘中国针灸学社’之油印本，为‘东方针灸学社藏版’。”说明承氏此时认为“穴性”可以借鉴。

其二，《针灸杂志》上除了刊登罗氏的《实用针灸指要》等外，还刊载宣扬“穴性”的文章。如 1933 年 2 期刊登河北安国社员魏复乾“致针灸学研究社众位社员书”，建议并附除风针、清痰针、利气针、健脾针、利便针、中满针等；1937 年 9 期刊登陈元顺的“配穴精义”等。其中 1936 年 10 月四卷一期上刊载的黄伯桃《经穴性赋》，颇为传奇。1960 年左右高立山获得该赋的传抄本后，加以校正注释，1983 年收入《针灸心悟》，后为众多针灸文献收录，流传甚广，成为“穴性”学说的依据之一。

其三，《中国针灸学治疗学》（1931）第一篇即经穴学，经穴系按十二经脉排列，无“穴性”内容。1935 年 12 月《针灸杂志》发表《中国针灸经穴学讲义》的部分内容中有“性质”（即穴性），此讲义于 1938 年出版。1941 年出版的《中国针灸学讲义》将《性质》（即穴性）从《经穴学》移至《针灸治疗学》中，称为“分门取穴”和“气病分门取穴”。1951 年《中国针灸学讲义》再版（三版）时未见“穴性”内容。1954年出版的《中国针灸学讲义（新编本）》虽在参考文献中有《实用针灸学》(陈景文)，但未采纳“穴性”之说，“卷头语”中有“针灸疗法与经穴，恰如药物治疗与药物，故经穴学习，亦极重要。”实是强调学习“经穴”之重要。同时又言针灸疗法与药物治病之不同，如：“针灸治疗，即从证候上寻取其有关之神经，予以刺激，反射大脑，引起其调整作用……以达到产生疗效之结果。”“药物治疗之作用……为有物质之供应，有直接补充之作用。针灸无物质之补充，仅属于间接之辅助，但为直接之激发，与药物之功效类同，而施用之方式则异，当分别言之。”该书第八章《各论十四经穴》中无“穴性”内容。1955年《中国针灸学》由人民卫生出版社出版。该书虽在参考文献中亦有陈景文的《实用针灸学》，除未采纳“穴性”之说外，更强调了针灸疗法与药物疗法的不同，认为“针灸与药物功效虽同，而施用之方式则异”，“针灸为对症治疗法，亦可谓对病灶治疗法，多数视其发生病变部分，选取适当之刺激点，依其症状之性质，作不同之刺激手法，故与药物之注重原因治疗，与发生理化作用者不同”；“不论病因，只从症状处方，为针灸古今一贯之传统疗法”。

综上所述，承淡安先生对“穴性”的认识过程是：20世纪30年代认为可以借鉴，40年代对“穴性”在经穴学中的合理性产生疑问，但认为或许有益于治疗；50年代则认为针灸疗法与汤药不同，不再言及“穴性”。

小结

辛亥革命之后，中医地位低下，甚至被当成封建糟粕，成为革命对象。20世纪30年代中医界为了摆脱“不合于科学”而受到的歧视，提出“中医科学化”主张。而作为中医重要组成部分的针灸，其地位又较中医内科为低。故针灸疗法为了生存和发展，一方面要示人以“科学”，于是向现代医学靠；另一方面因为其是中医的一部分，于是又向中医内科靠。向中医内科靠拢的结果，就产生了类似中药的“穴性”。此外，一些中医内科医生，临床也运用针灸疗法，亦有针家临床上同时让病家服用汤方，以加强疗效。这些医家混淆了针灸治疗和方药治疗的思维模式，自觉或不自觉地将内科思维带入针灸疗法中，这也是“穴性”产生的重要原因之一。

“穴性”是比附“药性”而提出的，针刺艾灸与口服汤药，二者思维方式不同。众所周知，内科是以辨别疾病的性质为主的辨证理论体系，而针灸则是以辨病位为主的辨证理论体系。二者治疗途径也不一样，汤药口服，针灸则刺激腧穴。腧穴除了本身具有双向调节作用外，又可因医者的操作而有所变化，故腧穴的功效是多种的，甚至有相反者。中药的功能则是单向的，“药性”也相对固定。《中药药性论》指出：“和导引、针灸、推拿等不同，中药客观存在，与用药者（医者）没有直接联系，其药性和疗效都不受用药者（医者）的意志、愿望、情绪等影响。”可见“腧穴”与“中药”二者之间存有较大差异，似不应将模仿“药性”提出的“穴性”，当成近代针灸理论的新演变、新发展。

目前关于“穴性”的定义，混乱不清，多以为“穴性”即是功效者。若从“药性”的角度来看，功效仅是“药性”的内容之一，并不是“药性”的全部。如果不能将药物的功能说成“药性”，那么，似不能在“穴性”与“功能”之间划等号，腧穴的功效似可直呼之为“功效”或“功能”等。为了便于学习应用，腧穴的功效可进一步予以总结归纳，然不应再称之为“穴性”，以免与民国针灸医家所倡导的“穴性”相混淆。

（本文与胡追成合著，原载于《中医文献杂志》2019 年第 2、3 期）

附： 可参阅下篇《李鼎老师谈穴性》《〈针灸精粹〉如何变成了〈针灸精义〉》《“经穴性赋”之作者及原文》

孙思邈“十三鬼穴”考释

初唐孙思邈《备急千金要方》(以下简称《千金》)中载有扁鹊流派的“治诸横邪癫狂针灸图诀”，之后又在《千金翼方》(以下简称《翼方》)中载“针邪鬼病图诀法”，内容与《千金》类似，所治病症均为“横邪癫狂”与“邪鬼病”。《千金》之中虽所用之穴皆以“鬼”字命名，然言“针有十三穴”，逮至明清，方有“十三鬼穴”之称，并出现了不同流派。“十三鬼穴”实际上是一治疗癫狂等症之方。近年来运用“十三鬼穴”治疗多种病症，屡见报道，更有专著问世。为了进一步应用与研究，现仅就手头资料，对其命名之含义、腧穴之变化以及操作之变革等，阐述于下。

1.“鬼”与“十三”之数

《千金》与《翼方》原有图，今皆亡佚。《针灸学通史》称其“是用毫针和火针治疗精神病的一部专著，唯撰者佚名……考其文字亦绝非秦汉以前手笔，故当系六朝时人所托名者”。

“鬼”为象形字。早在甲骨文中，便有此字。《礼记·祭义》曰:“众生必死，死必归土，此谓鬼。”《说文》曰:“鬼，人所归为鬼。从人，象鬼头。鬼，阴气贼害，从厶。”“鬼字本义是在原始社会和商周中人戴一种吓人面具以代表人们观念中的鬼。”汉唐之际鬼神文化盛行，对鬼的态度因此也分为两种，即对祖先的鬼魂用祭祀之法；对凶鬼恶鬼则用驱赶、打逐之法。厉鬼是指死后无后代祀奉与惨遭横祸而死之鬼。这些厉鬼心存幽怨，四处游荡，成为害人之恶鬼，犯之则癫狂。对之“唯须伏鬼，遣之乃瘥”。

一些针家遂将所用之穴以鬼字命名，认为治疗时，须合厌胜之法，以制服鬼邪。所谓“厌胜”，是指其时所行之通神降鬼、厌劾祈禳之术。东汉许慎在《说文解字》解释曰：“厌，笮也，从厂，猒声。”后人通常把“厌胜”称作“压胜”。

古人认为北斗七星与南斗六星对鬼邪有“厌胜”作用。北斗与南斗共十三星，“十三穴”则隐指北斗七星和南斗六星，此为治疗横邪鬼病使用“十三穴”之缘由。在古代天文之中，中宫为北极星，北斗星为帝车。鬼宿又称“舆鬼”，四星围形似柜，中有一星团，白如粉絮，似云非云，似星非星，见气而已，古人称之为“积尸气”。据《史记·天官书》载：“舆鬼，鬼祠事，中白者为质。”《说文》对舆的解释为“车底也”。死于非命之亡魂厉鬼，归于鬼宿。北斗七星，正好压在鬼宿之上。由于“北斗压鬼宿”这一天文现象，孕育了中国古代以北斗符号压鬼镇祟、除妖驱邪的厌胜法。北斗信仰是中国古代持续时间最长、影响范围最广的一种信仰。南斗的崇拜信仰，常与北斗崇拜信仰连在一起。先秦时期，南斗常与北斗并称。对南、北斗星君的官方祭祀很早就出现了，《史记·封禅书》记载了秦国国君雍为南北斗设庙并祀。魏晋以降，时人相信南斗和北斗两位星君是掌管世人生死命籍之神明。东晋时的《搜神记》中记载：“南斗注生，北斗注死。凡人受胎，皆从南斗过北斗；所有祈求，皆向北斗。”济南市马家庄北齐墓中，其北方绘有北斗七星，西南绘有南斗六星。《翼方》卷三十《禁经下》中多处北斗与南斗同时出现，如“禁金疮法”中“北斗七星，教我禁疮，南斗六星，使疮不疼不痛，不风不脓”。于业礼、王兴伊认为“疮”同“创”。楼兰出土文书中有咒禁方:“南斗主血，北斗主创。”《针灸大成》(以下简称《大成》)之“针邪秘要”记载的“咒针”是:“南斗六星，北斗七星。太上老君，急急如律令。”

古汉语修饰中，有借代之法，其类型很多。在针灸文献中往往有以天星借代北斗者，如《马丹阳天星十二穴治杂病歌》中，就认为足三里、内庭、曲池等十二穴，为北斗所降之“神机”；也有以“七星”借代北斗者，如《标幽赋》因毫针在九针中排列第七，故曰“七星上应，众穴主持”。

此外，《针灸大全》《琼瑶神书》《续名医类案》等所载的“徐秋夫疗鬼病歌”等用穴操作与《千金》《大成》有所不同，当另撰文讨论。

2.“十三穴”之组方和定位

由于古代文献主要是传抄或口授耳传，故在流传过程中，往往文字不一。查《千金》卷十四记载的“十三穴”，与《翼方》卷二十七所载，也存有不同。以下仅对两书之中，存有不同八穴之定位，予以探讨。

第二针，位于手大指爪甲下(《翼方》“下”有“三分”)。《要方》载，“邪病大唤骂詈走，灸十指端，去爪一分”。“脾风占候声不出，或上下手”时“灸十指头”。《大成》记载:“十宣十穴，在手十指头上，去爪甲一分，每一指各一穴。”可见此穴为“十宣”

之一。《针灸经外奇穴图谱》（以下简称《奇穴图谱》）作“大拇指头”，“位于拇指尖端，距爪甲一分处。”《〈千金〉针灸临床类编》（以下简称《类编》）认为：手大拇指头“当名拇指头……位于手大拇指尖端，距爪甲约 1 分处取穴”。故本穴位于指尖，为十宣穴之一。

第三针，足大指爪甲下，似为气端穴之一。《千金》又载，“卒狂鬼语，针其足大拇指爪甲下，入少许即止”。《奇穴图谱》称：气端穴“位于足十趾之尖端。左右计十穴。”则本穴似可命名为“足大指头”。《翼方》作“五指皆针”，然若皆针，则本方用穴之数超过“十三”，故当从《千金》。

第四针，《千金》为“掌后横文……入半寸”，《翼方》作“掌后横文，入半解”。根据上下文，“入半解”，系“入半寸”之误。至于其为何穴，则有不同见解，《千金》中宋臣小字批注为“大渊”穴，《类编》认为“指大陵穴”。虽《灵枢·癫狂》：“狂始生……治之取手太阴、阳明……”《甲乙》亦言：“狂言，太渊主之。”然《甲乙》《千金》《外台》等记载太渊位于“在掌后陷者中”，而非“掌后横文”。晋代《脉经》记载大陵位于“掌后横理中”，《要方》记载“心主……在掌腕上约中”。故“掌后横文”当为大陵穴，而非太渊穴。

第六针，《千金》作“大椎上入发际一寸”，与卷二十九所载“风府在项后入发际一寸”一致。《翼方》作“入发际一寸，大椎以上”，文字表述虽有不同，然所指皆是风府穴。

第七针，《千金》作“耳前发际宛宛中，耳垂下五分”，《翼方》作“耳垂下五分……名鬼床”。《中国针灸穴位通鉴》认为“‘耳前发际宛宛中’与‘耳垂下五分’不是同一部位。‘耳前发际宛宛中’约与三焦经的耳和髎同部位。”按：《翼方》有治“邪病大病骂走”，取“耳前发际宛宛中，名曰鬼床”。又有“耳垂下五分……名曰鬼床。”可能因两穴均名鬼床，误并为一条，《千金》中“耳前发际宛宛中”七字应删去。《类编》以为颊车穴。《千金》《翼方》尚有将颊车定于耳垂之下，或“在耳下八分小近前”以及“在耳下二韭叶宛宛中”。

第九针，《千金》“手横文上三寸，两筋间，名鬼路”，未言穴名，宋臣以为是劳宫穴。《翼方》认为：“从手横文三寸，两筋间……名鬼路，此名间使。”考腕横纹以下为手，包括手掌与手指。《灵枢·骨度》谓“腕至中指本节长四寸”。若从掌侧掌指横纹“上三寸”，则位于劳宫穴之上，且劳宫穴位于两掌骨间，而非“两筋间”。《翼方》卷二十七中“卒发狂言鬼语法”条下称：“狂言恍惚……又灸间使三十壮。”《类编》也认为该穴为间使穴。可能是《翼方》又载“劳宫，一名鬼路”，导致宋臣误以为本穴为劳宫穴。

第十一针，男女不一，男子为“阴下缝”，女子为玉门头。所谓“阴下缝”，即指阴囊的皮肤表面沿正中线之纵行缝。阴下缝，又称囊下缝或阴囊缝。《千金》曰：“狂风骂詈挝斫人，名为热阳风……灸阴囊缝三十壮。”又：“卒癫……灸囊下缝二七壮。”《类编》以为“阴下缝”是“会阴穴”，值得商榷。玉门头，《针灸学辞典》曰：“奇穴名。别名女阴缝……在女性外生殖器部阴蒂头上。”《千金》卷三治疗妇人阴挺方中称：“又灸龙门二十壮，三报，在玉泉下，女人入阴内外之际（《翼方》卷二十六作“阴中上外际”），此穴卑，今废不针灸。”

第十三针《千金》作“针舌头一寸，当舌下缝，刺贯出舌上”，《翼方》作“去舌头一寸，当舌中下缝”。据上下文，《千金》之“针”，似为“去”字之误；《翼方》之“中”应置“下”之后。

"刺贯出舌上"，即从距舌尖一寸的舌下中缝向上针刺，贯穿舌体，出舌上。因《针灸大全》(以下简称《大全》) 有"十三舌头当舌中"，故《类编》曰:"当名'舌中穴'。"

"十三鬼穴"均有祛除鬼邪作用。由于患者躁动不宁，难以配合治疗，为了方便取穴与操作，故除肘部曲池外，其余12穴均在头面项部及腕踝以下。其又可分为对症取穴法和厌胜法两法。因其发作时或啼或哭，或嗔或笑，故刺其口周之人中、承浆，舌之舌中；尚有风府与颊车2穴，也与说话有关。风府,《甲乙》别名"舌本"。王冰谓其穴:"疾言其肉立起，言休其肉立下。"颊车,《千金》一名机关。焦会元曰，"是口开合之机关也"。因其手舞足蹈，故取上肢的拇指头、大陵、间使、曲池，下肢取足趾头、申脉。又因患者发病时头摇项强，故取上星、风府。其二为厌胜法，即取男子"阴下缝"或女子"玉门头"。古人认为生殖器具有辟邪驱鬼之效，此或为生殖信仰之延伸。英人阿瑟·魏利在1933年写道，五胡乱华时，北人害怕中原大地中存有王气，曾将裸体和合之男女人偶，埋于地下以厌胜之；中日藏书家有用春宫画防止火患之习俗。

3. 明时组方的变化

在《千金》和《翼方》中记载了不少针灸处方，如"灸角弓反张法""脚气针灸法"等。"十三鬼穴"，实则由13个经验效穴组成之处方。

时至明清，一些针家觉得《要方》之载，难于记忆，遂将之编成歌诀。明代《针灸大全》首载"孙思邈先生针十三鬼穴歌"，其定位基本与《千金》一致，只是将原本扁鹊流派误写成"孙思邈先生"，又于"十三穴"中更添一"鬼"字。《针灸节要聚英》

（以下简称《聚英》）则将“孙思邈先生”改为“孙真人”。其后《针灸大成》（以下简称《大成》）所录歌诀基本同《聚英》。但在歌诀之后的说明中，将《千金》所载“十三穴”改为常用经穴或奇穴，又对操作进行了改进，为“十三鬼穴”的普及运用作出了重要贡献。此处对《聚英》与《大成》所载之“十三鬼穴”位置有异之七穴，述之如下，相同者则不予讨论。

第二针《聚英》改作“手大指甲下”，《大成》则作少商；第三针《聚英》作“足大指甲下”，《大成》改为隐白；第六针《大全》作“第六却寻大杼上，入发一寸名鬼枕”。《聚英》沿袭《大全》，未言穴名。《大成》则宗《要方》作“大椎”，而在说明中作风府。可见《大全》所谓“大杼”，乃“大椎”之误。第七针《聚英》《大成》作“耳垂下五分”，《大成》说明中为颊车；第九针“手横文上三寸两筋间”，《聚英》作间使，《大成》则从宋臣误作劳宫；第十一针《聚英》《大成》均沿袭《千金》，男为“阴下缝”，女为“玉门头”；《大成》在说明中改为“男即会阴，女即玉门头”，以会阴穴替代男子阴下缝穴，后之针家则不分男女，均作“会阴”；第十三针，《聚英》作“舌头，当舌中”；《大成》虽在歌诀中同《聚英》，而在说明中则曰“在舌下中缝，刺出血”。《聚英》沿袭《千金》《翼方》，称之“舌中穴”。由于道教有“一气化三清”之说，故舌下有左金津、右玉液、中为海泉之说，实则金津和玉液是一穴。《奇效良方·奇穴》将金津和玉液作为二奇穴分别收入。《奇穴图谱》以为《大成》所言舌下缝为海泉穴。

杨氏在“孙真人针十三鬼穴歌”之前，录有“针邪秘要（杨氏）”，其具有浓厚的道教色彩，但在歌后说明中加上自己的临床心得：“更加间使、后溪二穴尤妙。”《针灸大成校释》（以下简称《校释》）认为《大成》歌后之说明内容，“在治疗神志病方面，确是行之有效的”，杨氏所附之说明对后世影响很大，目前临床研究和报道多宗之。

4. 操作之变革

纵观“十三鬼穴”之操作，其刺激方法从《千金》之强刺激，到常规刺激；刺激方法从针刺、火针、灸法等法，到以针刺为主；从穴位固定有序，到有所变化；从施术前后配合法术，到摒弃法术。这里仅对《千金》《大成》所载之操作予以讨论。

1)《千金》的施术方法

《千金》的施术比较复杂，大致有固定的次序、刺法多样、强烈、还须施行法术。

（1）施行次序:《千金》对“十三针”之施术次序详细记载：①“凡针之体，先从鬼宫（按：即人中）起，次针鬼信（按：即大拇指头），便至鬼垒（按：即足路线蹰趾头），又至鬼心（按：即大陵穴），止五六穴，即可知矣。”一般在五六穴之内，“邪虫之精”“便自言说，论其由来”。若仍不言，则“便遍穴针”。②“若是手足皆相对，针两穴，若是孤穴，即单针之”。③“男从左起针，女从右起针”。

（2）刺激方法：主要有针刺法、火针法以及透穴法。严格地说透穴法属于刺法范畴，由于《千金》透穴法与平素所用者不同，故另列出。①针刺法：计有4穴。大拇指头，入肉3分；足大指头，入肉2分；大陵，入半寸；间使，《千金》未言深度，《翼方》亦言“针度之”。②火针法:《千金》计5穴，为申脉、风府、颊车、上星、曲池。其操作均为“火针七锃，锃三下”。《聚英》作“火针三下七锃锃”。《针灸学辞典》说，火针“针法名，又以称其针具。古代九针中有大针，《济生拔萃》写作火针”，并说“‘一名燔针，长四寸’用时以麻油灯火烧红针尖点刺”。《校释》注曰：火针“每用毕一次必须磨锃令净，然后收藏。”又认为“‘火针三下七锃锃’一句是极为费解的”。查《汉语大字典》引《集韵》“锃，磨也。”火针“每用毕一次必须磨锃令净，然后收藏”。“火针七锃”，就是施术之前，先要摩擦火针之针具7次。《要方》中使用火针之5穴，均须“七锃”，这便不能简单地用擦拭7次予以解释。由于北斗由七星组成，7次就是隐喻北斗之名号，使火针具备了厌胜鬼邪之功能。《要方》“锃三下”之“锃”，又有刺入之义，《聚英》作“火针三下七锃锃”。《校释》也认为：“‘锃三下’是指每次连续刺三下而言。这和《灵枢·经筋》‘燔针劫刺，以知为数’是一致的（以知为度，即不限于一针）。”③透刺法，计三穴。此法针尖从穴位的左侧或下面进针，右侧或上面出针。《要方》第一针人中穴，“从左边下针右边出”；第八针承浆穴，“从左出右”；第十三针在舌下缝向上进针，贯穿舌体，出舌上。再用一板横口吻，安针头，令舌不得动。④灸法，计一穴。《要方》第十一针，“阴下缝，灸三壮，女人即玉门头”。据《千金》卷十记载，男子灸阴下缝应“拔阴反向上”；卷十四又记载，灸阴囊缝时“令人立，以笔正注当下；已卧，却核卵令上，乃灸之。勿令近前中卵核，恐害阳气也。”

（3）“掌诀”“捻目”与后天八卦。“掌诀”和“捻目”为道教法术。其时扁鹊一派认为癫狂为鬼邪附体，故在操作时尚须配合法术祛除它。故《千金》记载，同时还要施行秘传的“黄帝掌诀”和“捻目”等法术，才能万无一失。所谓“黄帝掌诀”和“捻目”均属于“掐诀”。《道教大辞典》“掐诀”条下云：“道教法术用语。指在手掌和手指上掐某些部位，或手指之间结合成某些固定的姿势，起到感应神鬼、摧伏精邪的作用。”“最为基本的是与固定部位象征北斗七星、十二辰文、九宫八卦、二十八宿等，称为诀文。”

此外，操作时“男从左起针，女从右起针”；刺人中、承浆时，需“从左边下针右边出”，针刺舌中时，从“舌下缝向上进针”，出舌上等，似与八卦有关。在后天八卦中，左为青龙，位震，为阳卦；右为白虎，位兑，为阴卦；坎在北在下，为阳卦，离在南在上，为阴卦。鬼为阴邪，治疗时，针从阳而入，自阴而出，寓有从阳而入驱赶鬼邪，使之从阴而出之意。

2)《大成》以针刺为主

时至明清，随着医疗实践，医者对《千金》操作方法进行了改造，以减轻刺激强度和便于操作。《大成》在说明中，将人中和承浆二穴透刺法，改为一般的针刺法，其中人中穴“入三分”，承浆穴“入三分”。第十一针阴下缝男子改用会阴（女子仍为玉门头），原用灸法，均改用针法。原使用火针的风府、颊车、上星三穴，也改为针刺。间使，《大成》原作“劳宫”，《校释》改为间使，但针刺深度还是沿袭劳宫，作“入二分”，仅为大陵穴深度之一半。在“十三鬼穴”中，《大成》所使用针刺之法的穴位计十穴，约占76.9%。

使用火针者，有曲池和申脉2穴。申脉入“三分”，曲池“入五分”，没有“锃七下”与“锃三下”。刺血法1穴，为海泉穴。但“仍横安（原文之“针”似衍字）一板（原文作“枚”，似形似而讹），就两口吻，令舌不动。”《奇穴图谱》记载，应用时“将舌卷起，用上下门齿将舌固定。舌下中央系带上，金津玉液（奇穴）穴中间。针二分，出血即可，但不可过”。

《大成》除了针刺穴位次序依照《要方》外，也认为针刺“男子先针左起，女子先针右起”，还须“阳日阳时针右转，阴日阴时针左转”。在即将治疗结束之际，医生要询问患者，“何妖何鬼为祸。病人自说来由，用笔一一记录”。言尽狂止，方宜退针。《大成》还记载了自己应用“十三鬼穴”，治通州李户候妇人之怪症，针后也询问患者是何邪为害？因一次治愈，遂感叹“以见十三针之有验也。”对因鬼邪致病，《大成》在“杨氏”“针邪秘要”中记载，先要进行“愉悦”“书符”“念咒”“定神”“正色”“咒针”等道家法术，然后再予以治疗。“针邪秘要”也并非《校释》所言只有“一段符咒”。其内容对了解其时医学实践活动，理解“十三鬼穴”之含义，非常重要。《奇效良方》针灸门在“医与病者作用”中，也有“祝白”“咒语”等内容，认为医患之间要“悦愉”“正己”“敦神”“严礼”“正目”。

6. 结语

从巫术丛林中走出的中医，必然残留巫术之痕迹。以针灸治疗精神疾病，虽然形式上仍未脱离巫的印记，但表明巫术与医术之初步分离。“十三穴”一直沿用至今，说明其在临床上仍具有重要意义。

众所周知，世间无鬼，况《千金》之“针有十三穴”中原无“鬼”字，故应将“十三鬼穴”中“鬼”字去除。古代文献所记载的一些治疗方法，往往玉石俱陈，甚至含有一些的道家法术内容。对此不应全盘接收，而应有所取舍。对“十三穴”，唯有从历史、人文、中医基础理论等多方面予以探讨，方能做到继承和发展，更好地为临床服务。

（本文与胡追成合著，原载于《国学研究》2023 年第 2 期）

耳尖穴在耳穴疗法中的融入与发展

耳尖一穴，为临床常用之奇穴。笔者曾于1996年发文予以论述，认为其最早出处为唐《新集备急灸经》，时名“阴会穴”，明《奇效良方》更名耳尖，并列入“奇穴”范畴。

耳穴疗法主要有中国模式和法国模式两种体系。奇穴耳尖先被纳入中国模式的耳穴疗法，后又为法国模式的耳穴疗法所重视接纳。本文通过文献梳理，回顾耳尖穴进入耳穴疗法及其发展之历程，或有益于临床和学科之发展。不当之处，尚祈指正。

1. 从奇穴到兼为耳穴

（1）法国模式耳针疗法的产生——耳尖穴的缺席

古埃及和希腊一直有刺激耳郭以治疗疾病之记载，烧灼法仅为其中之一。烧烙耳郭治疗坐骨神经痛一法，曾在法国科西嘉地区广为盛行，如1850年法国医学外科期刊在《论烙烧耳郭作为坐骨神经痛的根治疗法》一文中，报道了Lucciana医生即烙烧耳轮脚治疗坐骨神经痛，该法由马蹄铁匠操作。然此法未被后之欧洲医家所重视，仅在民间流传。

法国是欧洲最早应用针灸疗法的国家，早在16世纪就有人记录针灸效果。之后一些医生对之发生兴趣，并应用于临床。诺吉尔博士（P. Nogier）（1908—1996）是位外科医生，曾学过针灸疗法。1951年他在里昂诊所中发现一些患者耳郭上有灼烧之痕迹，原来是马赛的巴林（Barrin）夫人，以特制小铁棒烧灼耳郭的对耳轮下脚，治疗坐骨神经痛后遗留的痕迹。巴林夫人声称此法系一位旅法华人传授其父，而她则继承了这项技术。诺吉尔依法为患者治疗，效果之好让他大为惊讶。但觉得烧灼过于残忍，遂以针刺替代，收到了满意的效果。于是诺吉尔根据刺激皮肤可引起内部器官功能改变，以及坐骨神经痛是腰椎病变引起等现代医学理论，进行观察与研究。1956年2月在马赛召开的针灸学术会议上，诺吉尔发表了研究论文，指出外耳与内脏有密切联系，并公布了新发现耳穴42个，其分布图大致如同倒置胎儿，这份耳穴图谱充分考虑了解剖与胚胎学的连续性。1957年《德国针灸杂志》3、4期合刊上刊载了诺吉尔的论文 *ü'ber die Akupuuktur der Ohrmusehel*。欧洲古老的烧灼耳郭法、西传的中国针刺疗法与现代医学相互碰撞和融合，从而诞生了耳穴疗法（时称为耳针疗法）。耳穴疗法迅速在法、德推广应用，并受到世界各国针家的重视，广为流传。值得注意的是，未见有古埃及和希腊有刺激耳轮尖部之记载，诺吉尔也未在耳轮之上部置刺激点，也就是说，耳尖部位在埃及和欧洲未曾被应用。

（2）中国模式耳针的探索——耳尖穴的融入

1958年《上海中医药杂志》12期为“针灸专号”，中有上海中医学院首届学生叶肖麟的译文《耳针疗法介绍》。出版后销售一空，重印供应。该文主要摘译了诺吉尔的论文，分为“耳郭结构”“反射点与反射区”“应用范围和操作方法”等，还附有

Bachmann 和 Jo Frehn 二位医生的病例。由于时值国内重视和普及针灸疗法，耳穴疗法立即引起中西医学者的重视，认为其是“祖国针灸疗法中的一个组成部分”。于是掀起了学习的热潮，并在全国范围内迅速普及、应用和研究。

次年 1 月上海市第一人民医院即展开了耳针疗法的临床研究，之后又很快与杨浦区中心医院、中国科学院生理研究所等组成的上海市耳针协作小组，由中医、西医，临床、科研等人员组成，统一开展了对其的验证、临床实践和相关实验，又用传统中医文献对耳穴疗法进行了考证，如 1959 年 11 月出版的《耳针的应用》中就有《关于耳部治病的文献考据》《祖国医学对耳的认识》《耳廓与经脉的关系》《耳针治病的理论依据》等内容。随着医疗实践积累，耳穴的数量增多，刺激方法更为多样，治疗病症不断扩展，以耳穴诊断病症也出现不同方法，多篇实验文章的发表，均为创立中国模式耳穴疗法奠定了坚实的基础。

1959 年 8 月号《人民军医》发表的《耳针疗法介绍》一文，最早将耳尖穴纳入耳穴疗法中，并命之为“外生殖器与尿道及直肠后部”，显然是根据“倒置胎儿”推论的，故未得到众针家之肯定。1960 年 3 月 5 日北京科学技术协会筹委会编的《科学小报》报道了北京医学院附属平安医院许作霖先生（1900—1993）临床上应用耳穴的经验，还发现了精、气、神、天癸等具有中医特色的耳穴，耳尖穴也位列其中。我国针家不断地向来自法国的耳穴疗法注入中医元素，同时又根据临床实践对诺吉尔的耳穴疗法不断修正。

1969 年诺吉尔的《耳针疗法》问世，标志着法国模式的确立，1972 年南京部队某部《耳针》编写小组编写的《耳针》问世，则标志着中国模式的耳穴疗法诞生。《耳针》认为：“耳朵上的大多数穴位不仅有着西医生理解剖名称所赋予的固有功能，而且有着经络学说、脏象学说所包含的丰富内容。”中国针家一方面对诺吉尔的耳穴疗法进行吸纳、修正和增添，另一方面又从中医整体观念出发，以经络藏象学说为指导，对耳穴主治和治疗偏于从脏腑经络角度去指导临床，同时又顾及现代医学生理和病理，实为一大创举，也是有别于法国模式耳针疗法的重要特征。在《耳针》一书中，耳尖穴已被作为常用要穴。由于耳尖穴是奇穴，又兼为耳穴，故其同时被收入针灸著作和耳穴专著。在 1990 年颁布的经穴国家标准中，耳尖穴为 48 个奇穴之一，1993 年和 1998 年颁布的耳穴国家标准中又均收入了耳尖穴。

由于耳尖穴抗过敏和治疗眼部疾病作用显著，20 世纪 80 年代又为法国耳穴疗法体系所接纳，命之为“过敏点”，之后又称为“组胺点”。因其能疗眼疾，也有法国医家称之为“眼点”者。

2. 从治疗眼病到“百病皆主”——耳尖穴主治范围的扩大

自有唐一代至 20 世纪 50 年代，耳尖穴在临床应用并不广泛，除清《刺疗捷法》用以治疗之外，仍以眼病为主，未见重大的进展与突破。然自从兼为耳穴之后，其主治功效迅速拓展。

在《耳针》中，耳尖穴为 74 个常用耳穴之一，其主治功能为“退热，降血压，消炎，降血氨，治疗肝昏迷。还有较强的镇静止痛作用”。此为耳尖穴主治功效的第一次总结，至此，耳尖穴已不再以眼病为主，遗憾的是本书中耳尖穴主治遗漏了眼病内容。1974 年出版的《针灸学》补充了“结膜炎，高热，角膜翳”等眼病。

时至90年代，耳尖穴的主治功效又被数次总结。1990年植兰英、蒙贵清《耳穴疗法》认为耳尖穴具有抗炎退热、抗过敏、镇静醒脑、明目、止痛、降血压、止晕等七大功效，主治病症则有外眼、面颊、咽喉病症、发烧、脑神经病症、高血压、皮肤病等。1991年徐以经的《中国耳针疗法》认为，耳尖穴“具有消炎退热、镇静降压、抗过敏等作用”。又在所附“耳穴功能的归纳综合”中称，耳尖穴具有止晕、止惊、止喘、止痒、镇静、升压、止泻、明目、抗过敏、抗感染、抗风湿、退热、安眠等十三个功效。同年黄丽春在《耳穴诊断治疗学》中则认为耳尖穴“具有消炎、退热、降压、镇静、抗过敏、清脑、明目的作用。2005年黄氏在《耳穴治疗学》对耳尖的功效再次作了总结，认为耳尖穴是“多功能广谱穴”，具有退烧、消炎、镇静、止痛、降压、抗过敏和清脑明目等七大作用，还具有抗过敏、抗炎症、抗风湿，提升机体免疫功能等“三抗一升”作用。

耳尖穴除了受到从事耳穴诊治医者重视之外，也获得传统针灸家的重视。著名灸家周楣声临床也善用耳尖穴。1985年周氏在《灸绳·灸赋》自印本中云，“两耳多功于两足”，注曰：“双耳尖……固然对全身诸病均有作用，而对足部诸病更为明显。”周氏甚至称耳尖穴“百病皆主”，其“重要性应位列百会、膏肓与涌泉之前”。认为耳尖穴传统的应用范围仅限于头面诸病，如头痛、鼻出血、红眼睛、腮腺炎及急性扁桃体炎等。但经临床经验表明，可以说是全身百病无所不主。如呼吸系统的上感、咳喘，循环系统的心绞痛、心悸（节律不齐），消化系统的腹痛、腹泻，泌尿生殖系统的肾绞痛、痛经、尿道炎等疾病，均皆有效。特别值得一提的是全身各部软组织损伤，尤以下肢软组织损伤，如远近相结合，其功尤为优异，可以立即控制疼痛与促进血肿之吸收。1998年《灸绳》正式出版时又在“麦粒灸”条下按耳尖穴效果之快慢与大小，详加列举，又增添了“手术后疼痛预防与控制感染”。

台湾董景昌先生创用“耳三穴”，其主穴为“耳上穴”即耳尖穴，主治霍乱、偏头痛、感冒、扁桃腺炎。弟子杨维杰则认为：“尚可治发热、高血压、急性结膜炎、睑腺炎、倒睫毛、失眠、心悸、皮肤痒疹、腰痛、泌尿病均甚有效。治感冒、发烧、扁桃体炎及肿大、皮肤痒疹均甚效。治心悸、多汗、腰痛亦颇有效，治疗失眠特效。”“耳尖点刺治疗失眠尤其特效。”

耳尖穴功效主治大幅增加，应归功于其兼为耳穴，导致临床广为应用。《针灸腧穴通考》认为：“由于耳尖穴既是奇穴，又为耳穴，故其在临床上的主治应用更为广泛。”虽然耳尖穴主治功效众多，但临床应用也有其局限性，即其对急性病、实热症，效果显著，对慢性病、虚寒症则功效较差；即使失眠，临床上也非人人见效，对此应有清醒认识。

3. 从灸法到以刺血为主——耳尖穴刺激方式的变化

唐代以降，耳尖穴主要以灸法为主。然其位于耳郭上方，面积小，难操作。1956 祁季槐所著《简易针灸疗法》主要介绍艾灸与刺血之临床应用，认为“耳尖上灸是不容易衬东西……勿令烧着耳尖肉”。然而该书没有介绍耳尖穴的刺血法，可见其时仍以艾灸为主。

在 1956 年于马赛召开的针灸学术会议上，诺吉尔推荐使用金针、银针和穴位测定器。之后又发展为耳郭电刺激、激光刺激、磁疗贴压等非创伤性治疗，亦有根据患者是左利手还是右利手而选择金针、银针予以针刺。所谓金针和银针，系法国著名针家苏里耶（即苏烈 George Soulie de Morant，1878—1955）在 20 世纪 20 年代末 30 年代初，根据西方顺势疗法中常见的几种金属的生理实验结果自制，并以之作为补泻方法。可见诺吉尔所学的针刺术系苏里耶所传，与传统的中国针灸疗法有异。

耳穴疗法一经传入，我国针家便在临床上采用各种刺激方法，除了针刺之外，“还使用皮内针、耳温针、耳电针、耳水针”等。远较法国为丰富。自 50 年代末到 70 年代期间耳尖穴也曾采用针刺法，如 1959 年出版的《针灸学简编》记载耳尖穴“针一分，灸三至五壮，或灸三至五分钟”。1963 年《针灸经外奇穴图谱》记载：耳尖穴“针一分，有痛感。灸三至五壮。”之后在临床实践中，发现针刺和温灸等刺激耳尖穴，疗效不显著。这是因为使用针刺法，必须深刺或强刺激，方能取得满意疗效。有人报道，治疗急性踝关节扭伤，针刺耳尖穴需深刺，或向踝穴透刺，并顺时针 360° 捻转 3~5 次；治疗呃逆，也要“捻转 3~5 分钟”。故针刺法很快被弃用。1960 年许作霖介绍其临床经验时，耳尖穴的刺激法已为“泻血”，许氏的经验很快得到肯定并应用于临床。1972 年出版的《耳针》明确指出，“主要用于放血，每次 2~3 滴”；1984 年再版时强调，“对本穴点刺放血数滴比针刺疗效好”。于是刺血便成为耳尖穴的主要刺激方法。1994 年《中国耳穴刺血疗法》专著问世，该书将耳尖穴刺血，单独作为一种放血法予以详细介绍，认为耳尖刺血“用途最广、最常用、最有效”，“往往可以代替其它穴位放血”，刺血量“一般每次放血 3~5 滴，视病情可放血到 5~10 滴”。

耳尖穴刺血亦为传统的刺血疗法所关注，如谭德福等编著的《中国实用刺血疗法》也将耳尖穴纳入刺血穴位。

著名针灸家周楣声重用耳尖穴，其法左右同取，右侧为必取。至于操作，则以灸法为主。周氏曾创用“万应点灸笔快速点灸法”，欲替代麦粒灸。惜由于种种原因，未能推广。

李家琪于1972年发明“耳穴贴压疗法”，使用绿豆、王不留行子、磁珠等贴压刺激耳穴，耳尖穴则使用刺血法。《耳穴贴膏疗法》一书采用香桂活血膏或消炎止痛膏等贴在耳穴上，以治疗慢性疾病和养生保健，全书未见使用耳尖穴。

4. 结语

通过对耳尖穴的探讨，不难得知针灸疗法要发展，一是传承守正，二是融合创新，两者缺一不可。耳尖穴本为奇穴，其先后为中法两个耳穴疗法模式所接纳，并成为要穴，从而促进其功效主治的拓展、使用频率的大幅提高，充分体现了传承创新以及中西医学交流互鉴对针灸医学发展之重要性，也为研究其他奇穴提供了借鉴。然日前耳尖穴的主治适应症尚缺乏严谨的验证；刺血、针刺、灸法等刺激方法之间亦缺乏对照性研究，而这些研究对耳尖穴的临床应用或有所裨益。

（本文与胡追成合著，原载于《上海针灸杂志》2009年第8期）

试论耳穴“神门”

耳穴“神门”，为耳穴疗法临床常用之穴，然对其命名、定位以及功效主治等方面在学术上存有不同认识，现就有关文献探讨如下。

1. 应恢复“神穴”之名

耳穴“神门”原名“神穴”，系 1960 年北京平安医院许作霖氏报道，由于具有镇静安神之功，故命名为“神穴”。据《耳针研究》载称：“后由另一单位在制图时改为神门穴。”以致嗣后耳穴专著竟将“神门”作为正名，而“神穴”之称却鲜为人知。

耳部之“神穴”改名“神门”后，与经穴中手少阴心经之神门穴同名而位异，这就给临床、科研和教学带来一定的不便。虽然在十四经穴中，亦有同名而位异的类似情况，但为了避免混淆，在其名之前加上所在部位，完全可以区别，如位于小腿之三里，命之为足三里，而位于肘部之三里，命之为手三里；位于头部之临泣，称之为头临泣，位于足部之临泣，则称之为足临泣等，为此，有人据之在耳穴“神门”之前冠以“耳”，或在其后加上“(耳)，以与手少阴心经之神门相区别，然并未引起以广泛注意。

习惯上并无称其为“耳神门”或“神门（耳）”者，名称混淆并未得以纠正。

在耳穴标准化过程中，将一些命名不当的耳穴名称进行了改动，使之趋于规范化、标准化，如将“直肠下端”更名为“直肠”，“前列腺”更名为“艇角”，“脑点”更名为“缘中”等等。然而“神穴”却未恢复原名，仍沿袭误名，显然与该穴的功能与临床应用是不相适应的，所以将“神门”之称恢复为“神穴”，不但是必要的，而且是切实可行的。

2.“神穴”定位的探讨

关于“神穴”（即耳穴神门）的定位问题，现主要有以下两种：其一如《耳穴研究》，在“对耳轮上下脚分叉处”；其二如《耳针》，“在靠近对耳轮上脚之1/2~1/3处”。两种定位，当以《耳针》为是。因为《耳针研究》认为“神穴”原来位于对耳轮上下脚分叉处，后来有人将此处称为盆腔穴，而将之向对耳轮上脚方向稍上移了一下。故该书仍将“神穴”定在对耳轮上下脚分叉处，同时取消了盆腔穴。此说是欠妥的，因为“神穴”系许作霖最早报道的，故其位置，当以许氏为准，据《耳穴诊断治疗学》附录的“许作霖耳穴图（1960年）”示，许氏所定之“神穴”不在对耳轮上下脚分叉处，而约在对耳轮上脚之后1/3处。《耳针》关于‘神穴’的记载基本符合许氏原来的定位。

耳穴的标准化是耳穴疗法走向成熟的重要标志，对耳穴的普及和发展起到十分重要的作用。然而1980年颁布的《耳穴国际化方案》以及1992年颁布的国家标准《耳穴名称与部位》均将“神穴”之位定在“三角窝后1/3的上部，即三角窝4区”。也就是将三角窝后1/3一分为二，上部定为“神穴”，下部定为盆腔，这是值得商榷的。

首先，在两个标准制定之前，盆腔穴位于三角窝内，对耳轮上下脚分叉处，这是众多文献所公认的。至于其分布的形式，多数耳穴著作认为其为一个点，也有认为其是一个面者。不管盆腔穴是点还是面，但其位置都在对耳轮上下脚分叉处，而两个‘标准”中的“神穴”与盆腔穴的分界线通过原盆腔穴，并将之一分为二，而“神穴”的位置也扩展到对耳轮上脚与下脚交叉处，与许氏原来定位甚大。其次，将三角窝后1/3之下定为盆腔穴也缺乏文献和临床依据，据《针灸经外奇穴图谱（续集）》《耳穴治百病》等记载，该处原仅有股关一穴，并不主治盆腔疾患。综上所述，盆腔应定在对耳轮上下脚交叉处，而不能定在三角窝后1/3之下部，因此，“神穴”的位置应该恢复到许氏原定之处。

在两个“标准”之中，均三角窝内缘至对耳轮上，下脚分叉处分为前、中，后3等分，中1/3为三角窝3区，称为角窝中。我们建议，由于三角窝的面积较小，将角窝中的上1/3处定为“神穴”为妥。这样不但解决了现行的两个“标准”将盆腔穴一分为二的错误，更重要的是“神穴”的定位接近许氏原定之位置。

3. 对“神穴”功效主治的认识

“神穴”为常用要穴之一，《针灸经外奇穴图谱（续集）》载称，其所治病症竟达110种之多。虽然其功效主治甚多，但在临床实践中不断丰富和发展。如1972年出版的《耳针》认为其只可治疗干咳，而痰多者不宜用，而30年后出版的《耳穴治百病》却认为“神穴”有“理气化痰”之功，可治疗“哮喘、百日咳、支气管炎”。近来一些耳穴疗法专著认为，“本穴有抑制肠道平滑肌蠕动而止泻”；不宜用于肝炎、胃下垂、胆石症等伴有“腹胀”之疾。以致许多医家奉为皋圭，不敢违背。我们对此不敢苟同。因为耳穴具有双相调节作用，其对消化道的作用，取决于治疗时机体的功能状况，如胃肠平滑肌的蠕动增强，应用“神穴”则有抑制作用，如平滑肌的蠕动减弱，应用“神穴”则有增强蠕动作用。多年来，我们治疗胃下垂、慢性肝炎及胆石症患者，不下数千例，其中不乏有腹胀者，应用“神穴”之后并未见有症情加剧之现象。故此说难以令人信服，值得进一步探讨。

“神穴”具有调节大脑皮质兴奋与抑制过程，有镇静，镇痛、抗过敏、消炎等功能，由于其位于相当于盆腔的三角窝内，似不能用“倒置胎儿学说”来解释。法国诺吉氏在1982年发表了耳穴分布规律的三个位相，其中第二位相之头部位于三角窝。因此，“神穴”具有镇静、镇痛功效得到了满意的解释。此外，《灵枢·经脉》记载：足太阳之脉，“会于巅，入络脑。其支者，从巅至耳上角。”《灵枢·寒热病》又认为，位于耳尖之上的角孙穴又属足太阳。为此，可以认为“神穴”位于足太阳之支脉上，与脑关系密切。这样，从经络学说方面，亦可使“神穴”的主治功效获得解释。

（本文为2002年在上海第六人民医院召开的“第八届全国耳穴诊治学术研讨会”征文，原载于《中国针灸》2002年增刊）

注： 本次研讨会为中国针灸学会耳穴专业委员会主办，上海针灸学会耳穴专业委员会承办。其时本人任上海市针灸学会耳穴专业委员会副主任委员。在上海第六人民医院的会场听报告时，有幸坐在陈巩荪先生身边。他还拿个小本子，用笔认真地做记录。我悄悄问他：“神穴”究竟是怎么变为“神门”的？他告诉我，其在翻印时误将“神穴”写作“神门”。终于解开了困惑我多年的疑问。

漫谈“市”字与阴市穴命名

阴市一穴，出自《甲乙经》卷三第三十三：“阴市，一名阴鼎，在膝上三寸，伏兔下，若拜而取之，足阳明脉气所发。”卷八第二中记载了阴市穴的主治。自晋以降，历代针家对其命名并无歧义。

“市”之与“市”，字形酷似。1985年《针灸穴名释义》(以下简称《释义》)条下称：“阴，指人体的前阴部。市，遮蔽阴部的短裳。穴约当市的下缘，故名。”又引录多种文献详细对“市”作了解释，以为“今皆以阴市为‘阴市’，传抄讹误，由来已久矣”。又在风市条下云：风市之“市”也可能与阴市相同，为“市”之误。故关于阴市穴命名，实际上已涉及两个腧穴之命名。

1992年发表在《针灸学报》第3期上《“阴市”穴名辨》，(以下简称《穴名辨》)不但赞同《释义》的观点，而且进一步加以发挥，以为阴市穴为“阳市”之误。该文先后被作者收入《当代针灸医学新论》(2000年)、《针灸新悟》(2001年)、《针灸医学宝典》(2004年)、《针灸解惑》(2009年)、《针灸解惑(二版)》(2016年)、《针灸宝典(二版)》(2017年)之中，除了文字略作变更外，认为“阴市穴”应改名为“阳市穴”的观点依旧。鉴于阴市之“市”为“市”之说，至今已有30余年，仍在纷扰不休。

故对“阴市”命名予以探讨，正本清源，很有必要。

1. 从“市”到“蔽膝”

查“市”为多音字，有 fú 和 pó 两种读音。读 fú 时，为象形字，本义指古代朝觐或祭祀时遮蔽在衣裳前面的一种服饰。市字早在金文中便已出现。陈梦家曰：“金文之市从一从巾，象大巾上的博带。”故“市”是指衣袍前面博带以下的部分，即“巾”，加一横分化为“市”。读 pó 时，指草木茂盛的样子，《集韵·末韵》云：“市、芾，草木盛貌。或从草。”本文讨论的是前者。

商周以前，有一个漫长的无文字记载的时代。据《礼记·礼运》记载：远古之时，人类田渔而食，生存非常艰辛。“上古衣兽皮，先知蔽前，继知蔽后。”根据文献的记载，首创“市”者是有虞氏，《礼记·明堂位》云：“有虞氏服韨。”郑注：“舜始作之，以尊祭服。”其时用以遮蔽前阴的兽皮、羽毛、树叶等，即“市”之滥殇。因为用树叶，“市”又作“芾”，如《诗经·小雅·采菽》：“赤芾在股，邪幅在下。”因为用兽皮，后来关于“市”的其他后起字，多以“韦”为部首，韦为熟皮之义。限于篇幅，对后起名与字不作讨论。

上古时“市”短长不一，有在膝上，有在膝下，有在膝部。目前这种现象在世界上一些民族中尚可见到。各氏族部落首领为了突出自己身份显赫，地位崇高，在物质极度贫乏的当时，唯有他们才有特权在腰部系着一块兽皮或纺织品，并从腰部下逐渐垂蔽至膝，从而表明只有他们神圣、尊贵，是首领，可祭祀鬼神上帝。

随着生产力的发展，出现了布帛，服装形式为上衣下裳。统治者仍把前面用于遮掩的加于服饰之前，称之为“市”。“市”的原始的实用功能没有了，存留的也只是一种象征意义罢了，突出的是整体装饰效果和浓重政治色彩。“市”之花色代表了一定的政治地位。对此唐孔颖达解释为：“犹存其蔽前者，重古道，不忘本，是亦说芾之元由也。”各地出土的商周玉人，腰带之下正中部分，佩一块一上狭而下广的斧形饰物，其下部多垂到膝下，此即为“市”，与金文所表字形相符。

《说文·市部》云：“市，韠也。上古衣蔽前而已，市以象之。天子朱市，诸侯赤市，大夫葱衡。”有文献称：“冕服谓之芾，其他服谓之韠。”也有称“冕服谓之韨，其他服谓之韠”。冕服是举行祭祀、朝觐、亲迎（娶妻）、婚仪等重大吉礼所用的最高级礼服。历代冕服之制有关蔽膝之称有袚、幝、绂、黻、紼、蔽膝。虽汉以后即有称“蔽膝”者，然直到宋以后才比较稳定地称为“蔽膝”。关于“市”的佩戴，商周时已形成完备的制度，历代沿用，至清废止。“市”多用于祭祀礼服，为贵族男女礼服前部的一种装饰。汉以前用皮革，魏晋以来用丝罗。

2.“市”长过膝

汉代刘熙《释名》卷五《释衣服》：“韠，蔽也，所以蔽膝前也。”其名已经说明长度过膝。《礼记·玉藻》谓：“韠，下广二尺，上广一尺，长三尺。其颈五寸，肩、带博二寸。”东汉郑玄注《诗经·小雅·采菽》曰：芾，太古蔽膝之象也。“其制上广一尺，下广二尺，长三尺，其颈五寸。”《礼记》与郑注之尺寸基本相同，且为周制。我国历代制定尺的标准长度不一，有周尺、秦尺、汉尺等，但十进制未曾改变。

《针灸腧穴学》认为:《灵枢·骨度》所载的骨度之分寸，“有可能是古人按古代度量衡的长度尺寸，以一般正常人七尺五寸高度为准进行量取的尺寸数据。”有针灸学者进一步认为:“《灵枢》实测采用“周尺”换算国际标准单位，与当今学者实测值对比，测量数值基本相符。”这就为探讨阴市穴与“市”之关系提供了基础。《灵枢·骨度》记载:“天枢以下至横骨，长六寸半”，“横骨上廉以下至内辅之上廉，长一尺八寸”，“内辅之上廉以下至下廉三寸半。”也就是说，从脐至膝内辅之下廉，计二尺七寸五分。市长三尺，其下缘当在膝内辅之下，故能遮掩膝部。蔽膝之称，名副其实。而阴市穴位于膝上三寸，与“市”之下缘相距约五寸，故其命名与“市”似无关联。

3.“市”与“市”字形不同

《周易·系辞下》曰：神农之世，“日中为市，致天下之民，聚天下之货，交易而退，各得其所。”这段文字反映了神农氏炎帝时的贸易情景。虽然言过其实，当时的贸易不可能如此发达，但当时已有以物易物的交换存在，是毋庸怀疑的。

《释义》仅凭“市”与“市”两字形似，就认为系“传抄讹误”，似缺少必要的证据。

从“市”与“市”的某些印刷体来看，两字的确形似，容易出错。然汉字演变来说，秦时小篆为官方文字，汉则隶书流行，晋唐楷书问世。在小篆、隶、楷之中，“市”与“市”两字书写差异还是比较大的。“阴市”穴出晋《甲乙经》，因此很难认为系抄错。

据《字源》所载，“市”为形声字，段注《说文》曰:“市，买卖所之也。”《康熙字典》释为“杂聚之处”。而“巿”为象形字，“本义指古代朝觐或祭祀时遮蔽在衣裳前面的一种服饰”。可见两者之差别较大，出错可能性较小。

4. 风市穴与“蔽膝”无关

至于风市穴，别名垂手，出自晋代葛洪《肘后方》。原为“奇穴”，明代《针灸大成》归属于足少阳经。风，“风邪”，该穴主治下肢风痹不仁，偏风半身不遂，以及两脚疼痛，“为祛风要所，因名风市”。

风市位于膝之外廉，原为两臂下垂时，约当中指尖到处，现定于腘横纹上 7 寸。本穴与巿之下缘距离亦远。况“巿”只遮盖下肢之前，幅度较窄，不能覆盖大腿之外侧。因此风市实与“巿”没有关联。《针灸穴名释义》一方面认为：“市，集市，货物集散之处。指穴处易为风邪所集聚，亦为驱散风邪之地也。”另一方面又认为“也可能与阴市相同，为‘风巿’之误”，因其位于“蔽风巿之边缘处”，“巿”无法遮掩风市穴。此亦看出《释义》对风市穴“市”是否为“巿”，只说“也可能”。而《穴名辨》直接认为：“早先，关于‘巿’字的排版、印刷并无错误，只是被人们误读而已。后来才慢慢由误读发展到误写的。”此说以今测古。众所周知，古时典籍以传抄为主，而非印刷。至迟东汉末年的熹平年间，出现了摹印和拓印石碑的方法；唐时诞生了雕版印刷术；北宋产生了活字印刷术。即使如此，抄书仍是书籍主要流传方式。《穴名辨》只谈“排版、印刷”，不言传抄，显然对印刷历史缺乏了解。同时，即使在印刷字体中，也只有少数字体的“市”“巿”难辨，大部分还是容易辨别的。综上所述，风市穴与“巿”没有关联。

5.“阴”“阳”不可为颠倒

《穴名辨》认为“阴市穴”应改名为“阳市”之论，实无依据，仅是主观推论而已。《释义》认为阴市之“市”为“市”，是基于其将“阴”作前阴解。遗憾的是“穴名辨”竟认为阴市之“阴”为“阳”之误，认为阴市穴“命名于理不通，令人费解”。

查经穴中以阴阳命名者计32穴，位于阳经，而以“阴”命名者，有至阴、头窍阴、足窍阴、厥阴俞和阴市5穴，并不罕见。阴、阳二字，繁体作“陰”“陽”，形不似，音不同，出错可能不大。此外，阴市，一名“阴鼎”，则可为作为阴市穴命名正确之佐证。故认为“阴”是“阳”字的误写，没有任何依据，只是凭空猜测而已。看来于理不通，令人费解的不是古人，而是作者本人。

腧穴有以功能命名者，如睛明、水分、风府、哑门等。阴市穴中市，为集市，集散之意。也就是说，该穴易受阴邪侵袭，造成阴邪集散，针灸此穴具有驱散阴邪的作用。从文献来看，确实如此,《甲乙经》治“寒疝痛，腹胀满”,《千金》治“膝上伏兔中寒”;“寒疝下至腹膝，腰痛如清水，小腹诸疝”。故所谓阴邪，是为寒湿之邪。

综上所述,《甲乙》之中“阴市”之名没有出现差错与不妥，不但“市”字未错，而且“阴”字也正确无误。

（本文原载于《上海中医药报》2022年9月30日）

注：阴市之阴，并不费解，因此穴又在敝膝之内故也。

关于龈交穴与上唇系带的探讨

龈交穴为督脉之经穴，上唇内系带是上唇内侧黏膜与齿龈之间的一根细薄的带状物。然对龈交穴之出处、其与上唇系带之间的关系、上唇系带结节能否诊断痔漏等，尚存有不同意见，故探讨于下。不当之处，望高明者指正。

1. 龈交穴之定位与上唇系带

口腔前庭的上下正中线有上唇系带和下唇系带，其中上唇系带位于两门牙之间的牙龈处，与上唇内侧黏膜联在一起形成的带状物。下唇系带也是与上唇系带相似的黏膜皱襞，虽不如上唇系带明显，但下唇容易下翻而显露。

诸文献以为龈交穴出自《素问·气府论》，这是值得商榷的。查《素问·气府论》载："任脉之气所发者……下唇一，断交一。"王冰注"下唇一"曰："谓承浆穴也。在颐前下唇之下。"断交，之后文献作龈交。可见龈交穴在内经时代与承浆穴同属任脉，位于下唇系带与齿龈交界之处。《素问·气府论》中又有"督脉气所发者……面中三"的记载。《黄帝内经素问语释》等认为：所谓"面中三"，是面部正中素髎、人中和兑端三穴。因为同一篇经文中，龈交穴不可能既在上唇系带和上齿龈相交处，又在下唇系带与下齿龈相交处，故《素问·气府论》之"断交"穴位于下唇之内。王冰所谓"面中三"中无兑端，而有龈交，似不可从。

应该说龈交穴在《素问·气府论》中定位非常清晰，位于下唇系带与齿龈交界之处。《针灸经穴图考》据之将龈交穴列为任脉之经穴。由于历史原因，一些医家笃信经文，不明解剖，误以为龈交穴有二，如清张志聪《黄帝内经素问集注》载："盖上古以龈交者有二。督脉之龈交入上齿，任脉之龈交入下齿也。"《针灸穴名解》也认为："本穴有二，在上下门齿正中缝隙中。上者属督，下者属任。"虽丹波元简曰："其说难依据。"但也说明了《素问·气府论》中龈交穴属于任脉的论述，对后世影响颇大。

晋代皇甫谧"取黄帝《素问》《针经》《明堂》三部之书"，以成《甲乙经》。书中"面凡三十九穴第十"，将断交移于水沟和兑端穴之后，并称："龈交，在唇内齿上龈缝中。刺入三分，灸三壮。"龈交穴的位置，从下唇系带与齿龈交界处，被移到"齿上龈缝中"，"齿上"，即上齿之上，也就是上唇系带与齿龈交界处。造成龈交穴的位置与《素问·气府论》所述不同之原因，可能是古时针家流派不同，腧穴名同而位异。《甲乙经》未载龈交穴系何"脉气所发"，宋以前文献关于本穴归经不一。据《灵枢·经脉》之记载，手阳明"入下齿中"和足阳明"入上齿中"，《外台》将龈交穴归入"手阳明"，《医心方》则归于"足阳明腑"。唐代王冰则作"督脉、任脉二经之会"；宋代王惟一《铜人》将之列于督脉经穴，也认为是"督、任二脉之会"。明代《针灸聚英》不但明确其为督脉27穴之一，系任督足阳明之会，又于主治中引《难经·二十九难》中"督之为病"，加以肯定。之后《医学纲目》

《针灸大成》从之。自此之后，龈交是督脉之经穴，为针家所公认。龈交穴之称虽出于《素问·气府论》，但《甲乙经》将其位置由下唇之内移至上唇之内，且注明操作、主治等，故其出于《甲乙经》，而非《素问·气府论》。

2. 上唇系带不从属龈交穴

顾名思义，龈交穴位于齿龈之上。《甲乙经》记载龈交穴位于"在唇内齿上龈缝中"。所谓"缝"，非"上唇系带"，而系二门齿之间微陷处。其为上唇系带与牙龈之相交处，因之名龈交穴。《铜人》定于"唇内齿上"；《针灸经穴图考》引1931年杨亭华《针灸图考》曰："在上唇内，由二门齿牙缝中上行约三分，其肉微有陷凹。"未言及上唇系带。可见上唇系带仅是龈交穴定位时的参考物，除此之外，两者之间似无关联。

现在一些文献，包括专著，将龈交穴与上唇系带混为一谈，是欠妥当的。上唇系带原本是口腔中并不起眼的解剖部位，其上之结节、条索等，亦未造成诸如摄食、发音困难等不便，故现代口腔医学未予重视。然上唇系带之上的结节、条索等很早就引起我国古代医家的重视，并以之治疗多种病症。如晋代葛洪在《肘后方》"救卒中恶死方第一"记载："视其上唇里絃絃者，有白如黍米大，以针决去之。"唐代《千金方》记载治疗"邪鬼妄语"，可灸"口唇裹中央弦弦者"14壮；"又用钢刀决断弦弦乃佳"，并称之为悬命，又名鬼禄。《千金翼方》和《外台秘要》也有类似记载。《太平圣惠方》卷一百记载："黄帝灸法，疗神邪鬼魅，及发狂癫，语不择尊卑，灸上唇里面中央肉弦上一壮，炷如小麦大，又用钢刀决断更佳也。"所谓"絃絃""弦弦""肉弦"，皆指上唇系带，“白如黍米大”即上唇系带之上的小结节。可见古人已清晰地认识到上唇系带与龈交穴两者有别，未曾混淆。故欲将《千金》之悬命或鬼禄穴作为龈交穴之别名，深为不妥。

1955年朱锡莹、倪合一、高巨川在10月27日《山西日报》上发表《全省中医代表会议散记》中报道，山西省武宁县名中医党维霖在会上公开了自己的秘方：“患痔漏的人，上唇和上腭间的系带上，有个白色的小疙瘩，把它用针或剪刀切掉，痔漏即可逐渐枯落。”并称已用于近百位患者，“无一不愈”。党氏所言“上唇和上腭间的系带”即是“上唇系带”，与龈交穴实无关联。次年山西著名针家祁季槐在所著的《简易针灸治疗法》中介绍了针刺龈交线（上唇连线）结节治疗腰痛的经验：“所谓‘龈交线’，即上嘴唇里和牙床连接线。此线上如有小米粒大的疙瘩，就是岔出气现象，刺破该疙瘩则愈。主治：岔气（山西北部叫走腱）、周身串痛，甚至腰背不能直伸，四肢拘急。”囿于时代，祁季槐先生将上唇系带称为“龈交线（上唇连线）”情有可原。所谓“龈交线”，即上唇系带，与龈交穴实无关联。祁氏经验所治较广，中含急性腰扭伤。

1960年张一民在《哈尔滨中医》第7期上发表了《关于龈交瘢的某些知见》，阐述其对上唇系带结节与痔漏关系进行观察与研究。该文认为这些“小疙瘩”全部病例，其“部位皆位于上口唇系带上，未发现有例外者”，但又认为“位于督脉之最终孔穴‘龈交’上”，于是将“小疙瘩”称为“龈交瘢”，从而混淆了上唇系带与龈交穴二者之关系。“龈交瘢”的提法没有得到针家的认同。之后方云鹏、王腾福等众多针家虽然观点不同，但均言反应的小结“全都位于上唇系带上”。1987年，刘宏、裴廷辅在世界针灸学会联合会成立暨第一届世界针灸学术大会上发表《关于龈交结的再次调查报告》摘要，全文刊于1991年《中国针灸》杂志第1期上。刘裴二人强调这些结节位于“上唇系带相当于龈交穴位”，张一民所称“龈交瘢”不妥，将之改称为“龈交结”。再次将龈交穴与上唇系带联系在一起。此外，还有称之为“龈交异点”“暴痛点”者。众所周知，上唇系带和龈交穴，一是解剖部位，一是针灸腧穴。上唇系带不是龈交穴的延伸，因此位于上唇系带结节上的结节，即使该结节位置接近龈交穴，也不应称为“龈交瘢”“龈交结”或“龈交异点”等。张、刘、李等关于上唇系带等同于龈交穴错误认识，影响深久，至今仍有人将二者混为一谈，故有必要加以厘清。

3. 上唇系带结节的诊断痔漏之争论

古代在口之周围针刺治疗痔漏，仅见《针灸神书（琼瑶神书）·卷二》：“九般痔漏最伤人，承浆升阳效如神。”故党维霖的经验一经报道，立即引起针灸界之重视。此法1955年10月始见于报端，但张一民自言1955年4月便开始观察，可见张氏运用上唇系带结节治疗痔漏的时间为1956年4月，而非1955年4月。党氏之法是用来治疗痔漏，亦言及诊断。

据文献报道，刺激上唇系带上的结节，不论是治疗痔疮，还是治疗急性腰扭伤，其效果均佳。20世纪60年代初和80年代针灸界二次出现截然相反的意见。1960年于亚洲在《人民军医》4期发表《封闭上唇系带两旁的结节治疗外痔》一文，文中除介绍了应用盐酸普霉卡因封闭上唇系带两旁小结，治疗治疗12例单纯血栓性外痔的经验，还统计30余例患有外痔的患者，发现其上唇系带上均有小结节。但“在临床上和健康检查时也偶发现有上唇系带结节者，并非完全均患有外痔。作者统计 200 名，有 5% 上唇系带附有小结节”。可见于氏只是描述临床所见，并没有认为上唇系带结节可用于诊断。同年 7 月张一民在《哈尔滨中医》上发表了《关于龈交瘢的某些知见》，张氏详细地观察验证了上唇系带上结节的位置、大小、数量、形态、硬度、溃疡、充血等，与患者的性别、年龄等。发现在 232 名健康人中，108 位上唇系带有结节，占 46.5%；在 92 例肛门病患者，只有 42 例为阳性，为 45.6%。认为其“没有特殊的诊断价值”，其出现的意义，可能与机体的某些机能失调有关。1962 年方云鹏发表了《观察唇系带诊断痔漏》一文，检查了 200 例轻重不同的痔疮患者，发现唇系带间有反应者达 91%，详尽介绍了上唇系带结节与痔漏之间的对应关系。由于方氏仅在痔疮患者中进行观察，故其结论受到王腾福的质疑。王氏观察了 124 例普通外科患者，其中肛门疾患 27 例、非肛门疾患 97 例。肛门疾患在唇系带上的反应率占 59.2%。而且唇系带小结之位置与疾患位置的关系不大，患病时间与唇系带小结颜色改变亦无关系。王氏为了证实观察唇系带反应对诊断肛门疾患是否具有特殊性，又观察了 97 例主诉非肛门疾患之外科患者，有 43 例在上唇系带上出现肥厚或小结，其中仅 4 例有痔核，39 例无肛门疾患。有 54 例均见唇带正常。王氏认为：“观察唇系带诊断痔漏的资料根据尚不足。”时至 1984 年马学成、张家兴等相继发文报道观察上唇系带结节诊断痔瘘之文，于是刘宏、裴廷辅于 1984 年冬开始调查，调查对象包括健康人和病人共 2 252 人，调查内容包括龈交结形状、大小、颜色、数目和位置等。发现在一般人群中，有上唇系带结节者 1 032 例，占 45.8%，其中健康人 1 289 例，阳性者 462 例，阳性占比仅 35.8%。虽然在一般人群普查中发现，肛门病患者的阳性率最高。然而对肛门病集中的肛肠医院患者调查结果却表明，肛门病患者总的阳性率并不高，仅为48.2%。表明观察唇系带诊断痔漏的准确性不高，没有实用价值。

体表和脏腑相关问题，是针灸科学的一个重要理论问题。若以为上唇系带结节能治疗痔疮肛漏，就一定有诊断价值，这种思维是错误的。临床上一些部位的反应现象，能治疗某些疾病，但不一定能诊断疾病。如背部的小红点，可以治疗麦粒肿，但不能因背部见有小红点，就认为患者一定患有麦粒肿。同样，耳垂皱褶（冠心沟）对诊断冠心病有一定参考意义，然没有找到刺激耳垂皱褶治疗冠心病的报道。

刺激上唇系带结节以治疗疾病，至少有三：晋代《肘后方》的“卒中恶死”、党维霖的“痔漏”与祁季槐的“岔气”（包括急性腰扭伤）。由此可知，上唇系带上的结节样变没有特异性，而特异性是诊断的依据。故临床上单凭患者上唇系带所出现结节样反应，是无法判断是患“痔漏”，还是“岔气”。

于亚洲对上唇系带结节进行了组织检查，其镜下所见为纤维结缔组织和复合鳞状上皮细胞组成，主要是上皮细胞增殖。现代医学也观察到上唇系带之外形也因人而异，Sewerin根据1 430例病例观察，将上唇系带类型分为8类，即正常唇系带、持续性顶唇系带、附加物性唇系带、结节性唇系带、重唇系带、凹陷性唇系带、对裂唇系带和符合以上两个或两个以上情况的唇系带。

Townsend等对287例对象进行观察统计，发现超过1/3的上唇系带不符合正常唇系带表型，其中最常见的变异表型为结节性唇系带和附加物性唇系带。也就是说，上唇系带出现结节和附加物是一种常见现象，与是否患有痔疮之间没有必然联系。一些针家和学者至今仍认为上唇系带之上的结节，可以用于诊断肛周疾患，这种现象值得针灸界深思。

至于上唇系带结节也有被用来诊断和治疗急性腰扭伤，报道虽然不多，但都认为其疗效颇佳。至于在诊断方面则也应与痔漏一样，没有应用价值。

4. 龈交穴禁灸质疑

早在20世纪50年代初期，龈交穴的传统操作法中的灸法，便受到了一些针家的否定。1954年《新针灸学》首次提出龈交穴“禁灸”，1955年《中国针灸学》认为其“不灸”，《针灸十四经穴位考订》也认为本穴“不宜灸”。这些著作并没有给出具体理由，也没有找到艾灸龈交穴导致意外之文献。但是影响很大，以致今天针灸专著和教材中关于此穴的操作出现了分歧，有记载可针可灸者，也有只记载针法者；有言“不宜灸”者，也有言“禁灸”者，令人无所适从。

古时针具拙劣，灸法盛行，古人对灸法积累了大量临床经验。自《甲乙经》以降，几乎所有的文献都记载龈交穴可灸，《外台》《西方子明堂灸经》等，更只载灸法，不载针法。《类经图翼》《针灸大成》等记载本穴尚可使用烙法。可见龈交穴使用灸法，恐非古人之误。

如何在龈交穴施灸，古人以为乃寻常之法，故未见诸文献。一般临床医生都应知晓如何操作：患者仰卧，医者位于患者头部，一手将患者上唇向上翻转，暴露上唇系带与齿龈，即可找到龈交穴。再按灸法常规操作便可，似无特殊。由于齿龈之处神经丰富，烧灼疼痛异常，医者操作不便，故现代龈交穴之操作多采用针法、挑刺、激光等，使用灸法者罕见。对古代文献要继承守正，当下龈交穴罕见使用灸法，不等于龈交穴“禁灸”或“不宜灸”。

若因龈交穴位于口腔前庭，故而“不宜灸”“禁灸”，则值得商榷。因灸法已有多种改良方法，加上现代科技进步，完全可以做到无菌、微痛操作。似不可主观以为灸龈交“不卫生”“不科学”，从而断定其“不宜灸”或“禁灸”。对针灸历史应予尊重，对龈交穴“不宜灸”和“禁灸”，也应实事求是地予以否定，而不是盲从和以讹传讹。

（本文与胡追成合著，原载于《中医文献杂志》2021 年第 4 期）

阑尾穴的发现、应用及启示

阑尾穴，又名阑尾点、阑尾炎新压痛点、克氏点等，为临床常用之奇穴，20 世纪 50 年代自德国传入后，对我国针刺疗法的普及、发展和创新起了很大的推动作用。笔者有鉴于此，仅就有关资料对其传入经过、在国内使用情况及启示略述于下，不当之处，尚祈指正。

1. 阑尾穴的发现与传入

1955 年德国医学博士尼尔·克拉克（VonNils Krack）得知有报道认为阑尾炎患者在发作时，其右下肢脾经的地机穴有压痛点，可以通过针刺并施以泻法（镇静）进行治疗。随后他在患者右下肢的外侧与地机同一高度的足阳明经上按压，发现了一个治疗急性和亚急性阑尾炎的穴位，疗效更为卓著。此穴位于右足三里下 2 寸稍前处，可有压痛及坚硬小结。此处不但在急性与慢性阑尾炎时会产生压痛，而且在疾病潜伏期也可以出现压痛，故有鉴别诊断的意义。治疗前先在此点上以金银小棒按压，以准确定位，随后用银针在小结节处进行针刺，施以泻法（镇静），并继续针刺约

30 min，阑尾炎的症状即可消失。在针刺时，术者会感受到一定的抵抗，而患者则有一种特别的痛痒感或蚁走感，待此感觉消失后，便停止治疗，拔出针具。有时针孔会流出少许偏暗的血液，当不应干预，直至转为鲜红色方予止血。虽然出血现象极少发生，但可明显加强针刺的疗效。

克拉克首次使用针刺治疗阑尾炎是在一个冬天的晚上，他到一个9岁男孩家中出诊。患儿患了急性阑尾炎，即将穿孔，必须立刻手术，而医院在12公里之外，道路又结冰难行，根本无法送医，即使强送也会让患儿的病情恶化。克拉克决定用针刺进行抢救，便在右足三里下2寸处施以泻法（镇静）和留针，35分钟后，针感变弱，脉搏及体温恢复正常，腹痛消失。次日清晨，患儿已能下床玩耍，此后未见任何后遗症。这个病例激励了克拉克，他决心将针刺治疗急性阑尾炎应用于临床并加以推广。克拉克以此法治疗35例阑尾炎患者，100%有效。

克拉克曾对几例病危患者，针刺治疗成功后再行阑尾切除术，观察结果证实其阑尾炎性反应已消失。另外几例急性患者，在针刺治疗成功后，直接手术切开查看，虽然患者还存有肠粘连，但阑尾已经没有炎性反应。仅有1例急性重度阑尾炎患者针灸治疗失败，后来了解到其不成功的原因，是由于该患者暴饮暴食及生活放浪所致。

克拉克体会到，对于慢性及亚急性阑尾炎，希望通过一次治疗就痊愈是不可能的，必须持续8天的多次治疗，应根据该处的压痛确定治疗所需要时间。治疗后应对患者进行调理，以加强患者的身体恢复状态。只要仍有压痛，就要持续治疗。与阑尾相关联的病症，如肠粘连很容易被误诊为亚急性阑尾炎，使用此法不能治愈。

1956年克拉克在《德国针灸杂志》(*Deutsche Zeitschrilt Fur Akupunktur*)发表了论文《针刺与阑尾炎》，详尽地介绍了自己的发现与临床经验。当时西医公认阑尾炎属于外科疾病，早期手术切除为最合理、最安全的疗法。克拉克博士针刺治疗阑尾炎有效的报道，无疑向该原则提出了质疑和挑战，为阑尾炎找到了一个全新的治疗方法。克拉克的报告引起了世界针灸界的广泛重视，同年一位日本学者便将克氏之文译成日文，以《虫垂炎と针灸》为题发表于日本《医道の日本》1956年第10期上。叶肖麟先生根据克拉克之文及长友氏之译文摘译而成《阑尾炎之针治》一文，刊登于《新中医药》1957年第2期上。1958年上海华东医院外科以本穴为主，在中国医务界掀起了针刺治疗急性阑尾炎的热潮。

克拉克将其发现的针刺治疗阑尾炎的部位命名为“appendix punkt”，《虫垂炎と针灸》作者将其译为“虫垂点”，叶肖麟则译成“阑尾点”。1958年上海华东医院外科将“阑尾点”改称为“阑尾穴”，之后《针灸学简编》(1959年)、《针灸经外奇穴图谱》(1963年)、4版教材《针灸学》(1979年)、《针灸学辞典》(1987年)等文献予以收录。1990年颁布的国家标准《经穴部位》中阑尾穴又是该标准48个经外奇穴之一。自1956年克拉克首次报道后，阑尾穴很快得到我国针灸界的重视和应用，并为相关的专著、教材、辞典和国家标准收录，成为临床常用要穴。

2. 阑尾穴的实践与发展

20世纪50年代初，卫生部某些人歧视中医及否定中医的错误思想受到了严厉批判，重西轻中和排斥消灭中医的错误行为得到了纠正。全国范围内广泛开展“西医学习中医”，并举办西医离职学习中医班。其时几乎整个医务界工作人员都参与了针灸技术学习和培训，一般西医、护理人员都能运用针灸治疗一些常见的疾病，中医针灸的神奇功效家喻户晓。当时《中华外科杂志》等西医学术期刊也刊载医务人员应用针灸治疗疾病的文章。

急性阑尾炎属于急腹症范畴，中医称为肠痈。中医先贤治疗该病有着丰富的临床经验，自然最先为中西医者所重视。朱琏《新针灸学》(1951 年)、承淡安《中国针灸学》(1955 年)、张崇一《针灸易学新法》(1956 年)等著作都载有针刺治疗急性阑尾炎的内容。万伯纯和杨再生在 1954 年第 2 期《现代针灸》杂志上发表的针灸治疗急性阑尾炎文章，为国内最早报道。

上海华东医院的外科医生刘绍魁、黄育万、罗恩钊等曾与该院针灸科合作，对手术后气胀及尿潴留患者施行针刺治疗，获得良好效果，对于针灸疗法有了切身体会。在学习针灸疗法后，想结合本科业务，用于实践。他们在翻阅中医类杂志时，知道针刺可以治疗阑尾炎。1958 年 9 月 9 日，一位急性阑尾炎患者因有血液病导致有出血倾向不能手术，于是他们决定使用针刺阑尾穴为主进行治疗，3 天后竟霍然而愈。在领导的重视与支持下，华东医院外科与针灸科进行合作，开设简易病房专收阑尾炎病人，并接受由广慈医院(即今瑞金医院)等医院输送的患者，开展了以针刺阑尾穴为主治疗急性阑尾炎的临床研究。他们先期收治的 33 例急性阑尾炎患者，一般在针刺后 24 小时急性症状消失，3~4 天后便可出院，出院后 1 星期左右就可恢复劳动，更为重要的是病人避免了手术的痛苦。后该科将临床观察病例增加到 100 例，针刺治疗有效率高达 95%，无效而转为手术的 5 例是因为错失治疗时机，如果能争取及早治疗，阑尾炎未发展到坏疽或积脓的程度，则针刺有效率可达 100%。他们还创造性地使用经穴测定器，发现急性阑尾炎时双侧阑尾穴都可以有电流通过，而差一个汗毛孔距离的位置则无电流通过，说明阑尾穴处有低电阻现象，同时发现通过经穴测定器检测出阑尾穴的概率高于压痛法。

他们通过经穴测定器还发现足三里、曲池等其他穴位也是急性阑尾炎的反映点，而不仅限于右侧阑尾穴。另外，留针时间、针刺频次皆与克氏不同，而是根据病情轻重灵活变动，严重的病例，除了针刺阑尾穴，还加用曲池及内庭等配穴。在急性阑尾炎炎性反应消退，症状体征基本消失后，使用麦粒灸“阑尾穴”善后，对针刺治疗不同类型阑尾炎的疗效差异也做了分析。1958 年 9 月 27 日《文汇报》专题报道，予以肯定。1959 年 4 月初在上海市卫生局的领导下，由中国科学院上海生理研究所和一些教学医院及市、区中心医院组成“上海市针灸治疗阑尾炎机制研究协作小组”，主持协调研究机构和医疗机构相关工作，对 20 多家研究单位提供的研究资料综合分析。统计结果表明，至 20 世纪 50 年代末，单纯针灸治疗各型急性阑尾炎 1 542 例，总有效率成人达 84.2%，小儿为 66.3%。60 年代初，对 2 925 例单纯针刺治疗的急性阑尾炎患者进行的一项分析显示，急性单纯型阑尾炎有效率为 80.06%，慢性阑尾炎急性发作有效率 52.68%，阑尾脓肿有效率 35.6%。大量临床实践已证实，针灸可作为单纯性阑尾炎和轻型化脓性阑尾炎的主要治疗方法，对其他类型的急性阑尾炎，针灸也是有效的辅助疗法。使用针刺阑尾穴治疗急性阑尾炎，在上海引发了一个热潮，并迅速扩散到全国，为针灸的发展和创新提出了新的课题，有着深远的影响和重要的意义。

查阅文献，有一个现象耐人寻味。据不完全统计，针灸治疗阑尾炎的文献 1958 年 6 篇，1959 年 44 篇，1960 年 20 篇（其中 3 篇为耳针），1961 年 7 篇，1964 年 1 篇，1965 年 2 篇，1966 年

1 篇。1967 年之后居然未见报道，仅有阑尾切除时采用针刺麻醉的报道，至 1975 年后针刺治疗阑尾炎又见陆续报道。1978—1992 年 8 篇，1993—1999 年 14 篇，2001—2004 年 7 篇。这是因为随着治疗人数的增加，经验的积累，人们对针刺阑尾穴治疗急性阑尾炎的认识也进一步深入，开始注意失败病例及其远期疗效，对针刺治疗阑尾炎进行了反思。如 1959 年吴生一、李清佩、朱恩良发表了《针刺治疗阑尾炎失效病例分析及其作用机制的初步探讨》，报道了上海华东医院及上海第一医学院中山医院（今复旦大学附属中山医院）等 18 个医院使用针刺治疗的 1 202 例急性阑尾炎中，其中有 80 例因效果不好而采用了手术治疗，约占全部病例的 6.6%。1960 年，《中医杂志》发表了张代钊、徐承秋的论文《中医治疗急性阑尾炎中的几个问题》，报道了某单位使用针灸治疗急性阑尾炎 100 例，近期复发率高达 48% 左右。1961 年，武兴铎、吴恩光报道：在针刺治疗 60 余小时后患者体征消失，但手术中仍见阑尾明显肿胀、充血，病理诊断为急性弥漫性化脓性阑尾炎。1964 年《中华外科杂志》发表北京医学院第三附属医院外科教研组张挽华、周孝恩、陈守经撰写的《阑尾炎治疗的商榷》一文，着重从疗效和病理方面深入分析了 1959 年至 1962 年间住院治疗的阑尾炎患者 1 200 例，认为应用非手术疗法治疗各种类型的阑尾炎，国内已积累了丰富的经验，尤其是对急性单纯性阑尾炎，采用针刺或中药治疗，不仅效应迅速，且治愈率高，缺点是不能防止复发，且对化脓性阑尾炎的疗效欠佳。因此，迫切需要对非手术疗法和手术疗法选择纳入条件和时机加以明确。不同类型的阑尾炎，80% 以上可用不同的非手术疗法治愈，但复发率高达 80%~90%，化脓性阑尾炎则以施行紧急手术治疗为原则。对于单纯性阑尾炎，有条件的医院应争取早期手术以防后患，在外科设施未完备的农村医疗单位，完全可以施行各种方式的非手术疗法。至此，针刺治疗阑尾炎的热潮开始降温，回归理性。

3. 启示

20 世纪 50 年代我国中西医务人员采用针刺阑尾穴为主治疗急性阑尾炎的经验，打破了西医所有急性阑尾炎确诊后就必须尽早手术的治疗原则，虽然在针灸史上只是一朵浪花，却是针灸疗法进军现代医学急症领域的重要尝试，同时也为针灸疗法的普及和兴起，以至走向世界作出了贡献。我们今天回顾这段历史，总结经验得失，是非常有必要的。

（1）从反映点到反映区　美国国际整体医学研究所所长金观源教授将体表因为反射机制出现某种可以察觉反应的部位称为“反映点”或“反射点（reflex points）”，反映点也经常被称为“反应点（reaction points）”，并认为“反射点”或“反映点”最能确切地表达体表某处与其所联系的内部器官或其他组织的双向反射性联系，由密集成区、成片的反射点或反映点组成所谓的反射区（也称为反映区）。至今为止的大量的实践表明，阑尾穴不仅是现代医学证明的第一个内脏反映点，而且是一个“反映区”。

上海第一医学院附属中山医院在针刺治疗急性阑尾炎的临床研究中发现阑尾炎患者在足三里也会出现压痛，而足三里和阑尾穴双侧有压痛者，更有利于确诊急性阑尾炎。他们还对阑尾穴的定位采用了压痛和皮肤低电阻测定法，提出阑尾穴的部位并不完全固定，足三里与阑尾穴间的距离以 1.6、2.0 同身寸为最多，其距离最小 1.2 同身寸，最大 2.6 同身寸，而左右两侧之距离基本上相同。足三里和阑尾穴都可以是阑尾炎患者在体表的异常反映点，提示阑尾炎的体表反映不是一个点，而应该是一个区域，一个面。上海市提篮桥区（今属虹口区）中心医院外科和针灸科在针刺治疗阑尾炎研究初期，均以经络测定器定位阑尾穴，后期凭经验定穴，其治愈率与住院日并无改变，认为即使没有经络测定器定穴，也可以大力推广，收到同样的效果。事实上，绝大多数针刺治疗阑尾炎的研究在定位阑尾穴时，都采用压痛法，或者干脆直接按照阑尾穴原来的腧穴定位进行针刺，而不是经穴电阻测定，说明了压痛法定位阑尾穴可以满足临床所需，简便可行。对于没有压痛点的患者，针刺足三里下 2 寸处也可以获得不错的疗效。据上海市针灸治疗阑尾炎机制研究协作小组对 20 多家研究单位提供的研究资料加以综合分析的结果显示，治疗阑尾炎时所取的穴位以阑尾穴和足三里居多。纵览同期的文献，对于阑尾炎在下肢的反映点阑尾穴之定位并不都在足三里下 2 寸，而有以下 6 种定位：①上巨虚上 1 寸至 1.5 寸之间，也有描述为足三里下 1.5 寸到 2 寸之间；②足三里下 1 寸；③足三里下 3 寸（其实就是上巨虚）；④上巨虚附近；⑤胫骨结节下缘的外下方 1 寸处；⑥足三里和上巨虚二穴的中间。由此可见，阑尾穴是一个反映区，位于足三里至上巨虚之间，而不是一个固定的点。

（2）内脏—体表反射的双向性　中医认为体表与内脏之间密切相联，《丹溪心法》云，“有诸内者，必形诸外”，人体内部的变化必然在外部有其表现。《灵枢·本输》记载，“大肠小肠皆属于胃，是足阳明胃经也”；《伤寒论》记载，“胃中有燥屎五六枚”；《脾胃论》记载：“《黄帝针经》云：手阳明大肠，手太阳小肠，皆属足阳明胃。小肠之穴，在巨虚下廉，大肠之穴，在巨虚上廉，此二穴，皆在足阳明胃三里穴下也。”阑尾穴之所以分布在胃经上，是因为中医认为胃包含了大肠的概念。上巨虚是大肠腑的下合穴，“合治内腑”，作为大肠组成部分的阑尾出现病变，在上巨虚至足三里的区段内出现反射区属于情理之中。另一方面，针刺阑尾穴也可以治疗阑尾炎。有的研究甚至不再拘泥于阑尾穴，而是针刺足三里、上巨虚、下巨虚治疗阑尾炎，也取得不错的临床疗效。另外，原北京铁道医学院附属医院外科沈明、徐怀义曾观察到全脏腑转位的阑尾炎患者，由于阑尾位于左侧，压痛点亦在左侧而非右侧，从解剖学的角度部分解读了阑尾炎所出现的反射区与阑尾位置的关系，这是个了不起的发现，说明克氏只将阑尾穴定位于右侧是有局限的。所以阑尾炎在足三里和上巨虚之间有压痛反应或皮肤低电阻，是有中医理论依据、西医解剖支持和临床实践基础的，也提示内脏出现病变后，体表部位可以出现相应的反射区。

阑尾穴的发现及临床应用为日后研究内脏与体表的关联奠定了基础，正是受“合治内腑”理论的启发，上海第一医学院附属中山医院在针刺治疗阑尾炎的基础上，发现了可以治疗胆道疾患的位于阳陵泉下一横指之“胆囊点”，后又称为“胆囊穴”，该穴被应用于急慢性胆囊炎、胆绞痛、胆道蛔虫症等胆道疾患的治疗，取得很不错的临床疗效。通过进一步检索和查阅文献，还发现阑尾穴除了治疗阑尾炎，对于肩周炎疗效也很好。同样，胆囊点除了治疗胆道疾患，也可以治疗肩周炎。表明体表特定区域不仅存在内脏—体表反射，也可同时存在体表—体表反射，也就是同一体表区域可以是多种反射的重叠。关于不同反射区在体表的重叠，金观源教授在《临床针灸反射学》一书有详细论述。

因此，如何运用现代神经生理病理学结合中医经络理论总结位于体表的内脏反射区或反映点的分布规律，并有效利用这些反射区或反映点进行相关病变的诊断和治疗，揭示体表—内脏的关联规律和关联机制，也是我们此次回顾阑尾穴的重要目的。而且，位于体表的内脏反射区和反映点可能会与其他疾患的有效治疗点发生重叠，也就是说不同疾患可能会在相同的体表位置上出现反射区和反映点，其中的机制也有待研究。总之，搞清这些问题，对发挥针灸治疗的作用和优势，扩大针灸治疗的病种和影响有着积极意义。

（3）继承与创新是针灸发展之双翼　阑尾穴是在地机穴治疗阑尾炎的基础上发现的，地机穴为足太阴脾经的郄穴。阑尾炎时在腹部出现的麦氏点位于脐与髂前上棘连线的上1/3与中1/3交界处，此处位于足阳明胃经和足太阴脾经分布区域之间，郄穴有止痛之功，故足太阴脾经的地机穴可治疗阑尾炎，由此推断的话，足阳明胃经上也应该存在治疗阑尾炎的特效穴位。而克拉克之功就是在与地机穴相平行的足阳明胃经上发现了阑尾穴。由此可见，传统的针灸理论和临床是中国医学宝库中最具特色的优势，必须继承、研究和发扬。经络学说是针灸疗法的基石，至今仍然能解释临床现象，指导临床实践。在针灸理论和临床出现西化趋势的今天，许多针家都提出要回归经络学说，重建传统针灸的自信和自尊，那种将经络系统和中医理论视为糟粕的行为是错误的，也是荒谬无知的。同时我们也要意识到，针灸疗法虽然是我国传统医学的一部分，但从来都是开放的，针灸学的每次发展与飞跃都和同时代先进文化与科技息息相关。在阑尾穴发现之前，针灸治疗急性阑尾炎的思路主要局限于足太阴经穴及腹部穴位，如承淡安编著的《中国针灸学》主要选取足太阴脾经之穴，《针灸易学新法》记载急性取大杼、风门、肾俞、居髎，以及八髎穴附近压痛点，慢性则取腹部穴位。阑尾穴传入中国后，不但对当时阑尾炎的治疗模式产生重要影响，而且改变了阑尾炎一旦确诊就必须及早手术的西医治疗策略，为存在手术禁忌证的患者、因基层设备不全或交通不便无法及时手术等情况提供了保守疗法的选择，同时也为针灸治疗急性病症提供了思路和借鉴，发展和丰富了针灸理论和临床。

综上所述，阑尾穴传入我国后，一度成为西医外科医生和中医临床工作者运用针刺治疗急性阑尾炎的主穴，并进行了大规模的临床实践和科学研究，同时中西医之间相互学习和交流，推动了针灸疗法的普及和发展。随着临床和科研的推进，发现针灸治疗阑尾炎也是有适应证的，不是所有的阑尾炎都要一味强调针灸治疗，否则容易耽误病情甚至威胁患者生命。因此针灸治疗阑尾炎的热潮达到一定程度后，开始出现了降温的趋势，对针灸治疗阑尾炎的评估也更加理性化和科学化。这提示我们，在对待一门学科和相关技术的时候，要脚踏实地，科学务实，一方面要自信自强，避免无知的否定；另一方面也要严谨客观，防止盲目的跃进。针灸要想取得好的临床疗效，必须坚持自身理论体系的合理内核，坚持整体观念和经络辨证。针灸学的再次腾飞，除了坚持经典传承以外，也要注重创新发展，而针灸的创新发展不能没有现代医学，没有现代医学的参与，就没有针刺治疗急性阑尾炎的热潮，就没有针刺麻醉的发明，针灸疗法就不可能在20世纪70年代形成美国针灸热，并由此震惊世界，走向世界。

（本文与周碧霞、杨安吉合著，原载于《中国针灸》2018年第7期。本人为通讯作者兼第二作者，现征得第一作者同意，转载于此。）

足阳明脉交会大椎穴质疑

大椎穴为督脉脉气所发，位于第 7 颈椎棘突下。多种针灸文献认为足阳明脉在此与督脉相交会，笔者认为此说存有值得商榷之处，而交会穴又具特殊的治疗作用，为此探讨于下，不当之处，尚祈指正。

大椎穴名及临床应用始见于《内经》，而最早记载其为交会穴的文献则为《针灸甲乙经》，载称大椎为“三阳督脉之会”，宋代《铜人腧穴针灸图经》更于“三阳之前增添“手足”二字，《圣济总录》也表示赞同，因而其后《针灸聚英》《针灸大成》等针灸专著多袭《铜人》之说，认为大椎系手足三阳之脉与督脉的交会穴，明确足阳明亦为交会于大椎诸脉之一。

但细核《甲乙经》在记载交会穴时，均一一注明所交会经脉之名称，如秉风穴为“手阳明、太阳、手足少阳之会”，并不归纳成“手三阳足少阳之会”，甚至三阴交穴为“足太阴、厥阴、少阴之会”，也不笼统地写成“足三阴之会”。唯有大椎一穴，未予注明所交会经脉名称，与其编写体例明显不符，当是年代久远，辗转抄录，以致出现衍文、脱漏所致。为此后世医学持有不同看法，如元代滑伯仁《十四经发挥》虽遵《铜人》大椎为“手足三阳督脉之会”说，然在阐述具体经脉时仅列举了手阳明、手太阳、足太阳、手少阳、足少阳5条经脉在循行路线上“会于大椎”，唯独未提及足阳明之脉会于大椎。清代岳含珍《经穴解》中进一步指出:“是会督脉之大椎者，止手、足五阳，而无足阳明也。概手、足三阳，尚未细考故耳。”更是明确足阳明经并不交会于大椎。其所持理由是大椎位于背部，而足阳明脉起于鼻旁，循行于面部、颈前、胸腹以及下肢前廉，无论《灵枢·经脉》，还是《内经》中其他各篇均无足阳明之支脉循行至背部的记载。此外,《经络图解》为了解释足阳明脉与大椎交会，认为“大椎应属各经分支经脉相会”“足阳明自气舍分出络脉穿颈会大椎”。须知只有经脉间相交之穴方可称交会穴，络脉与经脉相交之穴则不可称之为交会穴。试观《十四经发挥》所载手阳明等5条经脉交会大椎穴，均为经脉之主干，并非各经之分支，如足太阳之脉“自天柱而下，过大椎、陶道，却循肩膊内，挟脊两旁下行”；手阳明之脉“出髃骨前廉，循巨骨穴，上出柱骨之会……会于大椎”。因此“大椎应属各经分支经脉相会”说是不妥当的；即使有络脉自气舍交于大椎，亦不可认为足阳明脉交会于大椎。

（本文原载于《中国针灸》1994年第5期）

注: 足阳明经不交会大椎，但足阳明之络脉可交会大椎。《灵枢·经脉》曰:“足阳明之别，名曰丰隆，去踝八寸……上络头项，合诸经之气。”可参阅《针刺丰隆治疗落枕》一文。

阳维脉在膝以下循行路线探讨

阳维脉为奇经八脉之一，其循行路线由于《内经》《难经》的记述均略而不详，后人主要根据其与有关经脉的交会穴予以确定。对阳维脉交会穴的记载，首先见于《甲乙经》，计有金门、阳交、臑会、天髎、肩井、风池、哑门、风府、脑空、承灵、正营、目窗、临泣、阳白、本神、头维等16个腧穴。嗣后《十四经发挥》亦有载录，但较之少承灵、目窗、头维等3穴。再后，《奇经八脉考》又较《甲乙经》少风府、哑门、头维3穴，增添了居髎、臂臑、臑俞3穴。此外，《针灸大成》和《经穴解》还分别将日月和环跳列入阳维脉的交会穴。从以上各种针灸文献所载内容，我们发现其中有这两点：第一，各家文献所列腧穴数目和穴位均有不同，因而也说明各家对阳维脉的循行路线有着不同的看法。第二，各家文献所引不同腧穴主要在于身半以上，而在膝以下均引有金门、阳交二穴，说明他们对阳维脉在膝以下的循行路线并无歧异。对于前者，是各家的学术见解，反映了学术争鸣，不足为怪，值得我们在此基础上进一步研究探讨；而对于后者，根据有关文献所述，则腧穴应有所补充，循行路线亦略有不同，现作一考证。

在金门至阳交之间当尚有阳辅一穴：阳维脉在膝关节以下的

循行路线，《奇经八脉考》以为，其脉发于足太阳金门穴，上外踝 7 寸会足少阳于阳交。给人以一种印象，即其中不再有阳维脉的交会穴了。但是在有关针灸文献中却有不同认识，例如《甲乙经》（卷三）“足少阳及股并阳维四穴凡二十八穴第三十四”中记载了足少阳经从足及股的 14 个腧穴，其中即包括有阳维脉的 2 个交会穴（因为腧穴呈对称分布，左右各一，故称“四穴”“二十八穴”）。这 2 个腧穴，一为阳交，因为《甲乙经》在阳交条下注明“阳维之郄”，明确指出它是阳维脉的交会穴，这与《奇经八脉考》所述完全一致；至于另一个交会穴，《甲乙经》未予说明，然据理推断，当然不是足太阳的金门，而应是同属足少阳的阳辅穴。此穴最早记载于《灵枢·本输》云：“外踝之上，辅骨之前，及绝骨之端也。”亦即《素问·气穴论》中所载的“分肉”穴。分肉一名，后世基本不用，有谓其即是阳辅穴，《针灸聚英》《针灸大成》等文献中均在阳辅穴下分别注称别名分肉，明确两者是同穴异名。认为阳辅穴是阳维脉的交会穴之一，则是根据王冰所述分肉穴“在足外踝直上，绝骨之端，同身寸之二分筋骨之间，阳维脉气所发”而定。因为一则其所述的分肉所在部位基本同于《灵枢》的阳辅，另一方面他又明确此穴是“阳维脉气所发”，说明了本穴与阳维脉关系密切。

基于上述，阳辅既然是阳维脉的交会穴，而又处于阳交之下，可见阳维脉始于金门，到达阳交必先经过阳辅；确定阳辅为阳维脉的交会穴，从而也就可以明确从金门至阳交的循行路线必须是如《医宗金鉴》“阳维脉循行图”所示那样，从金门穴过外踝之后，抵达阳辅，再由阳辅直上而至阳交。

从阳交向上当尚有承山一穴：《奇经八脉考》在“……上外踝 7 寸会足少阳于阳交”之后，进而又说“循膝外廉”，就是说阳维脉从阳交上循的路线，直达膝之外廉，不再有其他交会穴。但这种认识也是值得商榷的。《素问・刺腰痛论》早就记载："阳维之脉令人腰痛……刺阳维之脉，脉与太阳合腨下间，去地一尺所。"明确指出，所刺的阳维脉是和太阳经交会于"腨下间"。关于"腨下间"一系指何穴，有二种截然不同的意见：一种是以杨上善为代表，认为"即阳交穴，阳维郄也"；另一种是以王冰为代表，认为"乃承山穴也"。如果认定是阳交，那么虽然与《奇经八脉考》所说相符，但阳交穴系足少阳之经穴，不符合经文应在足太阳脉循行路线上之旨。相反，如果从"腨下间"来考虑，首先应该解决所谓"腨"的含义。《医宗金鉴》说："腨者，下腿肚也，一名腓肠，俗名小腿肚。"《经络汇编》说："腓腹为腨。"所刺部位在"下间去地一尺所"，即小腿肚离地1尺左右的地方，明显是指承山穴而言。因为自《甲乙经》以下，众多针灸文献均言阳交穴在外踝上7寸，从无认为在"腨下间"的。而承山一穴，不仅其所在部位在"兑腨下分肉陷者中"，而且去地一尺左右，如王冰即认为其在"腨下去地，正同身寸之一尺"。《医学入门》也认为取承山穴时可"作拱是状去地一尺取之"。由于承山穴位于腓肠肌之下端，其位置可随足部的背屈或跖屈运动而改变，因此《素问・刺腰痛论》认为其"去地一尺所"。如仅凭阳交也去地一尺和系阳维之郄，便主观臆断其即是"腨下间"，当然是错误的。再从腧穴的主治来看，《甲乙经》记载承山穴主"腰脊痛"，这为后世医家所宗，也为临床所常用，而阳交穴不论是《甲乙经》，还是《铜人腧穴针灸图经》《针灸大成》均无治疗腰痛的记载。

综合上述分析，可以肯定，处于"腨下间"的阳维脉与足太阳交会穴即是承山穴。

通过上述考证，可以确定阳维脉在膝以下还有阳辅和承山2穴，那么其循行路线应该是从金门开始，经过外踝之后，上行阳辅，到达阳交，再从阳交，斜会小腿后侧的承山，在与承山交会以后，又斜上小腿外侧，循膝之外廉。并不是由阳交直接循膝之外廉直上的。

对阳维脉在小腿部循行路线进行探讨有两方面意义：①补充了阳维脉的交会穴，使阳维脉在膝以下的循行路线较为完整，而且对于其他奇经的研究具有一定的启示，突破约定成俗的束缚；②在临床治疗方面也有参考价值。各家针灸文献都认为阳维脉发生病变可令人腰痛，在其交会穴中增加治疗腰痛效果较佳的承山，俾于临床配穴应用，可提高治疗效果。

注：本文为1993年中国针灸学会经络分会学术年会征文，会议未印论文集。后被收入《针灸撷英》一书。由于该书编撰时对该文擅加改动，且印刷质量粗劣，文中空字误字甚多。因原稿未留存，现根据该书所载之文，填补漏缺，重予整理，望读者谅之。

“巨刺”命名再释

“巨刺”为《内经》刺法名，出自《灵枢·官针》：“巨刺者，左取右，右取左。”是一种交叉取穴针刺法。至于其为何命名为“巨刺”，古今医家众说纷纭。为此，笔者曾撰文讨论，陈述见解。最近笔者对“巨刺”的命名有了进一步认识，再述之于下。不当之处，望高明者正之。

1.“巨”字非“互”字之讹

历代医家解释“巨刺”之“巨”字，多从“巨者，大也”出发：或以为刺“大经”，或以为使用“粗针”“长针”，或以为予以“深刺”等。然诸家之说均未能明释其法命名之理。20 世纪 80 年代，陈克勤先生认为“巨”字不具有交叉、对应之义，且与“互”字之形非常相似，故推测是古人在长期传抄过程中误将“互”字讹为“巨”。此说貌似有理，亦曾得到一些医家的赞同，对此笔者难以苟同。

考《内经》的成书年代，近代学者则多认为出诸战国，秦汉之后，代有补充，汇集编纂成书在西汉之初。《汉书·艺文志》之方技略载有《黄帝内经》十八卷，说明在两汉时之际《内经》已经成书流行。史载秦始皇统一中国后，推行“书同文”，创制的统一文字为小篆。汉承秦制，官方字体仍为小篆，但隶书成为占统治地位的通用字体。《说文解字》（以下简称《说文》）是我国第一部按部首编排的字典，东汉许慎所撰，成书较《内经》为晚。《说文》以小篆为主，兼收古文。书中“互”字的小篆为“”，而“巨”字则为“”，两字字形差异较大，故秦时出现传抄之讹概率甚微。自汉至唐，字体经历了隶、楷之变迁，《素问》也出现了许多不同的版本。晋代皇甫谧之《甲乙》、隋代杨上善之《太素》均未言“巨”为“互”字之误。值得注意的是唐代王冰所见到的各种版本中，均无一处出现“巨”“互”之讹的。延至南宋绍兴年间，史崧所献的“家藏旧本”《灵枢》，其中也载“巨刺”，并未称之为“互刺”。现存各种针灸著作均遵经旨，未置疑义。明代《针灸大成》中甚至还专列《巨刺论》予以论述。由此可见在传抄刻印过程中，不论使用何种字体，“巨刺”之“巨”字未曾出错，这一点是可以确定的。

古籍在传写或刊印中，鲁鱼帝虎在所难免，《内经》亦然，故校勘纠正，深有必要。然校勘之时必须尊重原文，切忌武断，凡立一言，必凭证据。“巨刺”之称被历代医家所肯定，若仅凭楷书中“互”与“巨”之形相近，就无端猜测“巨”字为“互”字之讹，除了误导读者以外，是有百弊而无一利的。

2. “巨”本为“方尺”

考“巨”为“矩”之本字。《汉语大字典》引邵珙之《说文解字群经正字》:“巨，今经典多作矩，正字当作巨。”《正字通·矢部》:“矩，画方之器。”所谓“巨”者，木工画方之工具方尺也。方尺，又称矩尺、曲尺、商尺等，至今仍是为木工划线不可缺少的工具之一，又可用之检查木料邻面是否成直角，安装框架也以之进行校正。

众所皆知，造字之初，少量记号和大量图画，都被吸收为文字；在此基础之上，人们又继续创造新字，以满足记录语言之需要。从造字的过程看，方尺原为“丅”形，故始用“丅”及其倒形“丄”组成的“工”来表示方尺。《说文》：工，“象人有规榘也。”在“工”字被用来表示“巧饰”之义后，于是便在“工”之竖划中添加一个“○”，或一个反“S”形等符号，之后又予省形，从而造出“巨”字。增添之符号是否表示此处相接，待考。杨树达以为:“以字形考之，工象曲尺之形，盖即曲尺也……以造文之次第论，初有工文，双声专注，后复有巨。制字者以巨工同物，故即就工字之形為巨字，后人习用巨字，致曲尺之义为巨所独据，工字之初义不明。此后又出现“ㄴ”形的方尺。汉武梁祠“伏羲执矩，女娲执规”的造象中，伏羲所执的“矩”就是“ㄴ”形。于是又用两个“ㄴ”形方尺组成的“匚”字，并在“匚”的基础上又造了“巨”字。后因“巨”字又被借为巨细之巨，于是又造了“矩”及“榘”二字。关于“巨”与“矩”及“榘”的演变过程,《汉语大字典》引台湾学者高鸿缙《中国字例》谓，“巨”加之人形变为夫，变为矢，流而为矩，复加木旁作榘。旧时“巨”

在“工部”，现归“匚部”，不可不知

圆和方是天地之中两种最基本的形态，故先秦学者除了认为规与矩为作圆和作方的工具外，又将其象征为治理国家的规范，视作为人、处事、做工的法度和规范。如《管子·七臣七主》谓：“夫矩不正，不可以求方。”《孟子·离娄上》曰：“不以规矩，不能成方圆。”《庄子·徐无鬼》云：“方者中矩。”《荀子·不苟》说：“五寸之矩，尽天下之方。

3. 合矩以为方

“合矩以为方”语出古代天算著作《周髀算经》，为“矩”的六大功能之一。曲京京指出：“此处的‘矩’不是矩形，而是用来度量的矩尺。”所谓方，是指四个角均为直角的矩形，其形为“口”。裘锡圭之《文字学概要》以为，由于“口”（方）在古文字里容易与“丁”的勾廓写法“O”和“○”（圆）字等相混，所以很早就被假借字“方”所代替。杨树达在《积微居甲文说》中也认为、“口或作匚，則四方为三方之省形字也。”“今作方者，乃同音借字，非本字也。”《汉语大字典》引高鸿缙《中国字例》说：“匚，古亦假为方。”查《说文》中“方”字确无矩形之义。由此可见“方”为“口”与“匚”之通假字。后“口”“匚”成为部首，而“方”字为人所习用，故今人但知有“方”，而不知其原为假借之字，良有以也。

古人对于技巧、技术层面的东西多师徒间相传，私密而不轻易公开，故木工工艺等很少有专著传世。以矩画方，古时虽最为常用，然不见文献著录，即使相传木工祖师鲁班所撰的《鲁班经》中亦无如何“合矩”而成方形的记载。近人邹大海认为，“合矩成方”有两法：其一用两个有刻度的矩两边对应地取相等的长度，围成一个矩形；其二是利用三个不利用刻度，亦可围成一个方形。此为数学家言。实际上不管使用“丅”形矩，还是使用“└”形矩，均可先左后右，即先在左侧作一“L”或“┌”形，确定两直角边的长度后，再用同一矩再于其右侧相应作一“┐”“┘”形，正反相互交接，即可画成方形。亦可如前法先右后左。此法便捷，当为工匠所常用。

4. 借喻针刺对侧

《内经》中载有较为丰富的刺法，巨刺即为其中之一，严格地讲它实为取穴之法。比喻一法，在古代医学著作中运用非常广泛，运用得当，则有助于文章的通俗、生动、形象、鲜明。其有明喻、暗喻和借喻之分。喻词和正文都不出现，而只用喻文来表示者，叫借喻。如前所述，以矩制方之时，见左侧所画之形，便于其右侧作相应之形，见右侧所画之形，亦于其左侧作相应之形。而巨刺为身体的一侧出现病痛时，医生在对侧取穴针刺，即所谓“左病取右，右病取左”者，故“巨刺”之“巨”，存有借喻“对侧”“交叉”之义。从商周到春秋战国时代，我国的手工业已相当发达繁荣，积累了丰富的经验。《考工记》中记载“凡攻木之工七”，说明其时木工分工之细，技艺之精。由此可知其时“巨”已普遍使用，以巨制方之法亦广为人知。《墨子·经说上》也记载：“方，矩见交也。”可见当时之人见到“巨”字，就知其为画方之方尺，方尺正反见交即可成方，“巨”字寓有“对侧”“交叉”之义。《内经》将这种“左取右，右取左”的取穴法以“巨”字来冠名，确是别具匠心。

综上所述，由于年代久远，字形、字义之演变，“巨刺”的涵义不但鲜有人知，甚至望文生义，差之千里。因此，对“巨刺”命名考证阐明之后，就更能体会古人对这一刺法，是非常形象化的将刺法的特点寓于冠名之中。同样与其仅有刺经、刺络区别的“缪刺”，在命名时亦寓有交叉之义，就不难理解了。希望本文能有助于“巨刺”的临床应用和研究，以致发扬光大。

（本文与冯禾昌合著，原载于《上海针灸杂志》2013 年第 3 期）

捻转针法起源考

捻转针法为毫针的基本行针手法之一。“捻”又作“撚”，即将针刺入腧穴一定深度后，以大指、食指、中指尖夹持针柄做前后转动。许多针灸专著以为此法出自《内经》，此说值得商榷。

考《灵枢·官能》载有“切而转之”“微旋而徐推之”;《素问·离合真邪论》亦有“吸而转之”之载。行捻转法时，以手指搓转针柄，针体旋转，然不能认为《内经》所谓“旋”与“转”即是捻转针法，这是因为《内经》时代的针具方脱胎于砭石，其柄为方形。据贺普仁《针具针法》记载：1978年内蒙古自治区达拉特旗出土的青铜针，其柄断面为菱形；1968年河北满城西汉刘胜墓中出土的金针，其柄断面为方形。这种针柄便于医者夹执，但不能以手指捻转，可见《内经》中所谓的“旋”与“转”是通过手腕的运动实现的。故明代高武在《针灸聚英》中也认为捻法“非《素问》法也”。

随着材料与制造水平的发展，针具不断得到改革，毫针柄之断面逐渐演变成圆形。此时，运用手指捻转针柄才成为可能。宋代《太平圣惠方》为王怀隐等编纂，成书于淳化三年（992），其九十九卷收录之《针经》，作者已不可考。文中为避唐高祖李渊之讳，将“太渊”之“渊”改做“泉”；另“上脘”“中脘”“下脘”作“上管”“中管”“下管”；六阴经不以俞兼原，而另设定原穴，这些内容仅见于唐代医籍。《中国医籍考》亦云：“今味其序语，非出于唐以后之人者。”由此观之，《针经》当属唐人而著。《针经》之中首次记载了捻转法：“下针之时，掐取穴，置针于营上三十六息。以左手掐穴令定，法其地不动，右手执针，象其天而运转也，于此三十六息然定得针。右手存息捻针，左手掐穴，可重五两以来，计其针，如转如不转，徐徐下之。”说明了捻转针法在唐代才出现。其后，金元针灸大家窦汉卿在《针经指南》之“手指补泻法”中载有“捻法”；杜思敬《针经摘英集》之“九铖式”所载的毫针图中，其针柄上已有便于行捻转手法之缠绕物。针具的改革和捻转法的问世，促进了针法的发展，此或为金元以降针法盛行的原因之一。

（本文与冯禾昌合著，原载于《中国针灸》2005年第4期）

谈谈缪刺的命名

缪刺为《内经》刺法名，首见于《灵枢·终始》,《素问·缪刺论》对其作了具体的论述。然目前针灸界对其命名尚存有不同意见，以至于影响缪刺的研究和临床应用，有鉴于此，笔者仅就手头资料，述之于下，不当之处，还望诸位同道批评指正。

《素问·缪刺论》一开始，就把病邪从外入侵人体的途径，至络至经的次第交代得清清楚楚。接下来又着重指出本论系探讨病邪客于络，而尚未“入于经”的问题。其具体情况是:“夫邪客大络者，左注右，右注左，上下左右与经相干，而布于四末，其气无常处，不入于经俞，命曰缪刺……邪客于经，左盛则右病，右盛则左病，亦有移易者，左痛未已，而右脉先病，如此者，必巨刺之。必中其经，非络脉也。故络病者，其痛与经脉缪处，故命曰缪刺。”应该说《缪刺论》行文至于此，已把病在经在络，巨刺和缪刺的异同，都阐述得非常详尽了，可以说唯本论有主题字“缪”，及其组成的“缪处”“缪刺”以及后文“缪传引上齿”中的“缪传”三词颇难理解，故确有对“缪”字进行讨论并诠释之必要。

初唐医家杨上善最早对“缪”作了注释，其在《黄帝内经太素·量缪刺》中云:“痛病在于左右大络，异于经络，故名缪。缪，异也。”这样,《缪刺论》中的“缪处”就成了“异处”,“缪刺”就是“异刺”,“缪传”也就是“异传”。明代张介宾在《类经》中亦曰:“缪，异也。左病刺右，右病刺左，刺异其处。治奇邪之在脉络者也。”杨氏的“缪，异也”和张氏的“刺异其处”成了现代不少《内经》注家，加以展开、发挥的经典依据。但是以为“缪”音“谬”，释“异也”，不符合《内经》之旨。众所周知,《内经》之中属于处方配穴范畴的取穴法，主要有输刺、远道刺、偶刺、巨刺和缪刺等。在这些取穴法中，除了偶刺的针刺部位与疾病症状的表现较邻近外，其余均为异处，并非仅限缪刺。《内经》中每种刺法的冠名，都包含了该刺法的特征，缪刺的特点，也并不体现在“刺异其处”上。经络的作用和特点，就注定了针刺之时，“刺异其处”为常用之法，并不仅囿于局部取穴，所以用“刺异其处”来解释缪刺的“左病刺右”“右病刺左”，是不很确切的。此外，经文中明确指出“夫邪客大络者，左注右，右注左”，故将“缪传”注释为“异传”，也明显不符合《内经》之原意。

其后，唐代王冰在《素问·三部九候论》里对“奇邪之脉则缪刺之”句注:“奇，谓奇缪不偶之气，而与经脉缪处也。”值得注意的是，他只对“奇”字作注，而未对“缪”字注解。“奇”肯定是不偶的，那么他把“缪”放在后面，应该怎么解呢？他杜撰的词“奇缪”又是什么意思呢？看了他上半句的注文，又如何能读懂下半句中的“缪处”呢？他又在《素问·缪刺论》中注曰:“缪刺，言所刺之穴，应用如纰缪纲纪也。”似乎作“谬误”解，但也未对“缪”字作注，如果将王冰的观点理解为“谬误”“错误”的意思，好像又不像，否则他所造的词“奇缪”就成了“奇谬”“奇错”了。而前面提及的三个关键词，岂不就成了“错处”“错刺”“错传”了吗？不过有一点是可以确定的，即王冰并不赞同杨上善的观点，只是极力避免直接对“缪”字作注，因此他的注释只能算是似是而非了。

汉字是形音义的统一体，因此研究时应该形音义兼顾。考“缪”字是一左右结构的形声字，其左侧为“糹”现简化为“纟”。“糹”，《说文》谓之：“细丝也，象束丝之形。”故“缪”字当与细小之丝麻之类有关。其右为“翏”，《说文》曰：“翏，高飞也。从羽，从㐱。力救切。”上古之时，“翏”字系常用字，有以之为国名者，有以之为姓者。在文字学上，形声字是造字的主要方式，其结构多为左形右声。古人在“翏”之左侧加上不同的偏旁，从而造出许多新字，如加上“言”旁，便成狂者之妄言的“谬”；如加“木”旁，则为树木向下弯曲的“樛”字。同样在“翏”之左侧加上“糹”，从而造出“缪”字。“缪”字在上古之时亦为常用之字，春秋战国时国君称为缪公者甚多，“缪”也为姓氏之一。汉字初造之时，本是一形一义一音，后来由于语义的引申、假借、同义换读、异字同形、读音讹变等原因，形声字逐渐出现了与声符读音不相一致的情况，字义也越来越丰富，从而造成一形多音多义。一些多义多音字之间的关系缘由，比较复杂或难以稽考。“缪”字早在上古时就是多音字与多义字。《说文》载“缪”字“从糹，翏声。武彪切。”由此可见，汉时“缪”的读音已由“力救切”变成“武彪切”。马叙伦认为，《说文》所载“枲之十絜也”不似本训，确有见地。其本义当系《睡地虎秦墓竹简·封诊式》所载，为帛之一种。一般说来，多音字中的音和义，总是相对固定的，一经约定俗成之后，便不能随意改变。《汉语大字典》载，“缪”作“交错”义时，其音应读为“居虬切”，即“鸠 jiū”。

最早明确提出“缪刺”之“缪”为交错之义者，为日人丹波元简，其在《素问识》(1806)中记载："盖左病刺右，右病刺左，交错其处，故曰缪刺。"1984年出版的《针灸大成校释》更明确提出：缪字音鸠(jiū)，"交错之形也。"1987年出版的《针灸学辞典》，也在"缪刺"条下称："缪，是交错的意思。"1996年高忻洙《实用针灸学词典》亦有相同的记载。我们在2002年也发表文章赞同这一说法。2004年丁习益撰文《"缪"字音义考》予以论述，认为"缪"字的交叉之义已相当明确了，而且读音jiū亦无异议。最近陈以国等也同意《针灸大成校释》之说。

古人行文，力戒重出，故有避复之法。所谓避复，即在上下文中，对相同意义采用不同的词句来加以表达，可使文字生动多姿，以免单调。如《素问·阴阳类论》曰："此六脉者，乍阴乍阳，交属相并，缪通五脏，合于阴阳。"文中前用"交"，故后用"缪"，当为避复之故。十分清楚，此处的"缪"，为"交互"或"交错"之义。《素问·缪刺论》曰："夫邪客大络者，左注右，右注左。"与"故络病者，其痛与经脉缪处，故命曰缪刺。"表达的是病因与症状的上下起承转合，上面讲了"邪客大络"是"左注右，右注左"，接下来表述症状也是使用了"避复"这一修饰手法，也体现了《内经》作者的文笔之美。下面的"命曰缪刺"，说的都是刺络时是交叉取穴施术的；至于后面的"缪传引上齿"，系因前文已有明文，故"齿唇寒痛"，也是病邪客络，左右交叉"传引上齿"所致，用"缪传"也是为了"避复"，言简意赅地把齿痛的病因讲清楚了。这样，《素问·缪刺论》中的三个关键词"缪处""缪传"和"缪刺"，便可得到合理的解释："缪处"即交错地相处，"缪传"即交互相传，"缪刺"即交错取穴针刺。

至于"缪"为何有交错之义，我们认为其和我国古代的重要宗法制度，即宗庙、墓地或神主的辈次排列的昭穆制度有关。古人在宗庙座次上，以始祖居中，东向；二世、四世、六世位于始祖的左方，朝南，称昭；三世、五世、七世位于右方，朝北，称穆。在坟地葬位次序上，也如《周礼·春官·冢人》云："先王之葬居中，以昭穆为左右。"在祭祀时子孙也按这种规定排列行礼。旧亦泛指宗族的辈分排列行礼。这种一左一右相互交替排列，亦称左昭右穆制。上古之时，"缪"与"穆"互为通假字，如《礼记·大传》中"序以昭缪"，就以"缪"作"穆"；《书·金滕》谓"我其为王穆卜"，《史记·鲁周公世家》言"穆卜作缪卜"；《荀子·哀公》云："缪缪纯纯"；《大戴礼·哀公问五义》作"穆穆纯纯"。甚至春秋战国时期的秦缪公、宋缪公、卫缪公中"缪"，又常常写成"穆"。高亨在《古字通假会典》中收集了"缪"与"穆"通假之例有三十余条。至于"缪"与"穆"通假之缘由，马叙伦在《说文解字六书疏证》中以为："古书穆缪通假，岂穆为穋之之转注字耶？穋音来纽，古读归泥，穆音明纽，明泥同为边音也。"因为昭穆制度为左昭右穆，排列交互，故与"穆"相互通假的"缪"字就具有"交错"之义。

学习古代经典著作时，读一点前人的注释，有时确能有所帮助。应知不是所有的注解都是正确的，千万不能以注家名气之大小，作为判断其注文正确与否的依据。要得出正确的结论还须依据原文及有关文献资料，多方合参。我们今天探讨"缪刺"中"缪"字的形音义，是为了正确理解《内经》作者的原意，纠正目前对其音义的错误认识，更好地继承和发扬中医学，以推动"缪刺"的临床应用和研究。

（本文与冯禾昌合著，原载于《上海针灸杂志》2014 年第 8 期）

注：可参考下篇《再谈〈内经〉中的缪刺》一文。

“伏针”质疑

“伏针”，即在盛夏伏天进行针刺以治疗疾病，主要流行于江、浙、沪地区。有人认为本法“将传统季节节律与针灸治病相结合，是继子午流注等之后又一特色疗法”，针家要重视外，且应“使这一独特疗法得以发扬光大”。对此，笔者不敢苟同，谨将拙见述之于下，望高明者正之。

伏天，为时令名，又称伏日、三伏，有初伏（头伏）、中伏（二伏）、末伏（三伏）之分，即是从农历夏至后第三个庚日到立秋后第一个庚日后10日，约自公历7月中旬至8月中旬，是一年中最为炎热的时期。根据《史记》的记载，早在春秋战国之时，秦国已有“三伏”之说。

我国最早的医学经典著作《内经》和《难经》均认为针刺治病一年四季均可进行。但取穴及针刺浅深有所不同。如《素问·诊要经终论》云：“春夏秋冬，各有所刺，法其所在。”《灵枢·四时气》云：“四时之气，各有所在，灸刺之道，得气穴为定。”《难经》也载称：针刺之时，春夏应浅取之，秋冬应深取之；春刺井，夏刺荥，季夏刺俞，秋刺经，冬刺合。无不认为四时皆可针刺，并未言盛夏之时疗效最佳。《素问·八正神明论》虽有

“天寒无刺，天温无疑”之语，实指针刺之时，须解衣露体，而古时限于条件，难以对抗寒冷，其目的是为了避免脱衣针刺受寒而导致其他疾病。如设法使病人不畏寒或局部气温升高至适宜，则亦可针刺。如元代窦汉卿在其所撰的《针经指南》中即认为大寒之时，可“令病人于无风暖室中，啜以粥食，饮以醪酪，令病人无畏寒气，候气血调匀，然后可刺”。

“伏针”最早见于《裴子言医》，该书原名《言医》，由明代裴一中所著，成书于明崇祯十七年（1664）。书中对当时习以成风的“伏针”，进行了批评：“世俗则专泥于伏暑之月，不思病之感也，有浅有深，其治疗也，有缓有急，岂可概至伏暑之月而后针且灸耶？”其后，清李学川在《针灸逢源》卷三中将其中有关反对伏天针灸的内容予以转录，并加上“针灸不拘三伏”的标题；王士雄亦把《言医》，收入《潜斋医学丛书十四种》之中，还加以评述。惜均未引起重视。

据文献记载明时江浙农村以种植水稻为主，有“苏（州）松（江）熟，天下足”之说。这些农民生活相对稳定，但在全国各地农民中，“吴农又劳中之劳”，他们长年劳作在田头，少有闲暇，故形成了一些独特的风俗。如端阳前后，嘉兴农民插秧完毕，便凑钱在田头饮酒赛乐，谓之“青苗会”。伏天之时，水稻尚未成熟，农人可以小歇避暑，加之其时衣着单薄，便于接受针刺、艾灸的治疗，久而成俗。此可能是“伏针”“伏灸”流行于江浙一带，而其他地区不见之原因。

或曰：清代名医叶天士倡导“伏针”，因其在医案中曾曰：“痹者……当此长夏，发泄司令，按图针刺：每五日、七日一举，经络气血流行，邪气难以容留，徒药无益，遵古方服活络丹，即再造丸……”细观原文，此案为痘后复感外邪，两膝骨痛，几更寒暑不愈。叶天士认为众药无效，唯古方活络丹可用。陈斌等将“徒药无益”之后的文字略而不录，实属断章取义。

伏天的特点是气温高、气压低和湿度大。中医认为暑性炎热升散，耗气伤津，且多夹湿邪。因此“伏针”治疗有所利还有所弊，不可不知。伏天气候炎热，衣着单薄，易于操作，是其优点。然闷热的气候对人体弊多利少，此时若非急重病人，当不应动员患者进行针刺治疗。中医还强调四时之正气，每一季节气候的太过与不及都可为致病之虚邪，应尽可能地避之，所谓“八正之虚邪，而避之勿犯也”。《素问·四时刺逆从》篇认为：邪气常随四时之气血而客于人体，故针刺之时应该顺从其经气所在，否则就会对人体造成伤害，夏季也不例外。“夏气在孙络，长夏气在肌肉。”因此“夏刺经脉，血气乃竭，令人解㑊；夏刺肌肉，气血内却，令人善恐；夏刺筋骨，血气上逆，令人善怒”。针灸名家陆瘦燕指出：“伏针”易使人脱气，往往发生晕针事故；“阴虚阳亢或气火有余的病人，伏针是没有必要的……”可见伏天不能不顾体质如何，暑热是否太过，一律予以针刺。“伏针”的倡导者没有全面考察《内经》中季节与针刺的关系，仅凭伏天气候炎热，腠理开疏，就片面地认为“此时针刺必能引伏留筋骨深处易于外泄”，是欠于妥当的。

疗效是针灸疗法的关键所在。到目前为止，尚无“伏针”疗效优于其他季节的报道。我们在临床上观察到，伏天针刺治疗痹证效果与其他季节针刺并无差异。相反，对同样盛行于伏天的“伏灸”倒是见有洪海国等的研究报道，在治疗支气管哮喘时，伏天化脓灸和非伏天化脓灸具有同样的临床效果，没有必要严格限于伏天施灸。

因此，“伏针”虽是明代医家所倡立，后由许多针灸家所推重，对推动和普及针刺疗法起过一定的作用，应予肯定。但将这一季节的针刺治疗誉之为“特色疗法”，未免过于拔高，至于“发扬光大”则更无必要。作为医者应告知患者，一年四季中不论何时患病，均可进行针刺治疗，而不应盲目倡导“伏针”。

（本文与冯禾昌、杨文彩合作，原载于《上海针灸杂志》2006 年第 3 期）

从《伤寒》"温针"到陆氏"温针疗法"

"温针"之称，最早见诸东汉末年张仲景的《伤寒杂病论》（以下简称《伤寒》)。至于何为"温针"，则众说纷纭，有以为"诸注欠详"者，有以为其"与烧针同义"者，也有以为系"暖针"者，有以为即"以艾绒烧针尾"者等。现仅就手头资料，对其操作方法之演变发展作一探讨。不当之处，望高明者指正。

1. 针具的材质形状与"温针"

从针具发展史来看，古代钢铁的冶炼技术为针具的制作和发展奠定了基础。西汉后期进入完全的铁器时代，魏晋南北朝为制钢术大发展的时期，唐宋至明中叶则是钢铁技术全面发展和趋于定型的时期。至于针具之形状结构，则变化较大。

据《灵枢》之《九针十二原》《九针论》等记载，其时所用之针具有九，但常用之针具为毫针。毫针"取法于毫毛""长三寸六分""尖如蚊虻喙"，至于具体形状则未详细描述。

1968年河北省满城县西汉中山靖王刘胜墓出土的4枚金针、5枚银针，为研究《内经》之九针提供了直观实物。其中4枚金针制作精致，保存完好。针柄作方形或扁方形，较针身为长，柄上有小圆孔，便于悬挂。针身部分的断面为圆形。银针都已残断，形状与金针基本相同。据专家考证，金针中有锋针、鍉针和毫针，银针中1枚似圆利针。这些针具的形制与《灵枢》所载基本相同，也与以前所发现的石针和青铜针一脉相承。其中两枚毫针通长6.6 cm，针柄长4.9 cm，针身长1.7 cm，针柄的长度约为针身长度的3倍。针身愈至末端愈尖，针锋尖锐。可见，其时医者所使用的针具所用材料主要为铁或钢，形制则与金针银针一致。此时的毫针之方形或扁方形针柄便于执捏，但无法施行捻转手法，过长的针柄使针无法竖立；逐渐变细的针身，限制了刺入的深度。故东汉时无法在毫针刺入之后，再以艾团裹于针柄燃烧。

2.“白针”与“温针”

据《伤寒》记载，其时有温针、烧针、火熨、火熏、火灸等多种火疗方法，若误用之则可引起的一系列变证，谓之“火逆病”，属于“坏病”范畴。火疗诸法中与针具相关的有温针和烧针，显然两者有别。其中关于“温针”之论述计5条，如：第16条“太阳病三日，已发汗，若吐、若下、若温针，仍不解者，此为坏病”；第119条“太阳伤寒者，加温针必惊也”；第267条“若已吐下，发汗，温针，俨语，柴胡证罢；此为坏病”。然张仲景并未就“温针”的操作加以说明。

考在唐初孙思邈所撰《千金要方》(以下简称《千金》)与《千金翼方》(以下简称《翼方》)中均有“温针”及其操作方法的记载，是为探讨《伤寒论》所载的“温针”的珍贵资料。

《千金》卷三十“孔穴主对法”中关于“温针”的记载为：“其

有须针者，即针刺以补泻之，不宜针者，直尔灸之。然灸之大法，但其孔穴与针无忌，即下白针。若温针讫乃灸之，此为良医……若针而不灸，灸而不针，皆非良医也。针灸而药，药不针灸，亦非良医也。但恨下里间知针者鲜耳。所以学人深须解用针，燔针、白针皆须妙解，知针、知药固是良医。”

由于年代久远，《千金》中鱼鲁错讹，在所难免。上文“针灸而药”之“而”字，《〈千金〉针灸类编》认为“按文义当作‘不’”。若据上下文字，“然灸之大法”之中，似遗一“针”字。

《灵枢·官针》曰：“焠刺者，刺燔针则取痹也。”“燔”在《说文·火部》中的解释为“燔，爇也”，而“爇，烧也”。故“燔”即是“烧”。《伤寒》中的“烧针”就是“燔针”。至于“白针”，最早则见诸东晋陈延之《小品方》。《小品方》约撰于公元454年至公元473年。其文为“有气肿病，其状如痈，无头虚肿色不变……宜服五香连翘汤，白针气泻之”。《集验方》《千金》等也予转录。晋唐之际，以铁制针。纯铁虽为白色或者银白色的，但非常容易氧化，表面呈蓝黑色，称为“黑金”；若中含杂质，则易生锈。《医心方》称，烧针过热，则为紫色。所以“白针”之“白”，既非言针之色，亦非烧针过热之色。

纵观《伤寒》《千金》等古代文献，颇多方言俗语。近来有医家认为《伤寒》中存有河南南阳方言。沈澍农认为，由于《千金》融入了不少古代医书的内容，因而事实上也纳入了这些著作的语言。先秦两汉以及汉魏晋唐的一些词语至今仍鲜活地存留于河南方言之中。《河南省志·方言志》认为“白”是河南话中常用否定副词，相当于普通话的“甭”，即“不用”的意思。《河南方言词语考释》记载开封、洛阳方言中的“白”字为“不要”之义，并认为“别音同白，这一语音在河南方言具有很强的一致性”。可见“白”字即河南方言中“不要”“不用”和“别”，都具有否定的意思。“燔针、白针皆须妙解”，此处“燔针”与“白针”并提，说明了二者所指有别。《针灸学辞典》白针条下称其“指单纯的针刺方法……又称冷针”。《图说中医针灸》认为，《灵枢》中“针具针法若统而言之，则不出‘血针’——刺络法、火针——燔针法、气针——白针法三大类”，直接将白针称为气针。因此，“白针”是“白燔针”之简称，即强调所使用的针具不要燔烧。

《千金》与其他古医书一样原无句读，而句读的正确与否，对理解原文影响尤大。《千金》中“若温针讫乃灸之”，目前多数文献作“若温针讫，乃灸之”。然该句上文中只有针、灸与“白针”，未言“温针”，故断为“若温针讫”，似缺乏依据，不符文理。据上下文，“若温针讫乃灸之”句，似应断为“若温针，讫乃灸之”，即如欲施行“温针”之法，当在“白针”操作结束之后，再施以灸法，即针后复灸。如此则行文畅顺，符合其时临床。

《翼方》卷二十八之“用针法”记载，其时针家以为“凡病皆由气血壅滞，不得宣通”所致，因“针以开道之，灸以温煖之”，故而“针讫，皆无不灸”。此或为《伤寒论》将其称为温针之原由。

3.“温针”利弊之争

由于“温针”之法，为针后复灸，故受到一些医家的反对，如《医心方·卷二》“针例法”引德贞常的“凡刺竟不得即灸，若拔针即灸者，内外热气相击，必变为异病也”。窦汉卿在《针经指南·气血问答》中强调“针则针，灸则灸，若针而弗灸，灸而弗针”。《医学入门》甚至认为“庸医针灸一齐用，徒施患者炮烙刑”。《针灸问对》中有“既针后灸……为害不浅”。《针灸集成》则有专节论述“针灸不可并施”。

然而，针后加灸之法一直流行至今。查《千金》《翼方》之中多处介绍“针讫而后灸”，如《千金》卷十四治风眩中“初得针竟便灸，最良”。《翼方》卷二十六治“偏风半身不遂……得气即泻，疾出针，于痕上灸之良”。《太平圣惠方·卷九十九》下昆仑条，“得气即泻，速出针，出后灸之良，日灸七壮”。《扁鹊心书·失血》治伤肺气则血从鼻出，“急针关元三寸，留二十呼立止，再灸关元二百壮”。《卫生宝鉴》治疗肩臂膊痛无主持，“肩井穴内，先针，后灸”。《扁鹊神应针灸玉龙经》治疗肾虚腰痛时，认为可针刺肾俞穴后，“多加艾火灸无妨”。《普济方·疟论》治疟疾久不愈，“于大椎中第一骨节尽处，先针后灸三七壮，立效”。《医方类聚·五脏门九》卷十二引《神巧万全方》“治肝虚方；俗中多不善行计，此方云：针灸者，先针后灸尤佳”。近现代一些针家亦非常重视针后复行灸之法，如承淡安《中国针灸治疗学》(1931)的“针灸治疗各论”中计有伤寒门、中风门、咳嗽门、臌胀门、头部病门、手足病门等42门，其中应用“针后加灸”者有26门，约占60%。临床上有医者治疗白浊时，其中关元、肾俞二穴针后各灸5~10壮；亦有治腰痛“肾俞针后加灸”者。20世纪50年代《新针灸学》载称“中国针灸疗法，一般是针后再灸”。此外，魏稼、孙学全、吕景山、葛书翰等名针家皆有针后复灸之述。

针后复灸，之所以得到历代针家之青睐，至今仍在应用，有其原因。《针灸大成》中提及“或针灸可并举则并举”“近见衰弱之人，针灸并用，亦无妨”。民国赵辑庵认为，“出针后，未经揉闭穴眼，即用艾炷灸治者，曰针后行灸法……灸针刺后之穴孔，其效速；灸未针穴孔，其效缓”。张缙在临床上，对“得气情况并不甚好”者，选用针后加灸。魏稼认为“针灸合用已被广泛采用，并未发生事故，而且效果相得益彰”；针灸临床上最常见“风湿性关节肌肉痛，更需针灸并施”。鲁之俊《新编针灸学》(1950)则从机理上肯定了“针后加灸”，认为“针去后即用艾柱灸之，艾内含有蛋白挥发性物油类（按：疑含有蛋白质及挥发性油类）和一部分奎宁……其作用为热的刺激加强针的效能，使局部充血”。可见针后复灸历史悠久，应用广泛，似有必要加强对其研究。

至于50年代以后针后复灸应用较为少见之因，除与此法费力费时，不能满足临床需求外，尚与其时学习推广朱琏《新针灸学》有关。因朱琏在治疗自己坐骨神经痛时，发现“针刺后不一定要用艾灸”。自此之后，针后复灸之法的应用便较少见到了。

4.《明医杂著》之“温针”

宋初《太平圣惠方》卷九十九“针经”，为“唐代后期针灸文献”，其序中称“右手存息捻针”，说明其时针柄已为圆柱形。元《针经摘英集·九针式》之图，毫针外形与今基本相同，针柄上有便于捻针的缠绕物，针尾中空。晚唐针具之革新，金元时期针法之兴起，为“温针”之变革创新提供了土壤和动力。

时至明代，针后复灸一法，仍为针家所习用。但在实践中，一些针家发现此法操作繁琐费时，于是对之进行了改造。王纶《明医杂著》(1549)卷四中以问答形式记载了其时民间所盛行的“温针”，并对其来源、方法、适应病症以及作者之看法予以阐述。原文不长，录之于下。

答：古者，针则不灸，灸则不针，未有针而加灸者，此后人俗法也。此法行于山野贫贱之人，经络受风寒致病者或有效，只是温经通气而已，于血于痰，无预也。古针法妙甚，但今无传，恐不得精高之人，误用之，则危拙出顷刻，惟灸得穴，有益无害，日后宜行之。

此法行于民间山野，乃贫贱楚人之俗法。虽治疗经络受风寒致病有效，但王纶对其持反对态度，认为古法“未有针而加灸者”“误用之，则危拙出顷刻”。薛已也在注中加以反对，认为“温针之法，尤为垂谬”。

按此法实系《伤寒》所载之“温针”发展而来。只是将针后复灸，改为“以香白芷作圆饼，套针上，以艾针温之”。针刺之同时再于白芷饼上燃艾，创造性地将针刺与艾灸结合在一起。丹波元简敏锐地认识到：“此岂古温针之遗法邪？”此法为针刺加隔物灸，减少了操作时间，同时艾绒燃烧时产生的温度可通过针柄和针身传导，增强了疗效，体现了“山野贫贱”者的智慧。

《明医杂著》关于“温针”的文字，经《针灸聚英》《针灸大成》等引录，影响反而扩大，这恐怕是王、薛两人所始未料及的。

5. 从“烧针尾”到“温针疗法”

随着临床应用的发展，一些针家觉得“以香白芷作圆饼，套针上”，再燃以艾，仍不够方便，于是逐渐弃用白芷饼，将艾团上移。至于何时何人所为，已无法考证。《针灸学辞典》认为“近代所称温针，不用药饼承艾，似为此法的演变”。明代李梃《医学入门》(1575）中“杂病穴法”有“阳陵三里烧针尾”，注曰“痹不知痛痒者，用艾粟米大于针尾烧三五炷，知痛即止”。后又“脾病气血先合谷，后刺三阴针用烧”，注曰：“烧针法见前。”一些文献认为“烧针尾”或“烧针法”，即今日之“温针”，这是值得商榷的。虽其适应证也与《明医杂著》一致，又弃用了白芷饼，然所用之艾绒仅为“粟米大”。至于如何置于针尾，书中未言。黍粒之长仅1分左右，故推测或置于针尾之环形孔中，或粘附于针尾，与今日艾绒缠裹针柄（含针尾）还是存有较大差别。

清代黄庭镜《目经大成》（1741）于百会穴条下记载：“头痛急痛，用艾缠毫针刺及骨，燃着，火尽，痛不止，再灸三五壮。”针身光滑，针柄有便于行针之缠绕物，艾绒当系缠绕于柄、尾之上。故《目经大成》所述，已接近今日之“温针疗法”。

时至民国，艾缠针柄燃烧之法，在李培卿、陆瘦燕父子的倡导下，盛行于上海，深受患者欢迎，影响巨大。李培卿（1865—1947）于上20世纪30年代来沪行医，发现风湿病证较多，于是使用艾缠针燃烧予以治疗，“既快速、又有效”。其子陆瘦燕（1909—1969）继承父业，推广以艾燃针法。据周味辛氏记载，“上海盛行温针法，凡挂牌‘针灸疯科’的中医师，大都采用。上海的温针法，近一二十年来由于陆瘦燕等几位针灸家的倡导风行全市，‘艾绒针’之名为上海广大人民所熟稔”。陆瘦燕在临床实践中又对“温针”法有了进一步认识，不但指出适应证为“温针的适应，宜于六淫之邪（风、寒、暑、湿、燥、火）所侵袭而致的疾病，如治冷麻不仁，走注痠痛，关节不利，经络壅滞，肿胀腹满，以及瘫、痪、痿、痹四大奇疾，久病经络空虚，荣卫之气不调等病，效果尤著，特别对一切慢性疾病之属于阴塞者，更为相宜”，又指出其禁忌证为“高热、肝阳、心悸、惊恐、抽筋、震颤、癫痫、喘息，以及不能留针的患者”。反对“艾炷不宜过大过多”，认为“依我个人的经验，一般只须灸一壮（如枣核大）就够了，不必多灸”；还指出“粗针，短针，银针等传热较快，艾炷宜小；长针、细针、钢针等传热较慢，艾炷不妨稍大”。从理论上予以总结提升，使之成为“温针疗法”。

“温针”一法，也在江、浙一带流行，如承淡安在《中国针灸学讲义》（1941）称温针灸法“为今日苏省之最盛行者，俗称热针”，“亦有大效”。《浙江近代针灸学术经验集成》记载“浙江各地针灸医家大多施行温针”，“江南地区，尤以太湖流域和沿海诸地，土地潮湿，民病寒湿痹病、脚气等疾甚众，针灸医家盛行温针之法，至今不衰”。甚至山东针家焦勉斋也重视此法，还撰文对其适应证和禁忌证进行介绍，以为“温针法用之得当，则收效如桴鼓”，并对其操作有所改进，以艾条烘烤针柄。日本人将针尾称为“针头”。据赤羽幸兵卫《灸头针法》记载，有笹川智兴自昭和六年（1931）起使用“灸头针法”，其法先将小指头大小的艾绒一分为二，然后在针尾将两侧紧紧贴在一起，从两端点火。笹川智兴后人于昭和10年（1935）出版《心灸疗法大成》，该法仅作为附录。1954年间中喜雄和许米特在合著中介绍了西泽道氏运用“灸温针”的经验。赤羽幸兵卫则在针柄安装倒置帽形物，以盛艾绒，防止掉落。赤羽氏1971年所著的《灸头针法》，应是世界上第一部温针疗法专著。

自1949年后，“温针疗法”广受各地针家的重视，被收入教材和专著，其应用和研究频见报道。1976年张学贤所撰《温针疗法》，为国内首部温针疗法专著，该书先于内部出版，两年之后公开出版发行。至于电热针疗法、银质针灸法等，皆系温针疗法之发展，但所用针具须特制，价格较高，又非一次性产品，故难以推广。

现代一些专著之中，将“温针疗法”归于灸法之类，是欠于妥当的。因为对于温针疗法归属问题，陆氏早就明确指出，“针尾加温，调其营卫之气，不过是在补虚泻实后起了辅助作用，目的在帮助针力的不足”。其说得到其他医家的赞同，如施孝文也认为，“温针疗法以针法为主，燃艾只是辅助之法……故温针乃系以针刺为主，应归属于针法范畴”。

6. 结语

综上所述，《伤寒》中“温针”演变为今日的“温针疗法”，不是偶然的，其与毫针的制作材料和形状结构密切相关，同时也历经各代针家不断实践与改进，是无数针家智慧的结晶。

《伤寒》中“温针”的发展演变途径有二，一是针后以艾温之法，一直延续至今，只是“温”之法有所变化，除以艾炷直接灸者，还有以黄金饼块烧灼者，甚至有缸灸者；二是由于毫针形状结构的革新，时至明代，其操作发生变化，不再针后施灸，而是以香白芷作圆饼，套针上，行隔物灸；进而去除白芷饼，直接将艾粒安于针尾，以简便易行；之后又以艾缠柄尾，则更为便捷。

自 20 世纪 30 年代李培卿、陆瘦燕父子致力此法，特别是陆瘦燕大力推广，并从理论方面予以阐发，从而形成“温针疗法”。“温针疗法”为海上陆氏针灸流派之重要特色。

由于目前临床所使用之毫针，为不锈钢所制，而不锈钢是热的不良导体，建议有关厂商开发生产温针疗法专用的一次性针具，以便针家选用。此外，鉴于“温针”之称容易引起误会，建议今后统一称为“温针疗法”，并纳入针法之内。

（本文原载于《上海针灸杂志》2022 年第 4 期）

注： 1.《灵枢·禁服》中记载，脉“紧则痛痹……紧则先刺后灸之”，似为“针后加灸”之最早记载。

2. 著名针家朱琏在《新针灸学》中记载，她曾患两下肢坐骨神经痛，经多种方法治疗，均无效果，三晚不能入眠。于是向鲁之俊院长借了两根针灸针，先自己针右侧的环跳穴，针后腿如触电，不知不觉睡着了。15 分钟后，她被叫醒起针，“这时如烧、如灼、如钻、如刺的难受劲已烟消云散了。”第 2 天害怕疼痛再作，于是又针刺左侧环跳穴和左右内庭穴。朱琏是任作田先生的学生。任作田先生（1886—1950），辽宁辽阳人，出身于耕读之家。25 岁重病卧床，经半年多的中医药和针灸治疗，体渐康复，遂嗜医术，曾得姜文远先生针灸精要和秘传，业余以针技为民众义务治病。之后，参加革命运动和抗日战争，1939 年辗转来到延安。1941 年由他主持的延安针灸疗病所在窑洞中诞生。他除了用针灸为干部和群众治疗外，还努力举办针灸培训班，传授技术。

《新针灸学》还记载：“这一次的治疗经验告诉我，在针刺后不一定要用艾灸。”说明了任作田先生原来在治疗和传授时，针刺之后是要加灸的。由于《新针灸学》的影响巨大，朱琏“在针刺后不一定要用艾灸”的经验，为众多针家所接受，此或为 20 世纪 50 年代以后，“针后加灸”没有受到重视之原因。

3. 可参考下编中《〈增订中国针灸学〉中的“针后加灸”》一文。

担截法初探

担截法，为针刺治疗两种方法的合称。首见于元代王国瑞《扁鹊神应针灸玉龙经》中载录金代马丹阳的“天星十一穴歌诀”：“合担用法担，合截用法截。”至明代徐凤著《针灸大全》增加太冲穴，题名“马丹阳天星十二穴并治杂病歌”，嗣后《针方六集》《针灸聚英》《针灸大成》等均予收录，遂广为流传，影响颇大。然而由于原文未对担截法作进一步阐述，以致后世“诸家各以己意而释之”(《针灸问对》)。归纳古今医家之说，主要有以下几种看法。

（1）指取穴数量的不同。如《针灸问对》曰：“截者，截穴，用一穴；担者，两穴，或手足二穴，或两手足各一穴也。”

（2）指取穴部位的不同。如《针灸歌赋选解》曰：“某经两端取穴为担，从中取穴为截。”

（3）意为配穴方法的不同。如《针灸歌赋校释》曰：“担者，挑也，指病在中而上下取穴，使上下两穴相互呼应；截者，切断也，独取中间一穴，阻断病势。”《针刺手法一百种》曰：“担截法，是临证选穴配穴的一种特殊方法，它的特点是在四肢远端选穴，治疗胸腹头面疾患”。

（4）指行气手法的不同。如《针灸问》云："一说．右手提引谓之担，左手推按谓之截。担则气来，截则气去。"

（5）指补泻手法的不同：如《针灸大成》云："补针之法……再进一豆，谓之按，为截，为随也"，"凡泻针之法……退针一豆，谓之提，为担，为迎也。"《针灸歌赋选释》却认为："担是补法，截是泻法。"

以上诸说，笔者以为似均未阐明担截法的真实含义。

首先，从原文来看，"合担用法担，合截用法截"，就是说如果病情符合使用"担"法进行治疗的，就采用一定的方法来"担"，符合使用"截"法进行治疗的，就采用一定的方法来"截"。这里的"法"应是指配穴法或针刺手法等方法，由此可见，"担"与"截"显然并非指配穴法或针刺手法。

其次，《针灸聚英》转录凌汉章所编的集写本中的《拦江赋》亦以担截法为主要内容，因此可作为我们探讨担截法的重要文献。该赋首句就是："担截之中法数何，有担有截起沉疴。"说明了作者将担截法作为治疗疾病的总原则。接下来该赋分别举例论述了各种疾患的担截法，"心胸之疾内关担，脐下公孙用法拦"；"眼目之症诸疾苦，更须临泣用针担"；治疗伤寒可"再用内关施截法"；"夫弱妇强亦有克，妇弱夫强亦有刑，皆在本经担与截，泻南补北亦须明"等。从这些文字中，至少可以说明以下二点。①其中内关一穴，既可施担法，以治心胸之疾；又可施截法，以疗伤寒之恙，说明了担与截并非指取穴数量和部位而言。②凡上焦疾患，如心胸之疾，眼目之症，均用担法；而伤寒热病，脐下之病，则施截法，说明了担截法的应用与病症的部位和性质有一定的关系。此外赋中尚有许多具体的针刺手法，如"伤寒在表并头痛，外关泻动自然安"；"无汗更将合谷补，复溜穴泻好施针"；"但治伤寒皆用泻”；“但遇痒麻虚而补，如逢疼痛泻而迎”；“水分亏兮宜补肺”；“噤口喉风针照海，三棱出血刻时安”；“春夏井荥宜刺浅，秋冬经合更宜深”；“按定气血病人呼，重搓数十把针扶；战提摇起向上使，气自流行病自无”。若是担截法即指补泻手法或行气手法，那么赋中何须赘述各种针刺手法呢？可见担截法并非指具体的针刺手法。此外，赋中取穴虽以四肢腧穴为主，但也有取躯干腧穴的，如治疗伤寒时，“七日期门可用针”。这也说明了担截法也不是仅在四肢远端取穴。由上可见，认为《拦江赋》将担截法作为治疗疾病的总原则，是有一定依据的，是正确的。

造成对担截法解释混乱的原因，个人认为主要是由于一些针灸文献对“担”字的不正确训诂而造成的。“担”在《玉龙经》《针灸聚英》等文献中均作“擔”，于是有的针灸文献便望文生义地认为：“肩载曰擔”，并因之认为担法就是在一经的两端取穴，或病在中而上下取穴等，再从对担法含义的错误理解而主观地推测截法的含义。实际上“擔”和“担”为同音字，可互为假借。《辞源》担字条下认为“俗借为擔”。关于“担”字，早在南朝字书《玉篇》就释为“拂也”。《康熙字典》曾予以引录。《辞源》也认为系“拂也，出也”。《现代汉语小词典》将“担”和“擔”同时作为“掸”的异体字。因此担的原意是拂扫之义，如通常用羽掸和拂尘去除灰尘。马丹阳系金代道士，也是著名的针灸家，将使用针刺治疗疾病喻成用拂尘去除灰尘，是完全可能的，也符合他的道士和针灸家双重身份的。而所谓截者，断也，拦也。截法，就是采用断然手段，如以利剑击物，使病势停止发展，疾病速愈。早在晋代《肘后备急方》中，就有用砒石截断疟疾发作的载述，《千金》《外台》中也制定了众多的截疟方，清代赵学敏在《串雅》中还记载了其他疾病的截法治疗，近代名医姜春华提出了扭转截断治疗疾病的观点。在临床上，治疗热病时急下存阴，使不传经；治疗血证的止血法等，均属截法范畴。

综上所述，可以认为所谓担法，是在治疗疾病时采用较为平和的手段，如同使用撣子拂去灰尘，适用于症情较轻或病久休虚的病，犹如用药治病时崇尚轻灵，“四两拨千斤”；而截法则是采用断然治法，截断病情发展，犹如方中大方、猛方，以早速祛除病疴。它的意义在于表明临床施治时须根据病情的轻重缓急，采用相应的治法。

（本文原载于《中医文献杂志》1994 年第 2 期）

黄学龙对针灸学术的贡献
——兼论“头皮穴区疗法”

头皮针，为针刺头皮部特定刺激区的一种治疗方法，有方、焦、汤、林、朱诸流派。学界早有认为系黄学龙先生于20世纪50年代创立。然对黄学龙先生之生平、针刺头皮以治疗疾病之理论依据、刺激部位、刺激方法、临床运用等，细究者不多。为了促进头皮针疗法的研究与发展，现仅据手头资料，对黄氏生平及其对头皮针疗法之贡献，考述于下。

1. 黄学龙先生与《针灸疗法与生理作用》

黄学龙又名朱华、跃龙，号慈哉，浙江东阳湖溪镇黄大户村人，生于1877年。黄氏自幼天资聪颖，勤奋好学，光绪二十五年（1899）考中秀才。初执教私塾，新学兴起，遂考入浙江高等学堂内附设师范传习所，后又进入浙江省立两级师范学堂优级博物科学习。浙江省立两级师范学堂为培养中小学教师而设，分为优级和初级两部分。所谓博物科为动物、植物、矿物、生理和卫生等学科之总名。该学堂为当时浙江省最高学府，也是极少数新式学堂之一，监督（校长）沈钧儒、监学（教务长）许寿裳和教员均为留日归来之学者，还聘请日籍教师多名。1908年正式开学。1909年8月周树人（即鲁迅）先生出任生理卫生及化学教员，兼日籍植物教授助教翻译，编有教材《生理讲义》，绍兴鲁迅纪念馆藏本系黄学龙赠与。

黄学龙于1910年6月毕业后，辗转于金华、台州、处州、东阳等地，历任中等学校、师校之教员、校医、校长诸职。据《东阳市志》称，曾任国民革命军上尉军医。

黄学龙在《“阴阳”等旧名词之新释》中称，其所学为博物，读过生理与解剖，所以素不信中医理论，以其有玄学，又对中药不屑研究。1931年闻“金针可以疗病”，出于好奇，拜著名针家承淡安先生为师，“爰先研针，后研灸”，是年54岁。黄学龙以其中文和生物学的深厚功底，阅读大量中医针灸经典，潜心研究传统针灸理论。1936年便开始在《针灸杂志》上发表论文。1938年前后悬壶金华、东阳等地。1950年承淡安先生决定中国针灸学研究社复社、《针灸杂志》复刊，聘黄学龙为副社长，兼任《针灸杂志》主编。同年黄学龙参与组建东阳湖溪联合诊所，任针灸医师。1952年《针灸杂志》更名《针灸医学》，黄学龙任主编、特约编辑。

1954年浙江省卫生厅电召黄赴杭，为省西医师针灸学习班、杭州市卫生局举办的针灸学习班等讲授针灸疗法，并聘为杭州医院（省中医院前身）特约医师。1956年7月应邀前往浙江中医研究所工作，次年7月又作为首批四教师之一，赴浙江省中医进修学校（浙江中医药大学前身）任职，兼任《浙江中医杂志》编辑部审查委员。1958年春离职，回原籍行医。1962年辞世，享年85岁。

黄学龙先生为人刚正不阿，治学严谨，才华横溢，工篆隶、善诗歌。他力求以现代医学理论阐明传统针灸的奥秘，除研读中医典籍外，还博览《系统解剖学》《神经解剖学》《欧氏内科学》等现代医学书籍，做了大量摘录笔记。1950 年黄氏将之整理结集，计 89 篇，附录 1 篇。1951 年《针灸杂志》复刊号第 2、3、5 期辟专栏刊载部分。概民众“多喜汤药，不愿针灸”，故命之曰《屠龙之术》。至于其起于何时，黄氏未曾言及。查该书第 12 条《各井穴位置之我见》后有“三〇、七、一五、慈哉记”。考其立志学针灸时为 1931 年，则三〇年应为民国年号，即 1941 年。承淡安先生在序中也称其“数年来孜孜不倦，领悟积多，别类分门，笔之成集”，故初步认为黄氏之摘录笔记始于 1941 年。1952 年由苏州中国针灸研究社出版。1953 年又出版了《针灸疗法与生理作用》，此书分前后两编，前编注明即《屠龙之术》。1954 又加以增订再版。据初步统计增订本之后编载文 36 篇，其中发表于《针灸杂志》（复刊号）上的文章 20 篇，发表于 1952 至 1953 年《针灸医学》（第一至九辑）上的文章 16 篇，唯《释缩脚肠痈》一文未收入。本书体现黄氏主要学术思想，一经出版后深受针灸界的重视和赞许，誉之“内容悉根据科学理论，打开千年针灸学术之谜”。先生还在《新中医药》《浙江中医药》等杂志上发表论文多篇。另著《十四经疏解》，未及出版。

2. 分则为十四，合则统于大脑

自西风东渐，至 20 世纪 50 年代初，经络学说一直倍受到质疑，一些学者试图以神经学说替代经络学说。黄学龙则对经络学说予以肯定，他清醒地认识到：“针灸学术特性，不能以科学尽释其秘。吾人研究精神，要努力以科学减少其神秘。”“十四经络，在生理解剖上，无痕迹可求，在针治时有路线可证。”“十二经络之确实存在人身，有研究价值。”“若忽视经络，则犹舵工失去了指南，取穴便茫无标准。”

于是黄学龙便以生理解剖作为经络学说和针灸疗法的注脚，以证明经络学说合乎科学。其在《屠龙之术·引言》中认为“以针灸治病确有科学依据，确有治病特长”，“其治病原理，要在乎刺激神经”，虽内分泌的机能，“不亚于大脑”，但受到神经的支配。因此治针灸者对神经分布和机能、内分泌分泌机能，“不可不刻意研求”。黄氏这种以西释中，以神经学说与内分泌学说解释经络学说，以生理活动证明针灸疗法的科学性，得到承淡安先生的好评与支持。其在《屠龙之术》序中盛赞黄氏所语“皆淡安寻求而未得之真理”。黄氏还认为针灸理论中“若不能以科学说明，而事实上确如是者……不必削足就履，强以科学说明之”。有些“以神经分布关系解之则不可通”，“若以十四经‘是动’云云解释之，则迎刃而解”，“断不能胶柱鼓瑟，一一以神经分布状况解释之也”。黄氏让古老的针灸疗法与西方医学，经络学说与神经学说、内分泌学说相互融合，相互补充，开辟了新的思路，促进了针灸学说的发展。

50年代初，我国医学领域掀起了一场学习苏联巴甫洛夫学说医学理论热潮。1953年，中央卫生部率先成立巴甫洛夫学说学习会，此后全国各地类似的学习会纷纷出现。学习巴甫洛夫学说的活动，对包括中医在内的整个医学领域都产生了广泛的影响。1953年3月出版的《针灸医学》第六辑刊登黄学龙《针灸与巴甫洛夫》。黄氏认为“针灸疗法，是最古的，巴甫洛夫学说是最新的”，“我国最古的疗法，要以苏联最新的学说解释之，才能证明针灸治病，碻（“确”的异体字）有最高深的科学性。”“针灸医术，其高深的科学性理论，惟有巴氏学说能释之。”还撰写了《〈大脑皮层与内脏〉一书在医学方面尤其针灸之应用》等文章中，阐述大脑皮层与经络学说的关系。特别是在《针灸与巴甫洛夫》中提出“十四经络，鲜有离开头部者”，“分则为十四，合则都统于大脑”。直接将经脉和大脑联系在一起，为头皮针疗法的建构，提供了重要的理论依据。1970 年继耳针、鼻针、面针等疗法问世之后，头皮针疗法再次兴起，其领军人物为著名针灸专家方云鹏先生。《陕西省志》专列《头皮针》一节，记载了方云鹏先生率先创立头皮针，并在全省进行推广。方氏以“诸经皆通于脑”作为创立头皮针之理论依据，与黄氏之言，如出一辙。

3. 百会与矢状缝上诸穴

百会一穴，为历代针家所重视，以之治疗多种疾病，并以歌赋形式加以流传，如“脱肛灸长强百会之所”“百会龟尾治痢疾”“尸厥百会一穴美”等。《针灸腧穴通考》将其临床应用概括为：心神病症、头痛眩晕、五官病症、中风、小儿病症、妇人病症、脱肛、其他病症等 8 个方面。

黄学龙先生推崇百会穴，在临床实践中采用针刺、艾灸等多种方法，刺激百会穴，以治疗全身疾患，时有“黄百会”之誉。其将百会穴与大脑之功能分区联系在一起，认为此穴之下为大脑中央沟，中央沟之前为全身运动区中心点，中央沟之后为全身感觉区中心点。百会穴“适当全身运动区感觉区之中心点”，是“起死回生第一穴”。又认为其“为诸穴之冠”。他还非常重视前顶、后顶、强间、囟会诸穴，认为百会可适用一切症状，前后顶等穴，亦可兼取之，以加强其调节作用。这些腧穴均为督脉之经穴，位于矢状缝之上。1954 年黄学龙发表《如何运用大脑矢状沟上百会诸穴》一文。所谓“矢状沟”，即“大脑两半球中央沟向前后纵走者”，今称半球间裂或称大脑纵裂。其上为两顶骨之间的矢状缝，成人矢状缝间结构牢固，有丰富的交感神经分支，感受器错综交杂，从而形成网络。故针刺颅骨缝较针刺其他部位疗效更为理想。

黄氏称强间穴为“小百会”，因其下亦为枕叶视区，故除了能治疗头痛项强外，还能治疗目眩脑旋。黄氏又谓囟会穴为“大百会”，后顶穴下是“大脑枕叶外层，为高等视中枢”，主治恶风目眩不明。黄氏在《如何运用大脑矢状沟上百会诸穴》一文中增添了上星、神庭穴；在《延髓（延脑）之内容》文中添加位于枕骨粗隆上缘的脑户穴，认为其下为延髓，“有呼吸中枢、心跳中枢、呕吐中枢、发汗中枢、理糖中枢、血管涨缩中枢等”，“心的禁动中枢（迷走神经）在延髓两边各一。以纤维相连。”并引《甲乙经》中脑户的主治功效。这样，其刺激穴区从矢状缝分别向前、向后延伸，变成以督脉为纵轴。其又在《如何运用大脑矢状沟上百会诸穴》中认为：由于大脑枕叶有视皮层，故除了后顶、强间可以治疗枕部脑户穴旁开 1.3 寸的玉枕穴也能治疗“目痛如脱，不能远视”，脑户穴旁开 2.25 寸的脑空穴治疗“目瞑”和“目鼻痛”，都“可以得到生理上之相当解释”。这样便将脑户穴两侧足太阳经穴玉枕和足少阳经穴脑空纳入刺激区，从而形成以玉枕为中心的横向穴区。黄氏的头部刺激区由督脉、足太阳和足少阳经穴组成，其排列成“⊥”字形。为后之头皮针的发展奠定了基础。

其又在《脑之代理作用》中写到：“视区（枕叶）之于视觉，听区（颞叶）之于听觉。”又于《论循经取穴可以活用》中曰：“大脑两半球中央沟，与矢状沟约成七十度角。在中央沟之前者，曰前中央回，为全身各部运动中枢，自下而上，手之运动中枢在下端，足之运动中枢在上端，趾之中枢居巅。”黄氏还记载：大脑枕叶外层，为高等视中区。说明其对大脑皮质的功能分区明白清楚，其未按照大脑皮层上的功能分区取穴，是充满智慧，具有远见。黄氏认为大脑皮质的各种机能，是交错重叠，“嵌镶细工”，大脑皮质调节内脏机制，没有很精确的点样的定位。故而认为刺激之不必限于一点，百会前顶后顶都可以，稍有前后，不必拘泥，沟左右都系大脑皮质。“由大脑皮层发出的冲动，能同时影响许多系统”。《〈大脑皮层与内脏〉一书在医学方面尤其针灸之应用》一文提要计有16条，还记载了众多疾病可使用百会等穴进行治疗，此处不一一列举。黄氏还记载了灸百会治疗晕针、腹膨满、阴挺，灸强间穴治愈“目䀮䀮”等众多案例。

黄氏临床应用矢状缝百会诸穴，对方氏、汤氏等头皮针流派的创立，影响很大。1970年方氏将自前发际至枕骨粗隆上缘矢状缝至两侧，作为“伏象”（总运动中枢，简称总运）的头项躯干部分；汤氏则将此区域作为躯干阴、阳影射区。方氏又首次将位于大脑中央沟的运动区和感觉区等在体表的投影称为“倒象”“倒脏”，并予以依次将其与下肢、躯干、上肢、头面相应，同时增加了与前额内脏刺激点，以及说话、书写、记忆等众多刺激点；林学俭氏则创立枕部“小脑新区”和额部“精神情感”刺激区。方氏、林氏发展了黄氏头部取穴范围。

4. 浅刺、透刺与灸法

黄氏认为针灸疗法乃充分利用末梢神经之锐敏性，与内脏神经之互制性、大脑皮质之调节性，以适当刺激发挥其效力，使内外各部恢复其固有之机能。其在临床实践中采用针刺、艾灸、熏灸等多种方法，刺激头部矢状缝上诸穴，以治疗全身疾患。由于因“针刺艾焫，病家多畏，若刺激轻微，则此种顾虑，可以消除”。故黄氏推崇轻刺激，即针刺时浅刺，艾灸时轻灸，认为“浅针或轻灸百会等自可影响内脏”，曾作《浅针与轻灸》一文详细论述之。黄氏在《关于针刺手术》一文中，认为针刺应“入皮宜快，入肉宜缓”。至于手法，则“诸说不同。可见不同者各有见地，各能见效。不必拘泥”。“学者可按其虚实程度，斟酌采用。或用子午捣臼法以折中之”。甚至认为可使用“皮肤针”刺激整个头颅表面。

黄氏善于沿皮刺法，不但在背部膀胱经腧穴沿皮刺法，也善于在头部腧穴以长针透刺。据黄学龙嫡孙黄致余医师回忆，1953年黄氏在绍兴医界讲授针灸学期间，一视物模糊的病人前来求治，黄氏用长针自百会穴透刺强间穴，出针后，该患者马上告诉黄氏，已能辨清黄老下巴上的每一根胡子，一时成为医界奇案。其治偏头痛，亦以长针由丝竹空透率谷，头维透悬颅等，风池左右相透，或用长针由一侧透之。后之陈克彦主张头部穴位透刺、东贵荣的“百会透太阳”都沿袭了黄氏的经验。

在头部矢状缝上诸穴行灸法，是黄氏的一大特色，值得继承发扬。《甲乙经》之中百会等穴灸5壮，五处承光等穴灸3壮，脑户等穴则禁灸。一些针家反对在头部施灸过多，如《小品方》曰：“如头上灸多，令人失精神。”《铜人》曰：“凡灸头顶，不得过七壮，缘头顶皮薄，灸不宜多。”《针灸大成》有“头不可多灸策”。黄氏更多使用艾炷灸，一般为三五壮，也“可连灸至短香一炷时间”。笔者为此专门请教一位佛教徒，其谓长香约1尺，短者约7寸或半尺，长香的燃烧时间约1小时，粗者略长些，短者为长香的一半。黄氏曾治一妇人，用大艾炷灸3壮，值得借鉴。据《浙江近代针灸学术经验集成》记载，宋《资生经》“北人始生子灸此穴，盖防他日惊风也。东阳等地区仍延用这一习俗，在当地40岁以上者，头顶多有灸瘢。因此黄学龙在头部直接灸，可谓其学有渊源。

黄氏还“在临床上创用艾灸熏灸、针灸并用和温针等方法，首创穴位麻醉后直接灸”。为了减轻患者艾灸之灼痛，黄氏在施术部位局部麻醉，“皮内注射百分之零点五至百分之二的普鲁卡因溶液半毫升至一毫升”。此法“与疗效无影响”，且“麻醉所用之量，微乎其微，副作用可以毫无顾虑”。此外，黄氏还采用针后复灸之法。黄氏认为：“在一穴上，先针（机械的）后灸（温度）的是能加强刺激力量的。”又认为：“在针之周围直接灸表皮，更强于烧针尾。”

头针疗法之命名，是方云鹏先生延续了耳针疗法、面针疗法、鼻针疗法等而确定的，而焦氏等则沿袭了方氏之命名。之后为了便于区分，方氏改称为“头皮针疗法”。在汉语中，“头”有二义：其一为头部，包括面部；其二指头发覆盖的头皮部分。由于头针的施术部位主要在头皮，故头针与头皮针两者含义虽有相同之处，然头针之命名不严谨。在英语中，头与头皮两者含义则完全不同，头为head，头皮为Scalp。为了便于规范与交流，针灸界于上世纪七八十年代便称头皮针疗法，方氏、林氏、朱氏均已更名为头皮针。汤氏已故，即将整理出版的遗作亦改称头皮针，以符合时代潮流。可见头皮针之称，已成为针灸界的共识。然2016年出版的《头针技术操作规范》，虽然在中文部分说明头针又称头皮针，英译时也使用了Scalp Acupuncture。作为规范，不顾史实，仍旧使用“头针”一词，实属不当。

鉴于黄学龙先生在头部所采用刺激方法，既有针刺，又有艾灸，因此头皮针疗法的命名，已不能反映其刺激方法之多样性，特别是灸法的运用。耳针疗法由于其刺激方法的增多，早已更名为“耳穴疗法”。黑龙江的于致顺先生、北京孟庆刚先生等意识到头皮针疗法的命名之局限，均将此法命名为“头穴疗法”。然而，“头穴”与“头针”一样，概念依然不清。鉴于黄氏认为，“刺激之不必限于一点”，“没有很精确的点样的定位”，则其施术之部位应为穴区，故称其法为“头皮穴区疗法”为是。

5. 结语

黄学龙先生在《屠龙之术·凡例》中称：“第思想为事实之母，一经证实，便可成为简捷疗法。”可见其本来就准备让针灸百会、前顶、后顶等矢状缝上诸穴，成为一种“简捷疗法”，以便临床应用。也就是说黄氏在头部腧穴上针刺艾灸，以治疗全身疾患，有其目的。然而法国耳针疗法传入中国的时间为1958年底，之后形成应用和研究高潮，受耳针疗法的启发，1960年鼻针疗法和面针疗法问世；其次是出版《针灸疗法与生理作用》时，黄氏年已七十有六，其时教学、诊务及社会兼职繁忙，1958年又辞职返乡行医，1962年去世。可见黄氏晚年已无精力和时间，总结提升自己应用百会等头部腧穴之理论与经验。

然黄氏之法，一有理论依据，即经络“分则为十四，合则都统于大脑”；二有具体的刺激穴区，即以百会为中心，督脉为中轴，旁及足太阳、少阳；三有多种操作方法，如透刺法、艾灸法等；四有临床应用和众多医案，故黄学龙先生是头皮穴区疗法的创始人，乃是不争事实。

目前头皮穴区疗法流派众多，刺激部位各不相同，针刺方法也不一致，然操作皆用针刺，未曾涉灸。这些流派中还存负面影响颇大，有悖医学常理者。今后应加强临床验证和理论研究，去伪存真，推陈出新，筛选有效穴区，增添刺激方法，加强机理研究，以推进头皮穴区疗法的临床应用。

（美国金观源先生对本文的撰写提供重要建议，在此表示感谢。）

（本文与王海丽、胡追成合著，原载于《中医文献杂志》2023 年 2 期）

注：关于黄学龙与鲁迅之关系，可参阅《鲁迅先生与〈生理讲义〉轶事》一文。

头皮针应该走向证据支持的科学：焦氏大脑皮质功能定位说质疑

头皮针，亦有称为头针者。在汉语中“头”与“头皮”所表达的意思完全相同，没有区别，而在英语中头为head，头皮为scalp。故英译时，不论“头皮针”还是“头针”都翻译为scalp acupuncture，似无纠结之必要。鉴于《头皮针穴名国际标准化方案》中文版使用的是头皮针，故本文除个别情况下使用“头针”外，一般都使用“头皮针”。

考最早提出针刺头皮治疗全身疾病者，为20世纪50年代初黄学龙先生。黄氏之说主要依据大脑皮质的解剖生理与巴甫洛夫神经反射学说。由于众所周知的原因（由于中苏关系破裂，巴甫洛夫神经反射学说遭受批判），黄氏之头皮针疗法未能得到重视和发扬。方云鹏先生自50年代起长期学习研究针灸疗法，在耳针、面针等疗法的启发下，经过多年的探索，于1970年创立了新的头皮针体系，同时积极倡导与推广，头皮针疗法得以再次崛起。头皮针疗法除方氏流派之外，尚有焦顺发氏、汤颂延氏、林学俭氏、朱明清氏、于致顺氏等众多流派。其中焦氏头皮针大脑功能定位之说，广为流传，影响颇大。然针灸界对头皮针中大脑皮质功能定位一说尚缺乏深入的系统性的研究，故仅就手头资料，探讨于下，以期有利于头皮针疗法之临床应用与发展。不当之处，尚祈指正。

1. 焦氏头皮针刺激区之组成

自 1971 年焦氏头皮针的大脑皮质功能定位说问世，至今已近 50 年了。现代医学对大脑皮质功能之研究，无论方法和内容都有着重大的进展，以大脑皮质功能定位说为基础的头皮针疗法，理应与时俱进，有所创新，有所发展。然作为神经科医生的焦氏在 2019 年出版的新著《焦顺发头针》中，除增添一些病例之外，依然重复旧说，没有多大的变化。

1971 年 7 月“卫生部派中医研究院调查报告”中称焦氏“在头皮上划分了不同的刺激区”，如运动区、感觉区、锥体外系控制区、植物神经（现名自主神经）调节区、胸腔区、胃脾区等 11 个区域。1973 年正式出版的《头针疗法》计有 14 个刺激区。1982 年出版的《头针》增加了肝胆区和生殖区，为 16 个刺激区。至 2009 年《焦顺发头针》，又增添了精神情感区、鼻咽口舌区、制狂区，而成 19 个刺激区。2019 年新版《焦顺发头针》则延续了 19 个刺激区，内容也基本没有变更。

考焦氏头皮针的 19 个刺激区，大致可分为 3 类。第一类是按大脑皮质功能定位，如运动区、感觉区等，计有 10 个刺激区。现代解剖学和神经生理学对大脑皮质功能的认识，远非如焦氏书中所言的那么简单，限于篇幅，本文不另作详细介绍。“舞蹈震颤控制区”和“血管舒缩区”之名，在现代解剖学或生理学著作中已难寻觅。60年代神经解剖学载有“锥体外的运动区”，位于 运动前区（6区），锥体外区并不限于额叶，也见于中央沟后方的地区。现今神经生物学则称6区为运动前区，不再称之为“舞蹈震颤控制区”。运动前区是锥体外系的皮质中枢，其对震颤的控制，虽有一定作用，但对震颤的控制主要在基底节区的苍白球和纹状体。所谓血管舒缩活动就是血管的运动。1973年焦氏在《头针疗法》“血管舒缩区”后面加上一个“？”，以示不确定。1983年焦氏在其著作中将“？”去除。究其原因，当为1870年奥夫夏尼柯夫认为在延髓中存在着控制血管运动的中枢，20世纪80年代奥氏的学生迪特麦使用更为精细的方法，确定其在延髓腹外侧区。心血管中枢包括缩血管区、舒血管区、孤束核以及心抑制区。延髓以上的脑干、下丘脑、小脑以及大脑皮质，都存在与心血管活动有关的神经元，其调节作用较延脑更高级，主要表现在对心血管活动和机体其他功能活动之间的整合。焦氏在2019年新作中认为：“为强调脑神经研究的重要性，美国国会把20世纪90年代命名为‘脑的10年’。”“近代对脑研究的主要成果及与头针关系较密切。”焦氏既言关系密切，但仍沿袭旧名陈说，又对2个刺激区之名称及其作用，不加阐明，实在令人费解。其第二类刺激区为位于前额之胃区、胸腔区、肝胆区等5个刺激区，焦氏在新书重申“不是根据原来已肯定的大脑皮质功能定位的对应头皮部位确定的”，下面将另予详细讨论。其第三类为其他刺激区，大脑皮质主要以发动和调节躯体运动为主，维持身体平衡则是前庭小脑的主要功能，平衡区的主治为“用于治疗小脑损害引起的平衡障碍”，故平衡区应属于小脑功能范围。“鼻咽口舌区”与“制狂区”见于1972湖北中医学院附属医院编写的《中西医结合防治流行性乙型脑炎》。经查核原文，焦氏对“制狂区”的定位进行了改动，其疗效是否受到影响，亦不可知。此 2 穴位于督脉之上，均为经验之穴。据于致顺《头穴基础与临床》介绍，“精神情感区”1972 年即有报道，亦非焦氏发现。焦氏将此 3 穴纳入自己的体系，却不言明是他人之经验，学术上有欠妥当。

综上所述，焦氏头皮针体系实为一个杂合体。19 个刺激区中至少有 9 个刺激区与大脑皮层功能定位关系不大，故焦氏在新书所言“大部分是大脑皮层功能定位的对应头皮区”，显然与事实相违。

2. 前额刺激区是通过针感发现的吗？

内脏之活动由于不受意识的控制，故称为自主神经系统，亦称内脏神经系统。自主神经系统的中枢部分包括从脊髓到大脑的有关神经结构，而外周部分包括传入神经和传出神经。习惯上自主神经仅指其传出神经，并将其分为交感神经和副交感神经两部分。通常认为，大脑前额叶皮质包括额叶凸面、内侧面及眶叶，与高级精神活动有关，而与内脏感觉和运动活动较少关联。焦氏于前额发际设置了胃区、胸腔区、肝胆区等 5 个刺激区，是其头皮刺激区中重要的组成部分，约占 26%。早在 1973 年《头针疗法》公开发行时，焦氏就声称前额的刺激区系根据“针感的传导方向还发现了一组治疗内脏疾患的区域”，2019 年焦氏又说：这些刺激区“是根据针刺头前面这些部位易在躯体不同的部位出现针感，并结合针刺后有一定疗效，暂定名为内脏的一些刺激区。”对于这种有违大脑皮质功能分布规律的做法，焦氏一直笼统地以“根据针感的传导方向”释之，确实让人难以信服。

众所周知，在正常情况下，内脏对一般性触压刺激和温度变化并不敏感，主观上可以没有感觉，或者仅引起一种轻微的、模糊的感觉。所谓针感，《针灸学辞典》明确指出："指病人对针刺所产生的局部或较大范围的酸、胀、重、麻等感觉，以及医生手指所感觉到的针下沉紧等反应。"据原太原铁路局中心医院报道，头针与体针的针感有所区别，头针针感似以热和出汗多见。查1973年《头针疗法》中对头皮针的针感种类、范围及形状、出现时间与消失时间等进行了描述，遗憾的是没有片语谈及针感如何传导至内脏。2019年新著对头针出现针感的叙述篇幅更多，针感的描述更为详尽，其在"内脏不自主运动反应"中有两条，一为咳嗽反应，二为胃肠蠕动，咳嗽和胃肠蠕动均可能是生理现象，未必与针刺有关，同时均非针感。至于前额5个刺激区易于出现的针感是什么，如何传导，焦氏从未谈及。

前额之头临泣、本神、头维等均为临床常用腧穴，至今没有找到针刺这些穴位易于出现的针感传导的报道。经查阅《经络敏感人》《经脉医学与针灸科学》等大量关于针感传导的文献，也包括焦氏本人发表的文章。发现焦氏之言与文献记载、临床所见相左。文献中有在针刺头部而躯体出现针感者，但没有针感传至内脏，更遑论"易于"。《经脉医学》认为按压头部时，"躯干上的'阳性反应区'，常能指示体腔深部的病灶"，这种按压只是在焦氏经脉研究传导时所采用的方法，实非"针感的传导方向"。据1971年焦氏所著《头针疗法》，当时是直接采用针刺方法，并根据针感传导找到相应的内脏刺激区。两者似不应混为一谈。1973年《头针疗法》中附录的《应用头针疗法治疗1 046例各类疾患疗效分析》记录，在脑血栓形成及其后遗症、脑出血及其后遗症在进行头针治疗过程中出现针感传导，其余疾患中包括内脏疾病，均未见有针感传导。1973年刘澄中和邓良月二位专家与焦氏在稷山县人民医院共同探讨头针原理与循经感传现象，时间长达3个多月，但在报告中没有针刺前额刺激区出现的针感内容。1974年《山西医药杂志》（增刊）刊载焦氏《头针的循行性针感与运动反应》也未见有前额刺激区的针感传导的内容。1975年焦顺发等发表了《经络现象初步研究（附经络普查60 000人总结分析）》，总结了普查6万人的感传现象。该文在《压迫头部各点的感传》一节中报道："在头部足运感区中点，感觉区中点，晕听区中点，胃区中点分别进行压迫，共检查90人，感传仅在头部的61例，占67.8%，在对侧肢体者3例，占3.3%；在同侧肢体者8例，占8.8%；传到左侧肢体者1例，占1.1%；在躯干者2例占2.2%。"文中记载有压迫胃区中点，但未见传导至胃的记载。若按照焦氏所言，刺激前额容易出现针感，理应予以报道，以正视听。焦氏未予报道，其中必有原委。1988年焦氏与杜金枝在《针灸学报》上发表《针刺双侧胸腔区治疗过敏性支气管哮喘12例》一文，若按焦氏所言，前额刺激区很容易出现针感传导，遗憾的是该文中也没有提及出现感传现象。至于焦氏在2019年新作中《头皮的"痛敏区"》一节中，认为头皮的"痛敏区"分布大致呈现出区域性的集中倾向，"集中部位恰在针刺激区的感觉区和运动区上、中、下。舞蹈震颤控制区、平衡区、晕听区与胃区之上"，7例胃肠病痛的"胃区"存在"痛敏感区"。也就是就是说还有4个内脏刺激区，甚至连"痛敏区"都没有。焦氏以为针刺胃区，胃脘疼痛消失，就是特殊针感。胃脘痛消失是疗效，不是特殊针感。这是在混淆概念，以上事实让人觉得焦氏所谓通过针感，找到前额内脏刺激区的叙述，缺乏真实感。

焦氏曾自称：1971年大年初二（即1971年1月28日）发现了运动区，之后又找到感觉区等大脑皮质功能定位，"又根据针感传导的规律和临床疗效，在头的前部确定了胸腔区、胃区、肝胆区等与内脏相关的刺激区”。1971 年 2 月进行了较系统总结。1971 年 3 月 18 日“头针”正式公布于世。焦氏的这一组刺激区犹如人体躯干横卧之缩影，乃是不争的事实。从源流来说，由于其时尚未形成微针系统或生物全息论，故前额之刺激区是继耳针、鼻针、面针发展而来，并非凭空出现。不熟知针灸文献，不长期从事针灸临床科研，在短时间内仅凭灵感，是很难发现这些刺激区的。焦氏是一个神经外科医生，应知前额的大脑皮质上没有特定的内脏功能反射区，其在前额寻找与大脑皮质功能投影无关的内脏刺激区，不符合一个神经科医生的思维。焦氏居然能在短短的 1 月之内找到胸腔区、胃区和生殖区等一组刺激区，其过快的速度与常理难相符合，不能不让人心生疑窦。只要对头皮针有点研究者就会发现，这些刺激区与方氏头皮针中“伏脏”之上焦、中焦和下焦相类似，只是方氏以中医术语命名，而焦氏则以解剖部位命名而已。因此怀疑焦氏的这些刺激区系从方氏的“伏脏”化裁而来或受其启发，其理由应该是充足的。

3. 大脑皮质功能定位与焦氏所称头皮投影之间不存在关联

早在 1973 年焦氏在《头针疗法》中认为“头皮离大脑皮层最近”，因此“在头皮扎针，使受损部位恢复正常功能”。于是他还是“大胆设想”根据大脑表面的沟回在头皮上投影来确定的一些刺激区，用以治疗脑源性疾病。试图打破传统，根据大脑皮质的功能定位，针刺其在头皮投影以治疗疾病。

现代神经外科奠基人 Cushing 教授早在 1917 年就提出“神经

外科手术操作应精细准确，手法细腻，要尽力保护脑组织”，被公认为最早提出的精准神经外科理念。早期神经外科的定位诊断困难，手段单一，大多依靠尸体解剖来推动学科发展。20世纪七八十年代，随着CT及MRI成像技术的发展，神经外科进入高速前进的阶段。近年来，影像导航和术中成像技术的出现，精准理念已成为神经外科手术的操作要求。然而术前切口设计大多基于皮肤标记。

大脑皮质功能定位是焦氏头皮针的主要理论基础。人脑的皮质2/3隐埋在脑沟内，1/3为脑回。大脑皮质功能定位学说，在20世纪40年代就已基本建立起来了。限于其时外科学水平，脑部手术时必须谨慎，以免损伤大脑及血管。故《神经外科手术学》称：当脑部手术时，术者必须很好地了解各个脑叶、脑沟、脑回与其他颅内容物之局部定位以及它们在颅骨或头皮上之投影，这样才能确保手术切口与途径选择的准确。鉴于这一需要，于是产生了一系列的局部定位方法，其中应用较广泛的是krOnlein氏颅脑局部定位法。外科医生简称柯氏线。现代大脑半球肿瘤手术常需要根据CT或MRI进行头皮表面定位，避免偏差，以保证手术成功。即使在以显微外科、微侵袭外科和神经影像等技术相结合为特征的现代神经外科，设计颅脑切口前，也“应根据需要画出重要标志在头部的位置”。可见所谓大脑功能投影是外科手术之需要，而非其他。焦氏所谓的“大脑皮层功能投影”就是其时神经外科手术前所作的“颅脑局部定位法”。并非针刺这些线条，就可治疗相关疾病。焦氏甚至承认其早时的标定位线，与神经科临床使用的“有出入”，后经原中医研究院专家纠正指出，进行了修改。可见当时作为神经科医生的焦氏对这些定位线并不熟知、或知道但对其定位并不确切，其提出在头皮上进行针刺，以治疗疾病，并不是一种有依据的假设和猜想。此外，焦氏的治疗在前，而标定线修改在后。从焦氏行文来看，修改前后的针刺效果似无变化，说明了焦氏的刺激区设计存有漏洞。

由于颅腔的限制，大脑表面形成皱褶，隆起者称之为“回”，相邻回之间的凹陷称之为“沟”，沟之两侧及沟底均是大脑皮质。沟与回为立体的，其形不规则。如中央沟呈“S”形，分别位于中央沟前后的中央前、后回在头皮上的投影，也呈不规则条块，而非焦氏所画之直线。将神经外科所用的术前定位的一些线条，不加论证、不加以改造，就直接称之为大脑皮质功能在头皮上的投影，以取代不规则沟回在头皮上的投影用于治疗，是对患者极其不负责任的行为。

焦氏刺激区是根据头颅外表的一些标志和标定线定取的，1982 年焦氏为了证明其大脑皮质功能的刺激线正确，先后进行了 2 例尸解，其中 1 例为 6 岁儿童。观察了主要脑回的位置与前后正中线，运动区、顶骨结节和耳尖等部位关系，并列表以示其刺激区与脑回“在范围内”。高氏发现头皮运动区与感觉区的头皮上的投影，应在焦氏定位上“分别后移 0.9 厘米和 1.0 厘米”，认为这是焦氏解剖的例数过少、不能准确代表群体是出现上述研究差异的原因。由于焦氏的刺激线就是按照外科颅脑局部定位法而定，故不论其刺激区是否在脑回的范围之中，都无法也不能替代呈不规则条块、带状的脑回投影。故焦氏的解剖实际上只是做个样子给读者看，实际上毫无价值。

此外，焦氏头皮针的刺激区缺乏合理性。从理论上说，感觉区下 2/5 应对口腔、鼻、舌有治疗作用，但是 1973 年出版的《头针》就认为其“主要治疗对侧头面部麻木、疼痛等”，没有包含口腔部分。因脑功能成像技术发现口腔在感觉皮质的功能定位远比以前描述的复杂，很难得到精确的人类口腔的感觉皮质功能定位图。于是焦氏只能借用位于前额督脉上的他人的经验穴“鼻咽口舌区”来替代。从大脑皮质功能来说，前额叶病变可引起精神障碍，既可能是感情淡漠忧郁，又可能是狂躁之症，以焦氏头针产生的推理方法出发，原本可以在前额设置刺激区进行治疗。然焦氏已将前额用作内脏刺激区，于是只好使用别人的经验穴“制狂区”“精神情感区”予以填补。总之，焦氏的大脑皮质功能假说非常粗糙和牵强，至今还是停留在70年代以前对大脑皮质功能认识的水平之上。

4. 头皮针刺激大脑皮层功能区疗效并不理想

在2019年新著中焦氏引用1991年之语，认为头针具有“见效快，疗效高的特点”，这是自己抬高自己的做法，不足为据。由于疗效是疗法的关键所在，因此对之应该加以讨论。

焦氏在1973年初版《头针疗法》中写道：他所在的山西稷山县人民医院成立“新医科”后，“一些以往没有被治好的脑血管等病的病人，都纷纷来到医院要求治疗”，经过“用快速针刺治疗，并没有取得良好的效果”。略知历史的人都知道，疗效不好是意料之中的事。当时所谓“新医科”就是由大都是没有经过系统学习，没有基本针灸知识医护人员拼凑而成，仓促上阵；所谓“快速针刺”，就是一种病症，取穴一律，甚至按图寻找；取穴稀少、快速进针、强刺激后即刻出针，这样的治疗方法如何获效？这些患者的病程久长，也是难以获效的重要原因。作为神经科医生的焦氏不思考这些因素，反而将疗效不好的原因归罪于传统针灸疗法，继而错误地认为脑血管病一类的疾病，其发病根源在脑子里，“头皮距离大脑皮层最近”，因此扎头皮就可以获得较好的疗效，这种看法不符合针灸疗法的理论和实践。其在新书中也不得不承认这个所谓“新生事物”，经过近50年的实践，在治疗脑血栓形成时，疗效还与病程长短、病变部位等有关，也就是说没有什么突破性进展。

《经脉医学与针灸科学》中记载，1972年刘澄中先生曾听到一位赤脚医生振振有词：“头针捻针时会产生生物电流，如果透过颅骨而直接作用在大脑皮层上，这就是头针治病的原理。你们神经科做脑电图，不也是在头皮上记录到大脑皮层放出来的生物电的吗？反过来也是一样。”当时写出神经传导途径的刘教授还遭到了他们的嘲笑。这种没有基本科学素养的狂语，实在让人无法理喻。

针灸疗法千百年来，对脑血管疾病的治疗积累了丰富的经验。《内经》时即有“治痿独取阳明”之训。据刘立公《针灸临证古今通论·杂病分册》记载：涉及瘫痪的古代针灸文献共222条，可见经验之丰富，取穴部位有腹部、背部、四肢等。古人也有采用头部腧穴治疗脑血管病引起的瘫痪，如《针灸资生经》治疗“半身不遂”，“若灸则当先百会、囟会”。又如《太平圣惠方》谓：灸“耳前发际”可治疗“半身不遂”。元代《扁鹊神应针灸玉龙经·针灸歌》道：“中风瘫痪经年月，曲鬓七处艾且热。”古人还有取项部者，如《循经考穴编》称：风池主“中风偏枯”。《针灸聚英》载：风府主“偏风半身不遂”。古代还有接气通经法，如元代《卫生宝鉴》一书载有著名的“云岐子大接经法”；《济生拔粹》“治中风手足不随”，针百会、听会、肩髃、曲池、足三里、悬钟、风市7穴，并注明“左治右，右治左”。明代《医学纲目》治疗“偏枯”，在刺血后亦注明“且缪刺之”。元代《磐石金直刺秘传》记载：治疗中风半身不遂时，先针无病之手足，次针其有病之足手。

该书还记载了近代针灸家使用传统头部腧穴治疗脑血管疾病，疗效甚佳。如于致顺等治疗偏瘫，针刺百会透健侧（或患侧）曲鬓；王薇总结于致顺的经验，认为在囟会至神庭、两侧至曲鬓的菱形区内，针刺效果明显优于区外穴；孙申田等针刺百会透曲鬓，结果证实，脑血流图、血液流变学指标均得好转。靳瑞治疗本病采用“颞三针”，此与古代的曲鬓及“耳前发际”亦相近。山西师怀堂治疗中风患者，用毫针针刺健侧胆经穴悬颅、悬厘、曲鬓、率谷、天冲、浮白、头窍阴、脑空、风池，以及风府、风门、百会、听宫等穴，这些穴位亦多属头部。石学敏所采用“醒脑开窍法”，得到针灸界公认。一些针家临床采用传统理论治疗脑血管疾病，疗效甚佳。在《针灸临证古今通论·杂病分册》之中，以大脑皮质功能定位头皮投影为理论基础的头皮针疗法仅作为“微针疗法”之一，与眼针、耳针、手足针等疗法并列，没有作为治疗脑血管疾病的主要推荐方法。此外，我们发现众多脑外伤患者，由于颅骨缺损，不可在头部施行头皮针，治疗时仅运用四肢躯干腧穴同样也收到满意疗效。可见头皮针疗法，只是可供临床选择的治疗方法之一，并不是治疗脑血管疾病必选之法。

纵观焦氏近50年来发表的论文并不多，且缺乏具有权威性和说服力的临床报道和科学实验，故难以证明刺激大脑皮质功能区的疗效优于传统针灸或其他头皮针疗法。1973年其在《头针疗法》所附的1971年3月至11月的《应用头针疗法治疗1 046例各类疾患疗效分析》中，脑血栓形成151例，仅71例基本痊愈，病程10天以下者效果显著，其他症状没有特殊效果（按：原文如此）。43例脑出血和脑出血后遗症仅2例愈，显著效果19例。可见焦氏创立之时效果并不比传统针灸疗法为好，只是因为时代的因素，被有意夸大了。其关于使用头皮针治疗脑血栓形成及其后遗症、脑出血及其后遗症类论文中，*SCALP ACUPUNCTURE IN BRAIN DISEASES* 报道了从 1970—1975 年使用头针治疗了脑血栓形成及其后遗症，脑出血及其后遗症疾患 500 例，其中脑出血及其后遗症 132 例，仅 9 例基本治愈。焦氏也认为头皮针治疗脑出血及其后遗症疗效低，需要等脑出血患者病情稳定后方可施行。在《头针治疗脑血栓形成（急性期）44 例临床观察》和《头针治疗小儿颅脑损伤 7 例疗效观察》等文中病例数似乎过少，又缺乏必要的对照组，其疗效缺乏可靠性。

由于针刺大脑皮质功能刺激区治疗脑血管疾病的疗效不理想，70 年代焦氏曾一度将研究重点转向颈动脉注射中西药治疗脑源性疾病。1976 年焦氏在《山西医药》杂志上首先报道了使用该法治疗脑源性疾病 200 例。1983 年焦顺发、杜全枝合著《颈动脉滴注药液治疗脑血管疾病》一书，书中介绍治疗 238 人，经治疗后有效 222 人，有效率 93.27%；基本治愈 90 人，基本治愈率 37.81%。也就是说颈静脉滴注之疗效较焦氏头皮针疗效为佳。

当时一些针灸医家很快发现焦氏头皮针存有缺陷，如毕业于北京医科大学汤颂延先生 1975 年认为“刺激区的形态是带状或块状”“刺激区有复合现象”。认为要取得疗效，必须寻找新的刺激区。于是逐步离开焦氏体系，形成自己特色的汤氏头皮针。1987 年秋，在世界针灸学会联合会成立暨第一届世界针灸学术大会上，朱明清先生使用头部腧穴透刺法的头皮针治疗急性期中风偏瘫患者，当场使患者站立、行走，从而引发轰动。可见在治疗脑血管疾患时，使用大脑皮质功能定位的头皮针优势并不明显。

5. 焦氏头皮针体系与中西医结合无关

1973年《头针疗法》在“编后”中称此法为“中西医结合”，但是在这本小册子里，除了使用的针具是毫针外，还有一句是“头部虽然有一些治疗中风的穴位，但用于治瘫痪的不多”，剩下都是现代医学名词，中医二字只是用来作陪衬，根本谈不上“结合”，只是利用和赶时髦而已。由于其推出的头皮针疗法纯属推测想象，焦氏发现头皮针的疗效并不理想。又“找不到头皮和皮层之间有直接联系的根据”，没有现代医学理论支撑，就得不到现代医学的支持。于是焦氏开始将目光转向中医。自1987年后起，焦氏打着“继承祖国针灸治病的精华，并使其发扬光大”之旗号，试图从中医那里寻找理论依据。他不断撰写关于中医方面的著作和文章，除与头皮针的6种著作外，据不完全统计，其先后出版《中国针灸学求真》等13部著作；发表有关针灸经络方面的论文计6篇。若因此就认为焦氏是在弘扬中医针灸，那就大错特错了。

首先，中西医结合的根本是为了发扬中医。中西医结合完整含义就是，中医借重西医与整个当代自然科学及部分社会科学相结合。焦氏所为显然不是为了发展中医，而是想利用中医学说为自己的猜想和推测作理论依据。

其次，2019年《焦顺发头针》没有提及1984年世界卫生组织西太区针灸穴名标准化会议通过的《头针标准化方案》，确实非常不妥。其又在第三章附有：二段“全国头针学术会议经典节选”，经查其作者即是焦顺发先生。如果焦氏认为这些文字是经典，那么足以代表焦氏之思想。从这些文字中，明显可以看出其除了反对《头针标准化方案》外，还不惜污名化传统的针灸经络，竭力神化大脑皮质功能定位法。

焦氏所谓大脑皮质功能定位，受到众多针家的质疑。如著名针家魏稼认为:“再如头穴定位，曾经以大脑皮层机能定位来确定运动区、感觉区、言语区等诸多新穴，显然也缺乏实验基础，难道大脑皮层机能定位与所谓头穴真有这样的特定联系吗？”闵友江等认为：焦氏头针的治疗区与大脑皮层功能区之间“不存在特定的联系”。由于焦氏针刺大脑皮质功能区疗法，出自推测和猜想，自然没有现代医学依据。1973 年焦氏早在《头针疗法》中直言“找不到头皮和皮层之间有直接联系的根据。”1994 年孙忠人等认为“头皮针刺不足以使产生的电刺激信号直接穿透高阻抗颅骨”，闵友江等指出“头皮针刺由于局部组织损伤性反应而产生的一些酶化学物质等也不可能穿透颅骨”。针刺所谓头皮投影区与刺激相关的大脑皮质功能区是两个截然不同的概念，不容混淆。

鉴于焦氏不断公开反对《头皮针穴名国际标准化方案》，坚持大脑皮质功能说，我们不得不回顾这个方案诞生的前因后果。众所周知，焦氏于 1982 年所著的《头针》中承认，20 世纪 70 年代初焦氏得到陈克彦主任等人的大力帮助，当时作为神经科医生焦氏连颅脑手术常用的科氏线都搞错了，为陈氏所纠正；门诊病历不够完整，住院患者竟无住院志，也是陈氏协助其建立 21 份住院病史；在 50 名学员头皮上进行针刺，仅有 3 人局部有针感。总之，焦氏的头皮针体系是在陈氏帮助下得以问世。后为中国头皮针协作组组长的陈氏，学养深厚，目光远长，深知焦氏的这个“新生事物”，完全没有现代医学依据，限于当时形势，不可能公开反对，明明是去指导，却只能说是去“学习”。十年动乱结束后，1984 年在时任中国中医研究院副院长王雪苔教授的协助下，陈氏提出集各派之长为统一方案。会议中虽然发生很多争论，但最终通过了由朱明清先生执笔书写的会议纪要，1987 年《头皮针穴名国际标准化方案》问世，这个方案是以焦氏体系为基础，分为 14 条标准治疗线，然而焦氏仍不满足，在陈氏去世后的 30 多年里，焦氏一直坚决反对这个来之不易的方案，不断宣扬其关于大脑皮质功能定位的假设。焦氏坚决反对《标准化方案》的目的，难免让人产生一些不必要的联想。焦氏的所作所为确实妨碍了头皮针疗法研究和发展。2016 年焦氏参与《头针技术操作规范》的编写，书后附录 A（资料性附录）为《头针穴名国际化标准方案》。只是将“头皮针”改为“头针”，其内容仍为 1984 年所制定。2019 年焦氏出版《头针》时，不但没有附录《头针穴名国际化标准方案》，还将自己在 1992 年反对《标准化方案》的 2 篇文章的摘录作为“经典”印于书中，这种做法让中国针灸界看清焦氏出尔反尔，反对中医针灸疗法的本来面目。其所谓口口声声说要研究发扬针灸学说，只不过是为了潜留在中医针灸界之内，继续兜售其猜想的一个幌子罢了。

6. 结语

针灸疗法与神经系统特别是大脑的解剖生理关系密切，非独头皮针，作为临床医生应该尊重科学。焦氏的臆想假说，已近 50 年了，至今仍未找到任何依据，其教训值得针灸界反思。现在应该是让焦氏大脑皮质功能定位头皮刺激法走下神坛的时候了。

针灸界历来欢迎各种学说，欢迎中西交融，但反对利用针灸学说，推行不符合科学的推测和假想。头皮针的发展离不开传统的经络学说和前人的经验，离不开现代医学知识和成就，离不开临床实践，离不开实验科学的验证。头皮针疗法的各流派应该不断探索，不断推陈出新，不断融合，不断发展，为针灸疗法的发展作出应有的贡献。

（本文与樊莹、Sarah Faggert Alemi 合著，原文为英文，原载于《替代疗法》2022 年 10 月。https//pubmed.ncbi.nlm.nih.gov/36302231）

附：可参阅下篇中《陈克彦对头皮针疗法的贡献》

代田文志及其“头部针刺法”

在现代头皮针的发展史上，有两位很少被关注的前辈，一位是黄学龙先生，他在20世纪50年代初创立“头部穴区疗法”（即“头皮针疗法”）。另一位是本文介绍的日本代田文志先生，他1954年曾任日本针灸师会副会长。1958年《上海中医药杂志》第4期刊载了代田文志先生《头部针刺的治验例》的译文，介绍了代田针刺头部穴位，以治疗躯体和内脏疾病之法。但有人认为该文“对于头部腧穴的重视及应用上并没有带来更大的促进作用”。有鉴于此，笔者收集了早年有关代田先生的生平及其“头部穴区针刺法”的各种报道，总结了代田氏头部穴区针刺疗法的学术思想。可以看出，它不仅在现代头皮针的发展史上占有重要地位，而且对于促进现代头部穴区疗法的发展仍然有极大的创新性。

1. 代田文志的生平

代田文志是明治以后的日本针灸界巨星，其毕生为针灸事业奋斗，既继承古典针灸学，又将现代医学融入针灸疗法，其学术思想对日本和中国针灸界影响颇大，推动了针灸疗法的发展。

1974 年代田先生辞世后，一些杂志发表了悼念文章，对其生平与学术思想进行了探讨，1975 年日本《医道の日本》将 3 月号作为“代田文志氏追悼号”特辑。

1900 年 9 月代田文志出生于长野县下伊那郡河野村，为家中第四子。父亲代田安吉，母亲やすえ（安惠）。1913 年代田文志毕业于伊那郡寻常高等小学，1915 年龙东农校毕业后，在当地小学担任代课老师。19 岁时就读于东京市立锦城中学。20 岁因肺结核大咯血而休学，在顺天堂和北里医院疗养院住院二年。喘息、痛苦、缠绵不愈，让他烦恼和失去希望。此时，附近日莲宗寺院的一位年轻僧侣前来探望，于是他便出家了。后到信州疗养，但因痔疮手术的误伤，导致腹泻。21 岁再次到东京上中学，又因大咯血，不得不回家休养。之后又因中耳炎，听力下降。24 岁听力恢复后，在小学任代课教员。半个月后，由于学生和家长抵制，于是离开家乡，到久佐中学当教师。一直到 25 岁身体才恢复健康。1927 年其母亲去世，1930 年其父亲去世。

代田在治疗疾病期间，广泛阅读了各种书籍，主要为诗歌、东西方文学。还写了许多感想、随笔和短歌。23 岁时，受到与谢野晶子、子规等人的作品影响，加入了和歌的研究组织，师从和歌界的中心人物岛木赤彦。1926 年早稻田大学文学部校外生结业。

代田认为佛教中观音菩萨救苦救难，具有“观音力”，于是决心从医，“普度众生”。26 岁时他根据《和汉三才图会》，自创按摩法，并治愈了父亲的精神异常。此消息传开后，村民认为代田是医生，能治好治不好的病，于是纷纷前来。他每天忙于为民众医治各种疾病。这一年秋天他获得了“按摩针灸医生”资格。1927 年拜针灸大家泽田健先生为师，直至 1938 年泽田健先生去世。代田先生是泽田先生的高足，深得泽田先生古典针灸医学和“太极疗法”之精髓。在伺诊期间，他将泽田先生的话记录下来，向日本和世界介绍了泽田流派，他还先后出版了介绍泽田流派针灸的著作。

代田还将针灸疗法与现代医学相结合，是日本针灸现代化的开拓者之一。1929 年 12 月其作为东京帝国大学解剖学教室的研究生，在西成甫教授的指导下研究“人体及经穴的局部解剖”。1931 年在日本红十字社长野支部医院读研究生，一边学习现代医学，一边进行了针灸治疗的比较研究。1937 年与教师森井结婚。1939 年长子文彦出生。1941 年在岩手医学专门学校解剖学教室，由二井一马教授指导下进行经穴的局部解剖研究。1942 年起任日本针灸学会会长。1944 年起在长野市针灸研究所工作。1947 年师从日本著名学者、三重医学专门学校石川日出鹤丸博士，研究其向心性自律神经双重支配法则学说，即皮肤→内脏反射，内脏→皮肤反射。1947 年起接受国立刀根山医院院长渡边三郎博士关于功能病理学的指导。1948 年任京都大学生理学教室日本针灸学会干事，师从金泽大学病理学教室石川大刀雄教授，研究化学感受体系统学说及内脏和皮肤血管之间的反射，并负责其所创研的皮电针灸临床研究。1949 年任长野县针灸师会会长。1954 年任日本针灸师会副会长。1960 年任日本针灸皮电研究会会长。1965 年在东京开办了井之头治疗院，从事临床和研究。1974 年去世。其子文彦克绍父业。

代田天资聪明，多才多艺，通德、汉、英语，即使年过七十，依然每天早上就跟着广播，反复学习外语。虽身体孱弱，然刻苦勤奋，笔耕不辍，其子回忆经常坚持写稿到每晚两点。代田先生创作的短歌大概有一万首。

据《日本の医道》编辑部称：代田先生的针灸学著作有《针

灸治疗基础学》《泽田派见闻录·针灸真髓》《针灸治疗临床学》《针灸治疗的实际》《针灸临床笔记》等27部。从1934年起，还在《日本医学》《自律神经杂志》《东邦医学》《针灸月报》等10余种杂志上发表了众多论文，这些论文主要是各种疾病的临床案例和论述。因不清楚这些杂志出版的周期，许多论文又为连续刊载，故其数量难以统计。代田自1959年起"曾经连续八年几乎每期都在给《日本の医道》杂志写文章"，这些文章，1972年陆续结集为《针灸临床笔记》四卷出版。该刊主编户部宗七郎先生认为代田先生在针灸临床上时间之长，内容之丰富，在日本针灸界首屈一指。

代田重视临床资料的收集，曾发誓积累临床试验。他一生不断地记录自己应用针灸疗法的诊疗经过和体会。其弟子盐泽幸吉称：自1940年至1968年，积累了大约4万5千份病史。

1975年其弟子亲友为了报答先生之余泽，表彰先生之遗德功业，成立"代田文志先生表彰会"，募集资金，设立"代田奖"，出版先生著作，奖励对针灸事业作出显著成就者或高水平学术论文。

2. 代田文志的针灸生涯

代田的针灸学术大致分为前期和后期。前期（大约从1927—1943年）主要是随恩师泽田健先生学习，醉心针灸医学古典时代，研究经络和经穴，努力推广"整体疗法"（即"太极疗法"），使泽田健先生的医术广为人知，并形成知名的泽田流派。先后出版了《泽田流闻书针灸真髓》（以下简称《针灸真髓》）《针灸治疗基础学》《针灸治疗临床学》《灸疗杂话》《续灸疗杂话》等著作。

在《针灸临床治疗学》的自序里，代田写道:“我最初学习针灸术时，未曾料到针灸是如此优秀的医术。但幸运地能够师事在针灸医学中屈指可数的名人泽田健先生，这时方恍然认识了针灸古道的优秀的真正价值。从此立志想以临床事实来证实针灸术的真正价值，十数年间用尽苦心研究治疗，积累起不下数万病者的亲试经验，从而对针灸术的优秀事实惊叹崇敬与年俱深。”为了证明东方古医学所具有的价值，代田先生从1931年开始，便在长野红十字医院进行了现代医学各科室的临床研究，后来又在东京大学解剖学教室就开始了用尸体对经穴进行局部解剖。

代田先生的针灸学术后期，约从1944—1945年间开始。其学术观点转为追求针灸医学研究的科学性，促进针灸医学与现代医学融合，并从科学辩证法的角度对其进行发展，成为将现代医学理论和针灸临床联系在一起的现代派针灸。

泽田先生去世后，代田继承泽田先生衣钵，成为泽田派的领军人物。但是代田清醒地意识到，针灸医学还需要用现代医学对其进行探求。代田认为：我们尊重针灸经典的历史意义，但不要盲目相信，而是试图发现其中隐含的科学性。其研究的态度始终力求科学。

他又在《(以治验例为主)针灸治疗的实际》(以下称《针灸治疗的实际》)序言中介绍了其早年对经络和穴位的认识是坚定不移的肯定，试图证明古代针灸学真正的价值，其在后期则注于针灸学的科学发展。他认为针灸医学要发展，必须扩大视野，与现代医学接触，在继承和发展传统针灸学说的同时，要进行反思，追求其科学性，以推动针灸学科不断进步发展。其夙愿就是建立一个将中西医学兼收并蓄的新针灸医学。代田的转变并非突然开始的，而是很早就慢慢形成的。1940年所发表的论文《经络经穴的临床研究》中，就对东方医学持批评立场，强调确立科学研究方法的要点。也就是说，否定了对东方医学盲目固执的信奉，强调了将其科学化发展的必要性。1947 年 7 月驻日美军发布了针灸禁令，三重医专石川日出鹤丸教授（1878—1947 年）多次去厚生省对针灸疗法的科学基础作了说明，认为针灸疗法不可废除，并提交了关于《关于针灸术》的报告书。由于日本战后交通状况非常恶劣，石川先生在三重医专的教授会议上因中风倒下，不久便去世了。12 月日本颁布了针灸指压身份法，针灸疗法得以存续。可以说石川先生是为针灸而殉职。但是石川氏以生理学来说明针灸治疗，认为古代的“经络说”太质朴，且结合中国古代的自然哲学概念如阴阳五行学说，于是斥为荒唐无稽之谈，与传统“经络治疗派”相对立，于是引起了论争，并立即引起了日本针家的重视关注。米山博久氏在《关于经络的争论》（针灸论丛）中记述了论争的经过。1946 年代田先生出版的《针灸治疗的理论与实际》，1947 年发表《针灸医学的新方向》一文中，则进一步明确立场。代田先生认为：经典中的经络还需要进一步修正，必须从科学角度加以探究，给予新的解释。当时不仅针灸界，而且大部分从事东方医学研究的同道都持反对意见，但是他还是沿着自己的道路坚定地前进。可以说代田文志是日本针灸现代化的领军者。

日本针灸界“古典”“科学”两派之争论也传到国内。1955 年张兰泽先生撰文认为：“日本的针灸学，大概可分为古典和科学两派。古典派是根据《难经》《甲乙经》等 14 经络而施术的，科学派是由泽田健氏发明太极针法，传徒代田文志氏发展而成。此派排除古籍，否定经络，采用自律神经刺激学说来解释针灸治病的原理。”1957 年谢永光先生也在《中医杂志》上发表类似观点，并称“许多日本的针灸学者无疑为此感到困惑，有几位日本朋友曾经不断向他征求过意见”。张兰泽先生认为，“这两派的学说，我们都宜采取，不宜偏废，针灸学不应滞留于一个有限度的进步上，必需随时代而前进，尽量吸取现代科学新知，加以洗炼，才能改进与提高。但是针灸学是中国几千年来临床治疗经验的积累，古典派的立论，并非完全没有科学基础的，我当以科学方法加以研究，发扬其优点，认识它的缺点，循序渐进，不可操之过急”。现在看来，张兰泽先生的观点无疑是正确的。

3.“头部针刺”法简介

1）从压痛点出发

泽田健先生临证时注重望诊与切诊，对代田氏的影响很大。从 20 世纪 30 年起代田氏就发现并关注，身体某个部位有压痛或过敏时，不直接刺激该部位，而是采用远道刺，这些疼痛或过敏可减轻或消失。据代田先生在 1966 年发表在《日本の医道》4 号的《新经络现象》称：其在《灸疗杂话》（1942 年）《针灸治疗临床学》（1943 年）中已有记录，针刺头部百会穴，可减轻枕项部的压痛，缓解紧张，脊柱上的压痛减轻或消失；以后又发现针刺前顶或囟会，可使任脉上的膻中、中脘压痛减轻。1946 年他在《针灸月报》第 6 辑上发表《关于针灸与压痛点的关系》一文，开始对针灸与压痛点的关系进行研究。代田氏先后发表 4 篇有关“针灸对压痛的影响研究”的系列报道，第一次报道发表在 1952 年《第一次日本针灸治疗学会论文集》中，第二、第三次报道，发表在 1953 年《第二次日本针灸治疗学会论文集》。第四次报道便是关于头部针刺的论文，题目《为头部针灸引起身体压痛和过敏产生的影响——针灸对压痛的影响研究（第 4 报）》，则发表于 1957

年《日本针灸治疗学会志》第 2 期上。该杂志为油印本，其文尾有 1956.10.20，应是文章完成的时间。经初步统计，代田在杂志上发表关于头部针刺的论文计 6 篇。1958 年《上海中医药杂志》第 4 期发表了徐悟立和李境新译的代田文志《头部针刺的治验例》，系译自 1957 年《汉方临床》第 6 号的《头部针刺的治验例》一文。

代田对头部针刺法进行了深入研究后认为：针刺头部百会、前顶、囟会等穴，可以缓解或消除身体部位的压痛和过敏，较其他方法更能显著提高疗效，已成为其在临床上不可缺少的针刺方法。代田先观察针刺百会、前顶、囟会等穴，自 1954 年 4 月开始，主要观察针刺头部承灵和正营穴两穴。1957 年发表的结论计有七点，还附有新潟市中岛义马医生的来信，报告其在针刺头部穴位同时应用传统针灸治疗顽固性肩痹、“胃酸过多症”“肝脏机能障碍”，取得了很好的成绩。还介绍了刺激点和操作方法。关于头部针刺之原理，代田氏认为：“目前还说不清楚”“可以推定是镇静自律神经中枢的异常兴奋，从而治愈身上的疼痛。”

1966 年代田文志出版了《针灸治疗的实际》，从现代医学的角度来看的原因、症状，也记载了治疗方法等。代田认为本书也可以说是第二本《针灸临床治疗学》。在该书总论的第十四章列有“头部针刺及其应用”。经过十余年的临床探讨和研究，代田对“头部针刺”进行了总结，论述分为头部针刺的目的、重要刺针点、刺针的方法、头部针刺及其影响、治疗原理、头部针刺的应用实例等六个部分。1967 年代田又发表了《头部针刺与身体压痛的关系》，对“头部针刺”研究进行了回顾，再加上一些见解。该文分为“关于头部针刺”“头部的刺针点”“刺针的方法”“病例”“总结”。文末注有时间：1966 年 10 月，当是该文完成日期。

2）部位与操作

现根据1966年《针灸治疗的实际》与1967年发表的《头部针刺与身体压痛的关系》一文，对代田的“头部刺针”疗法的部位与操作简介于下。

（1）部位为位于顶骨矢状缝及其两侧　代田认为头顶部几个重要的经穴，都可用以刺针。这些重要经穴，据《针灸治疗的实际》所载有督脉的百会、前顶、囟会，膀胱经的通天、承光，胆经的承灵、正营、目窗、和悬颅，计9穴。而该书中的针刺头部之穴，仅有督脉的百会、前顶、囟会，膀胱经的通天，胆经的正营、承灵，共6穴。其刺激主要部位位于顶骨的矢状缝及其两侧。在《神经痛的治疗和高级中枢》一文中，还提到上天柱或天柱穴，以及风池穴。可见其临床所用之穴并不局限于常用之穴。

（2）针刺方法　临床时需用手指或铅笔粗细的木头尖端削成圆形，在穴位附近寻找压痛点作为针刺点。反应强烈处，一般比其他部位柔软，用手指按压也会有软绵绵的感觉。

一般所用的针为3–5号（0.20–0.235 mm）长度为一寸三分，代田用的为特制的5–8分（1.5–2.4 mm）的短针，质地为银、金、或不锈钢，代田多用不锈钢针，也经常使用硬质银针。深度一般为5 mm左右。

进针可以是管针法，也可以是捻针法。代田大多用5~8分针。一手握住针柄，略加捻转，便能轻松插入。留针时间为10~20秒即可。但神经中枢异常兴奋情况下，也可留针1~5分钟。如不奏效，拔出再刺入他处。虽然忘记拔针没有什么坏处，但让病人回家后发现，会影响心情。

若与50年代相比，明确了所用针具的材质主要为不锈钢，针具的直径变粗了，刺入深度也增加了，留针时间也根据病情延长了。

3）针刺头部对身体的影响

针刺头部对多种疾病有效。其对身体的压痛和感觉过敏，以及内脏的痛觉过敏、感觉过敏、分泌过剩、运动亢进等，表现出很强的镇静作用。针刺头部对身体部位的影响，是压痛和过度敏感（其中包括瘙痒感）的减轻或消失，其结果是痛觉过度敏感得到了缓解。因此对神经痛和内脏疼痛的镇静也有积极影响。有时内脏的违和感、痉挛和呕吐也会镇静下来。然后高级中枢的亢奋情绪会得到缓解，心情也会变得明朗、平静。

一般而言，针刺头部对身体上的压痛和敏感的影响有其规律：即正中线对正中线，侧线对侧线，前面对前面，后面对后面，侧面对侧面。不仅是躯干，手足也是如此。代田先生曾多次对针刺百会、前顶、囟会、通天、承灵、正营等穴后出现的主要效果一一列举，计有以下几个方面：①针刺百会后，精神亢奋整体上得到缓解，特别是项部、腰背部正中线（督脉）上的压痛及过敏减轻或消失（交感神经的兴奋得到缓解）。其镇静效果也可影响到膀胱经。②针刺囟会，特别是胸腹正中线上的压痛减轻或消失。但是大多数情况下，胸腹部的压重感和不适感会缓解，呕吐、胃痉挛和食道狭窄也会得到缓解（副交感神经张力会得到缓解）。③针刺通天，可使颈部肩背部背腰骶部膀胱经的压痛减轻或消失。而且其镇静效果可波及正中线上的督脉。④刺针囟会或前顶，胸腹正中（任脉）上的压痛和过度敏感减轻或消失。而且其外侧的胸腹部也有镇静效果。⑤针刺前顶穴，有时也会出现与百会相同的效果，但有时也会出现与囟会相同的效果。⑥刺针承灵，背腰部压痛和过度敏感减轻或消失。⑦刺针正营，可减轻或消失胸腹部压痛和过度敏感。⑧ 头部针刺（百会、前顶、正营、承灵等），可减轻足底压痛和过度敏感。⑨刺通天、针承灵或正营，上肢曲池、手三里、合谷、郄门、少海等，下肢中封、三阴交、足三里等压痛减轻或消失。⑩多数情况下，只影响同侧，不影响另一侧，有时也会在一定程度上影响到另一方。有时针刺百会、前顶、囟会等部位正中线上为主，但左右两侧也会出现。⑪头部的刺针可以使胃肠等内脏的过敏和疼痛得到镇静，抑制其运动的过度亢进。

以上现象，代田在《日本の医道》1966年4号《新的经脉现象》一文中认为：这不是一般所说的古典经络，而是全新的经络现象。或者说，与其说是经脉现象，不如说是刺激传导系统更为恰当。

4）以压痛点作为判断疗效标准

代田氏在针刺头部诸穴前，根据患者之疾病、症状等，先在体表寻找压痛点，然后根据这些压痛点所在的位置，在头部寻找压痛点进行治疗，并观察体表压痛点的减轻或消失。也就是说，观察这些压痛点的变化判断治疗效果。

关于如何寻找压痛点，代田先生在《针灸临床治疗学》中介绍颇详，此不赘述。其治疗时不根据患者的症状，而以疾病在体表压痛点作为判断疗效之标准。这是因为压痛点的敏感程度较症状为高，压痛点的变化，更能反应出针刺头部穴位前后症状的改变。美国著名针家金观源先生在《针灸临床反射学》中认为：许多疾病在治疗的初期，症状的变化可以微小而不被人察觉是否好转，但此时在其体表反射区的一些反映点上很可能已有明显的变化，如压痛敏感程度的减轻或消失，敏感位置的移动、对称关系的恢复、针周出现红晕，等等。只要仔细地观察与比较体表，便能有所发现。这也可以用来指导及时的反馈调控，而不必等症状的变化出现才做，因而就抓住了治疗的有利时机，利用人体体表反射信息的改变来指导反馈施治，亦是针灸疗法不同于西医治病的特色。

代田氏在1967年发表的《针刺头部与身体压痛的关系》一文中，列表介绍9位患者针刺前后压痛点的变化。如一60岁项部和肩部疼痛患者，压痛点分别在项下部、右臑俞和左足三里处，治疗前项下部、右臑俞压痛为+++，左足三里压痛为++，针刺百会、右通天后，项下部、右臑俞压痛为+；针刺左正营穴后，左足三里压痛为+。一位46岁患者，患低血压，至阳穴压痛为++，左三阴交压痛为++，针刺百会和左正营穴后，至阳的压痛为 ±，左三阴交压痛键位 ±。可见以压痛点作为判断疗效标准，是非常敏感的。

5）关于复治问题

增加疗效和巩固疗效，是针灸临床上最为重要的问题。所以在代田氏介绍的病例中，几乎都是针刺头部相关穴位后，留针时间很短，又继续选取躯体四肢穴位，予以针刺或艾灸。

对于这种重复取穴治疗，中国古代针灸家早就予以注意。唐代《千金》中就有“针后复灸”的记载，现今一些针家在治疗顽固病症时，也往往在针刺之后，或加耳穴贴压，或加穴位埋线，以增强疗效。金观源先生在《针灸临床治疗学》中对此作了非常详细的论述和发挥。代田氏的病例中基本都是先在头部针刺，待压痛点减轻或消失后，另根据病情再取穴进行治疗，是继承和发展古代针家之经验。

在《针灸治疗的实际》一书中，代田氏特别专章介绍针刺头部疗法，还写到“在本书的治验中，头部针刺被大量应用”，可见代田氏对其的重视程度和头部针刺在临床上广泛应用。《头部针刺的应用病例》一节中记载了顽固性肩凝、胃酸过多症、神经性食管狭窄、肋膜炎后遗症、胃部膨满感、神经痛等6个验案，都是先在体表寻找压痛点，再针刺头部相关腧穴，之后还进行整体调节，以期取得满意的疗效。其目的也是为了巩固和增强疗效。

所谓“整体治疗”，又称“太极疗法”或“大成疗法”。为其师泽田健先生在长期治疗当中苦心体验而得来的。泽田先生认为：任何疾病都是由于五脏六腑的不调和而起，因此不论任何疾病只要调整五脏六腑，则疾病自然治愈。《针灸临床治疗学》记载了整体治疗的基本穴位为：中脘、脾俞、肾俞、次髎、身柱、曲池、左阳池、足三里、泽田派太溪（照海）。还对这些穴位予以详细的解说。代田认为对症治疗也非常重要，其在《针灸临床治疗学》中专列《对症治疗经验穴》一章，故在临证时，应该随机应变，予以加减。

6）治疗原理

针刺头部产生效果的原因，有很多部分可以通过皮肤和内脏反射来说明，针刺头部诸穴，可以使身体部位的压痛和过度敏感得到缓解，而且对内脏的痛觉过度敏感和运动亢进也有镇静和抑制效果。

究其原因，代田认为有关治疗效果原理的复杂问题，还没有完全解释清楚。可以推测，广义上认为是皮肤—内脏反射的表现，但严格来说，应该分为皮肤—皮肤、皮肤—肌肉、皮肤—内脏的关联和反射。其效果是皮肤—内脏反射的原理和高级中枢的抑制作用相结合的结果。针刺头部穴位，根据皮肤—内脏反射的原理，可对高级中枢大脑和间脑的兴奋状态，产生抑制作用。由于高级中枢的兴奋导致身体某些部位出现压痛和敏感，得到了抑制，从而内脏的过敏、痛觉过敏、运动亢进、分泌过度等得到抑制和调整。自律神经高位中枢的调节作用被头部针刺提高，这是产生效果的主要原因。但这种现象并非任何情况下都能发生，只有在刺激性升高的情况下才有效。

关于皮肤与内脏反射，京都大学生理学教室的石川日出鹤丸教授有众多的研究成果。而且高位中枢的大脑和间脑是施加于体表的针刺表现治疗效果的地方，是针灸治疗原理的重要组成部分。金泽大学生理学教室石川大刀雄教授，也从病理学的角度研究了其父所做的生理学研究，进一步发展了病理学。他的成果被归纳在各种论文和《内脏—体壁反射》一书中。

代田还认为针刺头部穴位所产生的效果，与经络现象非常相似。如果我们不把古典的经络视为完全的经络，允许更自由地解释的话，可以说针刺是在经络上出现的。

4. 对中国头皮针疗法之影响

代田的著作《泽田派见闻录·针灸真髓》，1958 年由承淡安先生译成中文出版，《针灸治疗临床学》也由胡武光于 1957 年译成中文出版。两书的出版对中国针灸的普及发展起到了一定的推动作用。2008 年学苑出版社又应读者要求，将两书再次出版发行。至于其发表的论文译为中文，据《五十年来针灸文献（中文）索引（1908—1958）》记载，计有 16 篇，为该书中译文最多的“外国作者”。代田的著作和论文促进了中国针灸学术的研究与发展。

1958 年对中国头皮针疗法来说，是一个非常重要的时间节点。这一年，最早创立“头部穴区疗法”的黄学龙先生辞职回乡；方云鹏先生在“给一位患者针刺‘承灵’穴位治疗感冒时”，同时治好了这位患者的腰疼病，开启了他对头部刺激点的研究；汤颂延先生则调至新成立的上海市针灸研究所；代田先生“头部针刺”法的论文被译为中文，介绍到中国。代田先生的译文延续和促进了中国头皮针的发展。对方氏头皮针和汤氏头皮针的形成和发展，起了重要的推动作用，也促进了我国头皮针的兴起。

方氏头皮针的创立者为方云鹏先生。方云鹏（1909—1990），男，河南人。1936年毕业于河南大学医学院，早年从事西医外科工作。1948年起自学中医针灸，1952年进修于中央卫生部针灸实验学习班，系统地学习了中国针灸学。在临床上，他将针刺麻醉用于外科手术，对针麻工作有很大贡献。他还擅长针灸治疗阑尾炎、腹膜炎、胃及十二指肠穿孔等疾病。方氏曾兼任西安市中医医院外科和针灸科主任，自20世纪50年代起，在针灸界非常活跃。1958年《上海中医药杂志》上刊载的代田文章，不可能不引起方氏的注意。

据方云鹏《头皮针》记载：1958年他在“给一位患者针刺‘承灵’穴位治疗感冒时”，同时治好了这位患者的腰疼病。在这个意外的启发下，他在临床上反复试验，发现了头部有许多特效刺激点。其中一些刺激点与大脑皮质功能定位在头皮上的投影相关。“承灵”一穴，临床罕用，说明其时方氏开始重视头部腧穴。

方氏被下放到陕西省蓝田县塬塬地段医院工作。1970年夏他因滑倒，右侧尾骶骨疼痛，难于行走。在头部人字缝尖右侧有压痛。于是请人针刺压痛点，头部压痛点立即消失，同时尾骶骨疼痛大大减轻。其操作过程，与代田先生之法颇似。不久又来一位大腿内部被犁划破的农民，患者因疼痛而休克。在外科紧急包扎的同时，方氏在患者人字缝刺入两针，患者立即清醒，疼痛减轻，自行走出医院。

方氏经过大量临床实践，逐步摸索出头部冠状缝、矢状缝、人字缝以及额部发际，存有许多治疗全身疾病的刺激点，这些点连接起来便成了两个人形缩影。一位于头顶部，一位于额部。据1972年渭南地区中西医结合经验交流会《经验方选》介绍：方氏的刺激点可分为两部分，即先找出的刺激点和后发现的刺激点。所谓先与后两个部分，即1970年之前和1970年。方氏先找出的刺激点主要与大脑皮质功能定位有关，如味觉、嗅觉、听觉，以及枕部的视觉、平衡、呼吸等，位于头顶的心肺、肝肾、大小肠等；后发现的刺激点主要为头颈、腰背、上肢、下肢以及额部的上、中、下三焦。先发现的刺激点一般刺健侧，后发现的刺激点一般刺患侧。肢体病刺相应的刺激点，内脏病除针刺相应刺激点外，还须分别针刺相应的上、中、下三焦。该文还附有图示一幅。可见方氏头皮针的创立，与代田之译文存有一定关联。

汤颂延（1921—1982），男，上海人。1938年9月拜张锡康先生为师，研习岐黄之术。后在上海、杭州开业行医或做驻堂医生。1952年汤氏应试及格，进入北京大学医学院医疗系学习，1957年9月本科毕业。随即分配到上海第十一人民医院（即曙光医院前身）针灸科。1958年调至新成立的上海市针灸研究所工作。1960年汤氏与第一结核病医院合作，使用针刺麻醉进行肺切除手术。次年调入上海中医学院针灸教研组任教师。汤氏精通中西，善于学习思考。据著名针家朱明清回忆，1972年汤氏到贵州巡回医疗时告诉他，有一农妇因心功能不全，意识不清，针刺百会、神庭两穴后，患者神志清醒，心律整齐。并嘱朱氏“对头部腧穴多加研究运用”。说明汤氏应研究过代田氏之译文，并在临床上改造运用。现存汤氏关于头皮针遗稿3份，分别为1975年、1979年和1981年。汤氏在1975年版中仅有风区、静区，之后又增添了血压区，这些区域应是汤氏原有的经验穴，说明汤氏很早就重视头部腧穴的运用，并有所发挥。

此外，朱氏上肢区取法方氏头皮针之伏象，下肢自前顶向承光则与代田氏类似。

5. 结语

代田氏的头部针刺法有固定的刺激区域、详细的操作方法、适用病症、众多的病例、原理探讨，应该说已是一种疗法。代田氏虽以经穴作为刺激部位，但操作时以手指或尖木棍按压，以寻找压痛点后针刺，说明其刺激点为穴区，故此法似可称为“头部穴区针刺疗法”。

虽然代田氏“头部针刺疗法”介绍到中国已经60余年，对方氏头皮针和汤氏头皮针的创立起了重要作用。然由于20世纪50年代翻译出版的代田先生《针灸真髓》《针灸临床治疗学》，对中国针灸界影响很大，以致针灸界至今还误认为此两书便是代田先生的全部学说。70年代以后，中国针灸界的目光转向西方，以致对代田氏之后关于针刺头部疗法研究未予关注。但代田氏对中国头皮针的发展所起的作用，当不容否定。

（本文与胡追成、田彤熙、王海丽合著，原刊于《世界中医药》（美国版）2024年6月号）

汤颂延和“汤氏头针法”

“汤氏头针”为头针疗法六大体系之一，由上海市针灸经络研究所已故针灸家汤颂延所创立。然关于汤氏生平、创立经过等方面未见诸报道。为此，笔者仅具手头资料，探讨如下，不当之处，尚祈指正。

1. 汤颂延生平简介

汤颂延，一名汤鸿兴，男，上海人。1921 年 11 月 25 日出生。父汤柳根，母强伽妹。1938 年 9 月，17 岁的汤颂延开始在上海长宁区中山公园附近之孙家宅的张锡康中医诊所当学徒，研习岐黄之术。1940 年与汪铃珍结婚。1942 年 3 月学徒完毕后分别在上海、杭州开业行医或在药店做驻堂医生。

1952 年 3 月卫生部为了加快中医药的学术研究步伐，举办“全国首届中医药专门研究人员班”，汤氏应试及格，同年 9 月进入北京大学医学院医疗系学习现代医学，其时已年届 31 岁。经过 5 年寒窗苦读，于 1957 年 9 月毕业，获北京医学院医疗系本科毕业证书，随即由卫生部统一分配到上海市第十一人民医院（即曙光医院之前身）针灸科工作。1958 年调至新成立的上海市经络研究所（即上海市针灸经络研究所的前身）工作。

1960 年用针刺麻醉进行胸腔手术成功的消息自柳州传至上海。针灸经络研究所召集党波平、汤颂延、陈德尊、赵伯钦等人共同设计方案。鉴于汤颂延思想活耀，学贯中西，于是派他到上海第一结核病医院（现为上海市肺科医院），与该院合作开展针刺麻醉肺切除手术的研究。1960 年 7 月 5 日，汤氏成功单用针刺为一54 岁男性工人的右上肺清除手术实施麻醉。次日，又与党波平、张令铮、王文莺等人再与“一结”合作，为一位 23 岁的男性患者行针麻手术，手术成功。此后针刺麻醉获得市卫生局支持。汤颂延对针刺麻醉作出的贡献是不可磨灭的。此时他年仅 39 岁。次年11 月汤颂延被调至上海中医学院针灸教研组，任教师。

在史无前例的“十年浩劫”中，汤颂延和许多知识分子一样，被迫离开讲台，关进“牛棚”，隔离审查达三年之久。先后多次被下放到工厂以及贵州巡回医疗，以“改造思想”。他却将逆境作为探索针灸疗法的大好机会。1971 年 6 月上海市针灸经络研究所与龙华医院合并，汤颂延也调到龙华医院，其间他对当时流行的头针疗法进行研究和探索。1975 年 12 月将自己临床体会整理成《头针疗法》。1979 年他再度将自己独特的经验写成《汤氏头针法》书稿，希望能够出版以惠病家，由于其时极左思潮占统治地位，被斥为“个人主义”，未予同意。1980 年 3 月针灸经络研究所与龙华医院分离，重新单独建所，汤氏重回针灸经络研究所。1982 年 3月 28 日汤氏因患癌症去世，享年 61 岁，然而其创立的“汤氏头针法”独树一帜，成为头针六大体系之一。

临床上汤氏还擅长使用“芒针疗法”和“水针疗法”，临床经验丰富。由于汤氏长期忙于教学、科研和临床，无暇将自己的经验用文字记录下来，故今天可供我们研究的文献很少。

汤氏共育子女六人。其幼女慧仙，克继父业，曾在上海长宁区光华中西医结合医院针灸科工作，现已退休。

上海市针灸经络研究所贺静松医生曾跟随汤氏，深得其传，曾发表多篇论文介绍汤氏头针疗法，为汤氏头针的传播作出了贡献。现亦已退休。

2. 汤氏头针疗法的发展和演变

汤氏头针疗法是汤氏不断探索，不断吸取他人经验，不断总结而形成的。汤氏先后多次对其临床经验进行了总结。从这些总结中我们不难找到汤氏头针疗法发展和演变的过程。

20 世纪 70 年代初，正在全国推广的焦顺发头针疗法（以下简称“焦氏头针”）引起了汤颂延的注意，他在临床上结合自己经验，进行了探索。根据 1975 年 12 月汤氏总结成文“头针疗法”中称“近一二年来我们在头针临床实践中”这句话，我们可以判断汤氏是在 1973 年 12 月到 1974 年 12 月才开始在临床上使用头针疗法的。

现存最早的“汤氏头针疗法”文献可见于上海市针灸经络研究所刘立功研究员 1986 年的硕士论文《〈针灸大成〉腧穴功效的计算机分析》，其中存有汤氏四幅“中国头针”的插图。其图以黑色线条表示“焦氏头针刺激区”，红色线条表示“汤从（颂）延头针刺激区”。此图仅有会阴点、脐点、剑突点、命门点、大椎点等点，以及上焦、中焦、下焦、背等区，又有位于上焦区两侧的胁肋区，位于会阴点与命门点两侧的腰骶区，位于头项区两侧的腰区，耳前的“耳前区”，还有运 1（运动一区）、运 2（运动二区）、感 1（感觉一区）、感 2（感觉二区）、血区（血管舒缩区）、静（静区）、风（风区）。这些刺激区不仅定位非常零乱而且没有区域范围，可能是汤氏最早的总结，时间当在 1974 到 1975 年之间。

1975 年 12 月汤氏对自己的头针疗法实践进行了总结（以下简称 1975 年版本）。由于历史的原因，他不能以自己的名义发表，只能署上“上海龙华医院下厂吴泾地区第三批医疗小分队”。根据笔者手中该总结的油印本，汤氏不但沿用头针疗法的名称，而且认为“头皮与大脑皮层之间，必然存在着极为密切的联系关系”，说明汤氏的实践是在焦氏头针疗法的基础上进行的，其沿用焦氏的命名部位就有运动区、感觉区、足运感区、血区（即血管舒缩区）、视区、平衡区、胃区、运用区、言语一区等。汤氏在临床实践中发现焦氏的 14 个刺激区“不能满足于临床需要”，于是他在临床中进行探索，不仅确定了会阴点、脐点、剑突点、命门点、大椎点 5 个刺激点的定位和功效，更在此基础上确定了在头部正中线的两侧 1.5 寸之内的上焦区、中焦区、下焦区、腰荐区、背区、头项区的定位和功效。此时的“汤氏头针法”已基本具备了“汤氏头针”的雏形，即躯干前半身的缩影倒悬仰卧于头皮的前半部，而躯干的后半身的缩影倒悬俯卧于头皮的后半部。同时汤氏又认为“血区、运动一区二区、感觉一区二区这五条刺激区彼此之间的性能，初步认为有混合现象存在”，于是创造性地将感觉区、运动区、感觉二区、运动二区、血区合称为“运感区”，再将“运感区”的上 1/3 分为趾踝、膝、髋臀分区，中 1/3 为指腕、肘、肩分区，头面部刺激区位于运感区的下 1/3。然而，汤氏虽然解决了四肢、头面的分区问题，但未脱离焦氏头针的窠臼，且躯干和头面、四肢之间是分离的。汤氏还记载了在枕项部的风区、静区的部位与功能。

1979年，汤氏再次对自己独特的头针疗法进行总结，著成《汤氏头针法》（以下简称1979年版本）。此书从未出版，仅存手抄本。书后注明时间为1979年8月23日，此为写毕之时间，距其辞世仅两年五个月。汤氏让其子女抄录保存，说明其应是最后定本。本书中，汤氏“假设把人体作冠状切面，分为前后两个半身，等比例缩小成与头皮前后半部大小相等的前后两半缩影。由于人体前为阴，后为阳，胸腹为阴，腰背为阳，头皮的顶耳线为分界，顶耳线之前属阳，顶耳线以后为阳，阳与阳配，阴与阳合。人体前半身的缩影属阴，倒悬仰卧于头皮的前半部；人体后半身的缩影属阳，倒悬俯卧于头皮的后半部”。头面、四肢和躯干的刺激区相连接在一起，终于形成独特的“汤氏头针疗法”。

从1975年12月的总结，到1979年8月底的总结，时间仅为3年多，汤氏头针就彻底摆脱了焦氏头针影响，成为最具有特色的头针疗法之一。关于1979年版本汤氏头针的定位和主治，笔者曾在英文版《针灸与推拿医学》杂志（*Journal of Acupuncture and Tuina Science*）2008年第3期《汤氏头针疗法简介》一文中予以详细介绍，可参阅。

3. 影响汤氏头针疗法的几个因素

不可否认，汤氏头针是在焦氏头针的基础上结合自己临床实践总结而成，但是还与中医学中的“阴阳学说”和“天人相应”、微针系统诊疗法、方氏头皮针、高丽手指针等因素的关系密切。

汤氏头针疗法为何要将人体分为仰卧和伏卧之原因，令许多人费解。其实与祖国医学中的“阴阳学说”和“天人相应”有关。阴阳学说认为：腰背为阳、胸腹为阴。汤氏1975年版本中记载：

"在头针新的刺激区、点发现过程中，使我们逐渐形成一种观点，认为可以用中医的'阴、阳'理论来阐明头针疗法的一部分功能作用。从上中下焦区和腰背区会阴点等的形成和发展中，我们以耳横线（即感觉一区）把头颅分为前后两半部，耳横线以前属阴、耳横线以后属阳。"笔者认为根据中医学天人合一的思想，人之头部象天，这一划分与中国古老的盖天说不谋而合。盖天说认为：天圆地方。天圆似盖笠属阳，天盖每天从东到西转动。由于天盖上有绳索（维）拴系，所以不坠，又因绳索转动，故天盖也跟着转动。据《淮南子·天文训》载：子午、卯酉为二绳，丑寅、辰巳、未申、戌亥为四钩。子午卯酉皆为辰次。所谓二绳，即由子午、卯酉交叉所形成的二条直线。子午、卯酉二绳之交点在中央，其中卯酉之绳北属阴，南属阳。头部的正中线、耳顶线分别相当于子午、卯酉二绳，耳顶线与前后正中线之交点就称为"阴阳点"，耳顶线之前的头部属阴，耳顶线之后则属阳。故汤氏将人体作冠状切面，分为前后两个半身，等比例缩小后，按阴阳分别悬在头皮的前后。

20世纪六七十年代，耳针、手针、足针、面针等已广泛应用于临床。1976年美国学者 Ralph Alan Dale 撰文将耳针、手针、足针、面针、头针、鼻针等称为"微针系统"，并认为这些疗法实际是人体的缩影。该文由上海中医学院的《中医药国外资料摘译》摘译，对汤氏有相当大的影响。《实用头针大全》也以为"汤氏意象模式与耳针系统、面针系统、手针系统、足针系统有关"。在1975年版本中汤氏认为：针刺时得气的疼痛感有提高疗效的功能，痛得越剧烈，效率越好。此与针刺耳穴时要求相似。后来许多文献认为汤氏头针在各大头针流派中"最契合生物全息律的思想"。其实不然。经查张颖清首次在《自然杂志》上发表了"生物全息律”的时间为1981年，故汤氏不可能从张颖清处得到启发。

汤氏头针疗法还与“方氏头皮针”等关系密切。汤氏在1979年版本中记载，汤氏“一方面研究其他地区的经验，一方面寻找新的头皮映射区……”“各地均有不同的经验和学派，（例如陕西头皮针山西头针等）……”说明了汤氏在自己的临床经验基础上，除了借鉴“山西头针”（即焦氏头针），还借鉴了“陕西头皮针”等。“陕西头皮针”即“方氏头皮针”，又称“蓝田头针”，系方云鹏于20世纪70年代初创立，1976年有铅印本问世。其“伏象”穴区，在颅外软组织内，沿着额骨、顶骨和枕骨的交界部位，对称地分布在颅骨骨缝的两侧。如将其连接起来，则形成一个头在前，尾骶在后，上肢沿冠状缝向下，下肢从人字缝尖，沿人字缝向下的人体缩影。此外，尚有朱龙玉在1977年开始探索的“颅针疗法”，其人体缩影与方氏相反，头在后，尾骶在前。这种在头皮上人体缩影的存在和多样性，对汤氏头针疗法的形成影响很大。

20世纪70年代，许多文献都认为在耳郭、足部、手部也存有微经络系统，如日本岸勤氏认为耳壳上有十二经络；Dale的文章中也载有微手太阴肺经在足部循行示意图。汤氏认为在头皮的映射区中分布着十四微经络系统，可能与高丽手指针关系最密切。高丽手指针是韩国柳泰佑于70年代初创立，1976年柳泰佑了发表《高丽手指针和十四气脉论》，认为手上存有类似14经脉的14气脉，即14条微经脉。1977年宋台锡在日本《医道の日本》予以介绍，其后高丽手指针风行世界。汤氏在1979年版本中将14经脉搬到头皮映射区中，绘有“汤氏头针微经络系统分布示意图”。

4.“汤氏针意象图”匡误

经查 1975 年版本和 1979 年版本的汤氏头针资料，均无“汤氏头针意象图”（以下简称“意象图”）。“汤氏头针意象图”首见于陆寿康等所编著的《实用头针大全》。所谓“汤氏头针意象图”，实为“汤氏头针映射区点分布总图（侧面）”，将之用较直观的图示，便于后学理解，故亦有存在之必要。

然而据汤氏在 1979 年版本后所附“汤氏头针微经络系统分布示意图”，不难发现世传的“意象图”存有严重谬误。主要表现为：上肢前区“意象图”以为拇指在前，实应拇指在后；下肢前区“意象图”以为大趾在前，实应大趾在后；下肢后区“意象图”以为大趾在后，实应大趾在前。

造成这些谬误的原因，其原因可能是绘图者对倒悬仰卧或倒悬俯卧时，人体四肢自然下垂，其拇指、大趾之方向，采取了想当然的方法。实际上汤氏采用了透视法，当人体倒悬仰卧，上肢自然下垂，此时拇指在后。由于上肢阴面在里，阳面在外，如将上肢作冠状切面，去除阳面，于是就有了上肢前区拇指在后；同理下肢前区，大趾在后。当人体倒悬伏卧时，上肢自然下垂，拇指朝后，而下肢自然下垂时，两膝内旋，若采用透视方法，亦可得出大趾在前的结论。

“汤氏头针”源自临床实践，对临床有指导作用，因此对大指（趾）的方向，不能随心所欲“修正”。因为在头皮映射区里包含了 14 经脉的缩影，即“十四微经络系统”，按“阴阳”理论的原则排列分布的，与 14 经脉分布相同，其手三阴经在上肢前区，足三阴经在下肢前区，手足三阴经分布规律为少阴在前、太阴在后、厥阴居中；手三阳经在上肢后区，其分布规律为太阳在前，阳明在后，少阳居中；足三阳经在下肢后区，其分布规律为阳明在前，足太阳在后、足少阳居中。临床应用时，可仿体针取穴。如果拇指或大趾方向有误，可导致微经络排列有误，对临床应用当有一定影响。

5. 对眶横径以及几个特殊点和区的认识

无论焦氏头针，还是方氏头针其头部横向定位尺寸，均采用公分制。由于患者头颅大小不一，故公分制欠于准确。汤氏在1975年版本中采用“同身寸”即“骨度分寸法”，来替代公分制。在1979年版本中又提出了“眶横径”概念，所谓“眶横径”是指目内眦眶骨缘至外眦眶骨缘之间的直线长度。用目内眦至目外眦之间距离来取穴的最早文献当为《针灸经外奇穴治疗诀》(1956年)，其在定“额中”穴时“取目内眦眶至目外眦为一目寸，乃将目寸从印堂向上量，尽处是穴”。将之作为直寸使用。《针灸经外奇穴图谱》(1963年)以为“一目寸”即1寸。《甲乙经》载本神穴位于“曲差两旁各一寸五分”。《经穴汇解》称：曲差直睛明上，本神直丝竹空上。也就是说睛明至丝竹空之距离是1寸5分，汤氏据此将“眶横径”定为1寸5分，还认为其长度还相等躯干周围长度1/4的缩影。汤氏取穴时纵向定位使用同身寸，横向定位使用眶横径，避免了人为差错，实为一大发明。

汤氏认为：在前后两半部头皮上，共分布53个映射区，9个映射点，合计62个映射区点。其中阴阳点、脐点、剑突点、天突点、阳关点、胃脊点、膈下点、大椎点、风府点，这九个点不仅可以区分胸、腹、腰、背、颈、项等标识，而且可治各点的局部疾患。正中线位置两侧眶横径（1 寸半）之内，存有躯干的各刺激区。还有风区、静区和血压区 3 个特殊区。

阴阳点：位于前后正中线之中点，1975 年版本称为会阴点，1979 年版本改称阴阳点。汤氏认为：头皮上存有 14 经脉微经络系统。“阴阳点”是“十四经脉微经络系统”中任、督脉的交界会合点，“从眉间至阴阳点之间的前正中线是任脉，属阴。从枕粗隆下缘中央至阴阳点之间的后正中线为督脉，属阳。”“临床实践证明，阴阳点相当于人体的会阴部。在阴阳点上作针治，针刺向前刺可治前阴、生殖系统疾患，向后刺可治肛门、尾骨等疾患。”

风区：风区和静区在汤氏头针的早期就出现，说明之前就是汤氏临床的经验穴，后被纳入头针范围。在 1975 年版本中风区的部位在耳枕线的 1/2 处起向下垂直延长 1 寸半的连线。有祛风息风的作用，此或为命名为风区之因。主治关节酸痛、失眠、神经衰弱、头痛、偏头痛等症。而在 1979 年版本中，其部位改为从枕耳线 1/2 处起向上垂直延长至与风府点相等高度的线。有平肝息风之效，临床可治疗偏头痛、失眠、怔忡、记忆减退、失语、神经衰弱、脑发育不全等疾患。风区处有足少阳脉及手厥阴之络脉循行，故能平肝息风。值得注意的是，1978 年版本主治删去了关节酸痛，说明了汤氏已发现用风区治疗关节酸痛，其效欠佳。

静区：系因其有镇静安眠之功而命名。在 1975 年版本中其部位在耳枕线的前 1/4 处向下垂直延长一寸半。作用：主治失眠、神经衰弱等症。而在 1979 年版本中，其部位被延长，在枕耳线的前 1/4 与后 3/4 交界点起，垂直上下延长之直线，下端在颅骨缘，上端平耳尖。作用：主治失眠、神经衰弱、头晕、头痛、高血压病、烦躁易惊惧等疾患。这是由于手厥阴之经别与手少阳在该处会合，故有安眠镇静之功。

血压区：在枕耳线的后 1/4 与前 3/4 交界处向上垂直延长至风府点等高的直线。主治共济失调和调整血压过高过低等疾患。本区在 1975 年版本中未见，当系 1975 年后所增。世传本将血压区误作“血区”，又望文生义地以为有活血化瘀之功，有失严谨。至于降压作用，可能与其位于足太阳经足少阳经之上有关，而治疗共济失调，则是其下为小脑之故。汤氏在 1975 年版本曾将“血管舒缩区”称为“血区”，概念不一，不可混淆。

6. 操作革新　强调整体

汤氏非常重视手法操作。汤氏发现，焦氏头针用长针针刺后，一针刺到底，难以分清有哪一个刺激点对某种症状有明显效果，于是他逐步对焦氏的头针操作进行了改革，形成了独特的汤氏操作手法。主要体现在针具和手法两个部分。针具采用 0.32 mm × 15 mm 或 0.32 mm × 25 mm 规格的毫针。针短便于留针，针体摇摆少，细针的刺激量相对地较轻，患者一次针刺可达数十根之多，仍无过量难受的感觉。临床上以多针轻刺为原则，这可减少晕针，又有利于辨证施治，多针便于数病同治，主次兼顾。

汤氏将毫针刺法运用到头针疗法上，进针时以左手按平所选的映射区、点，右手拇、食、中三指执持针柄，对毕（准）进针点，顺次按 15~30 度角刺入头皮，作小幅度提插捻转，待指下有良好得气感时留针。针刺时，贵在柔和有劲，柔和是外形轻柔的意思，俗称“阴劲”，把指力运用到针尖上去，使针体呈直线进退。强调针刺时必需“得气”，认为效果的产生与得气之优劣成正比，与捻转的速度影响不显著。留针时间长达 30~40 分钟，甚至 1 小时或以上，以提高疗效。此亦与焦氏有明显不同。

“汤氏头针法”在应用时强调整体观念，注重辨证施治，尽量使主次兼顾，以提高临床疗效。汤氏强调“扶正培元”在汤氏头针中有较重要的地位，因此多数患者针治一个阶段后，有食欲增进、睡眠转佳的效果。如汤氏治疗陈 ××，肺癌（鳞癌）。右上肺有一密度较高的块状阴影为 5 cm × 7 cm 大小。当时患者面色灰青、胸闷气短明显、咳嗽咯血、神疲、消瘦、四肢乏力、纳呆、失眠、腰疲、易躁怒，下午潮热，37.3~38℃之间，脉沉细，苔白厚腻，有剥苔。头针处方：主方——肺支气管区、心区、胃脘区、下焦区，留针 8~10 小时；辅方——腰区、下肢后区、背区、静区、上肢前区，留针 3 小时。每周针治 6 次。经头针治疗 1 个疗程（20 次）后，胸闷气短明显减轻，咳嗽或有休止，食欲增加，睡眠转佳，面色稍转红润，体力稍增。第 3 疗程后，胸闷改为间歇性轻度出现，有时无胸闷感，面色红润，体重增加转胖，脉弦无沉细，苔薄白，微腻，剥苔消失。X 片复查，块影为 5.5 cm × 7.5 cm 大小。一年后复查块影为 7.5 cm × 8 cm，癌块发展速度明显减慢。

（本文与汤慧仙合著，原载于《中医文献杂志》2010 年第 2 期）

注： 本文撰写时间较早，由于其时资料难觅，概念不清，文中没有按国际标准，称为“头皮针”，而使用了“头针法”；后来发现的资料表明，文中一些说法也并非汤氏原有的想法。这些均请读者谅解。

汤氏头皮针应用体会

汤氏头皮针为头皮针疗法六大体系之一，系上海市针灸经络研究所已故老中医汤颂延独创的一种针刺疗法。多年来我们在临床上以之治疗多种病证，每获良效，体会颇深，现不揣简陋，简介于下，以供同道参考指正。

1. 经脉辨证与脏腑辨证

汤氏依据中医经络脏腑学说理论，认为在人体发际区及额部存有全身的缩影，针刺相应的部位，可治疗全身疾病。因此在临床应用之时，也应进行经脉辨证与脏腑辨证，以期获得满意的疗效。一般来说，治疗肢体病症以经脉辨证为主，治疗脏腑病则往往以脏腑辨证为主。

汤氏头皮针以阴阳点为中心，阴阳点的前半部区域为阴，意象人体仰卧于头部，阴阳点的后半部区域为阳，意象人体俯卧于头部。因此，在上下肢阴区内，意象人体经脉的分布规律为太阴在前，少阴在后，厥阴居中；在上、下肢阳区内，意象人体经脉的分布规律为太阳在前，阳明在后，少阳位中；在腰背胸腹等区内，意象人体经脉之分布与传统无异。这样，结合汤氏原来的分区，便能很快找到刺激点，不但降低了用针的数目，而且提高了治疗效果，减少了患者的痛苦。如肩关节周围炎患者的压痛点位于肩部手太阴经上，则可取上肢阴区肩阴线之前廉进行治疗；如压痛点位于手阳明经上，则可取上肢阳区肩阳线之后廉进行治疗。我们在临床上使用特制的按压棒，在有关部位进行按压，以取得压痛点，然后予以针刺，则往往有立竿见影之效。

辨证施治是中医治疗疾病的重要方法。我们在治疗脏腑病变时首先进行四诊合参，辨证分析，以确定病变部位、病变性质等，然后制定治疗原则，选取有关穴位进行治疗，只有这样，才能获取满意的疗效。如治胃脘痛，针脾胃区有一定效果，但如系属脾胃虚弱者，可加刺背区下部相当于脾俞、胃俞处；肝气犯胃者，除可加刺肝胆区外，尚可加刺背区下部相当于肝俞处。

我们在临床上体会到：汤氏头皮针的适用范围除了对脑外伤后遗症、小儿脑瘫及智力低下、各种急慢性疼痛外，还对心律失常、失眠、妊娠呕吐、眩晕、复视等急慢性病症均有相当显著的效果。

2. 可与其他疗法配合运用

汤氏头皮针单独使用，对许多疾病即有显效，然与体针、耳针、手针等疗法配合应用，则疗效更为理想。如治失眠时，除取静线外，还可取奇穴安眠，并可根据病情配取有关腧穴，如肝阳上亢者，可配取行间、百会；心肾不交者，可配取神门、太溪；心脾两虚者，可配取足三里、三阴交；脾胃不和者，可配取中脘、阴陵泉等。如膝关节酸冷疼痛，除取头部相应部位外，还可针小骨空，以加强疗效。由于汤氏头针虽针人头皮仅 2~3 分，得气后且捻转 1~2 秒后即停止，然留针时间需 0.5~2 小时，甚至更长，因此有的患者对此有一定的恐惧心理。故我们经常以磁珠贴压有关耳穴，以巩固疗效，减少留针时间，受到患者的欢迎。必须指出，失眠患者除在针刺静线、安眠等穴时，若再以磁珠贴压有关耳穴，则往往不能起到镇静安神的作用，反而难以入眠，其中必有原因，值得进一步探讨。

3. 对一些特殊点线的认识

在汤氏头皮针中，有一些特殊的线与点，其应用相当广泛，对其进行探讨，不但有助于汤氏头针的临床应用，而且有助于对其进一步研究。

其特殊的点有大椎点、命门点、脐点、会阴点、剑突点等，这些点不但是临床取穴之依据，而且具有特殊的治疗作用，如命门点似有温肾之功，主治腰背酸痛、畏寒等症；大椎点似有通阳之效，可疗项背强痛、畏寒等症；剑突点类似体穴中鸠尾穴，故能除胃脘部闷痛不舒。

其特殊之线计有静线、风线、血线，均位于耳枕线与语智区平面之间，临床应用相当广泛。《灵枢·经别》指出："手心主之正……出耳后，与手少阳经会合于完骨之下。"所以静线与手厥阴心包经之经别具有密切联系，故有镇惊安神的功效。《奇经八脉考》认为阳维脉"上循耳后，会手足少阳于风池，上脑空、承灵、正营、目窗、临泣"等，《经络学》认为阳维脉还会于项后之风府、哑门。阳维主一身之表，故风线具有祛风解表之作用，因其与手足少阳二脉关系密切，故又能平肝熄风。至于血线具有活血化瘀之功，目前尚不能解释，有待于进一步深入探讨。（按：血线，据汤氏手稿，应为血压线，无活血化瘀作用。）

（本文与汤慧仙、沈健亮合著，原载于《江西中医药》1999年增刊，该杂志封面写有第3期字样。）

附：拔罐疗法

拔罐疗法的崛起与发展（1950—1959）

拔罐疗法又称火罐疗法、竹管疗法、杯术等，是世界许多民族古老的传统疗法之一。在我国目前主要作为针灸疗法的辅助疗法，亦有单用者。关于拔罐疗法之源流与发展，众多文献论述颇详。然关于在 1950 年至 1959 年之间，我国拔罐疗法被挖掘过程及其发展之历程，论之者却不多，故仅就手头资料予以探讨，或有益于拔罐疗法的研究和临床应用。

1. 拔罐疗法之挖掘过程

众所周知，欧洲拔罐疗法称为杯术，分为干杯术和湿杯术。干杯术就是只行杯术，湿杯术则是放血后再行杯术。杯术在欧洲医学发展史上曾经长期占据重要地位。随着医学的发展，18 世纪便有医生对杯术进行质疑。1725 年放血疗法遭到了批判，湿杯术也因之受到影响。到了 19 世纪，欧洲的杯术最终被药物所取代，拔罐从经典的传统医学变成了民间医学。然在 20 世纪的前 50 年时仍有继续使用者。反观我国在20世纪50年代，卫生部门认为拔罐一法为民间医疗技术，于是便将其挖掘出来，并大力推广，迅速普及，广泛运用于临床，形成了具有中国特色的拔罐疗法，与西方杯术的败落形成了鲜明对照。

1）时代的需求

1949年中国历史进入了新纪元，其时百废待兴，缺医少药，全国仅2万正式西医，无法承担四亿五千万人口的医疗卫生保健工作，且医院、病床等西医资源绝大多数分布在城市，县及以下（村、镇等）医疗条件则非常简陋。绝大部分化学药物和普通医疗器械都不能自制，依赖进口，供应严重不足；多种流行病、传染病威胁城乡居民的生命健康。而中医药虽遭受了旧社会的严重摧残，但从事中医的人数远比西医为多，农村地区医疗主要还是依靠中医中药。毛泽东主席在1949年9月接见出席全国卫生行政会议代表时就指出："必须很好地团结中医，提高技术，搞好中医工作，发挥中医力量，才能负担起几亿人口的艰巨的卫生工作任务。"毛泽东主席关于中西医并重的思想得到贯彻，卫生部门重视继承和发掘祖国医学遗产，认为针灸疗法、外治法等符合简、便、验、廉的原则，应予以推广。这就为拔罐法的挖掘提供了良好的动力。

拔罐一法，属于外治法范畴。在民间广为流行，深得民众的欢迎，故有"扎针拔罐子，病好一半子"之语。著名针家杨永璇（1901—1981）曾撰文介绍其师王诵愚先生学术经验，称王诵愚先生主张火罐与针刺并用，并在临床上广泛运用，以提高疗效，"1918年左右设计制成套的铜质火罐"。杨永璇先生悬壶时也针罐同用。1923年山西《医学杂志》发表乔尚谦先生的文章称："今惟走方医与女巫等多用之，医者每薄为小技而忽之。"说明民国早期拔罐之法没有受到医家重视。然至上世纪 50 年代初，北京就有“白陶土烧成带有黄色或褐色釉光之磁质小罐”出售，说明其时已公认拔罐法具有一定疗效，使用者日见增多，并从农村和偏僻区域，逐渐进入城镇，此或为拔罐疗法之所以兴起的基础所在。

2）原苏联拔罐法的启发

20 世纪 50 年代初，我国医学界认为原苏联的医学最为先进，有过一段向其学习医疗技术的历史，苏联派遣大量医学专家前往中国授课指导，开设医院，同时接收大批中国留学生前去留学。

1950 年 10 月陈述出版了《苏联医学集锦》，其在“译者前言”中说：“我在 1945 年从苏联回国后，曾陆续将苏联若干新近医药文献选译过来，并均已在报纸及杂志上登载发表。其内容均系切合我国实际情形及在我国条件下能以办到者。现在特将这些零散文献，分门别类汇集起来，定名《苏联医学集锦》（以下简称《集锦》），目的在便于国人阅读及作有系统的参考。”该书有时任卫生部部长李德全及中国人民解放军第三野战军卫生部李振湘部长的题词，可见陈氏于 1945 年自苏归国后，在第三野战军卫生部工作，精通医学和俄语。《集锦》次月再版，1952 年 1 月三版，可见其深受欢迎，影响很大。关于陈述之生平，目前只能找到之后出版的《集锦》的二集和三集，以及数篇译文，故有待于进一步考证。

《集锦》分为外科方面、内科方面、药物方面以及卫生等四方面，共有文章 104 篇。其中内科方面第 28 篇为《拔罐子是否科学》，第 29 篇为《再谈拔罐子》。《再谈拔罐子》一文较《拔罐子是否科学》内容更为丰富。两文中对当时苏联医学界应用拔罐法进行了全面论述，有适应证、禁忌证、所需要的物品、操作前皮肤之准备、操作、留罐时间、去罐方法、皮肤出现水泡的处理、在诊断上的意义、原理等。还认为其“不但合乎科学，而且它治疗效果亦很大”“现今苏联之门诊部及治疗机关亦广泛使用着”。

1952 年 6 月北京苏联红十字医院（即后之北京中苏友谊医院、友谊医院之前身）开诊，该院除了“以现代医学水平为中国人民服务以外，还担负有介绍苏联医学方面的先进经验和协助培养中国医学卫生人才的重要任务。据该院彭德华同志介绍，该院也常用拔火罐治疗气喘。陈述《集锦》中有关拔罐法的文章，以及北京苏联红十字医院临床应用，对我国拔罐法的兴起，起了非常重要的推动作用。

3）“拔罐技术座谈会”的召开

北京中医学会成立于 1950 年 5 月，是新中国最早成立的中医学会，计有会员 225 人。6 月 28 日召开了第一次执行委员会，选举赵树屏为主任委员，哈玉民、白啸山、董德懋等六人为副主任委员。下设秘书室、学术组、组织组等 11 室组。1951 年 3 月，北京中医学会召开针灸委员会筹备会，筹备成立针灸专门委员会。次月，中医学会针灸委员会正式成立，主任委员高凤桐，委员有王乐亭、刘介一、胡荫培、尚古愚。北京中医学会于 1951 年 5 月出版了《北京中医》，后更名为《中医杂志》。

早在卫生部 1950 年 8 月召开的第一届全国卫生会议时，就决定卫生部设立中医、中药的研究机构，用科学方法来整理、研究中国医疗方法及中国药物，同时要收集有价值的医疗方法，药方和医药文献。1951 年成立了中央卫生研究院中医研究所。时任所长江上峰在《北京中医》1953 年第 4 期发文称：“苏联医学家重视中国的外治法，将中国的拔火罐加以改良……证明并肯定中国医学有研究的价值。”显然江氏误以为苏联拔罐法是从中国传过去的，但他肯定了拔罐法有值得研究之价值。

1953年中央人民政府卫生部为了发扬我国民间疗法，特指示北京中医学会要开展群众性的学术讨论运动，以便从群众中发掘祖国的医学宝藏。鉴于拔罐法历史悠久，民间广为流行，颇有疗效。于是北京中医学会经过多次的筹备，于10月25日召开了“拔罐技术座谈会”（以下简称“座谈会”），这是拔罐疗法历史上最为重要的一次会议。

出席会议的有赵树屏、董德懋、曲祖贻、赵玉青、王雪苔等20余人。会上赵树屏主任委员指出：拔罐疗法“是劳动人民在生产及日常生活和疾病斗争中，逐渐积累起来的经验结晶，所以直到今天，还受到无数劳动人民的欢迎和使用。我们要重视先民的遗产，就必须把它加以研究和整理，本着实事求是的精神，以唯物的辩证的观点，进行分析批判研究，来‘吸其精华，扬其糟粕’，以期与针灸疗法相媲美”。会上方瑞丰、朱格一两位老先生当场向大家讲解了拔罐的方法和应注意的事项。牛泽华大夫还分享了“拔水罐”的操作和经验。王少宸大夫介绍16年前其在农村，因缺乏药物，见群众均用此法，对感冒头痛等症很有效，所以也常常针灸与拔罐疗法同施，其在拔罐时“多用针灸穴位”。此外赵玉青和曲祖贻两位则从文献方面予以阐述，王雪苔则对其机理进行了探讨。

董德懋副主任委员在总结发言时，阐述了拔罐法与针灸疗法的关系：“拔罐是否与针灸穴位有关，尚须研究，因为罐口较大，一拔则占数个穴位的面积，不象针灸刺激点那样小。”明确指出拔罐法不属于针灸疗法，同时提出应该仿制苏联所使用的耐热玻璃罐具，因为其能看出被拔的部位充血的状况，且口径圆滑，不易损害皮肤。

1954年3月苏州中国针灸学研究社发行的《灸点新疗法（附

水治疗法）》一书之附赠“念盈药条”使用说明书，印有最新出品“新型玻璃吸筒疗法说明”的广告，所谓“玻璃吸筒”，即玻璃罐具。虽然也提到“经过苏联医家的试用，认为效果良好”，但其形肚大口小颈窄，与苏式明显不同。1956 年田成庆认为罐具中最好用玻璃质地火罐，说明其时以玻璃制作的罐具已上市出售，且逐步替代瓷罐与竹罐。今日临床所用之玻璃火罐，还是基本沿袭原苏联的式样。

卫生行政部门与北京中医界一致认为拔罐是民间流传的一种技术，不属于针灸疗法，故座谈会没有由针灸学会主持召开，但这次座谈会成为拔罐疗法崛起的重要里程碑。自此，拔罐法依附针灸疗法，搭上时代的快车，迅猛发展。

2. 拔罐疗法的迅速发展

1）拔罐从技术成为疗法之标志

拔罐法一经被挖掘出来之后，立即展现出它强大的生命力，许多医者将之运用于临床，取得了满意的疗效。如刘维绂在座谈会后，便试用拔罐法，所选择的多半是关节炎和腰疼患者，不但大大缩短疗程，而且有的患者拔后疼痛当即减轻，并举四例，以资说明。一些西医同道也在临床上予以应用，如李应忠、张荣齐、周汝翔等报道使用拔罐（瘀血）疗法治疗 21 例慢性支气管炎和风湿痛病例的观察中，认为疗效是显著的，既经济又方便，疗效尚高，值得研究推广。上海第一医学院在 1954 年 12 月举办的中医中药展览会中，展览了竹、陶、铜、玻璃等 4 种罐具。可见其时拔罐法已为我国中西医家重视和运用。

1954 年著名中医专家谢汇东、针灸专家赵玉青、曲祖贻和骨伤科专家刘寿山联合在《北京中医》第5期上发表《拔火罐疗法初步介绍》一文。该文首先介绍拔火罐疗法是世界上普遍的民间疗法，又称“杯术”，其法有二：一为干杯法，一为湿杯法。然后全面论述了我国拔罐疗法的历史。接下来介绍了北京市售的瓷质罐具和苏联所用玻璃罐具。在“用法”中对《本草纲目拾遗》中所说的拔罐“须待其自落”进行质疑，认为在5至15分钟内必须取下，以免起泡。又参考陈述所译的两篇文章，以及北京苏联红十字医院彭德华的介绍，结合作者的实践经验，对拔罐疗法的工具材料、步骤、注意事项、原理、适应证、禁忌证及在诊断上的价值进行了论述。本文是中国全面论述拔罐疗法的重要论文，标志着拔罐法由原来的民间“技术”转身成为中医传统疗法之一。

2）第一部拔罐疗法专著

关于中国第一部拔罐疗法专著，黄亚俊在《拔罐简史》中认为是人民卫生出版社1959出版的《拔罐疗法（第1集）》。查《拔罐疗法（第1集）》是“中医治疗经验选集”丛书之一。据该书“内容简介”，人民卫生出版社为了更好地交流和总结拔罐疗法的“宝贵经验，特就几年来在杂志上发表的有关文章，选出10篇，辑成此书，提供大家参考”。“书中主要内容包括：火罐的种类、制法、操作方法、应用范围、注意事项、病例报告等”。也就是说，该书是一部论文集，而非专著，况同年黄宗勖的专著《拔罐疗法》也问世了。

1958年刘天成出版《竹管疗法》应是中国第一部拔罐疗法专书，其较《拔罐疗法（第1集）》与黄宗勖的《拔罐疗法》为早。竹管（筒）自唐《外台秘要方》以降，及至清《医宗金鉴》所记载的罐具，多为竹筒（管），20世纪50年代竹管仍是临床常用之罐具之一。其次刘天成1956年在《中医杂志》第10期上发表的

"竹管疗法"，被《拔罐疗法（第1集）》所收录;《拔罐疗法（第1集）》封面署南通中医院等著，南通中医院所发表的文章题目是《竹管疗法的疗效观察》，书中江一平的《拔罐疗法的几点体会》一文中所用工具也是竹管。由此来看，其时不论使用竹管，还是玻璃罐、陶罐等作为罐具，都视为拔罐疗法。《竹管疗法》出版于1958年，较1959年出版的《拔罐疗法（第1集）》为早。故有理由认为，刘天成的《竹管疗法》是中国第一部拔罐疗法专著。

作者在1957年1月自序中阐述竹管疗法的传承，"王善舟老先生与王宝锡先生父子，以竹管疗法医病多年，有丰富的治疗经验，解放后能公开他们的医术，予以传授，使我掌握了此项医疗技术，铭感弥深"。

该书分为"绪论""竹管疗法的治病机转""竹管疗法的操作""竹管疗法所用的经穴""肢体疼痛的鉴别诊断""各种疾病的刺激部位"六大部分，并附录：竹管疗法治疗类风湿关节炎100例临床观察报告。对竹管疗法的定义、发展史、医疗价值、治疗原理、操作方法诸方面进行了详细的论述。该书让拔罐疗法系统化，并上升到理论，从而成为我国第一部拔罐疗法专著。

3）走进教材

1957年10月江苏省中医学校针灸学科教组编著的《针灸学》教材由江苏人民出版社出版，一经问世，好评如潮，李鼎老师称之为"新中国针灸学科的奠基之作"。该书在序言称："几年来，我校为了教学上需要，针对不同的学习对象，先后编写了针灸学讲义数种。本书就是在原来甲种讲义的基础上修改增订，逐步充实起来的。"该书在第四篇《灸法》中专列《火罐气》一章，对拔罐疗法的历史、火罐的种类、拔罐的方法、操作手法、适应证与不适应证、药罐拔法进行了论述。可见拔罐疗法最早被收入公开出版教材的时间为1957年。

1955年，我国开办全国第一届“西医离职学习中医研究班”。1956年，在北京、南京、上海、广州、成都等地成立五所中医学院。1958年五所中医学院均举办了2~3年的西医离职学习中医班。南京中医学院还创新性地举办了西医离职学习中医研究班，简称“中研班”。自此，全国掀起了西医学习中医的热潮。

1956年底，中华人民共和国卫生部委托南京中医学院在编写中医进修和西医学中医的教学讲义的基础上编写《中医学概论》，以供西医院校作为中医课程的参考教材之用。本书于1958年9月初版。在该书第十章治疗法则之二外治法中，记载了手法及配合器械的外治法，其前三项为针、灸、拔火罐。1959年二版时于下编第二章《针灸概要》中，又将拔罐疗法改为“火罐气”，附于灸法之后。以后由南京中医学院针灸教研组主编，五院代表会议审定的中医学院试用教材《针灸学讲义》(即一版教材)，也在刺灸法中将拔罐法附于灸法之后。也就是说，拔罐疗法是附于针灸疗法，进入了全国高等中医院校的针灸专业教材之内。

3. 结语

综上所述，拔罐疗法与针灸疗法同属中医的外治法，拔罐疗法可以单独运用。似不能因为临床其往往与针刺法配合应用，就认为拔罐疗法属于针灸疗法或“类针灸”。

当前一些医者重于创新，而对中医的“挖掘”颇为不屑。从某种意义上说，“挖掘”也是创新。拔罐法虽古已有之，但倍受重视，大力推广，却在1953年被挖掘之后，从而成为中医家族新成员。现在拔罐疗法已成为针灸重要的辅助疗法。若无挖掘，便无拔罐疗法之新生与发展。

拔罐法被挖掘出来之前后，已出现了针罐法、水罐法、移动法（即走罐法，又称走马火罐）、连拔法（即闪罐法）、刺血拔罐法等多种刺激方法，展现了其强大的生命力。

中国拔罐疗法与欧洲“杯术”，特别是“干杯术”之间，表面看来有相似之处，实则两者无论在理论方面，还是在方法和适应症方面等都存有较大差异。在欧洲“杯术”从主要疗法沦为民间疗法时，中国拔罐疗法却迅速崛起，不但广泛运用于临床，而且不断向世界传播，并受到欢迎。这个现象应该引起中医界的思考。

（本文与胡追成合著，原载于《世界中医杂志（美国版）》2022 年第 2 期）

拔罐起泡的原因及其临床价值

拔罐法，又称火罐法，为临床常用外治法之一，常与针刺疗法配合应用。拔罐之后局部皮肤除留有罐斑外，还常有水泡出现，对于水泡的产生及临床意义，迄今尚未见有专文论述，本文略陈管见，抛砖引玉，以便进一步深入研讨。

1. 起泡之原因

关于拔罐后局部皮肤起泡之原因，许多著作认为是由于火罐留滞时间过长的缘故，如《火罐疗法》载称："拔罐留滞时间，不宜过长……如时间过长，易起水泡。"然而在临床实践中，有些患者留罐时间长并不起泡，而有些患者留罐时间短却起泡了；即使在同一患者身上，同样条件，同样操作，有的部位起泡了，而有的部位并不起泡。由此可见，留罐时间久暂，并非拔罐起泡的唯一因素。根据我们临床观察，拔罐起泡之原因颇有多端，现择要述之于下。

（1）与拔罐部位有关　一般地说，胸部、肩关节内廉、大腿内侧等皮肤细嫩处较其他部位易于起泡；在疼痛较剧、病程较长的部位拔罐亦易出现。如心脏病患者的神道、灵台穴，哮喘患者的身柱、膻中、巨阙穴，胃病患者的中脘、胃俞穴等都易发生水泡。

（2）与留罐时间有关　拔罐时，罐内形成负压，可造成表皮角化层断裂，细胞由复层变为单层，部分细胞间隔破坏，真皮各级血管扩张，组织液渗出。故留罐时间越长，负压越大，拔罐处出现的水泡可能性越大。临床应用闪火法及投火法，其负压值一般多在 320 mmHg 左右，且 30 分钟内不变。由此观之，留罐时间过长往往是拔罐起泡的主要原因之一。

（3）与年龄、性别、体质及病邪性质有关　一般说来，儿童较成人容易起泡，女性较男性容易起泡，皮肤细嫩者易于起泡，素体湿盛及湿邪为患者易于起泡。如浮肿病人，即使留罐时间短暂也易于起泡；酒后困乏，胃脘疼痛者，拔胃脘部亦易于起泡。

（4）其他因素　首先是季节方面，夏季较冬季容易起泡；其次在同一部位连续几次拔罐，亦易出现水泡；此外，局部接受热敷、红外线理疗、贴过止痛膏或搽过舒筋药水之部位，拔罐后均易起泡。至于罐口过热或乙醇滴燃皮肤，亦可造成水泡，则属操作不当范畴，不能作为正常起泡的原因。

2. 起泡之临床价值

《刺法灸法学》等著作将拔罐后皮肤出现水泡内容置于注意事项之内，似乎其为操作不当所致，应予避免。殊不知其在临床上具有一定的诊断价值及治疗价值。

（1）诊断价值　在水肿早期，肉眼难以发现，此时拔罐皮肤上可出现水泡，从而有助于早期诊断治疗；拔罐皮肤起泡还可提示患者为湿盛之体，或感受湿邪；若水泡呈血泡或黑红，往往表示其病已久，痰湿瘀血互结之候。

（2）治疗作用　在临床上，许多患者反映，拔罐后如见起泡，往往能提高疗效，缩短病程。有人特意使拔罐部位产生水泡以达到治疗目的，并称之为“发泡罐”，据称与灸法中的发泡灸相似，且其泡散在表皮，痛苦较小。此法除了具有治疗作用外，尚有强壮之功。如发泡太小太少可影响疗效，发泡过大则患者痛苦，故水泡应以黄豆或米粒大小为宜。

3. 起泡后的处理

患者发生水泡若小如黍粒者，一般可不作处理，任其自然吸收，常在 2~3 天内即可消失，但应注意防止擦破。大水泡可用消毒毫针刺破放出液体，也可用消毒注射器抽出水泡内之液体，然后涂上龙胆紫，覆盖敷料即可，数天后即可愈合，不留疤痕。

综上所述，拔罐后起泡并非坏事，而是有诊断和治疗的价值，应该引起重视，如已起泡或需要起泡时，应向患者作仔细、耐心的解释，以免引起不必要的误解。

（本文于冯禾昌、汤慧仙合作，原载于香港《亚洲医学》1997 年第 9 期）

试述罐斑在诊断上的应用

拔罐是一种常用的外治法，也是针刺疗法的辅助疗法之一。由于此疗法是利用罐具通过排气 产生负压而吸于体表，故皮肤对这种刺激可产生一定的反应，主要表现为颜色与形态上的变化，我们称之为“罐斑”，也有称之为“瘀斑”或“印迹”者。多年来我们在临床上观察到罐斑具有一定的诊断价值，现结合有关文献述之于下，以期引起各位同道重视。不当之处，尚祈指正。

1. 早期诊断

许多疾病早期症状不明显，难以诊断，拔罐之后观察其罐斑，便可作出诊断，从而及早进行治疗。如在水肿之早期，肉眼难以发现，而此时罐斑上即呈现散在小水泡或连成片的水泡；再如麻疹、风疹、猩红热，斑疹伤寒等疾病在发斑前 4~5 天拔罐，其罐斑之上就有出血现象，而且紫块互相重叠，据此可诊断将要发斑。有人认为如拔闪罐时，罐斑的血色恢复缓慢者，易患中风、胸痹之恙。此外据报道，观察特定部位罐斑处白细胞分类，对风湿性或细菌性心内膜炎、潜伏性链球菌感染、梅毒性主动脉炎诊断意义。

2. 明确部位

有些疾病，特别在早期，其症状与体征不明显，也有些疾病的病情复杂，难以确定病变部位，此二者均给治疗带来一定困难。若通过观察罐斑情况，便可知道疾患所在的部位。一般来说，拔罐 5 分钟之内，病变部位罐斑的颜色或形态与其他部位不同。如肩周炎时肩内廉处的罐斑较他处紫红，则说明其病变部位在肩部内侧；如在脊柱两侧拔罐，如在某处出现有价值的罐斑，则可根据脏腑在背部的投影，诊断某脏腑患有疾患。

3. 辨别虚实

一般来说，罐斑的形态隆起结实者多为实证，平坦松弛者多为虚证；颜色深暗，不易消退者，多为实证，颜色如常或浅淡，容易消退者，多为虚证。鲜红而艳者，多为阴虚、气阴两虚或阴虚火旺，淡红者多为血虚。有人治疗 150 例以疼痛为主的颈、肩、腰部疾患，结果显示：实证患者其疼痛罐斑呈深紫色，经治疗后，疼痛减轻，罐斑颜色变浅；而虚证患者疼痛部位的罐斑呈浅红色，经治疗后，罐斑之色不变，疼痛不减。据此提示上述疼痛之疾属实证者，拔罐效果好，而虚证则疗效差。为此类疾病治疗方法的选择，提供了依据。

4. 区分病邪

由于致病的邪气不一，故临床症状不一，同样拔罐后出现的罐斑也各不相同。这样，我们观察罐斑的形态与颜色，便可知道致病邪气的性质。如罐斑上出现皮纹或较粗毛孔者，多为感受风邪，此时罐斑处可伴微痒；如其颜色紫黑而暗则说明受寒较重，患处气血凝滞，疼痛较剧，或体内有瘀血停着，如经行不畅、心脏供血不足；如紫红而伴有瘀块，则表示寒凝血滞；如其上有散在紫点，浅深不一，则为气滞血瘀之证；如色淡青，而伴瘀斑，多为虚证而兼有血瘀，此点往往伴有压痛；罐斑之上如有小泡、水肿及潮湿者，多为湿盛之体，或感受湿邪，如水泡呈血红或黑红，则表示其疾已久，痰湿瘀血互结。

5. 提示预后

罐斑颜色消退的时间，据临床观察多为数日至半月。一般来说，消退越快则病情越轻，消退越慢则病情越重。曾见一患者因受寒较重，三月之后，罐斑之色尚未褪尽。此外，罐斑的变化往往也可反映疾病的进退，如果在治疗过程中，罐斑之色逐渐变浅或色深的罐斑减少，表明病情减轻，反之，则说明病情转重。

必须指出，和其他诊断方法一样，罐斑虽在临床上具有一定的诊断价值，但必须结合其他临床资料来诊断疾病，如因患者肥胖者、非常虚弱的老人以及患者恶液质等，其罐斑往往没有明显的形态和颜色变化，故不能仅仅依靠罐斑进行诊断。

关于罐斑形成的原理，许多学者认为是因为罐具内的负压导致局部毛细血管充血，甚至破裂，红细胞破裂，表皮瘀血，从而形成罐斑。这种看法是不完全符合临床实际的。多年来，我们在临床上观察到，不同的患者可出现不同的罐斑，在同一患者的不同部位，可出现不尽相同的罐斑；即使同一患者同一部位的罐斑，治疗前后也有变化。这些现象似不能简单地用负压造成毛细血管扩张、破裂等来解释，值得进一步探索研究。

（本文与冯禾昌合作，原载于《中医文献杂志》1998 年增刊（上海市针灸学会 1997 年针灸年会论文专辑）

临证发挥

略论合谷与复溜的配伍应用

古代医家将合谷与复溜配伍应用，既取其发汗之功，又取其止汗之效，由于确具较好效果，迄今仍为临床常用。

按:《针灸甲乙经》载称复溜穴能治“汗出不休”,《千金要方》载称合谷穴能治“热病汗不出”，明确指出二穴一为止汗，一为发汗，功用截然相反。基于这一认识，故而晋唐至宋代尚未见有将两穴配用的载述。时至元代，王国瑞所撰《扁鹊神应玉龙经》中“磐石金直刺秘传”载有“伤寒有阴有阳，用意参详，不问阴阳，七日过经不汗；合谷（补）、复溜（泻），汗出立愈。”虽然已经出现二穴配用的情况，但仅是用之于“伤寒不汗之症”，而对其还有止汗之功则并未提及，可见此时尚仅限于发汗方面。值得注意的是，该书用复溜发汗已与《针灸甲乙经》所载功用不同，而且又在“一百二十穴玉龙歌”中说:“伤寒无汗泻复溜，汗出多时合谷收。”认为合谷功能止汗，与《千金要方》所载亦相违，从而为合谷与复溜配用以治汗出之症奠定了基础。全面而完整地反映合谷与复溜二穴配用具有既能发汗又能止汗的文献，当是明代医家陈会撰、刘瑾补辑之《神应经》。书中“汗部”记载：“少汗：先补合谷，次泻复溜；多汗：先泻合谷，次补复溜。”明确地指出无论少汗还是多汗，均可以合谷与复溜配伍应用，只是补泻手法的不同。其后《针灸聚英》之《杂病歌·汗部》记载：“多汗合谷补之先，次泻复溜汗即干；少汗先泻合谷穴：次补复溜病即痊。”亦将合谷与复溜相伍，既止汗又发汗。其说得到《针灸大成》的赞同，并予以载录。

对于合谷配复溜既用之发汗又用之止汗两个方面，历代文献和一些现代医家，一般都注明不同的补泻手法冀以分别达到预期的治疗目的。如《太乙神针临症录》认为：“止汗发汗之巧全在针法。”《针灸学》（五版教材）也认为“是由于补泻施术不同所产生的治疗效果。”但是，参阅各家文献记载，在补泻手法上却存有矛盾之处，从两穴用于发汗方面，即有补合谷、泻复溜，泻合谷、补复溜，两穴俱用泻法三种手法；用于止汗方面，除《拦江赋》仅补合谷外，亦有泻合谷、补复溜，补合谷、泻复溜，两穴均用补法三种情况。

文献名称	发汗		止汗	
	伤寒无汗	少汗	伤寒有汗	多汗
	合谷	复溜	合谷	复溜
《神应经》《针灸大成》	补	泻	泻	补
《针灸聚英》《类经图翼》	泻	补	补	泻
《拦江赋》	补	泻	补	—
《常用腧穴临床发挥》	泻	补	补	补

现代临床医家主张采用“平补平泻”法，如《针灸临症指南》载杨廉德治疗感冒经验，虽然其主张“无汗补合谷、泻复溜，有汗泻合谷、补复溜”，但又称“病不典型，或有兼症，用平补平泻法或以此两穴为基础与它穴组方，亦可获效”。《针灸临床杂志》（1993年增刊）所载李景义等治疗自汗、盗汗，认为合谷与复溜两穴“有双向调节作用，无需使用补泻手法，只要平补平泻”，便可达到止汗之目的。在这里两家都主张“平补平泻”。此两家的临床实践都否定合谷与复溜相伍，既能发汗，又能止汗，是由于补泻手法的不同而产生的治疗效果，不能不谓之摆脱了“补泻”的窠臼，而另辟蹊径。多年来我在临床上，采用此两穴相伍治疗无汗或多汗时，只采用均匀的捻转手法，无需使用补泻手法，亦可获得满意的疗效。至于其获效机理，就是针刺具有良性的双向调节作用，这种双向调节作用又与治疗时机体所处的功能状态有关。临床上此类例子颇多，如便秘可刺天枢，而泄泻用之亦效；心动过速可刺内关，心动过缓亦具良好效果。如前所述，合谷和复溜两穴分别具有发汗与止汗之功。故无汗时能发汗，有汗时能止汗。此外，穴位的配合应用亦有一定的作用，如《针灸临床经验辑要》指出：“穴位的配合得当与否，对疗效有很大关系。”合谷与复溜穴配伍，亦可能是有其特殊性。

（本文原载于《针灸临床杂志》1995年第5期）

注： 1. 发表时文中表格被删，现为了方便读者阅读，增添了表格。

2. 2009年本文被法国阴阳学社译为法文，发表在该社主办的杂志 *Acupunture Traditionnelle Chinose* 第20集上。

针刺后遗感的原因与处理

针刺后遗感，又称针感后遗症，是为针刺治疗结束之后，针刺部位或针感所及部位留有酸痛、胀重、麻木等不适感，往往于较长一段时间内不能自行消失，有的甚至伴见运动障碍。现据临床体会，对其形成原因及消除处理综述如下，以供参考。

1. 原因分析

形成针刺后遗感有多种原因，与针具、针刺部位、针刺过程、患者精神状态诸方面有关。

1）与针刺工具有关

如果使用的毫针直径过粗，针尖过尖或有倒钩，在操作过程中即可伤及肌肉、肌腱、神经等软组织，从而在出针之后仍遗有酸麻胀痛等不适感。

2）与针刺部位有关

临床观察到，一些较为敏感的腧穴，如合谷、手三里、外关等穴，即使较轻的刺激，亦可有较强的针感，有些患者针刺后仍不消失，从而出现针刺后遗之不适感觉。特别是针内关时刺中正中神经，则有触电感至中指；针三阴交、复溜穴时刺中胫神经，则有麻电感放射至足底，如有不当，则可造成神经的损伤，麻电不舒之感往往较长时间不能消失。

3）与针刺治疗过程有关

这里所谓的针刺治疗过程，包括手法、留针、出针三个方面，如有不慎，均可导致针刺后遗感的发生。

（1）手法　针刺手法是针刺疗法取得疗效的一个重要方面。然捻转的幅度过大，提插时间过久，或刺入过深，或反复点刺骨膜，手法过猛过速，刺激强烈，均可造成局部组织、神经、骨膜的损伤，以致针刺部位或针感所及处疼痛、酸胀、麻木，及至治疗后仍不消失。

（2）留针　留针即是在针刺的过程中将针留置于腧穴之内，虽不是一种针刺方法，却是针刺操作过程中的一个必经过程。如留针期间针感过强，尤其是留针之际，患者体位变更，往往可发生滞针、弯针等异常情况，处置不当，都会发生后遗不舒之感。

（3）出针　出针虽为针刺疗法的最后手法，但不可因之而轻视之。《医宗金鉴》指出：“凡针毕拔针，最要精详，不可轻率忙乱也。”如针下沉紧或滞针时，针体与组织缠粘，出针过猛过快，也有可能造成针刺部位的胀痛与麻木之感。

另外，与患者的精神状态也有关，针刺之时，如患者精神紧张，痛阈下降，肌肉不能充分放松，则与医者不能配合，往往可造成滞针、弯针现象，出针之后往往感到酸痛、重胀、麻木等。

2. 处理方法

一般来说，针刺之后见有轻度而短暂的后遗感，属于正常反应，无需特殊处理，对一些症状较重，延绵不愈，深使患者痛苦者，应予积极处理。常用的处理方法有以下数种，简介于下。

1）按摩法

用拇指或食指指尖，用力按压患者同侧或双侧第二、第三掌骨之间的背侧压痛处，强度以患者耐受为限，同时嘱患者微按针处，可取得一定效果。此法最为简便，故列为第一。

2）艾灸法

用艾条在针刺部位进行温和灸，强度以患者耐受为度，时间10~20分钟，使患处皮肤潮红，则针刺后种种不适，往往立见消除。亦可在患处施艾炷知热灸法。按：所谓知热灸，即患者感到灸处热痛时，即移除艾炷，此法来自日本。

3）拔罐法

取大小适当的火罐，罐口涂以医用超声波耦合剂，拔在针刺部位，留罐5~15分钟后去除。如患处疼痛明显，可用皮肤针叩刺微出血后，再拔火罐，常有“罐去痛除”之效。

4）针刺法

针刺后遗感的原因虽然很多，皆因针感过强，经气郁滞之故。因此使用针刺治疗，其效果也非常理想。其取穴方法有局部取穴、循经取穴、对应取穴等。应用之时，只要做到手法轻柔、针感温和，就可症随针去。

（1）局部取穴法：取用导致针刺后遗感发生的原来腧穴，反其道而行之，使局部壅滞之气得以疏通。如针刺秩边穴，针感强烈，阴唇麻刺感，数日不去，仍刺秩边穴，即可消除是症。

（2）循经取穴法：根据引起后遗感的腧穴进行针刺。如取后溪以治针刺听宫引起后遗感；取足三里以治针内庭后之不适；取太冲以治针中极所致的少腹胀痛。

（3）对应取穴法：常用取穴法有四。其一为在造成针刺后遗感腧穴的同侧相对处取穴，如针刺外关导致局部胀痛不适者，可取同侧内关穴；针刺阳陵泉造成局部胀痛者，取同侧阴陵泉。如两穴对得准确，则无不应针而愈。其二为“同经相应取穴法”。此法系尚氏根据《内经》中缪刺、巨刺等总结而成，是以患处的最剧处为标志，然后取与之相交叉对称的同名经上相应腧穴或部位针刺，如左侧手阳明脉上的手三里穴酸胀不适，则可刺右侧足阳明脉上的足三里穴；右侧足太阴脉上的阴陵泉胀痛，则可刺左侧手太阴上的尺泽穴。临床上应用此法处理针刺后遗感，每有桴鼓相应之效。其三为取对侧相应腧穴或部位治疗，如右侧承山胀痛不舒，针刺左侧承山穴后，则右侧承山胀痛不舒可除。其四为同侧上下肢对应，如左侧曲池穴酸胀难忍，取同侧犊鼻穴刺之，则曲池处之酸胀立去。

5）井穴放血法

根据后遗症发生的部位，选取有关经脉的井穴，以三棱针点刺后并挤出 5~10 滴血，效果甚佳。如针刺风池穴引起的后遗感，可取同侧足少阳之井穴足窍阴；针刺天柱引起的后遗感，可取同侧足太阳之井穴至阴。

3. 预防措施

从某种意义上说，针刺后遗感是医源性的。因此，医者应积极采取措施，以预防其发生，减少患者的痛苦。首先，所使用的毫针必须纤细、弹性好、硬度高，同时针尖必须经过钝化处理，非常圆滑。其次，手法应该轻柔，切忌粗暴。朱振华氏所说的“提针止痛法”，即得气之后将针向上提 0.2~0.5 寸，不但对气滞之痛症有较好疗效，而且可减少后遗感的发生。出针之际，应先轻转针体，使局部气机通畅，然后提至皮下，稍留片刻，出针之后，以手循按局部。若出针时，患者觉得针处胀痛不适，可延长毫针留置皮下的时间，待不适感消失后，再将针拔出。最后，对精神紧张的患者应作耐心解释，并使其体位舒适，适当缩短治疗时间。

（本文与冯禾昌合著，原载于台湾《自然疗法》1999 年第 3 期）

谈谈刺血拔罐法

刺血拔罐法，又称刺络拔罐法、絮刺火罐疗法，即用三棱针点刺出血或用皮肤针叩打后，再行拔罐，以加强刺血治疗的作用。对于中风急性期及其后遗症、高血压、哮喘、气管炎、胃炎、肝炎、面瘫、各种急性和慢性软组织损伤、丹毒、乳痈、脊椎肥大等病症均有良好的疗效，笔者在临床上亦常应用，为此不揣简陋，对此法之源流、功能、取穴等方面作进一步探讨。如有不当之处，尚祈指正。

1. 最早载于《外台秘要方》

刺血拔罐法系刺血疗法与拔罐疗法相结合的一种疗法。刺血疗法与拔罐疗法都是古老的治疗方法：早在马王堆出土的医书中就有记载，当时刺血疗法称为“启脉”、拔罐疗法称为“角法”，但二者并未结合应用。及至唐代，王焘在《外台秘要方》卷十三中记载：治疗“殗碟等病”（痨瘵）时，先用竹筒作罐在背部特定部位拔罐，然后“以刀弹破所角处，又煮筒子重角之，当出黄白赤水……”可以认为是刺血疗法与拔罐疗法结合使用的最早记载。

随着医疗实践的发展，针灸器具不断改新，后世医家又往往以三棱针、粗毫针等替代“刀”，用玻璃火罐、有机玻璃火罐等替代“竹筒”，因其基本原理相同，临床疗效也颇为一致。本世纪60年代初上海陆以莹氏又创用七星针（即现今所称的皮肤针之一）叩刺后再加拔罐，治疗多种疾病，取得了满意的疗效，并命名为刺络拔罐。其后，杨永璇氏又将其称之为“絮刺火罐疗法”，对刺血拔罐法的发展作出了一定的贡献。

2. 无补泻之忌

《中医拔罐疗法》认为本法有补泻之分：“深刺、出血多即为泻法，而浅刺、出血少即为补法。”。此说似有值得商榷之处。按《新编中国针灸学》指出：“刺络法，又称‘放血法’，是指刺破病人浅小血管放出少量血液来治疗疾病的一种方法。”刺血拔罐法即在刺络法的基础上加拔火罐，其目的就是吸出瘀血，亦即《内经》中所谓“去宛陈莝”之意。既为祛除瘀血，当属祛邪范畴。

瘀血，是指体内有血液停滞，其因较多，除跌打损伤外，气滞、气虚、血热、血寒亦均可形成。施之刺血拔罐法治之，恒有卓效。唯是其中气虚体弱而血瘀患者，治疗后不仅症情减轻，体质亦随之渐有强壮，难免误认其有补虚之功。殊不知气为血之帅，瘀血阻滞，正气需努力推行，久之气更耗损，虚症日甚。现瘀血既去除，元气渐复，新血自生，气血调和，体自强盛。标似用此法而补，本实祛瘀血而获，非可谓刺血拔罐法有补益之功也。

3. 取穴法

刺血拔罐法之取穴有三：即局部取穴、远道取穴和辨证取穴。

（1）局部取穴　所谓局部取穴，就是在病变部位的压痛点、阳性反应物或怒张之络脉上行刺血拔罐法。如腰痛患者日久不愈，可用手绷紧腰部的皮肤，见有怒张之络脉，即以三棱针点刺，出血如豆，再拔火罐，可流出较多瘀血，受术者往往立见松快；颞颌关节功能紊乱者，可先在其耳屏前寻找压痛点，然后以皮肤针叩刺至微出血，再施闪罐法，每可收效迅捷。

（2）远道取穴　即选取与病证较远部位有关腧穴等施术治疗，其疗效也令人叹服。如痔疮肿痛，在委中穴行刺血拔罐法，则肿胀疼痛往往若失；膝痛缠绵，可根据《素问·骨空论》所载："膝痛不可屈伸，治其背内。"在背部寻找压痛点后，再施以本法，每有立竿见影之效。

（3）辨证取穴　是根据临床辨证，结合病情，选取主治作用相应的俞穴。刺血拔罐法多选取胸腹背部的俞募穴、病变部位与四肢的俞穴。如风热咳嗽，可取大杼、风门、肺俞、曲池、尺泽、鱼际，为三棱针点刺后加拔火罐，屡用效佳；白塞综合征，在肺俞、三焦俞、脾俞、肾俞、阴陵泉、大椎等穴上行刺血拔罐治疗，每获良效。

一般来说，局部取穴和远道取穴是以病痛部位为依据，而辨证取穴则适宜于发热、失眠等全身证候。三者在临床上既可单独采用，亦可结合应用，应根据病情需要而定。

4. 体会

多年来我们在临床应用刺血拔罐法，取得一些体会，为了互相交流，不揣肤浅，简述于下。

（1）拔罐时，如遇局部有毛发或皮肤松弛，往往容易漏气脱落，如果在罐口涂上医用超声耦合剂，就能避免漏气。超声耦合剂气味芬香，对皮肤无刺激，且易于擦去与洗涤。

（2）遇有某些病症在治疗时需要出血量较大，可先以红外线、神灯等照射，使局部皮肤发红，血流加快，再施术，则出血量常能显著增加。

（3）若是遇到施术部位无明显压痛、阳性反应物或怒张之络脉，可先在该处拔罐，观察罐斑，如其中有紫红色或暗红色瘀斑，则可用三棱针点刺或皮肤针叩刺，然后拔罐，每可获得满意的效果。

（本文与冯禾昌合著，为中国灸法研究暨针刺手法研讨会（上海）论文，原载于香港《亚洲医学》1999年第10期）

刺血拔罐法治疗膝关节骨性关节炎

膝关节骨性关节炎，又称老年性膝关节炎、变形性膝关节炎，多为肥大累及骨质骨膜关节囊，甚至累及关节其他结构的慢性炎症，并形成骨赘引起膝关节疼痛、肿胀、畸形和功能障碍。我们在临床上采用刺血拔罐法治疗本病取得满意的疗效，现简介于下。

1. 常用刺血拔罐法

（1）压痛点刺血拔罐法　根据膝关节疼痛的部位，以拇指或食指末节指腹在膝局部进行按压，以寻找压痛点。一般来说，压痛点主要分布于病痛之局部。寻找时要反复检查，细心地从几个压痛点中找出最敏感的压痛点1~2个，常规消毒后，以皮肤针叩击至微出血后加拔火罐。

（2）局部闪痛点刺血拔罐法　所谓“闪痛点”是指局部的压痛点不明显而患膝在活动时可出现闪电样剧烈疼痛。治疗时可让病人缓缓活动患膝，找出发生闪痛的姿势与部位。然后嘱患者保持姿势不动，以皮肤针叩刺，或以直式三棱针点刺后加拔火罐，拔出瘀血，则闪痛可除。

（3）膝前浅静脉刺血拔罐法　患者仰卧仔细观察患膝，如发现有青色浅静脉出现，则不论其出现之部位，即以直式三棱针在其上点刺，如有瘀血则出血如豆，然后在其上加拔火罐，可拔出大量瘀血，有意想不到之效果。

（4）委中刺血拔罐法　此处之委中系指腘窝委中穴附近之络脉。患者取俯卧位，以直式三棱针点刺或皮肤针叩刺后加拔火罐。

（5）背部刺血拔罐　患者背部之大杼穴向下至胃俞穴及附分至胃仓穴进行按压，如发现压痛点，即以皮肤针叩刺或以三棱针点刺，然后加拔火罐，拔去瘀血。

2. 典型病例

（1）王 ××，女，66 岁。2000 年 10 月 19 日初诊。

二年前感双膝关节疼痛，步行上下扶梯加重。昨起突然左膝关节疼痛加剧，以致不可站立行走，故由人搀扶坐轮椅来诊。

检查：左膝关节稍肿，内、外侧压痛（阳性）。左膝关节正侧位片示：胫骨内外髁关节及髁间隆突、髌骨上下缘骨质增生。左侧膈俞穴压痛（阳性）。舌红、苔薄，脉弦。证属瘀血阻络，治拟祛瘀活血、通络止痛。

即以皮肤针重扣左侧膈俞穴，然后加拔火罐，留罐 10 分钟。去罐时，罐内有大量瘀血块，其上有黄白状物。当即感左膝疼痛大减。

次日复诊，已由家属陪同步行来院就诊。诉：左膝前侧疼痛已明显减轻，仅腘窝外侧尚有痛感。再于双侧膈俞上下寻找压痛点，然后加拔火罐，留罐 10 分钟。如此治疗三次，左膝疼痛已除，步行如常。

（2）周 ××，女，69 岁。2000 年 11 月 7 日初诊。

素有膝痛之恙，外院 X 线膝关节正侧位片示：骨质增生，诊断为膝关节骨性关节炎。5 天前不慎受寒，以致左膝疼痛行走艰难，伴腰酸足软，心悸口干，头晕乏力。左膝关节变形肿大，膝盖处见有青色静脉。下蹲试验阳性。证属肝肾虚亏，复为风寒之邪所侵袭，气血运行受阻。急则治其标。先以三棱针在青色静脉上点刺，即见豆大瘀血流出，然后加拔火罐，留罐 10 分钟。出血颇多，其中有瘀块及黄白物。患膝即感轻快，行走时已不觉疼痛。再刺肾俞、太冲、内关等穴以治其本。

11 月 11 日复诊。左膝肿痛大减，唯活动时仍感左髌骨上缘针样疼痛。再以三棱针点刺该处，加拔火罐，去除瘀血，疼痛立除。

3. 几点体会

（1）刺血拔罐法最早载于唐代王焘《外台秘要方》。我们采用本法治疗膝关节炎，疗效也相当显著。膝关节骨性关节炎多发于老年人，往往缠绵难愈。久病必有瘀。故瘀血一去，经气通畅，疼痛当去。

（2）关于刺血拔罐法，许多文献称除使用皮肤针外，尚可使用三棱针，然三棱针针体偏粗，形成的针孔偏大，注射针头针体细长，针孔相对较小，既可达到治疗之目的，又可减轻患者的痛苦，值得推广。

膝关节皮肤松弛，拔罐之后，皮肤往往形成皱褶，从而漏气。若涂以超声耦合剂，则可避免漏气。超声耦合剂无毒，易于擦除，为拔罐必要的辅助材料，绝无凡士林之类油腻难除之弊。

（3）许多针灸专家认为，适合使用刺血疗法的血络之特征有：

充盈、怒张、扭曲、结节等。我们在临床上体会到：一般在膝关节前面，平素不见青色的静脉，故一旦出现青色静脉，即为有瘀血的特征。若以注射针头刺之，则有豆大血液渗出。加拔火罐后，可拔出大量血液。

（4）有的针灸文献认为，刺血拔罐法可以拔出汁沫，同时吸力也会逐渐减小。如在罐口涂上超声耦合剂，则吸力大，且不会形成汁沫。

刺血拔罐法关键在于拔出瘀血，故只要条件许可，拔出的瘀血越多，则病情好转越快。如所拔出瘀血中有黄白状物，则为疾病将愈之征兆。至于有人称可拔出绿色物质，我们至今未发现，同时也觉得难以理解。

（5）在背部行刺血拔罐法治疗膝关节骨性关节炎，系源自《素问·骨空论》之“膝痛不可屈伸，治其背内”。关于“背内”，唐代王冰以为大杼穴。近人郭霭春认为是足太阳经之背俞穴。有人在膏肓穴刺血治疗膝关节痛，疗效甚佳，我们认为在膈俞、神堂、胃仓等穴可发现压痛点，如行刺血拔罐法，均有卓效。由此可见，《素问·骨空论》之“背内”不是特指某一腧穴，而是泛指两肩胛骨间之区域。

刺血拔罐法，仅为治疗膝关节骨性关节炎之众多方法之一，既可单独运用，又可与其他方法配合运用，贵在灵活运用。

（本文与冯禾昌合著，发表于香港《亚洲医学》2001 年第 5 期）

按： 由于近年口服抗凝药物者较多，故行刺血疗法或刺血拔罐法，应予注意，以免出血过多，致使正气受损，不可不知。

接经配穴刍议

接经取穴系针灸治病选穴方法之一。所谓接经取穴是指当十二经脉中某一经脉发生病变时，可选取与其上下相连的经脉或同名经脉上的穴位进行治疗。此法虽在文献中屡有记载，但作为取穴方法提出则首见于王雪苔所著《针灸学手册》，并作为远道取穴法之一。其后，刘天成在《针灸配穴》中将其改称为“接经配穴”，还附有14种病症48例采用此法的疗效统计，至此接经取穴法更有了临床治病效果的依据，由于其产生较晚，以致目前许多针灸文献未予论述，有的虽予收录，但亦与其他配穴法相混同，因此有必要对其进行论述，以期引起重视。

1. 衔接经脉能传注 经脉同名亦相通

接经取穴的理论依据是十二经脉连贯一气，如环无端，以及手足同名经相通。

十二经脉是经络系统的主体，他们虽有手足之分，阴阳之别，但循行路线互相衔接，周流不休。《灵枢·经脉》对十二经脉即是按照它们循行的次序进行论述。十二经脉流行传注的次序是：手太阴起于中焦，而后依次注于手阳明、足阳明、足太阴、手少阴、手太阳、足太阳、足少阴、手厥阴、手少阳、足少阳、足厥阴，再上注于肺中，复出于手太阴。经脉之间的此衔彼接，流行不止，起到“运行气血，流通阴阳，以荣养人身”的作用。经脉之间的互相交接，主要是通过络脉来实现的。《十四经发挥》认为：“本经之脉，由络脉而交于他经，他经之交，亦由是焉，传注周流，无有停息。”

正因为十二经脉相互连接，所以每条经脉都有上接经与下接经。如手阳明的上接经为手太阴，下接经为足阳明；足阳明的上接经是手阳明，下接经则是足太阴。余经依此类推。这样当一条经脉发生病变，其上接经或下接经就会受到影响，因此取其上接经或下接经的某些腧穴也能治疗该经的病变。

经络学说还认为，在十二经脉中同名经脉相互交通，如手足太阴相通，手足阳明相通，手足太阳相通，其中阳经与阳经在头面部相互交接，如手足阳明在鼻旁相接，手足太阳在目内眦相接，手足少阳在目外眦相接，至于阴经与阴经则在胸胁部相交接，如手足太阴在胸部的中府穴相接，手足少阴在心中相接。因此，当某一手经发生病变，便可取其同名的足经上的腧穴进行治疗，同样当某一足经发生病变时，也可取其同名的手经上的腧穴进行治疗。

2. 有异同名经配穴　又非接经法施治

当某一经脉发生病变，可根据接经取穴法取其同名的手经或足经进行治疗，于是有的针灸文献将其与同名经配穴相混同。虽然二者均以手足同名经相通作为理论依据，但在应用时却不相同。

接经配穴认为足经病变可取同名的手经上的穴位进行治疗，而手经病变可取同名的足经上的穴位进行治疗，并不同时选取该病变经脉上的穴位进行治疗，如手阳明经病变引起的肩病，可取用足阳明经上的条口穴进行治疗；足少阴经病变引起的足跟痛，可取用手少阴经上的神门穴进行治疗。而同名经配穴则同时取用手足同名经上的穴位，以上下配合，协同治病，如胸胁痛，则同时取手少阳经的支沟穴和足少阳经的阳陵泉；心肾不交的失眠，可同时取手少阴经的神门穴和足少阴经的太溪穴。

造成二者相混同的原因，主要由于《针灸学手册》对“接经取穴”的概念论述不清所致。虽然该书首先提出“接经取穴”，然其在论述时不但引用了《黄帝内经太素》所言，“以其上下相接，故手太阴，阳明之‘上’有病，宜疗足太阴、阳明”，足太阴、阳明之‘下’有病，宜疗手太阴、阳明”，同时又认为“病在头、颈、躯干，也可同时取相接两经的穴，如喉炎取手、足阳明经的合谷、内庭，侧胸部疼痛取手、足少阳经的外关、临泣等”。由此看来，《针灸学手册》所提出的“接经取穴”，又包括了“同名经取穴”的内容。其后《针灸配穴》将“接经取穴”列入“接经配穴”章内，并且不单提出“同名经配穴”。这样给以后的针灸文献带来一定的影响，以至于《针灸学辞典》这样权威著作也一面在“同名经配穴”条下强调其与“接经取穴”的不同点，又在“接经取穴”条下说“又称同名经配穴”，将两者混淆等同起来。

在针灸文献中还有“接经法”及“大接经法”的记载。接经法也是针灸配穴方法之一，最早见于《素问病机气宜保命集》，是指在同一条经脉上选用相近的几个穴位，相互连接以加强作用，大接经法则是《卫生宝鉴》中提出的一种专门治疗中风偏枯的特殊配穴法，皆取十二经的井穴，有从阳引阴和从阴引阳二法。此二种配穴法虽有接经之名，然与接经取穴泾渭分明，不可混同。

3. 不必五输郄络穴 亦可配用对侧经

《针灸配穴》认为:“临床在应用接经取穴时首先要诊断出病在何经，然后取其同侧与上或下所接的经脉，或取手足同名经的五输穴、郄穴或络穴的穴位进行针刺。”这就将取穴的范围局限于同侧的五输穴、郄穴和络穴之内，我们认为这是不够全面的，值得商榷。

五输穴、郄穴以及络穴均属特定穴范畴，都具有独特治疗作用的重要腧穴，为临床所常用，但不可因此而认为接经取穴也非用这些特定的穴位不可。首先，在该书所载的“接经取穴统计”就有取用三阴交治疗失眠，三阴交虽为足三阴之交会穴，属于特定穴中的交会穴，但并非五输穴，也不是郄穴和络穴。此外在历代文献中我们可以找到许多实例，如《外科大成》记载肩髃能治疗“乳痈，乳毒，乳岩”，乳房属足阳明，肩髃为足阳明之上接经手阳明的穴位，不是特定穴;《千金要方》记载天柱穴能治“肩痛”，这是因为手足太阳相通，而手太阳“出肩解，绕肩胛，交肩上”，故足太阳的天柱穴亦可治肩痛，然而天柱穴并非特定穴;《铜人》记载腹结穴可以治疗“咳逆”，咳逆属手太阴，腹结位于腹部，为足太阴之经穴，因手足太阴相接，故能治疗，而腹结亦非特定穴。由此可见，接经取穴未必尽用五输穴、郄穴或络穴，其他腧穴也可应用。

至于应用时是否只取同侧穴位，我们也有不同的看法. 如按《针灸配穴》所言，只取同侧穴位，那么该书在治疗失眠时取用三阴交，是以左侧为同侧，还是以右侧为同侧?

由于接经取穴产生较晚，文献较少论述，所以仍需不断充实，我们对接经取穴提出的看法也是初步的，不当之处，尚祈批评指正。

（本文与马兰秀合著，原载于《针灸临床杂志》1993 年第 4 期）

巨刺法及其在上肢疼痛疾患中的应用

巨刺为《内经》中提出的一种古老的刺法。《灵枢·官针》谓:“巨刺者，左取右，右取左。”严格地讲它属于取穴法。笔者将“从阴引阳，从阳引阴”之法引入到巨刺法中，用以治疗上肢疼痛诸疾，如肩周炎、肱骨外上髁炎、桡骨茎突炎及屈指肌腱腱鞘炎，不但操作便捷，其临床疗效更为显著。

1. 对应方法

巨刺之法，左病取右，右病取左。即一侧有病，取对侧相应部位，予以针刺。因此，确定对应方法，对于疗效尤其重要。以下是本人创用的两种上肢对应取穴方法。

（1）方法1　如将人体沿前正中线（任脉）或后正中线（督脉）向前或向后折叠，则两侧肩峰重叠，一侧肩部之腋前纹头与对侧腋后纹头重叠，也就是说一侧肩前与对侧肩后相互对应，肩后与对侧肩前相互对应。肩部的手太阴经与对侧的手太阳经对应，手阳明经与对侧的手少阳经对应。反之亦然。此法适用于肩部疼痛（图1、图2）。

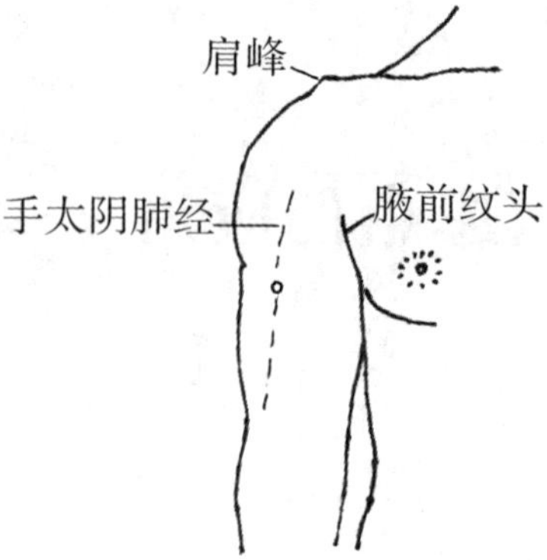

图1　肩部腹面

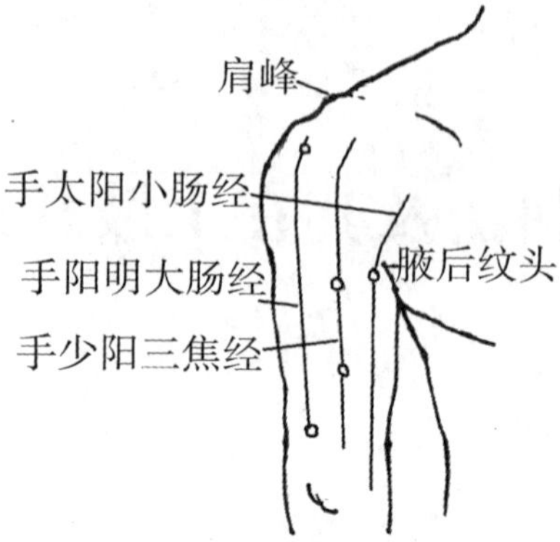

图2　肩部背面

（2）方法2　如两手侧平举，一侧掌心向上，一侧掌心向下。则一侧上肢的阴面（屈侧）与对侧上肢阳面（伸侧）对应；桡侧与对侧尺侧对应；肱骨外上髁与对侧肱骨内上髁对应；桡骨茎突与对侧尺骨小头对应；掌面与对侧的掌背对应；拇指与对侧小指对应，食指与对侧无名指对应，中指与对侧中指对应，无名指与对侧食指对应，小指与对侧拇指对应。手部六条经脉的对应：手太阴经与对侧手太阳经对应，手厥阴经与对侧手少阳经对应，手少阴经与对侧手阳明经对应。反之亦然。此法适用于肘、腕及手指疼痛（图3、图4）。

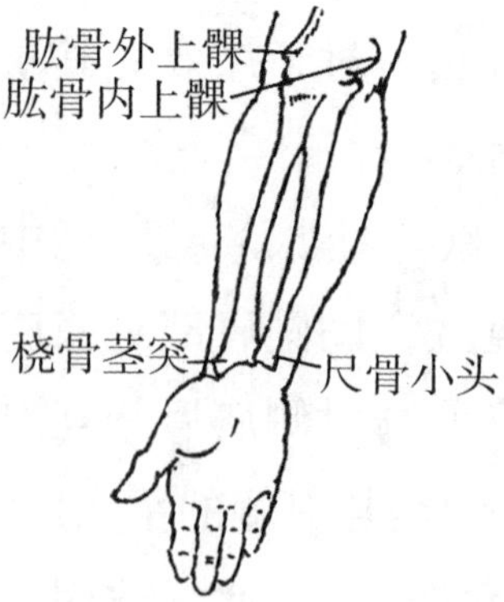

图3　上肢掌面

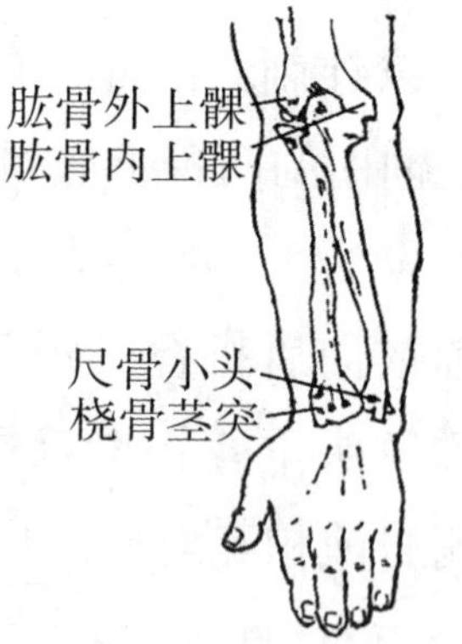

图4　上肢背面

2. 临床验案

（1）肩关节周围炎　患者，女，54岁。2010年9月17日初诊。

右侧肩部疼痛3月，不可上举。外院诊断为肩关节周围炎。经口服止痛片，外敷膏药，未见改善。

按压其右侧肩髎及肩内陵穴压痛明显。取左侧肩髃、臑俞穴，以直径0.25 mm，长40 mm毫针直刺1.2寸，得气后，行平补平泻法，持续捻针1~2分钟，同时让患者活动患肩。留针20分钟。患者立觉右肩肩髎处疼痛已除，而肩内陵穴仍遗有疼痛。遂于其处行刺络拔罐法。留罐5分钟。去罐后，右肩活动范围增大。每周一次。经3次治疗，右肩疼痛消失，活动正常。

按语：首先在患侧肩部找到疼痛部位或压痛点，然后在对侧肩部相应部位进行针刺。如疼痛部位在左肩髃处，则取右肩髎；如疼痛部位在右肩内陵处，则取左臑俞。用直径0.25 mm，长40 mm毫针，针刺得气后行平补平泻法，同时让患者活动患肩。留针20 min，其间行针1次。如疼痛剧烈，则于患部行刺络拔罐法。

（2）肱骨外上髁炎　患者，女，30岁。2011年5月12日初诊。

患者因持重物，右肘疼痛5天，不能绞毛巾、扫地。未经治疗。按其肱骨外上髁处疼痛剧烈。诊断当为肱骨外上髁炎。

当即在其左侧肱骨内上髁对应处，以直径0.25 mm，长25 mm毫针，沿皮刺入0.3寸，留针20分钟。再令其活动右肘，患处疼痛若失，肘关节活动正常。嘱患肢注意休息，局部保温。

他日来诊言：是症已愈。

按语：本病先应在患侧肱骨外上髁寻找压痛点，然后在对侧肱骨内上髁对应处针刺。以直径 0.25 mm，长 25 mm 毫针，沿皮刺入 0.2~0.3 寸，无需手法。同时让患者活动或按压患处。一般情况下疼痛即止。如疗效不理想，可在患侧压痛点行刺络拔罐法。

同理，肱骨内上髁炎亦可于肱骨外上髁处针刺治疗。

（3）桡骨茎突狭窄性腱鞘炎　患者，女，33 岁。2011 年 3 月 11 日初诊。

患者右手腕桡侧疼痛半年，由怀抱幼儿所致。外院伤科诊断为桡骨茎突狭窄性腱鞘炎，并予膏药外敷，疗效不显，故来诊治。

在其左侧尺骨小头对应处以直径 0.25 mm，长 25 mm 毫针沿皮刺入 0.2~0.3 寸。患者立感右腕疼痛大减，留针 20 min。嘱患者固定患侧手腕，避免用力，并继续外敷膏药。每星期针刺 2 次。治疗 5 次后疼痛消失，腕部活动正常。

按语：根据患侧桡骨茎突疼痛的部位，针刺对侧尺骨小头对应处。以毫针沿皮刺入 0.2~0.3 寸，无需手法。同时让患者活动手腕，或揉按患处。一般情况下疼痛即止。

（4）屈指肌腱狭窄性腱鞘炎 患者，女，59 岁。2008 年 10 月 14 日初诊。

患者左侧拇指掌侧掌指关节疼痛，屈伸不利，时有弹响，得热则舒，时已三月。经自贴止痛膏，口服中成药，疼痛弹响未见减轻。又经某针灸师针刺局部，疼痛如故。

诊为屈指肌腱狭窄性腱鞘炎。以直径 0.25 mm，长 25 mm 毫针于右侧手背小指掌指关节处针刺，沿皮刺入 0.1~0.2 寸。针一进入，患者即呼患处不痛，随即屈伸拇指，亦较前灵活。留针 20 min 出针。嘱患者不要揉按患处，患部避免接触冷水，将患指固定。每星期针刺 2 次。治疗 3 次后拇指活动灵活，弹响消失。

按语：本病宜先确定患指疼痛的部位，如左侧拇指掌侧掌指关节处疼痛，屈伸障碍，甚至有弹响，则取右侧手背小指掌指关节对应处；右侧中指掌侧掌指关节处疼痛，则取左侧中指手背掌指关节对应处。余皆仿此。以毫针在对侧相应手指的掌指关节处，沿皮刺入 0.1~0.2 寸。同时让患者作握拳伸指活动，或揉按患处。

3. 注意事项

巨刺法具有安全、有效、患者痛苦少的优点，但治疗过程中应注意以下几点。一是针刺手法以轻柔为宜，使病人在不觉疼痛的情况下达到治疗效果；二是应该遵循止痛第一，功能第二的原则，嘱咐患者不要揉按患处，局部保暖，患肢制动及避免过劳，以求速愈；三是可与其他治疗方法结合，如远道取穴、局部刺络拔罐等，如拔罐时漏气，可在罐口涂以超声检查用的耦合剂。

（原文为英文，原载于*Journal of Acupuncture and Tuina Science*，2012 年第 1 期，文中图示为沈兆俊先生所绘。）

针刺丰隆治疗落枕

我在临床上采用针刺丰隆穴治疗落枕，均取得了满意效果，现介绍如下。

治疗方法。患者端坐位，一侧项部强痛者取对侧丰隆穴，双侧强痛者则取双侧丰隆穴，穴位常规消毒后，刺入1.5~2寸，得气后持续捻针1~2分钟，强度以患者耐受为度，同时嘱患者缓缓活动头部，留针20分钟，留针期间再运针一次，一般针后症状即减轻或消失。如病情较重，术后仍感酸痛牵拉者，可配合局部刺络拔罐法。

病例介绍：周××，女，40岁，1988年4月18日来诊。

主诉：今晨起床后，即感右侧项部板滞强痛，不可俯仰顾盼，检查：头前俯10°，后仰0°，左旋15°，右旋25°，颈椎部无痛，右天柱穴及肩井穴压痛，局部肌肉痉挛。治疗措施：针左丰隆穴，手法如上述；起针后，患者自觉项部松快，头部活动范围增大，前俯35°，后仰20°，左旋30°，右旋80°。一月后，患者因患其他病症来院诊治时告知，前次针后项强酸痛即告痊愈。

按：落枕，主要由于睡眠姿势不当，或局部受寒，以致项部经气失和而发生。《灵枢·经脉》说："足阳明之别，名曰丰隆……

其别者，循胫骨外廉上络头项，合诸经之气……”因此，针刺丰隆穴，可以起到疏调项部经气的作用。故临床用治落枕疗效迅速而明显。

（本文原载于《上海针灸杂志》1990 年第 3 期）

针刺风池治验

风池穴是针灸要穴之一，现代临床医师往往将其应用范围局限于治疗头面或项部疾患，我们经临床长期应用体会到，该穴对不少躯干肢节病症疗效也卓著可靠。现举四例，以见一斑。

1. 肱骨外上髁炎

吕 ××，男，51 岁，干部。一月前右肘突觉疼痛难忍，患肢乏力，持重物则疼痛加剧。检查：右肱骨外上髁压痛明显，扳手试验阳性。此乃筋膜劳损，治拟活血祛瘀，舒筋通络。先嘱患者取正坐位，两眼平视，予针刺右侧风池穴，水平方向进针 1.5 寸，得气后持续捻针，同时嘱患者活动患侧肘关节。约 2 分钟后，患者自觉疼痛大减，活动自如，此时扪压肱骨外上髁，疼痛已不明显，再留针 20 分钟。出针后，复刺患肢的尺泽、曲池，手三里等穴。嘱近期内患肢切忌用力。次日复诊，称肘关节尚有轻微疼痛，且略有酸胀，如法再治之，以图续效。经治疗 10 次后，患者肘部疼痛消失并能持重物。

按：风池穴为足少阳、阳维之会。阳维为一身阳脉之维会，又多处与手阳明相交会。故针刺风池穴能使患处气血得到宣通，故奏效迅速。

2. 股外侧皮神经炎

宰××，女，40岁，干部。右臀及大腿外侧麻木，状如虫蚁行，时已一年。经本市某医院诊断为股外侧皮神经炎，服用天麻丸未见明显疗效，故来诊。经详询病情后，即为之针刺右侧风池穴，手法同上述病例。针后即感大腿外侧麻木消除，臀部麻木大减。复予针刺后侧秩边、环跳、风市等穴。如是共治疗三次。一月后，因他疾来诊，称其病已愈。

按：足少阳之脉横入髀厌中，下循髀股外。风池是足少阳之腧穴，针刺风池有下病上取之意，且有疏风之功。本例远道取穴与局部取穴并施，故疗效满意。

3. 足跟痛

张××，女，40岁，干部，左足跟疼痛，不可履地半年余，伴腰痛、月经不调。检查：局部无红肿，左足跟压痛点明显。证属肾气不足，治拟补益肾气。先为之针左风池如前法，同时嘱以足跟蹬地，直至疼痛大减，留针20分钟后出针。复刺太溪、复溜以益肾。次日来诊，跟痛已除，再予此法刺之，凡5次而愈。

按：风池穴虽为胆经之腧穴，然系阳维脉之交会穴。阳维脉起于诸阳之会，发于足太阳之金门穴。足太阳经筋，结于踝，上循跟，故能愈足跟痛。本例先刺风池以治其标，后刺太溪、复溜以治其本，故获良效。

4. 坐骨神经痛

王××，男，79岁，工人，右侧臀部酸痛向下放射至小腿外侧，时已四天，经服用中药及外贴止痛硬膏未见明显疗效。检查：右坐骨孔点及腓点压痛明显，直腿抬高试验（左〉90°，右30°）。针刺右侧风池穴后，即感患肢酸痛消失，留针20分钟，再针秩边、环跳、阳陵泉、足三里。2天后来诊时称：右臀酸痛已除，唯觉小腿腓骨小头处酸痛。再予针刺风池，患处酸痛应针而去，留针五分钟，复刺阳陵泉、陵后。1周后，家人来告，是症已愈，正外出旅游。

按：《经穴解》认为，“少阳经所主者，多为风病，多为目病，为寒热病，为筋病”。本例为风寒湿三气客于足少阳之脉，风池穴为少阳经之‘最虚之处’，故邪易自此而入，取风池以祛其邪，故获良效。

（本文与马兰秀合著，为第二届针灸临床经验交流研讨会论文，原载于《针灸临床杂志》1993年增刊）

针刺治疗足跟痛 32 例

足跟痛是症状性诊断，表现为足跟疼痛，着地行走疼痛加剧，足跟压痛明显。其原因为跟骨底面由于慢性劳损或伴跟骨骨刺、跟骨结节滑囊炎等所致。为中老年群体较常见的一种病症。笔者采用针刺头、项部穴位治疗 32 例，取得了满意的疗效，现报告如下。

1. 一般资料

本组 32 例中，男 10 例，女 22 例；年龄最小 42 岁，最大 72 岁；病程最长者 5 年，最短者 1 周。

2. 治疗方法

患者取坐位，取风府、风池（同侧）、安眠（同侧）、百会、顶旁一线（通天穴向后引 1.5 寸直线）（对侧）等穴。用 0.32 mm × 40 mm 毫针先刺风府、风池、安眠三穴，水平进针，深 0.8~1.2 寸，行平补平泻手法，得气后留针 5 mm，再分别将针退出 0.3~0.5

寸，留针 20 min。隔日 1 次，5 次为 1 个疗程，疗程间不休息。

3. 治疗结果

32 例中，经 1~3 个疗程治疗。疼痛完全消除，行走如常，半年内未复发者为痊愈，有 23 例，占 71.9%；疼痛与压痛明显减轻为有效，有 8 例，占 25%；症状改善不明显为无效，有 1 例，占 3.1%。

4. 典型病例

王 ××，女，72 岁。1999 年 10 月 19 日初诊。

一周前，突然右足跟疼痛，不可履地，行走艰难。经自贴止痛硬膏及口服止痛片后，效果不显，故来诊。查：局部无红肿，压痛阳性。X 片示：右跟骨骨刺形成。按前法针风池及风府、安眠，自觉右足根部发热，以手按之，疼痛大减。再刺百会及对侧顶旁一线，右跟疼痛若失，行走自如。一年后，因他疾来诊时称右足跟痛未作。

5. 讨论

足跟痛取头项部穴位进行治疗，为“下病上取”之法。足太阳之经筋“结于踵”，“上循跟”，百会穴为足太阳与督脉之交会穴，顶旁一线位于足太阳脉之循行路线上；阳蹻、阴蹻皆起于跟中，阳维发于足太阳之金门穴，均上如风府、风池；安眠穴为治疗足跟痛、坐骨神经痛之经验穴，故针刺头项部穴位，能疗足跟之痛。临床体会到，在针刺时或用手法而疼痛不为之减者，一经退针，其效立见，故退针为治疗本病的关键所在。由于治疗本病时取坐位，故刺激不宜过强，以免晕针。

（本文原载于*Journal of Acupuncture and Tuina Science* 2003年第1期，原文为英文。收入时略作修改。）

对尺泽穴治疗腰痛的认识

关于尺泽穴治疗腰痛的记载，首见于元代王国瑞撰《扁鹊神应针灸玉龙经》(以下简称《玉龙经》)，该书除在“六十六穴治证”尺泽条下称其“治五般腰疼”，又于“磐石金直刺秘传”载”五种腰疼”可取尺泽进行治疗。然最近有学者称：“此说‘五般腰疼，未见他书记载”；“据《席弘赋》等‘五般肘痛寻尺泽’，‘腰’字当作‘肘’。”说明作者认定尺泽穴只能治疗肘痛，不可治疗腰痛，值得商榷。现述之于下。

五种腰疼，非无记载。《合注》认为“五般腰疼”之说，“未见他书记载”，此语可有两种解释，一是以前医学者并无“五种腰疼”记载，另一则是针灸文献在此以前未有尺泽可治“五种腰疼”的记载。首先，“五种腰疼”早在隋代巢元方等编撰的《诸病源候论》卷五“腰背病诸候”“腰痛侯”已经载述，原文如下：“凡腰痛有五：一曰少阴，少阴申也，七月万物阳气伤，是以腰痛；二曰风痹，风寒著腰，是以痛；三曰肾虚，役用伤肾是以痛；四曰臀腰，坠堕伤腰，是以痛；五曰寝卧湿气，是以痛。”此后唐宋明清续有阐述，如《千金要方》卷十九“腰痛第七”记载：“论曰，凡腰痛有五。”《圣济总录》卷八十五“腰痛门”记载：“论曰，腰痛有五。"《景岳全书》卷二十五亦载称"腰痛证旧有五辨"。可见《玉龙经》所述"五般腰疼"或"五种腰疼"，不是凭空捏造，而是有其文献依据的。其次，尺泽穴治"五般腰疼"之说，在《玉龙经》以前确尚未见诸记载，但《玉龙经》一再明确指出治"五般腰疼"，似非误录。何况"六十六穴治证"尺泽条下，在"治五般腰疼"之后，又载可治。肘疼筋急"，同在一句，可见并非误录。相反，所改"五种肘疼"则《诸病源候论》《千金要方》《圣济总录》等文献中皆未见载。据此，仅凭"天元大乙歌"和《席弘赋》否定尺泽穴可治腰痛，似非恰当。

尺泽主治腰痛，得到后世认可：尺泽穴主腰痛，虽然晋代之《甲乙》、宋代《铜人》均未载述，而至元代《玉龙经》方有记载，此一情况并不奇怪，因为腧穴的功效主治是随着针灸医学的发展而逐渐扩大。《玉龙经》关于尺泽治疗腰痛的记载，得到后世医家的认可，如明代陈会原著，刘瑾重校《神应经》"手足腰腋部"载"挫闪腰疼，胁肋痛，尺泽、曲池、合谷……"明确指出尺泽穴可治"挫闪腰疼"；高武在《针灸聚英》尺泽条下亦认为能治"腰脊强痛"，杨继洲《针灸大成》中不但在尺泽条下有相同的记载，而且又在"治症总要"中将尺泽与委中、人中相伍，以治挫闪腰胁肋痛"。清代岳含珍撰的《经穴解》也认为尺泽主"肺之肾病，小便数，腰脊强痛"。近代《针灸处方学》还将《针灸大成》所载的尺泽、委中、人中三穴称之为"二中腰痛方"予以介绍。笔者在临床上多年来采用针刺尺泽穴治疗多种腰痛，均取得满意的疗效。其方法是先在患侧尺泽穴附近按压，以取得敏感点，然后以1.5寸毫针进行针刺，其针感往往可下达拇指，或上行胸部，即将针上提0.2~0.3寸左右，嘱患者带针缓缓活动腰部，往往即感腰部疼痛大减，活动范围增大。若再配合腰部腧穴的针刺或拔罐，则疗效更为理想。

尺泽治疗腰痛，具有理论根据：尺泽穴治疗腰痛的原理，《针灸处方学》认为其“具有祛瘀通络的作用”，此说难以令人信服，不知依据何在。其实在《诸病源候论》中已有阐明：“肾主腰脚，而三阴三阳、十二经、八脉，有贯肾络于腰脊者。”尺泽为手太阴之腧穴，手太阴之脉虽不直达于腰部，但与“入肺中”的足少阴之脉相交，间接与腰部相通，故针刺尺泽穴能治疗腰痛。腰为肾之府，肾气虚弱，则病邪留恋，腰脊疼痛，故肾气之强弱实为腰痛发生与否之关键所在。正如《实用中医内科学》所指出的那样，“在病因和发病机制中，肾虚是本”。肺属金，为肾水之母，虚则补其母。尺泽为手太阴之合穴，刺之能补肾水，故治疗腰痛有卓效。

（本文原载于《针灸临床杂志》1997年第1期）

文献杂考

“三姓”考正

唐代孙思邈《千金要方·卷二十三·疥癣第四》(以下简称《千金》)载:“灸癣法:日中时,灸病处影上,三姓灸之。咒曰……”魏稼等所编《〈千金〉针灸临床类编》(以下简称《类编》)认为:“姓”为“炷”之讹,当作“三炷”。此说值得商榷。

考最早认为《千金》所用“姓”字为“炷”字之误者,是日本江户时期医家多纪元坚等所撰《影宋本千金方考异》(1849)中称:“‘姓’恐‘炷’伪。”《类编》或据此。然《千金翼方·卷二十四》(以下简称《翼方》)亦收录此法,文字虽略有出入,而“三姓”却沿袭《千金》,并无不同。又《翼方·卷十一》还有灸牙痛法:“取桑东南引枝长一尺余,大如匙柄,齐两头。口中柱著痛牙上,以三姓火灸之,咒曰……三姓灸桑条……”文中两次出现“三姓”,可见“姓”为“炷”之误的可能性极小。此外,“姓”与“炷”无论形与音,均相差甚远。认为“姓”为“炷”之讹缺乏依据。

查“三姓”为道家内丹名词,《中华道教大辞典》称:又作

“三性”“三五”“三家”“三物”。在内丹典籍里面，“三姓”一般指元神、元气、元精或木液、金精、意土。东汉魏伯阳《周易参同契·卷下》曰：“三性既会合，本性共宗祖。”宋代张伯瑞《悟真篇》曰：“木液与金精，遇土成三姓。”明代张三丰《玄要篇》、尹真弟子《性命圭旨》等内丹著作中亦有“三姓”的记载。

李景荣等所著《备急千金要方校释》认为：三姓，“谓三姓之人”，虽未赞同“三炷”之说，亦未作具体解释。唐王焘《外台秘要·卷二十二》有崔氏疗牙疼方：“令患人所患牙齿啮宅东南桑枝一条，教三姓人于桑枝灸三壮，一炷呪曰……三姓灸齿痛，蝎虫自然死……”其内容与《翼方》之“灸牙痛法”雷同，《翼方》中“三姓火”，《外台秘要》作“三姓人”，“火”与“人”形似。而“三姓”按上述道教著作所云，绝无作施灸材料之可能，故“三姓火”当为“三姓人”之讹。《翼方·卷二十八》还载有：“治冷痹胫膝痛，腰脚挛急，足冷气上，不能久立……令三姓人灸之。候天晴日午后，在门外四达道上灸之，神良。”故据《翼方》及《外台秘要》法中咒语将“三姓人”略为“三姓”，则《千金》及《翼方》所载之“灸癖法”中“三姓”当系“三姓人”之略称，一如司马温公将“阴阳人”缩称为“阴阳”。此外，“三姓人”之称在其他古代针籍中亦见载录，如宋代《铜人腧穴针灸图经》“外丘”条下：“今附：猘犬所伤毒不出，发寒热，速以三姓人可灸所啮之处，立愈。”明代《针灸大成》亦予转录。惜《针灸资生经》不知有“三姓人”之说，擅将《针灸铜人图经》中“三姓人”改为“三壮灸”，后人不知其中因果，并据之校《针灸大成》等，未有不错者。

“三姓人”，《汉语大辞典》《辞海》《辞源》等大型辞书均未收载。在汉语构词中，常于某些词后加上“人”，以指某种职业或身份之人，如僧人、庖人、打鱼人等。而道教内部对修炼成果大小亦用仙人、真人等区分。“三姓人”主要见于唐代的著作，根据上述《悟真篇》等所述，在“三姓”之后加上“人”是特指隋唐时代修炼内丹术达一定程度之道士。《本草纲目》“土部·乌古瓦”“兽部·驴”中有“三姓童子”和“三姓妇人”，分别注明录自“藏器”和《本草拾遗》。“藏器”即唐开元年间陈藏器，著有《本草拾遗》，收集《唐本草》不著之药692种，惜已散失。《本草纲目》所录当系佚文。这说明隋唐时“三姓”之称相当普遍。“三姓妇人”则为修炼内丹术达一定程度之道姑。“三姓童子”则为此类道士、道姑身边的道童。此外，《本草纲目》谷部还引《德生堂》以“三姓人家寒食面”治“诸疟久疟”，宋初《太平圣惠方》卷五十五还载有“三姓糉（粽）子”，卷七十七还有“三姓家鸡卵”“三姓家水”“三姓家盐”等。据前所述，则其义自明，毋须赘言。

道教兴起以后即很快与医学建立了密切关系。传统医学不断汲取、借鉴道教的养生思想和成就，许多医家也“援仙入道”。一代名医孙思邈，被称为孙真人。他从道教中承袭巫术治病之法，在《千金》和《翼方》中把禁咒、符印与汤药、针灸、导引作为防病治病之“五法”；同时这两部巨著也均被收入道教典籍《道藏》之中。而道教在初创之时，以治病来联络徒众，以后在宗教实践中，又将行医作为重要内容，以医传道，借医弘道，不断“援医入道”。《抱朴子·杂应》曰：“古之初为道者，莫不兼修医术，以救近祸。”《云笈七签》中甚至有“道士医师”之称。而道士之中鱼龙混杂，故《唐会要·卷五十》中还载录了唐永徽四年（698）曾有敕令，“道士、女冠、僧、尼等不得为人疗疾及卜相”，从中不难看出当时道士为人治病已相当普遍。他们中不乏有对祖国医学作出贡献者，如被尊称为葛仙翁的葛洪就撰有《肘后备急方》。道士在行医之时，除了使用药物和针灸之外，往往还掺杂禁咒、符印等内容。据《千金》《翼方》《外台秘要》记载，“三姓人”天晴午后在“四达道上”施术、用桑枝木施灸以疗齿痛，治疗时口中诵咒，正是符合其道人身份。

综上所述，“三姓人”为隋唐之际修炼内丹术达一定层次之道人，《千金》中的“三姓”即“三姓人”之缩称，而并非“三炷”“三壮”之误。

（本文与冯禾昌合著，原载于《中国针灸》2005 年第 12 期）

“王遗乌衔”考释

“王遗乌衔”语出自唐代孙思邈《千金翼方》卷二十六“取孔穴法”。《千金翼方诠释》释为“先王遗留下来的‘乌衔’的方法”，对此，笔者不敢苟同，故述之于下。

考“乌”字有多义。其一为乌鸦；其二为黑色；其三，古代神话传说太阳中有三足乌，因以“乌”为太阳之代称。“衔”字亦有二义，一为马嚼子；一为含在嘴里。根据上下文的逻辑联系，这里的“乌”当然不是指太阳。若“乌”为乌鸦，则“乌衔”为乌鸦口衔某物，如《吕氏春秋·应同篇》载有“赤乌衔丹书集于周社”，《汉书·张骞传》亦载“又乌衔肉”等；若“乌”为黑色，则“乌衔”之称是黑色的马嚼子。“乌衔”，《汉语大词典》《辞海》《辞源》《中国医学大辞典》《针灸学辞典》等未见收录。可见将“乌衔”释为治疗疾病的方法，是望文释义，缺乏依据。孙氏在文中赞扬《扁鹊针灸》说：“一准黄帝雷公，问难殷勤，对扬周密。”强调“欲行针灸，必准《轩辕正经》”。认为“至如王遗乌衔之法，单行浅近，虽得其效偶然，即谓神妙，且事不师古，远涉必泥”。《〈千金〉针灸临床类编》注曰：《轩辕正经》即《黄帝明堂经》，又称《黄帝正经》《明堂正经》等。《扁鹊针灸》疑为《扁鹊针灸经》。据此可见“乌衔”确非治疗方法，而是当时流行的针灸著作。

隋唐之际除了《黄帝明堂经》之外，还流行许多其他针灸著作。隋杨上善《黄帝内经太素》中记载：“至于《扁鹊灸经》取穴及名字，即大有不同。近代《秦承祖明堂》《曹子氏灸经》（注：“子”衍，当删。）等，所承别本，处所及名，亦皆有异。”《隋书·经籍志》是唐初官修的一部目录，其中记载针灸著作有：《扁鹊偃侧针灸图》二卷，《赤乌神针经》一卷，《玉匮针经》一卷，徐悦、龙衔素《针并孔穴虾蟇经》（姚振宗注：“针”下毁一“经”字。）等。其后《旧唐书·经籍志》载有《龙衔素针经并孔穴虾蟆图》三卷，《赤乌神针经》一卷，《玉匮针经》十二卷等。《新唐书·艺文志》载有张子存《赤乌神针灸》一卷，《玉匮针经》十二卷，《龙衔素针经并孔穴虾蟆图》三卷等。《龙衔素针经并孔穴虾蟆图》即为《隋书·经籍志》中记载的《针经并孔穴虾蟇经》。省略在古汉语中广泛存在，是文言文词简义赅的重要标志之一，其目的为了避繁复或求得文句的齐整、音节的和谐。在古代典籍中，对书篇名、方药名和穴位名采用简称较为多见，如《左》指《春秋左氏传》，《国》指《国语》，《史》斗指《史记》，《汉》指《汉书》，《素》为《素问》，《灵》为《灵枢》，《本经》谓《神农本草经》，《甲乙》为《黄帝三部针灸甲乙经》等。孙氏将《赤乌神针经》简称为《乌》，《龙衔素针经并孔穴虾蟆图》简称为《衔》，亦在情理之中。由于两书亡佚，而古人又无标点符号，《乌》《衔》就成了“乌衔”，以致后人不察其为二书之简称，竟误为是一种治疗方法。

至于“王遗”，从字面上解释为“先王遗留”当然无可非议的。但是细究原文，深感不妥。此两书在当时颇为流行，《大唐六典》甚至记载：朝廷将《赤乌神针经》等作为“针生”学习内容之一。然《赤乌神针经》的作者为以针术名于世的前凉河西张子存，《龙衔素针经并孔穴虾蟆图》的一位作者龙衔素已不可考，另一作者徐悦，姚氏疑即两晋、南北朝时期以医术传家徐道度、徐叔响之族人。两人均非“先王”。汉唐之际尊古之风盛行，刘安的《淮南子·修务训》说：“世俗之人，多尊古而贱今。”倘若《赤乌神针经》与《龙衔素针经并孔穴虾蟆图》为“先王”所遗留，则孙氏决不会斥之为“单行浅近”“其效偶然”“事不师古”“远涉必泥”。故“王遗”当另有所指。古之书籍主要写在竹简、丝帛、纸张之上，很不容易保存。随着时间的推移，必然会出现错落遗失、涣漫剥蚀等现象。传写或翻刻中产生的错字，称为误文或讹文。“王遗”两字可能是在流传之中，发生了谬错所形成的误文，其原因当是形似及偏旁之关系。“王”可能是“玉”字的一点在流传过程中被遗失，此为形似而讹；而“遗”可能是“匮”字的“匚”误成“辶”，此为偏旁而讹。“王遗”其实就是《玉匮》之误，而《玉匮》为《玉匮针经》之简称。《医心方》卷二十五有《玉遗针经》之载，原书“札记”云：“[玉遗]仁和本同，匮讹遗。”可见当时《玉匮针经》就有被错成《玉遗针经》了。敦煌出土的残卷《明堂五脏论》亦引《玉櫃针经》的内容，马氏注曰：“櫃”为“匮”的假借字。《玉匮针经》在《隋书·经籍志》《旧唐书·经籍志》《新唐书·艺文志》均有记载，但不署著撰人。《太平御览·方术部》有《玉匮针经》序文，称为吕博所撰。吕博即吕广，三国时期吴人，生卒年代不可确考。因避隋炀帝杨广之讳，改称为吕博，或吕博望。吕广少以医术知名，吴赤乌二年为太医令。善诊脉论疾，多有著述，曾注解《八十一难经》，撰《玉匮针经》《募腧经》等书，后两者均为针灸学专著。姚振宗于《赤乌神针经》后注曰：案此似即本吕广《玉匮针经》而论述之，故冠以赤乌年号。说明《赤乌神针经》亦源于《玉匮针经》，可见该书在当时“大行于代”，影响颇大。

以上三书惜均亡佚。但仍在一些医籍中可找到零星记载，在北宋林亿等校注的《甲乙经》之注文中可找到吕广《募腧经》的内容，如认为中脘“在脐上三寸”，《明堂五脏论》引《玉匮针经》论全身血脉循行法则，与《内经》又有所不同。由此可见《玉匮针经》《赤乌神针经》之内容与《内经》《甲乙经》有明显不同。《医心方·卷二》“诸家取背输法第二”有《龙衔素针经》独特的取背腧法，与《黄帝明堂经》有较大的差异。孙氏认为此三书“事不师古”，故《千金翼方》中腧穴所述一依甄权之《明堂图》。

（本文与冯禾昌合著，原载于《上海针灸杂志》2011 年第 9 期）

隋以前人参考

1. 本字为“蓡”，从简为“参”

要讨论人参，就不能不涉及对“参”字的认识。参的本字是“蓡”。《本草纲目》(以下简称《纲目》)认为，“人蓡年深，浸渐长成者，根如人形”，故谓人蓡;《一切经音义》则认为系“苦草”之义;《植物名释札记》则根据《广雅·释器》谓，“锓，锥也”，以为“锓”与“蓡”系同声假借，蓡是“锥形之根”义；也有以为因其需在酒中浸泡，或用水煮，方可作药，故从艸，浸声者。

人参是非常古老的植物，古代典籍《诗经》《尚书》《礼记》《山海经》《楚辞》《尔雅》等虽有药物记载，但均未提及人参之名。《黄帝内经》十三方中亦无人参的记载。马王堆帛书《五十二病方》收药247种，书中“苦参”作“苦浸”，成书略在其后的老官山出土的《六十病方》所用草类药物计49种，有丹参、玄参、此(紫)参、苦浸(参)、莎(沙)参，简书《万物》中也有“茈(紫)蓡”一药。三书均成书于西汉早期，十分接近，都未记载人参一药。据现存文献，尚无法确定人参被先民发现的时间。

后汉许慎《说文解字》(以下简称《说文》)中分别载有“参”“蔆”二字，前者注明系星名，后者注明:“人蔆，药艸。出上党。”可见人参之“参”的本字是“蔆”，又作“蓡”“葠”，省作“浸”。至于其被“参”字替代的原因，《纲目》言之颇详:“蔆字从蔆，亦浸渐之义。蔆即浸字，后世因字文繁，遂以参星之字代之，从简便尔。然承误日久，亦不能变矣。惟张仲景《伤寒论》尚作蓡字。”森立之亦云:“医书皆假参为葠……但金成无己《注解伤寒论》释音参，则知古本《伤寒论》尚作葠也。”也就是说东汉之前医书中人参之“参”字还有写作“蓡(葠)”字者，只是后人在抄录、翻刻及整理时，逐渐被“参”字所替代。梁代顾野王《玉篇》中又有“蔘”字,《广雅疏证》认为，盖“蓡”即“蔘”字，后人病其重复而删改之耳。

20世纪90年代，宋承吉与孙文采等否认《说文》及《纲目》的关于“参”字的论述，认为“参”字是五加科人参的象形字，试图从字源方面论证隋以前所谓人参是五加科。1992年孙文采对《纲目》中“后世因字文繁，遂以参星之字代之，从简便尔”发难，认为“浸字10画，参字繁体为11画，孰繁孰简，不言而喻，何谈简便?浸与参，字形迥异，如何以参代浸，理由不足”。又自以为长期生活在长白山的“人参王国”,“拥有人参的感性知识”。“参”是象形字而不是形声字，青铜器铭文拓片上的“参”字，就是五加科人参之象形。文后还感谢相关方面的著名学者，让人觉得其说得到了众多权威专家的肯定。1995年宋承吉认为多枚甲骨上刻有“参”字，于是推断“‘参’字是象形字，属上下结构，上半部是人参植物的地上部分，具有人参植株的典型特征，显示伞型花序，着生多个(古以三为多数)人参花的形象.下半部是人参根，由主根和支根组成，呈跨步状态的人形”。还进一步推论“可知我国在3500年以前创造出“参”字，而在“参”字产生1500余年之前我国古人类已经能够应用人参。”

两人之推测得到一些学者的赞同，并在科普文章乃至学术论文中加以引用，如邱氏等撰文说：“最近孙文采等发现商、周时代的“箙参父乙盉”“毛公鼎”等青铜器上铸有五加科人参的象形文字，于是将有文字记载的人参历史追溯到3300多年以前.突破了以前‘周、秦无记载’的印象”；徐氏甚至认为“参星”的“参”也是借用了人参的“参”。故必须加以考证，以正视听。

首先，孙氏先将人参的本字“蓡”写成“浸”，再以之与“参”的笔划进行比较，显然是错误的。六书之假借，是借用已有的形近、音同之字。“蓡”“参”音同，故虽“字形迥异”，亦可借代。可见《纲目》的论述未错，而是孙氏自己错了。宋氏等在引录《纲目》原文时，先将原文中所有“人蓡”先全部改为“人参”，再将“后世因字文繁，遂以‘参’星之字代之，从简便尔”，“惟张仲景《伤寒论》尚作蓡字”这些重要文字弃之不引。这种不尊重文献，根据自己的需要任意篡改剪裁文献的做法，其结论显然是错误的。查金文中的“参”字，有多种写法。“克鼎”上的“参”字与“毛公鼎”有所不同，其上为三个“日”，“鱼鼎匕”上为三圆如“品”形，中缺“人”形，下为“彡”者，均与五加科人参之形不符。故很难认定甲骨文和金文中“参”字就是五加科人参之象形。

其次，西汉元帝时（公元前48—33）黄门令史游《急就章》中有“远志续断参土瓜”之句，“参”之前有远志、续断，后有土瓜、亭历，故此处“参”为药物无疑。唐颜师古注曰：“参谓人参、丹参、紫参、玄参、沙参、苦参也。”《本草经集注》沙参条下曰：“此沙参并人参、玄参、丹参、苦参，是为五参，其形不尽相类，而主治颇同，故皆有参名。又有紫参……”夏氏则认为“凡药用植物之名‘参’者，亦莫不有锥形之根”。可见隋以前“参”字并非人参之简称，而是一类药物的总称，不可能是五加科人参的象形字。

其三，《说文》中“参”字为“曑”，在“晶”部，“晶，精光也。”“参”，原系星名。古代先民早在天文学方面就积累了丰富的知识，北斗、南斗、参宿等都是观天测地的依据。顾炎武《日知录》卷三十中说：“三代以上，人人皆知天文……三星在户，妇人之辞也。”三代，是夏、商、周三个朝代的合称。三星就是参星。参星为二十八宿中的参宿，其中间有三颗明亮而紧连之星，民间所谓“三星高照”即指此星。三星在《诗经》多处有记载，如《唐风·绸缪》之“绸缪束薪，三星在天”;《小雅·苕之华》之“群羊喷首，三星在罶”;《召南·小星》也有“三五在东”句。三，即三星（参星），五即昴星（五星）。由于“参”“商”二星在星空中彼出此没，古今文学作品中常以“参商”比喻彼此对立，不相和睦，《左传·昭公元年》还记载了参星与商星不能同时出现于星空的传说。北宋《太平御览》引《春秋·运斗枢》云“摇光星散而为参”，摇光，也称为瑶光，位于北斗七星之斗柄末端。可见古人认为与人参相关的星宿是摇光，并非参星。五加科人参生于深山老林之中，踪迹难觅，“通常在第 4 年开始开花”，花期 6—7 月。先民遇到人参不易，看到人参开花更难。不若参宿，举首可见，三代以上，妇孺皆知，似没有理由认为先民先发现人参，再命名参星。高晓山指出“从镘参的金文诠释人参的名称，而且能辨识出五加科的形象，似乎牵强”“参宿之名借用人参之参，则还需考证参宿之名比人参有名更晚，还有待指认有力的证据。”

2004 年孙文采在《驳“人参”名称试诠释”的几点谬说》一

文中，反复强调自己对“参”字的解释，是源自“感性知识”，并得到专家的承认，“也得到学术界的认同”。鉴于“字源研究领域出现了庸俗化的倾向”，古文字学家认识到有必要集合全国的力量，编纂一部能够反映时代水平的大型字源工具书，2012年由李学勤主编的《字源》问世。在《字源》的“曑（参）”字条下强调其是形声字；在“金文中多假借为“三”字；而“一般称为‘人参’其本字则为‘蓡’”，彻底否认了“参”字系人参之象形字的说法，也就是说，孙氏的“感性认识”和宋氏的主观推论没有获得古文字专家和学术界的认同。故从字源方面证明隋以前所记载的人参是五加科，难以成立。

2. 世用不入服，乃重百济

《集注》在人参条下有“世用不入服，乃重百济”的记载。尚志钧氏在《集注》的“辑校说明”中云：“唐苏敬修《唐本草》是以《集注》为蓝本”，由于唐太宗李世民的‘世’字，要避讳，所以《唐本草》药物条文中，遇到“世”字便改用“俗”字。至于“世用不入服，乃重百济”的原因，北宋初年的《开宝本草》认为：“陶云俗用不入服，非也。”《中国药业史》（第三版）认为：《集注》所记载的人参是伪品，“与常说的‘状如人类善’的真品相差太大，人们对它的功效产生怀疑，一般人服用人参都不选它”，“仍选百济、高丽人参”此二说似难以令人信服。

“世用”，在陶注中经常出现，系世俗常用之意。“不入服”三字之中，后二字组成的“入服”为“臣伏归顺”，显然不符文意，关键是“服”字作何解。陶氏系南北朝著名道士，《集注·序录》亦言“兼注铭世用，土地所出，及仙经道术所须”；不少药物附添了服食的内容。由此可见“服”字当是“仙经道术”中“服食”之缩略，与食元气之“食”，茹芝草之“茹”，其义相似。

所谓服食，又称“服饵”就是选用矿物或动植物做材料，或经过加工制成的丹药，以期延年益寿乃至长生不死。道教认为服食是修道成仙的重要的方法之一，“以药物养身，以术数延命，使内疾不生，外患不入”。《集注·序录》云：“道经、仙方、断谷、延年、却老，乃至飞丹转石之奇，云腾羽化之妙，莫不以药导为先。”据晋葛洪所撰《抱朴子内篇·仙药》记载：服食的仙药种类主要分为二类，金石类和草木类。其中金石类中有丹砂、黄金、白银、五玉、云母等；草木类则有诸芝、松柏脂、茯苓、地黄、麦门冬、黄精、菊花等，甚至重楼、黄连、石韦也在服食之列。然未见人参之名。该篇还记载上党人赵瞿，病癞历年，众治之不愈，垂死。后长期服用松脂，乃入抱犊山（即紫团山），修成地仙。令人不解的是上党为人参产地，而赵瞿服食的却是松脂。

东汉魏晋之际，社会动荡，战争频繁，气候异常，瘟疫流行，大量人口非正常死亡。对亡故亲人，人们常抱着既悲痛又害怕的双重心态，一方面是怕亲人在另一个世界里生活太苦，另一方面又怕他们流连人间，骚扰作祟，致病害人，于是形成了独特的丧葬习俗。墓葬既是葬尸之处，也是亡者栖神之所。故时人在墓中放入陪葬品，以满足先人的需求，同时又镇墓辟邪，安稳亡魂，为生人驱鬼除病，因此又在随葬品中放置解注瓶等。其中解注瓶也称“镇墓瓶”或“斗瓶”等。“解注瓶的“解”有“解除”之意，解除必去凶。“注”为一人死，一人复得，气相灌注也。放置解注瓶目的之一是不让恶鬼邪祟侵扰死者；之二是保护生者不为厉鬼所扰，厌胜对象除了咎鬼之外，新死者也包括在内。瓶外壁面还多绘有北斗图案，朱书（少数墨书）“黄神北斗”“北斗君”

字样的解注文，此为北斗压鬼镇祟的厌胜法。“厌胜”又作“压胜”。在天文现象中，北斗七星里正好压在鬼宿之上。故古人认为北斗有神力可以收服凶鬼，使其不能扰弄死者，从而护佑生人。镇墓瓶之中贮存神药，神药有矿物类、植物类、动物类物等组成，主要是用来解除殃咎和压镇冢墓。其中矿物质的药石有丹砂，雄黄、白礬、曾青、慈石等，“五石会精，宸药辅神，冢墓安宁”；植物类药物则主要用来解除殃咎和代人。人参是解注瓶内常用药物，主要用来代替生人受罪，如洛阳李屯元嘉二年瓶上有“为汝五石、人参，解口口”的字句；长安南里王东汉墓瓶文载“考持铅人、人参、雄黄、解口莲草……”同蒲铁路熹平二年（173 年）瓦盆朱书云：“欲令后世无有死者，上党人参九枚欲持代生人。”密县后土朱书罐文中有“人参解离”之语等。由于人参系植物类，容易腐烂，故实物无存，惟有从解注瓶上的文字中知晓神药之内含有人参。人参之所以能够用来代替生人，除了由于其名其形之外，还与北斗七星中“摇星”关系密切。其后主要随着佛教的传播，因果轮回逐渐为民众所接受，墓葬中解注瓶也随之减少。时人对坟墓非常禁忌，据《集注》柏实条下记载，柏实柏叶为服食所重，然“忌取塚墓上”；玉屑条下也载：“凡服玉，皆不得用已成器物，及塚中玉璞也。”由于解注瓶中矿物质的药石主要是用来压镇冢墓，故道门中人仍作为炼丹、养生和服食的仙药，而人参是用来替代生人受罪，故不再纳入仙药之内。虽然陶弘景力称上党人参较百济人参和高丽人参为优，但是世人还是看重和购买百济所产的人参。直至宋代《开宝本草》还记载：“人参见用多高丽百济者。”《集注》中所谓上党人参的“世用”有二,一为治病的要药，一为墓葬中“神药”。所谓“如人形者有神”，可能系作为“神药”之用而言。

由此可见，上党所产的人参在《本经》中虽位列上品，但在两汉南北朝之时却与仙药无缘。其在《本经》及《集注》等排列上非“众药之首”，世俗之地位远不及百济和高丽所产者。

3. 叶下有毛，根长而黄

按现今植物分类，人参与党参两者之间科属不同，自然容易区分。然隋朝之前，是为本草的“草创雏型期”，人们对二者的认识相当混乱。造成这种状况之原因有社会环境、药材分布与流通、文献记载、医者见识等因素，因此在讨论人参基原时，似不可用今天的认识，去推测两汉魏晋南北朝时的认识，也不可用人工栽培的药材，去推测野生的药材。

至于产地，《本经》未言，《说文》称，“出上党”，《吴普本草》载，“或生邯郸”，《别录》则言“生上党及辽东”。龚胜生、蔡俊青从历史地理学角度考证认为：“汉唐五代时期我国人参产区有三个：太行山区、燕山山区和东北地区。”王振堂等认为：五加科人参的分布在汉朝之前，“南界曾经抵达黄河北岸的王屋山及太行山南端，向东蔓延至泰山。北端为小安岭与长白山交接地带。分布范围大致是一个南北长 2 000 km，东西宽约 600 km 的椭圆形。”故南阳、长沙和茅山是不可能出产五加科人参。桔梗科党参之分布远较人参为广，遍及东北、华北及陕西、宁夏、甘肃、青海、河南、四川、云南、西藏等地，覆盖人参产地，大凡出产五加科人参的地方，同时出产桔梗科党参。人参产于深山老林之中，其对周围环境要求高，生长非常缓慢，依靠鸟兽传播，采挖时又有毒蛇猛兽侵袭，获取十分不易。而桔梗科党参抗寒性、抗旱性、适生性都很强，较五加科人参采集容易得多。

由于水火兵虫，隋以前文献多已亡佚，现复辑的药物类仅《本经》、《吴普本草》、《名医别录》(以下简称《别录》)、《本草经集注》(以下简称《集注》)等。我们在探讨时似不能离开这些珍贵文献。

人参最早见诸《本经》。《本经》是编撰于汉代的一部药物学专著，其成书上限不早于汉武帝太初元年（公元前104)，下限不晚于东汉。计收录药物365种，现有多种辑本。据《汉书》《隋书》等文献记载，其时本草界多家并存，"神农系还没有占绝对优势"，其被奉为药物学的经典，则是唐代的《新修本草》(又称《唐本草》)成书之后。三国时华佗的弟子吴普著《吴普本草》，又名《吴氏本草》《吴普本草经》，已佚，现有尚志钧等辑校本。南朝梁时人陶弘景（456—536）苞综魏晋时期一些名医附经为说的文字，以成《别录》，现有尚志钧辑本。陶氏汲取《别录》的内容，对《本经》进行全面的整理、补充和注释，撰成《集注》一书。二书均佚，现有尚志钧等辑本。陶弘景（456—536）虽为道士，然其整理而成《集注》，更倾向于临床应用。《重构秦汉医学图像》认为，在古代医学发展史中，"全面总结前人药物知识的"里程碑"并非诞生于汉代"，《本经》也"并非药物学全面总结的代表之作"，陶弘景之《集注》才是第一次系统、全面地对药物进行了归纳总结。

梁朝偏安江南，南北暌隔。陶弘景一生之足迹，全都集中在今天的江浙和安徽一带，终生未履北土。"不详北药""不识北方物事"，是后人对于陶弘景《集注》的主要批评。其时医药尚未分开，药物多采自野外，医者对药物的形态认识并不清楚。《集注·序录》云："众医者不识药，唯听市人，市人又不辨究，皆委采送之家，传习治拙，真伪好恶莫测。"而"市人不解药性，唯尚形饰”。《集注》中“陶注”的内容，主要源自于家学，前人和当时药学著作，陶氏亲眼所见和问疑“市人”。由于“汉献迁徙，晋怀奔迸，文籍焚靡，千不遗一”，可供参考的文献不足，虽南北互派使臣主持互市，以交易商品，但南北药物流通不畅，北药还是难得。陶氏在《集注·序录》中称“上党人参，世不复售”，说明梁时上党所产的人参药材难觅踪影，更不必说目睹植物全株。

就植物形态和生药而言，《本经》只字不提。《吴普本草》之中记载了人参植物的形态，但据孙娟娟、张瑞贤考证，所述既非五加科人参，也非桔梗科党参，而是五加科的刺人参。《集注》中对上党人参地上的茎叶部分记载凡三处，原文不长，摘录于下：

> 人参一茎直上，四五叶相对生，花紫色。高丽人参赞曰：三桠五叶，背阳向阴。欲来求我，椴树相寻。（人参条下）
>
> 世方用此，乃名荠苨。今别有荠苨，能解药毒，所谓乱人参者是也，非此桔梗，而叶甚相似。但荠苨叶下光明，滑泽，无毛为异，叶生又不如人参相对称者尔。”（桔梗条下）
>
> 根茎都似人参，而叶少异，根味甜绝，能杀毒。（荠苨条下）

上文认为荠苨之茎似人参。荠苨之茎较高，五加科人参之茎较矮，桔梗科党参之茎呈缠绕状，三者之间差别颇大。又言荠苨与人参之间“叶甚相似”“叶少异”，这有二个方面：其一为“叶生不如人参相对称”。五加科人参之叶轮生，桔梗科党参之叶也有假轮生或对生、互生，也难确定相似的是五加科人参，还是桔梗科党参。其二为“荠苨叶下光明，滑泽，无毛”，与人参有异，也就是说人参之叶下有毛，不光明滑泽。查五加科人参之叶，“下面无毛”，则与荠苨相似；桔梗科党参之叶上“被粗伏毛”，叶下也“密被疏柔毛”，似乎与桔梗科党参相似。至于“人参一茎直上，四五叶相对生”与高丽人参赞中“三桠五叶”，被一些学者引作为五加科人参的主要证据，然“花紫色”，又明显与之相悖，黄胜白等考证其即“今人所谓的轮叶沙参”。陶氏之记载系录自其他本草著作，还是“市人”耳言，均不可考。总之，《集注》对上党人参之茎叶描写不一，非常杂乱。故《本草衍义》（1116）在桔梗条下认为：“隐君所言，其意止以根言之，《唐本》注却以苗难之，乃本注误也。”高晓山也认为：无论是汉人《潜夫论》中所说混充人参的萝卜，还是后人所说乱人参的荠苨都是指地下根或根茎部分，“地上部分其实很容易区别，不需争议”。

关于地下药用部分，陶氏除了荠苨条下说荠苨根似人参外，在人参条下分别对上党人参、百济人参和高丽人参的药用部分，予以较为详尽的论述，现录于后。上党人参，“形长而黄，状如防风，多润实而甘”；百济人参，“形细而坚白，气味薄于上党”；高丽人参，“形大而虚软，不及百济”。

由于三种人参分别是魏国、高丽之国礼，不可能是伪品，故探讨上党人参药材形态应以陶注为准。陶氏之所以用防风来喻上党人参，是因为防风一药，“世用治风最要，道方时用”，产地甚多，“互市亦得之”，是易得熟知之药。防风的药用部分根“呈圆锥形或纺锤形”，与根为长圆锥状柱形，下端分枝或不分枝，外皮乳黄色至淡灰棕色的野党参一致；防风“实而质润”，与上党人参“多润实”相似。《植物名实图考》记载野生党参“根有白汁”“有汁味甜”。故《集注》所谓上党人参显指桔梗科党参药材；百济人参“形细而坚白”，颇似五加科人参。至于所谓“百济者……气味薄于上党”，更说明上党人参与百济人参，二者科属不一。野生党参的生药皮上存有横纹，与野山参相似，故两者容易混淆，以致古人误以为桔梗科党参与五加科人参为一药。

至于类似人形问题，民国山西赵芡臣著《党参新研究》(1929)就认为：“植物之根而成异形，为极寻常之事实也。如何首乌长成童形，枸杞之根长成犬形。五加科参有不成人形者，豆科参有偶成人形者。”林子超等认为，“目前市场品亦可见到人形党参”。黄胜白等认为，“人参，其命名与状类人形有关，其实大部分人参并不类人”。

4. 临床所用，是为党参

《本经》未记载人参的形态，只载功效：“主补五脏，安精神，定魂魄，止惊悸，除邪气，明目，开心益智。久服轻身延年。”后人以功效推论，以为《本经》所言者是五加科人参，对此学术界并无歧见。而《别录》记载的“主治肠胃中冷，心腹鼓痛，胸胁逆满，霍乱吐逆，调中，止消渴，通血脉，破坚积，令人不忘”。显与《本经》主治功效并不一致。张锡纯认为：“观其所著《名医别录》，以补《神农本草经》所未备，谓人参能疗肠胃中冷，已不遵《神农本草经》。”孟庆文也认为：“汉代人参又成为治疗消化系统疾病的重要药物之一。”

两汉南北朝，士族多精医学，然绝大部分方书并未流存。目前经过整理辑复传世的有：东汉之张仲景《伤寒卒病论》(后分为《伤寒论》和《金匮要略》)(以下分别简称《伤寒》和简称《金匮》)，晋之葛洪《肘后方》、南北朝之陈延之《小品方》等。这些医籍都有应用人参的记载。

张仲景在《伤寒论·序》中称:“撰用《素问》、《九卷》、《八十一难》、《阴阳大论》、《胎胪药录》(或以为系《胎胪》《药录》二书),并《平脉辨证》,为《伤寒杂病论》合十六卷。”只言《胎胪药录》,未提《本经》。由于《胎胪药录》已佚,故其与《本经》关系如何,记载的人参之功效也无从查考。如以仲景学说本身考证其方用“人参”的实际所指,即从其主治病证、加减应用,以窥及遣投原意,当可避免认识上的主观随意性。

目前大多数学者倾向于张仲景所用桔梗科党参。1991年柴瑞霁在《仲景方用人参考》中认为仲景方用“人参”即桔梗科党参的结论,无疑是能够成立的。柯笔花认识到,“从人参的配伍运用中还可窥见仲景重视脾胃,处处顾护胃气之意”,并得出“仲景所用人参乃党参,非今之人参”。叶显纯1999年《仲景方运用人参及其基原的探讨》一文,全面详细地予以探讨。《伤寒》和《金匮》两书,共有113方,其中含人参之方共有35方,治疗范围甚为广泛,计有:治疗全身性病证;治疗胃肠病证;治疗咳喘支饮;治疗咳喘支饮;治疗胸痹、脉结代;治疗其他内科病证。人参在各方中的作用有:补虚扶正或补脾益气;调和脾胃;生津充血;除虚烦等。将人参用作君药者,仲景诸方仅理中丸(汤)一方,其余34方均作为臣佐之品。仲景书中所述人参的功效侧重于治理胃肠诸证,如胃中不和、心下痞硬、干噫、呕吐,而于“安精神,止惊悸”则未及。所述功治,除“令人不忘”外,其余皆与《别录》一致,而与《本经》有别。《本草从新》称党参“补中益气,和脾胃,除烦渴”,与张氏诸方之用人参相近,则将仲景所用视作今之党参似无不当。陈丽平、丁吉善、张瓅方等在分析了《伤寒论》所用“人参”后,认为“只有146条、107条治疗少阳病兼证，取小柴胡汤、桂枝汤之半剂量合成时用的是1.5两，其余均为2~3两”，如果“用的均是五加科人参，那么量就显得太大，补益力度太强，不合乎情理，若是用桔梗科党参则恰到好处”。张锡纯则从性味方面予以考证，认为：“《神农本草经》载，人参味甘，未尝言苦，今党参味甘，辽人参则甘而微苦，古之人参其为今之党参无疑也。”以上论述充分说明仲景方中人参即今之党参。后世医家在运用仲景诸方，多以桔梗科的党参为主，也成为仲景方用“人参”临床实际的最好注脚。朱勇、张国骏认为：“至于现代将茯苓四逆汤与四逆加人参汤等方的‘人参’改用五加科人参，则更能提高临床疗效，但这毕竟是后世发展使用的另一个方面，切不可混为一谈。”

《肘后方》原为晋代葛洪所著，之后陶弘景予以增补，现存多种辑本。是葛洪从自著《玉函方》中摘录而成的，凡86首。经陶弘景归并增补及近贤尚志钧辑校后，“共辑佚方1265”首。据袁俊贤《人参本草考证和中药检验研究》考证，该书“用人参的处方29个”，以治疗心腹胀痛、吐下干呕、上气息鸣等症为主，也有治疗情志疾病者。葛氏还将人参作为25种“常备药”。其在序言中称书中所用药物“率多易得之药，其不获已须买之者，亦皆贱价草石，所在皆有”。葛洪炼丹采药行医活动范围很广，早年在江苏南部茅山，晚年隐居于罗浮山。陶弘景也在江苏之茅山修道。在南方五加科属之人参当非易得贱价之药，似故书中使用人参，当非出自北方深山，亦非来自百济高丽，价格昂贵的五加科人参，只能是桔梗科党参。

陈延之为南朝刘宋人，所撰《小品方》，又称《小品经方》，据高文柱考证成书在454—473年，是一部对当时医学传播和后世医学发展都具有一定影响力的书，其与张仲景《伤寒》一样，后世医家学者评价很高。宋代孙兆在校正《外台秘要·序》中也说："古之如张仲景、《集验》《小品方》最为名家。"清代名医陈修园，直接把《小品方》与《本草经》《内经》《伤寒杂病论》并列，认为"方者举业家，与四子书无异。"袁冰、石东平对《小品方》与仲景方进行了探讨，认为《小品方》继承和发展了仲景医方。《小品方》之人参处方多为治疗呕吐、泻痢等脾胃疾患，即使远志汤治疗心气不定，惊悸等疾；竹茹汤治疗出血诸症，人参也非主药。此外，《小品方》序言中载称："以备居家野间无师术处，临急便可即用也。僮幼始学治病者，亦宜先习此小品，则为开悟有渐，然后可看大品也。"由此可见，该书方中所用之人参不可能是昂贵难得之野山参，只可能是价廉易得之野党参。由此可见，汉魏两晋南北朝临床所用系桔梗科党参，而非五加科人参。

5. 统称"人参"，清时始分

中药形似而实异混乱之现象，自古有之。故隋以前一名多药的现象非常普遍。《吴普本草》人参条下载有神农、桐君、雷公、岐伯、黄帝、扁鹊等六家，然性味甘苦互异，有毒无毒不同；《本经》与《别录》所载之功效各不相同，反应了其时各家医疗实践时所用之人参系不同植物；《集注》也记载，自晋世已来，有二十余家"各有所撰用方，观其旨趣，莫非本草者。或用别药"。故关于隋之前人参究竟是五加科人参，还是桔梗科党参，不能脱离主治和临床应用而加以推测。一般认为：《本经》记载的为五加科人参，而《别录》记载的是桔梗科党参。

由于五加科野生人参稀罕珍贵，而桔梗科党参分布广，易于采集，价格低廉。野生党参形态与野生之人参形状貌似，五加科人参的主根上存有环纹，野生党参也存有环纹，张锡纯言："凡党参之通体横纹（若胡莱菔之纹）皆野生之参。"因此隋以前误以为两者为一。也就是说，两汉魏晋之时有应用五加科人参者，也有应用桔梗科党参者，也有应用其他药物者，但主要应用桔梗科党参。既非以桔梗科党参去冒充五加科人参，也不是上党"五加科人参灭绝"之后，桔梗科党参才应运而生，更非清时始有记载。两者本来就相混而用，在上党地区五加科人参消失之后，桔梗科党参沿用了"上党人参"的名字。《人参的研究》认为："我国古代所使用的人参相当混杂，它是以五加科人参为主体的含有多种药用植物在内的'人参群'。在这个类群中，以桔梗科植物居多。"丛佩远指出："现代人参一名与中国历史文献中'人参'一名的含义略有不同，后者的内涵更大一些，不仅指东北人参，而且还包含有党参等其他参类在内。""约从魏晋南北朝起，人参一名才扩大到包括新罗参、辽东参，成为党参和人参等参类的共名，一直沿用至明末清初。"祝安丽等也认为："古人其实将两者混合应用，未加区分。"朱孝轩等认为："古时党参、人参统称为'人参'，从东汉开始，文献所谓'人参'包括党参和人参二药。"

虽然《别录》所载人参其实就是桔梗科党参，但由于后之医者将《本经》尊为中医四大经典之一，认为"医之有《本经》也，犹匠氏之有绳墨也"。众人不敢摘破，惟言《别录》补充《本经》主治，从而造成认识上混乱，至今犹然。

在特产前冠以地名，是中药命名的通行惯例。隋以前就认为人参产于上党者，优于百济、高丽，于是便在人参之前冠以"上党"，以示道地，于是又称"上党人参"。出土的东汉嘉平二年（173）瓦盆上就有朱书的"上党人参"，《集注》《肘后方》等亦有"上党人参"的记载。后因上党紫团山所产最佳，又称"紫团参"。

宋代《本草衍义》(1116) 亦载:"今之用者，皆河北榷场博易到，尽是高丽所出。"随着临床实践，医家逐渐认识到上党人参与百济高丽人参之间功效主治存有区别。金代刘完素在《黄帝素问宣明方论》(1172) 卷九有"仙人肢丸"，人参与紫团参同用，以治疗"治远年劳嗽"；王好古在《医垒元戎》中紫菀丸也是人参与紫团参共施，以治五种风癞之疾。从而证明了紫团参 (上党人参) 不是五加科人参，而是桔梗科党参。

上党人参从简即为"党参"。党参之称最早见诸《肯堂医论》(1602) 卷下的治难产方，云系录自北宋薛轩 (薛仲昂)《坤元是保》(1165)。经查最近出版的《坤元是保》，未见此方。由于该书抄录增补频繁，版本颇多，故有待进一步考证。1708年左右成书的《古夫于亭杂录·卷四》列有"党参"条目。至清乾隆年间，吴仪洛著《本草从新》(1757) 在"防风党参"条下记载了党参性味、功效，认为"中气微虚，用以调补，甚为平妥"。自此党参之名正式载入本草文献。这是经历1000多年临床实践后，特别是上党所产五加科人参已不可得，东北人参又广为医家所认识、运用，临床之中又发现两者之间功效主治不同，故将桔梗科党参从人参中独立列出，五加科人参继续使用人参之称，以便利于临床，乃是时代所然，实为一大进步。但是这一做法也留下了后遗症，即让后人误以为党参之应用始自《本草从新》。唐改上党为潞州，故清时又有"潞党参"之称。清《本草害利》(1862) 中已有"潞党参"之名，1872年药肆中已有"潞党参膏"出售，潞党参之称也渐为医家所常用。最早提出党参可替代辽参者是清代《本草纲目拾遗》，书中引翁再良《辩误》云:"党参功用，可代人参。"之后《神仙济世良方》(1797) 有"葛真人制党参代人参法"，又云:"世人用不起人参者，党参可代……党参即先朝之人参也。"

民国众医家不但在临床上善于应用五加科人参，而且继承了《辩误》之说，认为古之所谓上党人参，就是“党参”。如张山雷在《本草正义》潞党参条下指出：“凡古今成方之所用人参，无不可以潞党参当之，即百证治之应用人参者，亦无不可以潞党参投之。”其代表人物除了张山雷外，还有谢观、曹炳章、赵茎臣、张锡纯等，以党参替代人参的实践得到当时中医界的认同。1959 年由上海市药学会和上海市药材公司合编的《药材资料汇编（上集）》明确指出：“古时所称人参就是党参。党参最早产地是现在的山西长治，该地秦时为上党郡，故名党参。隋时改为潞州，改名潞党参。”据袁俊贤回忆：1962 年其参加了上海市药学会召开的座谈会，听到老中医药人员和药厂的老药工说：“以往只知古之人参即今之党参，上党人参就是党参。”“原来古方人参，均付党参。后来才有‘少数气虚危急病人及小儿重证’改用人参。”

综上所述，人参之“参”字，原为“蓡”字，汉时即渐为“参”字所假借。最早记载人参之文献系《神农本草经》；隋以前对人参的认识较为混乱。虽然人参在《本经》中位列上品，但其时只是一味普通中药。《本经》记载的人参系五加科人参，《伤寒》《金匮》《肘后》《小品》《别录》《集注》等所载的人参均为桔梗科党参。宋及金元时期发已现紫团参（党参）和人参并非一药，功效不同。清代医家将两者予以区分，上党人参简称为党参，辽参和高丽参则继续称为人参。民国医家擅长应用五加科人参，同时又认识到隋以前的“上党人参”其实就是今之“党参”。

（本文与叶平合著，原载于《中医药文化》2020 年第 1 期）

下篇　诊余笔谭

名家轶事

华佗夹脊穴和李大可

1954 年张赞臣先生的《精简针灸经穴治疗学》，最早将石坂宗哲创立的“华佗夹脊穴”介绍到中国，次年承淡安先生又将之收入《中国针灸学》，遂引起国内针家的重视。但是国内华佗夹脊穴何时开始在临床上的应用，则未见言及。

于是本人查阅了大量文献，终于在 1958 年 11 月出版的《中医研究工作资料汇编（第 2 辑）》（上海市卫生局科技卫生出版社，1958 年第 115 页）中找到一篇报道，题名为《对针灸“佗脊”穴的临床研究》，署名为“上海中医学院附属第十一人民医院”。“佗脊”应是“华佗夹脊穴”之略称。此文似为国内最早报道“华佗夹脊穴”的临床应用。原文不长，非常生动，至今仍真切地感受到作者对工作的热忱，对患者的爱心，以及首次使用时忐忑不安的心情。现摘抄于下，以供参考。

华佗夹脊穴的临床研究

上海中医学院附属第十一人民医院

在接受一个严重的风湿性脊柱炎的住院病人以后，应用一般的治疗腰背疹痛的穴位，并无显著疗效。病人剧烈的腰背疼痛，需要完全依靠内服 Adreson 药片（一种进口的贵重西药），临时稍可减缓痛苦，但不能彻底解决问题，痛苦异常。于是不得不翻阅文献，找寻治疗之法。在某次翻阅到经外奇穴中，看到了华佗夹脊穴的穴位，得到了很大的启发，心里想到自律神经是从脊髓分出的，在脊椎两侧近旁针刺之，可能对腰背部疼痛有效。但是这病人的背部轻压即痛，能忍受得了针刺吗？有否危险性呢，会有不良反应吗？主任会同意吗？顾虑很多，想了一个多星期，才决定大胆试行。乃同病人说明情况，在病人的同意合作下，进行了新的临床试验，居然疼痛减轻，12 天后就停服了 Adreson 药片，也无特殊反应。华佗夹脊穴的试用，收到了出乎意外的疗效。为了总结华佗夹脊穴的经验，此后又在另外五个腰背酸痛的病人身上试用，均有显著的疗效。

治疗方法：在第一胸椎至第五腰椎下旁开八分两侧各十七穴，共三十四穴（可按病情全用或选用数穴），深刺五分至一寸五分（视人体肥瘦及病情而定），或用灸法，或针灸并用。隔日治疗一次，每周三次。

同年，《中医杂志》12 期刊登张洪杨《针灸治疗 15 例小儿麻痹症的初步总结》一文，报道了自 1956 年以来就针刺肾俞、“华佗夹脊灸”（按：灸，应为“穴”）、委中、风市等治疗小儿麻痹症。较早开始在临床上应用“华佗夹脊穴”。也就是说，50年代后期我国针灸界就在临床上尝试应用华佗夹脊穴了。

上海中医学院附属第十一人民医院即曙光医院之前身，文中所言的主任即海上著名针家杨永璇先生。上海市针灸研究所成立时，许多研究人员都来自第十一人民医院。由于年代久远，这篇文章的作者是谁，恐难以找寻。

2011年6月我在上海针灸学会举办的针灸沙龙作关于华佗夹脊穴讲座时，主持者为上海市针灸经络研究所刘立公研究员。在我结束演讲后，他热情地告诉我，可以帮我找到这位作者，我当然喜出望外。他立即致电该所退休医生曹华玉，询问这篇文章的作者。曹华玉先生其时年逾八十，住在养老院里，但思维清晰，脱口说是“李大可”，与刘立公老师的推测相一致。

曹华玉与李大可两位先生当年在一起第十一人民医院针灸科工作，之后又一起调至上海市针灸研究所，故可确定这篇文章为李大可所作。李大可为杨永璇先生的八大弟子之一，20世纪70年代去世。

华佗夹脊穴最早见于日本著名针家石坂宗哲的《针灸说约》（1812），之后其婿养子石坂宗圭继承了其学说思想，并形成独特的针灸流派——石坂流。华佗夹脊穴遂获得日本针家的重视与应用，如泽田流派的泽田健、代田文志等。这些针家在临床中应用，有着自己的认识和体会，也对华佗夹脊穴的命名、定位与应用提出自己的见解。1963年日本《医道の日本》社再版石坂宗圭所撰《针灸茗话》（1860）时，著名针家柳谷素灵于“夹脊穴”之头注曰：“夹脊穴也就是所谓的华佗穴，有人亦称之为脊穴，也有人称之为膀胱经第一行。”

“佗脊”，应系华佗夹脊穴之简称或别名。查《针灸说约》《针灸茗话》《针灸真髓》《精简针灸经穴治疗学》和《中国针灸学》，华佗夹脊穴并无“佗脊”之别名，且李大可又言其在脊柱棘突下“旁开八分”，明显与石坂氏“旁开五分”不同。此为李氏所为，还是别有所本，已不可考。1959年池澄清氏《针灸孔穴及其疗法便览》也将华佗夹脊穴称为“佗脊”，其依据可能是李大可的这篇文章。

李大可首先在临床上对华佗夹脊穴的应用，为上海和全国针灸医生的使用奠定了基础。60年代末和70年代华佗夹脊穴便普遍用于临床。在《中国针灸学》《新针灸学》等著作中，腧穴均设解剖一项有关。同时各中医学院又开设了人体解剖学、生理学等西医课程，解剖生理知识得到普及，针灸医生对脊柱和脊神经了解熟知。华佗夹脊穴位于脊柱两侧，与脊神经关系密切，除了较胸椎两边的背俞穴安全外，腰部夹脊穴又可深刺，此或为其受到欢迎之原因。

20世纪60年代末至70年代中期，其时流行“新针疗法”，主张深刺，强刺激，不留针。华佗夹脊穴已逐渐成为临床常用要穴，如1970年出版的《新医疗法手册》（广州军区后勤部卫生部编，人民卫生出版社出版）“常用经穴、奇穴”计收146穴，“华佗夹脊穴”位列其中。该书还详细对其临床应用予以介绍，甚至依据现代医学脊柱的概念，在颈椎旁设置颈夹脊穴，可见其时应用非常广泛。上海市针灸经络研究所华延龄先生等与上海中医学院解剖教研组开展华佗夹脊穴的解剖研究。1972年华延龄将自己的临床经验结集，命之为《针刺与调节》（油印本），上海中医学院解剖教研组刘芳稿先生为之插图。其中就有“华佗夹脊刺”。华氏结合自己多年的临床经验，对华佗夹脊穴的应用详加论述，还附有医案。该书认为针刺腰部的夹脊穴“可深些，达1.5~2.5寸”。70年代初，上海市针灸研究所与龙华医院合并。其时我在龙华医院门诊二楼针灸科见习，见程子成等医生刺腰夹脊已深至3~4寸。1974年上海中医学院编著的《针灸学》，也对华佗夹脊穴予以论述，影响很大。

李鼎老师首先指出华佗夹脊穴实为古代华佗流派取用之背俞穴，之后又多次发文予以阐述。自此华佗夹脊穴的临床应用和研究进入了一个新的时期。遗憾的是，关于华佗夹脊穴的资料多为日人所撰，难以寻觅，导致一些针家不知其来自于日本。国内一些关于华佗夹脊穴之专著如《华佗夹脊穴研究与临床应用》等，对其历史未能予以详细阐述。

自西风东渐，针灸医家在继承传统的同时，消化汲取现代医学知识和技术，并将两者有机地结合在一起，形成具有民族特色的治疗方法，针灸疗法因之不断发展并走向世界。回顾李大可医生应用华佗夹脊穴之过程，似对现今针灸的临床和科研具有一定的借鉴意义。

石坂宗圭与《针灸茗话》

上海中医药大学整体搬迁至浦东张江之前，我住在零陵路校区对面的家属楼。为了撰写《华佗夹脊穴源流考略》（与冯禾昌合作，刊于《上海针灸杂志》2009 年第 8 期），曾随家父去上海中医药大学图书馆借阅《针灸说约》《针灸茗话》以及柳谷素灵之书（已忘其名），并将三书复印留存。由于多次搬家，柳谷素灵之书之复印件已佚。

《针灸说约》为石坂宗哲先生（1770—1841）以汉语撰著，阅读方便，很快便找到华佗夹脊之出处。然《针灸茗话》为日文，华佗夹脊条上又有柳谷素灵先生之头注。由于本人不通日文，其时又无翻译软件，故颇费周折。先后找了多位朋友相助，在日本借了一批日文针灸书，并将复印件携至沪上，中有玉森贞助先生的《针灸经穴医典》。我请她们口译，我则根据文中汉字猜测，依然不得要领。之后找到静安区中心医院针灸科郭大畅主任，郭主任毕业于上海中医学院，又曾在日本留学行医，拙作中的译文便出自其手。

《针灸茗话》一书，1980 年上海中医学院所编的《中医图书目录》认为是石坂宗哲所著，以后我又发现有文献以为是石坂宗圭先生所著，故落笔时虽心存疑虑。终因上海中医学院所藏为1957年《医道の日本》社铅印本，又有日本针灸权威柳谷素灵之头注，最后还是称其为石坂宗哲所著。但所虑未除，一直留心于《针灸茗话》以及石坂宗哲与石坂宗圭两人之关系。

石坂宗哲于1846年去世。《针灸学通史》(2011)记载石坂宗哲著《针灸说约》《针灸茗话》等。又在《针灸茗话》条下言其为石坂宗圭撰，写本，成书于1860年，前后抵牾。2015年小曾户洋与天野阳介合著《针灸の歴史——悠久の东洋医術》中也将《针灸茗话》纳入石坂宗哲的著作之中。

查《针灸说约》(1811) 书首题“石坂竽斋先生著 男道常宗贞、门人甲斐斋藤宗甫 仝(同)校”，说明石坂宗哲有子宗贞。1936年出版的《针灸茗话》署名为石坂圭公琦著。可见石坂圭似非石坂宗哲之别名，个中必有原由。

肖永芝先生主编的《日本针灸医籍十六种》(2019)中收有《针灸说约》，并有石坂宗哲生平简介：石坂宗哲，1770年出生于甲府(今日本山梨县首府)，本姓藤原，名永教，又名文和，字延玉、宗哲，号竽斋，又称人岳，书斋号“定理医学书屋”。宗哲为侍医法眼，仕于幕府十代将军德川家治、十一代将军德川家齐。宗哲祖先石坂志米一为日本“针圣”杉山和一的门人，经其父石坂宗铁传至宗哲。宽政八年(1796)，宗哲27岁时受命赴甲府勤番。宽政九年(1797)，幕府在甲府创设医学馆时，石坂宗哲成为医学馆教谕，《针灸说约》曾被用作甲府医学馆的讲义。宽政十二年(1801)，石坂宗哲回到江户，其后一直在江户行医……石坂宗哲的著作主要有《针灸说约》《针灸知要》《针灸治要》《针灸古义》《骨经》《内景备览》《医源》《灸古义》《灸法略说》《石坂流针治十二条提要》《扁鹊传解》《古诊脉说》《补注十四经》《七七天癸至之说》等。石坂宗哲的传人是其养子石坂宗圭，有代表著作《针灸茗话》传世，明确指出石坂宗圭系养子。《针灸茗话》为石坂宗圭所撰。

养子制度在日本有着悠久历史。日本人的姓氏观念很强，养子必须放弃自己的姓氏。日人在继承家名时，一般会取祖先名字中的一个字。这样的起名方式使家族之间具有亲近感与连带感。石坂宗哲之父为石坂宗铁，石坂宗哲有子石坂宗贞，故养子之姓名为石坂宗圭。

日本虽有长子继承制，但更重视的是家族和事业之延续，所以又有独特的婿养子制度。因为日人对血缘并不是那么看重（当然不代表不看重），收养者希望其能够把自己的家业发扬光大，让自己的姓氏在日本扬名，故又有将女儿嫁与养子者，称为养子婿。

后阅日版清唐秉钧《人参考》，中有“刻人参考”，文中首句：“曩者嶽父竽斋君之奉命教谕针科于甲斐州，实宽政丁巳年（1797年）也。”落款为：“文政庚寅岁（1830年）孟秋东都栎园石坂圭宗珪。”后有石坂宗哲跋，曰：“今兹宗圭板清唐秉钧《人参考》，因聊录其所记，并书尝所赋古诗一篇，以代跋。”落款为竽斋老人石坂宗哲。跋中称宗圭为其婿。可见石坂宗圭又名圭或宗珪，字公琦。石坂宗圭是石坂宗哲的养子和女婿。

综上所述，石坂宗圭为石坂宗哲之养子婿，继承了其岳丈之学术和家业。《针灸茗话》系石坂宗圭所撰。

陈克彦对头皮针疗法的贡献

1. 陈氏生平简介

陈克彦（1930—1986），女，辽宁省沈阳市人，为著名针家王雪苔先生之夫人。自幼喜爱医学，1946 年开始学医，1948 年离校赴解放区参加革命工作。解放后回校继续学习，1950 年毕业于中国医科大学妇婴学院。1948—1953 年在华北人民政府卫生部所属哈励逊疗院（河北平山县）、中央卫生部所属通县乡村卫生实验区和北京医士学校任医助、医生等工作。

陈氏在医疗实践时，就对针灸疗法产生了浓厚的兴趣。为了从事中医事业，其 1953 年 4 月调入卫生部直属针灸疗法实验所。1955 年中医研究院成立后，她参加了第三期西医离职学习中医学习班，先后拜名中医叶心清、赵锡武为师。曾在中国中医研究院广安门医院、西苑医院工作，主要是在针灸研究所工作。（衷怀．怀念陈克彦医师．中华针灸进修学院院刊（第四期），1986：3）其对焦氏头皮针的创立和推广作出了巨大的贡献。

（1）焦氏头皮针的“接生婆”：焦氏头皮针为焦顺发先生所

创立。焦顺发（1938—），男，山西省稷山县人。早年父母双亡。1956年考入稷山县人民医院医训班，后留院工作，历任护士，医师，主治医师、副院长等职。1961年2月—1964年5月赴山西医学院第一附属医院进修。1964年起从事神经外科工作。

山西省稷山县太阳村系20世纪五六十年代全国农村卫生模范，1958年获周恩来总理签发的国务院奖状，1959年全国在稷山召开以太阳村为参观重点的农村卫生工作现场会。1960年3月18日，毛泽东又以太阳村的卫生成就作了“中央关于卫生工作的指示”，故自1965年9月中国中医研究院便在稷山建立农村疾病研究所，同年12月派出89人到该研究所。

1970年冬季，焦氏被派到农村工作。一开始不相信针刺能治病，但当时一不能做手术，二无权开药，只能扎针治疗，没想到扎针对有些病还真有效果。于是焦氏就开始研究针灸（按：原文为“头针”，据上下文改）。

现代神经外科奠基人Cushing教授早在1917年就提出“神经外科手术操作应精细准确，手法细腻，要尽力保护脑组织”，被公认为最早提出的精准神经外科理念。早期神经外科的定位诊断困难，手段单一，大多依靠尸体解剖来推动学科发展。20世纪七八十年代，随着CT及MRI成像技术的发展，神经外科进入高速前进的阶段。术前切口设计大多基于皮肤标记。《神经外科手术学》称：当脑部手术时，术者必须很好地了解各个脑叶、脑沟、脑回与其他颅内容物之局部定位以及它们在颅骨或头皮上之投影，这样才能使手术切口与途径选择准确。鉴于这一需要，于是产生了一系列的局部定位方法，其中应用较广泛的是krOnlein氏（按：此即科氏）颅脑局部定位法。即使在以显微外科、微侵袭外科和神经影像等技术相结合为特征的现代神经外科，设计颅脑切口前，也“应根据需要画出重要标志在头部的位置”。可见所谓焦氏“大脑功能皮层功能投影”，实际上是各个脑叶、脑沟、脑回与其他颅内容物之局部定位以及它们在颅骨或头皮上之投影，并非仅仅是“大脑功能皮层功能”的投影。作为神经科医生，焦氏显然知道“找不到头皮和皮层之间有直接的联系”，但又猜想“头皮距离大脑皮层最近”，也可在头皮上扎针，可以治疗疾病。于是，他便在患者身上进行实践操作。

据焦氏自称，1971 年大年初二（按：经查即 1971 年 1 月 28 日），64 岁的刘某某脑血栓形成，口不能言，右侧上下肢瘫痪。焦氏在其左侧中央前回对应头皮部位，扎了 3 针。在捻针过程中患者就能清楚地说话了，捻 3 次针后，便将针去除。此时患者胳膊能抬起，手能摸头，右腿也能伸屈。以后，每天针刺 1 次，共治疗 4 次，患者能下地走路，生活可以自理。于是便建立起了第一个头皮针刺激区即运动区。之后又在大脑皮质功能定位的对应头皮部位设想了一些刺激区，如感觉区、舞蹈震颤控制区等。经过实践的反复验证，都收到了一定的效果。

1971 年 2 月焦氏将这些材料，进行了总结，并交到医院“革命委员会”（按：以下简称“革委会”）。焦氏深知“新生事物意味着政治 . 谁都要支持”，所以对“革委会”成员说：“‘头针’是新生事物，你们要支持。”手头现存焦氏 3 月 15 日 的“头针”资料，系油印件，封面绘有人之头部和针灸针图，头针之“头”为繁体字，还注明时间为“一九七一年三月十五日”，文后有（初稿）及焦顺发的署名。该油印件计 6 页，分为“头针的由来”“操作手法的深度及针感”“刺激区的定位”“各刺激区的疗效分析”四个方面。在“刺激区的定位”中介绍了 9 个刺激区，还附有示意图 2 幅。此资料文字方面粗糙和示意图简陋。一般而言，正文文字应该与图示内容相符。在刺激区数量来说，正文为九个刺激区，而在示意图中则有 11 个刺激区，多出“运用区”和“肠区”；在“刺激区的定位”中的“小脑区”，而示意图中和“各刺激区的疗效分析”中，又称之为“平衡区”，未能一致。九个刺激区中位于前额有 3 个刺激区，约占正文所载 9 个刺激区的 1/3。在大脑皮质功能定位中，前额主管精神情志，将此处定为内脏刺激区，不符合一个神经科医生的思路。额部刺激区再加上“小脑区”或“平衡区”，则约占全部刺激区的 44.4%。这份资料说明焦氏之“头针”的确参考了有关的头皮针资料，并在其基础上发挥而成，让我们很难认定其疗法是根据大脑皮质功能定位或针感而确立。

3 月 18 日运城行署卫生局在稷山县召开全区性会议，该会特邀山西省卫生厅领导参加。焦氏将这份头皮针材料及稷山医院的推荐上报材料，呈送给大会领导，还分别报送山西省卫生厅和中央卫生部。从 1971 年 1 月 28 日至 3 月 15 日，仅用了 47 天，焦氏的头皮针便形成了雏形。

另据最近收集到的山西省稷山县人民医院头针疗法小组《头针疗法》（油印本），正文计 8 页，无序号，按操作、针感、注意点、适应症、分线、运动区、感觉区、舞（原文作“午”）蹈震颤控制区（锥体外系区）、上下肢（血管舒缩区）、晕听区、视区、语言二区、胃区、胸腔区、平衡区、正面图、背面图、侧面图、尿失禁、子宫下垂为序列。其中“分线”有 2 条：“一、由眉间开始至枕骨粗隆最高点为一线，叫正中线。二、由眉中点开始至枕骨粗隆最高点，为一线，两侧同样，共两条眉枕线”；操作中有“可用纸盖头发”；适应症分为颅内疾患、锥体外系和脊椎周围神经疾患及内脏病三类。仔细阅读不难发现该油印本：①排列紊乱，文字重复、口语化，如“胸部难受”等；②刺激区计 10 个，无运用区；③载有针刺治疗尿失禁、子宫下垂内容，则不属头皮针治疗范围，似收集资料有误；④图文不符，如正面图中有胸区、胃肝胆区、肠生殖区，而正文中为胃区、胸腔区等；⑤背面图中视区和平衡区在同一直线上，而正文中视区位于旁开前后正中线1厘米，平衡区旁开枕骨粗隆3.5厘米。造成这些差错之原因，可能是时间仓促，参考资料来源不一，或多人同时编写之故。该小册子虽未注明油印时间，但从其内容、排列与错讹，可以认为是山西省稷山县人民医院成立头针疗法小组的早期油印本，时间当在3月15日以后至5月。

之后，山西省革委会卫生局特派调查组，在稷山县革委会卫生办公室、稷山县人民医院革委会的配合下，对焦氏头针进行了考察，并于同年5月1日向卫生部作了报告。

中央卫生部接到报告后，卫生部军管会业务组指示北京中医研究院派专家前往稷山县医院学习了解头针疗法，并协助总结疗效。很快中医研究院稷山研究所就派陈克彦、薛伯寿二人到稷山县医院进行考察指导。在那个特定年代里，由于焦氏头皮针是“文化革命的新生事物”，所以不能说是“调查”，只能说是“学习了解”。1984年10月陈克彦在全国第一届头针会议资料《头针研究集锦》中回顾了“针灸研究所将近十四年的头针研究概况”中“1971年5月，我与广安门医院薛伯寿同志受卫生部科技局的委托，赴山西省稷山县人民医院，向焦顺发同志调查头针疗法，并写成《头针治疗35例疾病疗效总结》”和《头针治疗13例远期观察》两篇上报给卫生部。同年7月，卫生部委托中医研究院举办全国新医疗法学习班。

《头针》所附1971年7月（按：因日期上盖有印章，不能辨别具体日期）“关于学习了解头针疗法情况汇报”，应是陈、薛二人向卫生部军管会业务组的汇报材料。在一个多月的日子里，陈氏对头皮针疗法进行了评估，通过对35例病人进行了重点观察和治疗，认为“对脑血栓形成后遗症、舞蹈病、巴金森氏病疗效显著，对脑出血后遗症疗效较差”。同时“帮助解决”了“几个问题”，这些问题有：焦氏的头针疗法刺激区标定线位置有些与仿解剖学中的科氏线位置有出入；“门诊病历不够完整，住院病人无住院志，曾协助建立二十一份住院志”。同时建议采用五级肌力检查法及必要的检查仪器”；“在五十名学员自扎互扎中，大部分学员的针感在局部，仅有三名学员有放射状针感”，建议“针感出现在病人身上的现象值得进一步研究”；应开展“头麻”的研究工作。在她指导下，焦氏规范了头皮刺激区的定位，完善临床资料。陈氏验证后予以肯定，并进行推广，认为“头针疗法在治疗脑源性疾病方面，其疗效是显著的，值得学习和推广，并应开展头针疗法原理的探索”。这份“情况汇报”落款为中医研究院军代组，并盖有“中国人民解放军中医研究院稷山研究所军代表组”印章，故可以确定，焦氏头皮针创立时间不是1971年3月18日，而是1971年7月。据《中国中医研究院院史（1955—1995）》一书记载：“1971年中国中医研究院受卫生部军管会委托，举办了新医学习班”，学习内容有山西的头针（按：即焦氏头皮针），“8月24日，分成六组，分赴全国六个大区进行学习交流”，在不到一个月的时间里，全班学员在六个大区的部分省、市、地、县、公社，及军区等二十多个地方，交流、介绍经验120多场次，参加人数达50 000多。”“普遍推广了山西的头针疗法对偏瘫、舞蹈病、脑炎后遗症、癫痫等病的治疗。”

作为“文化大革命”的“新生事物”，焦氏头皮针受到了稷山县、运城地区、山西省相关部门的重视，他们组织有关人员对焦氏原来的资料进行整理、完善、推广，编写多种小册子进行宣传，还组织各种学习班，向全省、全国推广。也就是说，焦氏头皮针的完善、推广既有自己的努力，也借鉴了方氏的经验，还有许多不知姓名者的心血。在所有指导帮助焦氏整理完善其头皮针疗法者中，陈克彦医师所付出的努力最多，最为重要，所以说陈克彦医师是焦氏头皮针的“接生婆”，是无可置疑的。

（2）焦氏头皮针的积极推广者　曾任世界针灸联合会主席王雪苔先生在《头皮针治疗学》的序中说：“我的亡妻陈克彦副主任医师，生前也从事头皮针研究，达15年之久，曾担任全国头针研究协作组长。”陈克彦1986年5月因患癌症去世。自1971年，至其在病倒之前，一直积极应用、研究和推广头皮针，陈氏是焦顺发先生的伯乐、指导老师和推广者。

经查早于1971年，陈克彦就在《汇报资料》《中医药简报》等内部资料上发表了《头针对乙脑疗效观察》《头针治疗35例疾病疗效总结》《头针的针感与经络关系观察》等论文，其中《头针治疗35例疾病疗效总结》一文，应是其在稷山县人民医院所作的验证。

卫生部决定1972年3月和5月，在山西稷山县举办两期全国“头针”学习班，使“头针”在全国推广。由于焦氏头针作为“文化大革命”的“新生事物”，受到卫生部的重视和大力推广。虽然焦氏头皮针没有科学依据，但简单明了，容易学习，故而在全国范围掀起了学习和运用的高潮。

3. 制定《头皮针穴名国际标准化方案》

陈氏曾任中医研究院针灸研究所针法研究室主任、副主任医师，全国头皮针研究协作组组长等职。陈氏临床擅用头皮针，并将补泻手法用于头皮针，对治疗脑血管病、高血压、癫痫、球麻痹、多发性神经炎、胃溃疡等疾病，有较好的疗效。曾在《中国针灸》《中医杂志》等期刊发表论文30余篇。

陈氏认为，头皮针是在传统的针灸医学的基础上发展起来的，其所用的穴区都和经络、穴位、脏腑有密切联系。为了适应国际间的头皮针疗法学术交流，促进其进一步发展，1983年，全国针灸学会主持召开了从事头皮针工作的专家们的会议，陈克彦起草了《头皮针穴名国际标准化方案》（以下简称《方案》）。此《方案》于1984年6月在日本召开的世界卫生组织（WHO）西太区会议上正式通过。1989年世界卫生组织召开国际会议通过，1991年颁布。在这个《方案》中，陈氏不用“头针”，改称“头皮针”，使之符合临床实际和国际规范；同时又提出“穴区”的概念。虽然《方案》存有这样或那样的不足，但充满了智慧，不但让头皮针疗法回归针灸理论，又用传统的透刺法，使头皮针脱离了所谓大脑皮质功能定位相关的桎梏，同时也解决了作为头部奇穴的刺激区呈条状的尴尬。为了向全国从事头皮针工作者介绍《方案》，1985年3月陈克彦及其所在的卫生部中医研究院针灸研究所针法研究室与北京针灸学会联合举办了“头皮针学习班”。1985年5月的《讲义汇编》目录，收载文章21篇，其中陈克彦所撰或与人合作者就有12篇。

据《中国针灸》1985年第4期发表的通讯《北京头皮针学习班结业》称，“大家决心进一步落实一九八五年至一九八六年头皮针研究课题，为头皮针事业贡献力量。”可惜天不假年，陈克彦医师不幸去世，年仅56岁，这是头皮针疗法的重大损失。但陈克彦医师对头皮针的发展所作出的重大贡献，永不磨灭。

彭静山“腰痛治腹”之出处

在《针灸秘验》中有二处提到治疗腰痛可针刺腹部，其一在“常用的配穴方法”之“交经缪刺”中有“前后缪刺”法称：“腹部脐对命门。我们用缪刺法治腰痛，找到痛点，再量其与命门的距离，例如痛点在命门下5厘米，再向左6厘米，即于脐下5厘米，再向左6厘米处针之，针后其痛即止”。其二为在“对症取穴（经验选穴）”中，认为腰痛可取“气海、天枢、手三里”治疗。

1996年由彭敏整理，辽宁科学技术出版社出版的《针灸十绝招：彭静山秘传心法》中，将“腰痛缪刺法”作为彭静山先生“绝招”之一。其法为：“在腰痛部位，用手按压找出最小而最痛的部位，如大面积一片疼痛而找不到最小痛点的不适用此法，找好痛点，以最痛处一点涂以红药水为标记，再找到命门穴为计算总穴。例如最痛点在命门左15厘米，再下6厘米。让病人仰卧，量脐左15厘米再下6厘米处腹部针入1.5寸，恐痛点对得不准，将针刺入，提出1/2，再向四周探刺，不留针。让病人翻身俯卧，按压痛点消失，腰痛即愈。”

必须指出彭先生所谓“腰痛缪刺法”，不属于“缪刺”，而是前病治后；脐与命门也不在同一水平。《屠龙之术》（1952）在

“脐眼之位置”条，引《格氏解剖学》:“脐位置高低无定，约居左右髂峰联系稍下处，平第四腰椎体。”

关于《针灸秘验》在腹部取穴以治腰痛之医案之原文，可以参阅该书。在该医案后称:“此案在《辽宁中医杂志》发表以前，编辑部随访两次，确已痊愈，并且数月未反复，迄今仍未痛。”言之凿凿。但苦于找寻不到原文，其中必有原因。查上海图书馆目录得知，《辽宁中医》创刊于1977年，1980年改名为《辽宁中医杂志》，有试刊10期。自忖此文会不会发表在试刊上，然上海图书馆未收藏之前的试刊，只好上孔夫子旧书网查找。

非常幸运地找到1973年辽宁中医学院内部刊物《辽宁中医》（校刊）第1—2期合刊本，遂购1册。该刊封面印有“内部参考”，既无前言，又无后记，目录之前，印有“毛主席语录”。其目录中有《“交经缪刺”治疗腰痛的临床实践》，署名“中医系针灸科”。文中病例之姓名、年龄以及单位、治疗经过，与《针灸秘验》基本相同，可以认定此医案即《针灸秘验》中所载。本文原载的取穴方法、针刺方法、适应证、讨论等，内容非常详尽，而在收入《针灸秘验》时多被省略。特将原文抄录于下，以供临床参考。

“交经缪刺”治疗腰痛的临床实践

针 灸 科

“交经缪刺”是针刺疗法之一。即左病刺右，右病刺左，前病刺后，后病刺前的一种取穴方法。在临床实践中，收到满意疗效。现将运用缪刺治疗腰痛的典型病例及做法介绍如下。

一、取穴方法

首先使患者采取俯卧位，露出疼痛部位，医生在痛区用右手拇指，平均用力，普遍按压，找出一二麻、酸、胀、痛点，这叫做“压痛点”，用笔划一记号。然后准确地找到命门穴，也划一记号。再用尺量出压痛点和命门穴的距离。如压痛点在命门穴直下三厘米偏左二厘米处，此点的腹侧的对应点即为缪刺点。

为了找到缪刺点，再使患者改为仰卧位，因为腹部的脐和命门穴是前后相对的，所以即以脐为基点，用尺向下量三厘米，再向左量一二厘米处，就是和腰部压痛点相对应处，也就是此患者的缪刺点。此处不论是不是穴位，均可针刺。

二、针刺方法

使用七寸长28号不锈钢针，对准应刺点，迅速刺过皮层，然后缓缓捻入，深浅度按患者胖瘦而定，至少需刺入三寸。患者感到酸麻为止。再按患者体质强弱，脉象盛衰来运用补泻，实者用提插泻法，即紧提慢按六下；虚者用提插补法，即慢提紧按九下，随即出针。再让患者翻身俯卧，以拇指压其痛点，痛点消失，则腰痛亦愈。如未消失，是没有刺中正穴，可再使患者仰卧，在第一次的针孔旁再刺，有时须三四次才能刺中。

三、适应证

对风湿性腰疼、神经性腰疼（除有严重器质病变者例外）均有疗效。若找不到压痛点时，则不能使用此法。

四、症历举要

夏连元：男，43岁，中捷友谊厂司机。

（现在一般症状已消失）

1973年1月8日来诊。主诉：1971年10月患肾盂肾炎，尿蛋白（+）。就是腰痛难忍，已13个月。检查第四腰椎有压痛，缪刺石门穴，用泻法，其痛立止。患者说：曾经住院四个月，吃汤药180付，不见效。今天一针就解除了我13个月的痛苦。

1月11日自己开车来复诊，主诉：已不觉疼痛，只有酸沉感觉，已经出车好几天了。

五、讨论

《素问·缪刺论》曰："……邪客于经，左盛则右病，右盛则左病……"这是阐明经络有左右相通、前后呼应的特异性。人体的经络循行，背部经穴和腹部经穴是前后相对、互相贯通的。背部的督脉和腹部的任脉相对，脊穴一行和肾经相对，膀胱经第一行和胃经相对，第二行和脾经相对。阴阳交且联系，互相制约。腰痛的患者是腰部气血循环不畅，属于偏盛，阳盛则阴必虚，在腹部针刺用补法宣通气血，使阴实则可以纠正阳盛，如系腰部虚，则腹部必盛，用泻法，可以调整。由此，我们知道"阴阳互根"的道理，这里包含着矛盾对立统一的辩证法。《标幽（**原文作"继"**）赋》说："……住痛移疼，取相交相贯之径"。就是这个道理。

伟大领袖毛主席教导我们说："事物的性质，主要的是由取支配地位的矛盾的主要方面所规定的。"交经缪刺就是运用针刺使某一经络变成矛盾的主要方面，从而取得支配地位消除疾病，因此产生迅速满意的效果。

我们的经验还不多，由于水平所限，仅能把我们的实践过程作一汇报，以便起到“抛砖引玉”的作用。

彭静山著、彭敏整理的《彭静山秘传心法：针灸十绝招》（1996）进一步认为：“人身的经络都是前后呼应，左右相通的。任脉为前正中线，相对督脉脊椎正中线，肾经对华佗夹脊（今名脊穴），胃脉对膀胱第一行，肝、脾对膀胱第二行……所以缪刺取穴，往往速效。”

腰痛缪刺法：在腰痛部位，用手按压找出最小而最痛的部位，如大面积一片疼痛而找不到最小痛点的不适用此法。找好痛点，在最痛处一点涂以红药水为标记，再找到命门穴为计算总穴。例如最痛点在命门左15厘米，再下6厘米。让病人仰卧，量脐左15厘米再下6厘米处腹部针入1.5寸，恐痛点对得不准，将针刺入，提出1/2，再向四周探刺，不留针。让病人翻身俯卧，按压痛点消失，腰痛即愈。”

该书还认为：命门在脊椎正中线上，于第二腰椎棘突下凹陷中取穴。前方与脐相对，然而练气功的人则脐向下移少许。

此法颇有立见功效之妙，但找痛点要准，与腹部痛点相对处要准，针刺要准。掌握三准，应手而愈。彭静山先生先测腰部痛点与命门之间的位置，再以脐为中心，量度腹部的针刺点。此法属《内经》中阳病治阴，从阴引阳。唯痛点不明显者不用。

《中国针灸》2004年第9期刊载的吴卫华、袁丽芳《前后缪刺治疗腰痛382例》，采用的就是彭静山先生的腰痛针腹法治疗，疗效颇佳，一次治愈达136例。该文认为，使用此法有两个关键条件：①定位时，弃用骨度分寸法，使用皮尺测量，务使反应点与刺激点位置对应；②有反应点且不大于1平方厘米。

费久治先生与《针灸秘验》的出版

《针灸秘验》为彭静山、费久治所著，1985年出版。这是一本总结师徒两人，特别是彭静山先生独特临床经验的著作。该书内容丰富，贴近临床，问世后深受针家的欢迎。

彭静山在序中说："本书是我和费久治医师合著，主要是总结我们多年的临床治疗实践经验。我们各有自己的经验，各有自己的心得。不同的经验、不同的心得体会加在一起，就比较丰富了。这也就是本书的特点吧！"彭静山是著名的针灸家，众所周知。而本书的另一位费久治先生的生平和本书撰写出版过程则知道的人不多。为了大家进一步深入阅读《针灸秘验》，现据手头资料简介于下。

费久治，男，辽宁省锦西县连山区人。1985年后锦西县改为锦西市，1994年更名为葫芦岛市。据1974年4月21《辽宁日报》等文献记载，费久治1961年进入沈阳农学院读书，1965年毕业，被分配到锦西县兽医站工作。故可以推测费久治先生出生于1943年左右。再根据《彭静山医文养生集》中《我的忘年之交》一文，记载费久治于1993年去世。据王俊德、张乃堂介绍，费久治大学期间去沈阳图书馆时，因买不起车票，便以借口锻炼身体之名跑步去，推测其家境可能贫寒。

1961 年费久治踏入沈阳农学院时，就被宽敞明亮、整洁肃静的图书馆所吸引。他在日记中写道，马克思说过：“一个共产主义者，应该用全人类一切知识武装自己”。什么兽医、人医，两家算得近邻，都离不开一个“医”字，串串门有何不可？就算是个业余爱好也应该涉猎浏览一下，何谓不可？

大学四年的寒暑假他几乎走遍了东北的名山大川，采集中草药，寻访名医，搜集民间秘方，从悬崖上采到名贵药材。他对针灸疗法情有独钟，刻苦钻研。课余之时，如有人请他针灸，他不推辞，医治的效果，每每较为满意。

周日他总是去省图书馆，认真地阅读古今医籍和报纸杂志。在那个极“左”的年代里，他作为系里不务正业、成名成家的典型遭到了批判，却受到农学院图书馆馆长于渭的青睐，于是便将他引荐给彭静山先生。

彭静山曾详细描述与费久治首次见面：“第一次大约是 20 世纪 50 年代的一个星期天，有不速客之一，身着学生服，风度翩翩，手拿着一封信。我拆开一看，是沈阳农学院图书馆馆长于渭先生写的。于先生是我的老邻居、诗友。学识渊博，善于赏识青年。信中说：‘这个学生叫费久治，是我校兽医系高材生，业余爱好针灸，努力自学，有些从书本上不能领会的问题，请您指导……’我和他谈起针灸问题，他颇有心得，谈起来娓娓不倦。以后每个星期天都到我家来谈上半天，遂结成深厚的忘年之交，他很客气地称我为老师。”由于年代久远，彭先生的回忆中将年份记错了，其与费氏首次见面不是 50 年代，而是 60 年代。

1965 年大学毕业后，费久治被派回原籍畜牧兽医站。他在锦西兽医站勤勤恳恳地工作，业余仍然研究针灸，并且用针灸给街坊邻居以及亲友治病，往往收到奇效。一次他和几个同事前去黑龙江省依安县买马，碰到一个20岁的小伙子瘫痪二年多，到北京等地医院治疗，不见疗效，只好抬回老家。费久治连针3次，患者恢复知觉，感到身子发暖，等扎到第7次，小伙子腿能弯曲，说话间站立起来，不用人扶便能向前走动了。于是引起了轰动，许多病人络绎不绝地来到招待所，请费久治医治。由于人数众多，依安县负责人不得不下令腾出大小旅社、浴池，安排候诊的患者。后来，就连气象站和汽车客运站里也搭上板铺，生上火炉，变成了偌大的“病房”，县卫生部门也派来医护人员，协助费久治工作。

买马的任务完成后，费久治回到锦西。但依安的患者也随之来到锦西。锦西兽医站挤满了人，正常工作难以开展。于是站领导向生产资料公司借了一间门房，作为费久治临时门诊部。锦西旅社也住满了人，费久治只好在自己家里设下“病床”。

1968年7月，县革委会决定调费久治到锦西县人民医院当针灸大夫。县医院患者较多，针灸室里，门诊量有时多达百人，费久治终日忙得不可开交。白天，他勤勤恳恳地做好本职工作。下班后，利用休息的时间还要为患者针灸。后来，患者多了，就设立“家庭病床”，多达百余张。为了方便远来的患者，他让妻子到另外地方去住，腾出屋子给患者住。人们热情的称颂他是“人民的好大夫”。

1974年初春费久治主动要求下放到锦西县四新公社四新大队任赤脚医生。后来向锦西县卫生局申请，经过考试，转到锦西县中医院成为针灸医生。

1980年前费久治编写一本针灸书，并将彭老的眼针疗法也搜集到书里，送到辽宁科学技术出版社审阅。副总编辑刘刊先生看了一遍说:“内容有些问题,讲得不清楚,另外你还不出名,印出来也颇难销售。”费久治感到很失望,自言自语地说:“怎么办呢?”刘社长说:“你不是有老师吗?请你老师主编,把你的经验也加在里边。”那时候工作组还没撤退,费久治考虑到找彭老也可能不太方便,有些犹豫不决,只好暂停编写工作,而仍自钻研。1983年彭老去南方开会,在火车上遇见刘刊副社长,相谈好久,刘社长说:“你再写本书吧?”彭老说:“一朝被蛇咬,十年怕井绳。”我写了四本书,被打成“反动学术权威,蹲了四年牛棚,还敢写吗?”刘社长大笑说:“同志!现在是80年代,正在提倡写作,你还怕什么?”彭老说:“多年不写了,也不知道写什么好?”刘社长说:“你不是有个徒弟费久治吗,他写了本针灸书稿,我一看不行,告诉他说:‘找你老师当主编。’你如同意就写信把他找来商议一下。”回到沈阳,彭老就给费久治写了一封信,费久治见信后欣然而来。经过俩人研究,由彭老提出编写大纲,搜集素材,写出提纲,由费久治执笔,再经彭老进行修改。费久治请了1个月假,在彭老家附近找了个旅馆。彭老搜集了多年临床资料,写出目录。为了总结书本的上千例医案,费久治在潮湿、阴暗的地震棚里,冒着酷暑与蚊虫叮咬,每天工作18个小时,查阅医学文献和整理临床资料。为写这部书,他还学会了骑摩托车,一个一个地追访病人,及时观察、统计长期疗效;妻子也深受其苦,为他三誊文稿。

初稿从经络、穴位写起,并且编出趣味口诀,便于读者记。脱稿后计30多万字。刘刊很惊讶地说:“师徒二人,在一个月的时间写了30万字,不简单,我拜读一下。”彭老说:“社长要认真读,提出宝贵意见,以便修改。刘刊同志很认真地仔细阅读,并和编审于耀先商议。刘刊说:“我们希望您能写出自己的经验,写出传世的价值，经络穴位，哪本针灸书上都有，再写有点蛇足吧？再考虑一下。”这时费久治已回锦西，彭老自己仔细读了两遍。把经络穴位和一些可有可无的东西毅然删掉10万字（即1/3），刘刊大为惊讶，再次审读，认为很好。又经过几次补充增删，费久治几次来到沈阳，最后定稿19万字。这些文字完全是两人的临床经验，和盘托出，不说一句废话，不说一句假话，而且找出原始病历以证实，还有重点随访，刘、于二位大加赞赏。1985年《针灸秘验》由辽宁科学技术出版社出版。出版以后，深受读者赞誉。先后印刷了9次。

1982年9月，当辽宁省卫生厅组建第四批援外队的时候，锦西县中医院主治医师费久治荣幸地列入出国人员名单，他的推荐人中就有中国医科大学李德裕教授。后来，费氏曾先后三次赴科威特行医。

费久治知道，针灸的医疗手段并不是万能的。他懂得发挥自己在针灸治疗中的优势和专长，首先选择西医难治的一些顽疾痼病，如瘫痪、癫痫、牛皮癣、肥胖病等，做到有所突破，为中国医疗队在科威特赢得信誉。

中国独创的针刺减肥疗法被看作是80年代的医疗奇迹。费久治应邀撰写了这方面的论文，在有影响的《阿拉伯时报》上发表。科威特国有广播电台、电视台的记者纷纷赶来采访，并在重要时段予以报道。中国驻科威特国大使馆和驻科威特的新华通讯社分社打来电话，对他为祖国医学赢得的光荣表示祝贺。

费久治的医术也惊动了科威特国的高层，引起王室成员和大臣的关注和浓厚兴趣。医疗队请示了中国使馆，同意费久治应邀进宫。在两个多月里，费久治为王后、公主、首相的女儿和王室其他成员做针刺减肥治疗，都收到了理想的疗效，深得王后的赞誉。

1984年金秋，费久治载誉归国。1985年《针灸秘验》问世。费氏历任锦西县医院中医科主任、锦西市中医院副院长、吉林市中医院主任医师。其发表的论文有《介绍几个针灸方》等。费久治医师长期从事针灸临床工作，擅用针灸治疗疑难杂症，临床经验丰富，其医案被《现代针灸医案选》等收录。

费氏根据中医基础理论和针灸机理自创了一套针灸减肥方法，在国外引起轰动。1985年1月间，费久治收到南京中医学院计算机应用研究中心副主任谭德高的来信，谭氏从《北京日报》上看到新华社记者对费久治的报道，便萌生一种大胆设想，愿意同费久治合作，把针灸减肥医的临床经验制成软件，输入计算机系统。于是费氏来到南京，他同几位名家昼夜赶制软件，终于提前6个月完成了“针灸减肥专家微机系统”的程序编制工作。从此，传统的中医针灸医术将提高到系统化、科学化和现代化的水平，能为更多的病痛者带来福音。与此同时，外国报纸发表了他的《针灸减肥医术》论文；他的照片也登在显赫的位置上。国内外三家报刊先后对他和他的医术进行了报道。

费久治对彭静山先生极为尊敬。彭静山先生有《我的忘年之交》一文，记录了其与学生费久治的交往。“1985年我携同老妻去深圳工作，春节回沈阳，老妻突然生病，竟于1986年因肝癌去世。那时候费久治正在科威特工作，闻讯大发悲痛，来信说：‘师母不幸去世’回国后把老师接到我家养老。以后费久治又出国一次，回到锦西计划自己组织创办针灸研究所，并得到卫生部的支持。他一直精心筹备，多次来信，商讨修建设计问题。终因经济匮乏，数年未成。由于心情忧郁，精神不振，被汽车撞伤。住院期间还来过信，说闻知辽宁特种针法研究会要在锦西召开年会，弟子当略尽地主的绵薄之谊。等开会时，我因去厦门讲学未能参加，感到遗憾！”

彭静山先生同样对费久治有着深厚的感情。在听到爱徒于1993年去世消息，彭老悲痛欲绝，觉得“不啻晴天霹雳，我悲痛失声，久久萦回在思想之中，刻不能忘”。在《针灸秘验》的之后印刷中，不同意将费久治的名字上加上黑框，“我在心里认为他还活着，加上黑框一看见这本书更加增加我的悲痛。1993年《针灸秘验》已是第9次印刷，每逢拿起这本书来，不觉老泪纵横。”

1996年由彭静山亲授、彭敏整理的《针灸十绝招》，由辽宁科学技术出版社出版。是书中介绍了18种治疗常见病的绝招。2008年由彭敏、王颖将《针灸秘验》和《针灸十绝招》两书进行重新修订和整理，更名为《针灸秘验与绝招》，由辽宁科学技术出版社出版。

彭老针药俱精，费久治临证经验丰富。本书为师徒二人临床经验之结晶，本书原稿有30多万字，最后定稿19万字，删减了1/3以上，故前后风格不一；存有大方脉的影响；一些内容如处方公式，有待商榷；“交经缪刺”法中将巨刺写成缪刺；如五十肩、肩周炎、肩凝、上臂不举等实为一病，而分数条列出等。甚至出现拼接错误之处，如148页之上臂不举最后之“又法”应接在（3）后，病例当为（十七）指、趾痛的刺法（此误《针灸秘验与绝招》的整理者未察）。此类小疵虽不影响本书的光辉，然指出或对阅读本书有所裨益。

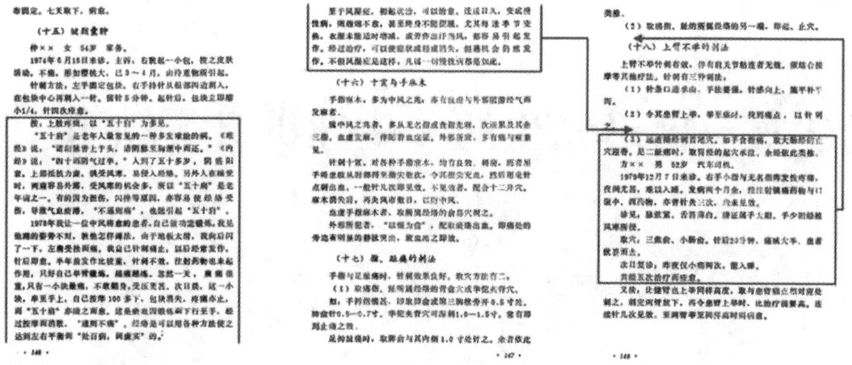

该书分为两个部分：上卷为“针灸要旨”。虽然将书稿中占1/3的经络、穴位等基础内容删去，但是仍对指导临床的针灸理论作了详细的介绍，分为针灸六要、选穴准则、配穴纲要、针刺手法、灸法要诀和针具妙用。下卷为“针灸秘验”，介绍了病位分布、内科疾病、外科疾病、妇科疾病、儿科疾病等60余种常见病症的针灸治疗。除了对取穴方法进行了详细的介绍，还附有病例。正如书名，本书是彭、费两位先生自己临床经验的结晶，干货满满，至今仍然是针灸临床医师的枕边书。

注：《标幽赋》中有“交经缪刺”，一些学者以为“交经缪刺”为左右交错刺法。观其为赋，据上下文，“交经”实为“交经八法”之略称，缪刺则表示缪刺和巨刺。故“交经缪刺”，不是“左右交错刺法”。一家之言，仅供参考。

黄学龙与鲁迅先生的《生理讲义》轶事

著名针家黄学龙先生为浙江东阳湖溪镇黄大户村人，生于1877年。光绪二十五年（1899）考中秀才。初于私塾执教，后考入杭州高等简易师范传习所，之后进入浙江省立两级师范学堂优级博物科学习。该学堂系为培养中小学教师而设，分为优级和初级两部分，故称两级师范学堂。黄学龙于1909年毕业后，辗转于金华、台州、丽水等地，历任中等学校、师校（为师范学堂）之教员、校医、校长等职。54岁开始学习针灸，并拜著名针家承淡安先生为师，1938年前后悬壶金华、东阳等地。1950年中国针灸学研究社复社，《针灸杂志》复刊，聘黄学龙为副社长，兼任《针灸杂志》主编。1952年《针灸杂志》更名为《针灸医学》，黄学龙任主编、特约编辑。1954年受聘为杭州医院（省中医院前身）特约医师，之后又在浙江中医研究所、浙江中医学院等单位工作，兼《浙江中医杂志》编辑部审查委员。1958年春离职，回原籍行医。1962年辞世，享年85岁。

黄学龙先生除研读中医典籍外，还博览了《系统解剖学》《神经解剖学》《欧氏内科学》等现代医学书籍，力求以现代医学理论阐明传统针灸的奥秘，做了大量摘录笔记。1950年黄氏将之整理结集，概民众“多喜汤药，不愿针灸”，故名之曰《屠龙之术》。1952年由苏州中国针灸研究社出版。1953年又出版了《针灸疗法与生理作用》，此书分前后两编，前编注明即《屠龙之术》。

很多人不知道黄学龙先生是周树人（即鲁迅）先生的学生，其生理解剖基础系鲁迅先生所传授。1909年6月，鲁迅先生自日返杭，出任浙江两级师范学堂教员，教授初级的化学课和高级的生理卫生课，兼日籍植物教授铃木珪寿助教翻译，从而成为黄学龙之教师。因学校刚建不久，生理卫生一科没有现成的讲义，鲁迅遂自编讲义。然而这部讲义的命名，后来引起了一些争论。

1953年唐弢先生（1913—1992）将鲁迅先生所编的讲义命名为《人生象敩》，编入《鲁迅全集补遗续编》，在编校后记中写道，《人生象敩》“最初由绍兴鲁迅文化馆发现一部，油印两册”，然“不但油墨模糊，而且间有脱落”（称为“绍本”）。后来知道“入藏北京图书馆的一批鲁迅遗物里，也有这讲义，应写较清楚，封面并经许寿裳题字曰‘人生象敩’，可见这是鲁迅先生自留的一部”。（称为“京本”）自此学者皆以为鲁迅先生的这本讲义之名为《人生象敩》。这是值得商榷的。

首先，清末的教育改革在从学校制度、立学宗旨、教学方法、课程设置、管理模式等诸多方面大量效法日本，甚至“教科书”一词也是从日本引进的。浙江两级师范学堂是浙江规模最大的新式学堂，校舍是按日本高等师范学校仿建的，监督（校长）沈钧儒、监学（教务长）许寿裳均为留日归来，教师亦以日籍和留日海归为主，学堂中设置的许多“西学”课程，如哲学、法律、植物学、物理、化学、生理卫生等。徐定超清末曾任浙江两级师范学堂监督，民国也在教育部任职，与鲁迅是同事。据《徐定超集》所载宣统三年（1911）浙江两级师范学堂博物选科学生蒋谦业优级毕业文凭，详细记载了具体学科、教员以及毕业考试得分，科目有：动物、植物、地质矿物、生理卫生、图画、物理、化学、伦理、教育、国文、心理、论理、英文、日文、体操等；其中生理卫生的教员为周树人与叶谦。当时教科书也大多采自日本或据日著改编，这本讲义也不例外，王铎中、丸尾胜和宋声泉诸先生均有论述。日本丸尾胜先生认为："鲁迅在东京写作诸多论文期间，养成了对外文的挑选、引用、概括和编辑的技术，掌握了这些技术，鲁迅在写作讲义时也发挥了这些技术能力。""为了让人们更好地理解及广泛传播医学和卫生知识，鲁迅将包括生殖学在内的全部系统分为解剖、生理与卫生三部分，从两本以上的参考书与他的《医学笔记本》中挑选最新而且合适的说明文、插图、曲线表与图表，有条理地进行搭配组成，为了便于易懂补充词语，简洁扼要地进行整理，独立编译得富有原创性，在这些基础上用养成的编辑技术能力精心编著了《人生象斆》这部作品。"

王志均、王雨若以为"斆"，音效，与"学"字通；"人生象斆"，"似即'人生现象学'之意"。鲁迅先生在绪论中论及生理学的任务时，明确指出生理学是研究有机体现象的科学，是生物学的一个分支，"生理学者，所以考穷官品（按：鲁迅先生自注，官品即有机体）之生活、生学（按：即生物学）分科之一也。凡物函生于中，研必有象著于外，其所著者，日生活见（按：古同"现"）象。总此诸象，则名生活。故研治见象，明其常经，为斯学所有事。"此书命为《人生象斆》，实即此意。但是本书后附"生理实验术要略"，鲁迅先生又曾编写过《化学讲义》（已佚），故不可能将生理学讲义定命名为《人生象斆》。

其次，鲁迅先生从来无意保存自己的文稿，除非有用要留在手边，其他的却毫不珍惜。故生理学讲义缺少封面及目录，不足为奇的。“京本”除封面有许寿棠的题字“人生象斅”外，扉页之一也有以篆字题写“人生象斅”及部分目录。由于生理学讲义作为新式学堂教材之一，许寿棠先生又是教务长，因此不可能使用古奥难懂的“人生象斅”作为生理学讲义之名，更不可能在讲义的扉页中书写篆体。可见封面和扉页是许寿棠后来题写的。故将鲁迅先生友人的题字直接作为鲁迅先生讲义之名，欠妥。宋方就直接指出，鲁迅先生早在 1909 年于杭州浙江两级师范学堂任生物化学教员时，编写过一本 250 页《生理学讲义》，后由鲁迅的好友许寿裳先生题封为《人生象斅》，经唐弢编入《鲁迅全集补遗续编》。甚至有人将讲义命名为《人生象斅——生理学》，说明将生理卫生教材写成《人生象斅》，学术界存有不同意见。

唐弢先生没有讲清“绍本”有没有封面，封面有无讲义之名。据付馨悦、张大庆在北京鲁迅博物馆所见手稿图片（即“京本”），正文“绪论”前有“生理学”及“周树人先生述”，故讲义之名当为“生理学”，而非《人生象斅》。

有研究者认为，鲁迅在杭州浙江两级师范学堂所印的生理学讲义（称为“杭本”）已佚。实际上早在 1954 年 6 月，其学生黄学龙就将浙江两级师范学堂所印之生理学讲义第一卷和第二卷各一册，赠与绍兴鲁迅纪念馆。由于“绍本”1953 年之前便为绍兴鲁迅纪念馆所收藏，故 1954 年该馆收藏的藏本（“杭本”）没有引起学界的重视。查杭本为石印本，封面由吴逸麈题签，署名曰《生理讲义》，山阴周树人编。据绍兴鲁迅纪念馆称，内无许寿棠先生题字。根据“杭本”，则鲁迅先生的生理学讲义之名初为《生理讲义》，而非《人生象斅》。

1910 年鲁迅到绍兴府中学任教，教授植物学和生理卫生，或对原讲义进行了修订（称为“绍本”），发与学生。宋氏以为“京本的手稿则是鲁迅第三次修订的版本”。似不应置最早《生理讲义》书名于不顾，而采用残缺的第三次修订版本中题词作为书名。

所以鲁迅先生在浙江两级师范学堂任教时所编的生理学教材，名为《生理讲义》，而不是现在所谓的《人生象敩》。

（本文原载于《上海中医药报》2022 年 8 月 12 日）

汤氏头皮针的三个版本

汤氏头皮针为我国六个主要头皮针流派之一，其创立者为汤颂延先生（1938—1982）。时代的浪潮，决定了才华横溢汤颂延先生的命运，也决定汤氏头皮针疗法的命运。20世纪的“文化大革命”期间，极“左”思潮泛滥。因方云鹏先生是“学术权威”，便被戴上“反动”的帽子，下放到陕西渭南鹿原改造思想，方氏则利用了农村缺医少药，继续研究在头皮上针刺，以治疗疾病。1970年创立了针刺头皮治疗全身疾患的疗法。最早称之为“头针”，后因避免与后起的山西头针重复，改名为头皮针疗法。方氏除了不断探索外，还举办学习班培训，发动广大赤脚医生推广。后来渭南地区及陕西省也予以积极推广，并在省志中详细予以载录。焦顺发先生的所谓“头针疗法”，则被稷山县、运城地区、山西省乃至全国作为“文化大革命”的“新生事物”推广。汤颂延先生则没有这样好的机遇，因为上海是“四人帮”的老巢。上海市针灸研究所人才济济，而且都是高级知识分子，又是“左”派当权，其时强调集体署名。如《针灸治疗手册》（1970）的作者，署名为上海市针灸研究所编；《经络十讲》（1976）的作者，则使用“经络十讲编写组”。虽然汤颂延先生努力工作，不断创新，但一直遭受打击和排挤。

1960 年 7 月 5 日，汤颂延受上海市针灸研究所派遣，一人来到“上海市第一结核病医院”（简称“一结”），与徐学僖、赵振普等医生合作，单纯用毫针针刺经穴，代替药物麻醉，为 54 岁的男性工人陈履平作右上肺叶切除术，获得了成功，汤氏是叩开了针麻胸腔手术的大门的第一人，为针刺麻醉作出了巨大贡献。1965 年 12 月，国家科委认定为国家级成果。

针刺麻醉成功后，1961 年汤氏就被调到上海中医学院，担任针灸教学工作。汤氏很快适应了新的工作，阅读了大量的针灸文献资料，同时参加门诊、带教，重视对头部腧穴的使用和研究。“文化大革命”动乱期间，学院停课，他没有停止研究针灸的步伐，他的头皮针体系中的静区、风区、血压区，此时已经成熟。

据朱明清回忆，1972 年 6 月汤氏到贵州巡回医疗时，告诉他曾运用百会、神庭两穴，抢救一妇人因心功能不全而出现的意识障碍。并嘱咐他“对头部腧穴多加研究运用”。可见汤氏曾受到黄学龙先生关于头部百会诸穴与大脑皮质相关的影响，知晓针刺头部腧穴，能治疗全身疾患。随着山西、陕西头皮针的大力推广，汤氏在临床中体会到，头皮存在着大量空白区，应具有治疗作用，于是不断寻找新的头皮映射区，探索新的操作方法。先在一急性腰扭伤患者脑后头皮上 1/3 处针刺，取得了满意的疗效，找到了新的刺激区，以后陆续找到了项区、背区、中焦区、下焦区等一系列头皮映射区。1975 年朱氏到上海拜会汤老师，汤氏告诉他《汤氏头皮针》已经完稿，等出版后会赠送一本给他。让他没有想到的是，上海市针灸研究所的主要领导，将汤氏上呈的手稿弃之一旁，斥之为“名利思想”，不同意出版。1975 年 12 月汤氏只得在油印本小册子署上“上海龙华医院下厂吴泾地区第三批医疗小分队”。此即汤氏头皮针的第一个版本。

笔者因家在龙华医院对面，故曾到龙华医院门诊部二楼针灸科的候诊大厅，观摩了汤氏的头皮针的治疗过程。大厅三面长条椅上病人成排有序端坐，一边为走道。汤氏个子不高，微胖。有一护士端着盛放针具的盘子随诊，所用毫针多为1寸。他从第一位患者开始治疗，下针非常快而果断，连续不间断，一个病人接着一个患者进行治疗。据患者说，每天要治疗300人次左右。楼下门诊部门口停有许多人力三轮车，一些需要长久留针的患者，头上插着针，坐着三轮车回家，引人瞩目，成为一道风景线。

汤氏后来发现上肢、下肢、头项各有双重头皮映射区，而正常人体是不可能存在的。于是经过深入的研究，反复验证，发现了人体前半身的缩影属阴，倒悬仰卧于头皮的前半部；人体后半身的缩影属阳，倒悬俯卧于头皮的后半部。这就是说汤氏头皮针分为前阴区与后阳区是从实践中来，再在此基础上加以创新而成，而非从哲学上推论出来的。

汤氏关于头皮针之遗稿，众人都以为亡佚了。本人和其女汤慧仙医师经多年苦苦寻觅，终于找到三个版本，分别为1975年、1978年、1981年三个版本。1975年版本为油印本，其余二个版本都是手写本。

1975年版本是80年代末90年代初，笔者去上海市针灸经络研究所章元龙老师斜土路家时，章老师所赠送的，没有封面。最近在孔夫子网上购到一本存有封面者。第三个版本为手抄本，其女汤慧仙在一本笔记本中找到的。抄本最后书写了“1979.8.23”，当是抄毕时间。还附四幅头皮针映射点的手绘图，抄写者不明。第二个版本为汤慧仙之兄给她的。该版本以稿纸书写，字迹工整，题名为“汤氏头针法的临床运用”，文后署名为“汤颂延著，

1978.12.28. 脱稿；1979.1.7. 复写完毕”。最后附有 7 幅手绘图，有“汤氏头针法前后半身分映示意图”“标定线和十四经脉分布示意图”“汤氏头针映射区点分布总图”，以及前、后半身映射区点分布图。示意图简洁、详尽、准确。当系准备出版稿之自留稿本。鉴于第二个版本为正式出版稿，今后研究汤氏头皮针应以此稿本为准。上海市针灸经络研究所文献研究室已经整理完毕，准备出版。

《经穴性赋》之作者及原文

1. 缘起

“穴性”学说盛行于20世纪三四十年代左右，存有一定的历史原因。今之学者对“穴性”之源流认识不清，重新拾起，视为宝物，以为其“提供了新思路，新方法”，殊为不当。“穴性”学说倡导者将“经穴性赋”作为依据之一，奉为经典，以为其作者系古人，甚至有认为元明针家者。笔者在查找“穴性”相关文献时，发现“经穴性赋”载于1936年10月《针灸杂志》四卷一期45-48页，作者为黄伯桃先生。文中误讹较多，查以后各期未见纠正。因思其或有助于对“穴性”学说的认识，爰述之于下。

2. 作者简介

黄伯桃先生，生平不详。据1935年2月《针灸杂志》三卷四期所载，其为中国针灸学研究社讲习所“速成班第一届”（1935年9月—11月）之毕业生。

3.《经穴性赋》原文

经穴性赋　　　黄伯桃 撰

以气、血、虚、实、寒、热、风、湿为八大法门。

（1）气门　经穴性质。气分为先。少商宣泄肺气。胆俞降泄胆肝。公孙降脾胃气逆而止呕。丰隆降肺气定（按：此处缺字，应加"喘"字）而化痰。闻之经渠能降肺气而治气逆。天突降气逆而定哮喘。巨阙治咳逆而开胸满。隐白治呕逆而升陷阳。大肠俞疏通肠胃之气化兮润便燥。膀胱俞疏通膀胱之气化兮利小便。是以曲池行气。云门开胸。阳陵泉有行气导浊之效。厥阴俞有治胸满呕吐之功。抑又闻肝俞治肝。肺俞理肺。欲疏肠胃之气求内庭。理肺利气以中府。气海膻中。专理一切气病。上中下脘。乃脾胃气疾。尝闻足临泣泄肝降逆以定喘。足三里升气降气而调中。调和卫气有大椎。引气下行寻照海。商阳（按：原文缺字，似可加"理"字）肺肠。内关调肺胃。合谷泄肺气之郁结。俞府降肺气之上逆。以上气穴。（按：此处似缺标点，今加之）须当熟习。临证治病。才有把握。

（2）血门　穴有血门。亦当牢记。一切血痛（按：似为"病"字之误）膈俞饶（按：原字不清。饶，多也）。大便脓血腹哀治。原夫委中清血。能解血中之毒。引（按：似为"行"字之误）间行瘀。可破血络之块。天枢足三里。破瘀理血。有治吐血咳血行血之效。太冲三阴交。通经行瘀。尤有清血凉血固血之功。咳血咯血肺俞太渊宜审。呕血咳血心俞肝俞同功攻。月事不调。自有地机血海。漏血不止。不无交信合阳。鼻衄二间而极效。牙衄合谷而最良。月事不行照海灸。吐血不止尺泽攻。迎香气门。能治鼻衄不止。十井十宣。能使气血流通。血崩漏血求大敦。调经引瘀曲池针。吐血咳血有鱼际。齿衄鼻衄求内庭。中极关元。妇人血证为之主。气海阴交。施治功效亦同功。若能因症配合而施治。针到病除显妙功。

（3）虚门　虚则补之。穴要审真。隐白补脾益肾。地机补脾益精。益精气之不固。漏谷去取。补气血之不足。心俞下针。原夫脾胃虚弱补伏（按：原文如此）上中下脘。饮食不化。脾俞胃俞同功。阳气欲脱神阙灸。虚损劳弱天枢攻。治虚劳肺痿魄户好。正（按：似为“止”字之误）阴虚盗汗间使高［佐太溪、阴部（“部”疑为“郄”字之误）］。闻之膏肓俞。益精气而补虚损。中膂俞。止消渴而益肾阴。补肾益精命俞（按：“俞”为“门”字之误。）肾俞宜审。养阴生津太渊少冲同针。大便秘结支沟取。虚热烦渴涌泉清。抑又闻丹田（关元）固下元。益精气而补虚损。气海固下元。助阳气且滋肾阴。补肺治虚劳以肺俞。补中温脾阳以公孙。太冲曲泉与行间。补血而养肝。太溪复溜连交信。滋阴而补肾。中极固下元之虚冷。曲骨补真气而益精。肝俞补肝血。上廉温胃津。足三里益气血而补脾胃。三阴交生血气而补三阴。此是实体特效穴。必须师传始得真。

（4）实门　实则泻之。证要辨清。涌泉然谷太溪俱泻肾。神门少府通里俱泻心。脾家之实何穴泻。阴陵商丘同公孙。心包有热中冲泻。曲泽内关大陵劳宫针。泻胆期门行间曲泉太冲好。大肠商阳二间合谷曲池清。小肠少泽同少海。泻胆阳陵泉临泣足窍阴。膀胱委中关元泻。三焦关冲外关支沟清。若还疾（按：“疾”似为“痰”字之误）浊丰隆泻。胸膈痞满上脘针。井少商荥鱼际络列缺合尺泽连募中府穴。（按：原文如此）泻肺从肺□（按：此字不清）本经。胃实内庭足三里泻，血结隔（按：“隔”为“膈”字之误）俞血海清。泻胃逐秽通肠天枢妙。泻腑导浊中脘针。

（5）寒门　寒则温之。须了于心。中脘神阙气海足三里。腹中寒冷灸即温。心俞温血振阳气。温肝之寒灸大体（按：似为“敦”字之误）。然谷温下（焦）助肾火。命俞（按：似为“门”之误）肾俞再同针。章门温脏寒积聚。理心腹寒以公孙。温中（焦）理脾（寒）阴陵（泉）灸。一切血寒三阴交（温）。中下焦寒隐白理。灸后阳壮脾亦温。一切表寒大椎解。后溪陶道亦可清。关元暖（子）宫阳气振。腹寒血冷曲泉温。

（6）热门　热则清之。阴阳有别。肺俞鱼际俱泻肺。少商少泽刺出血。阳明经热商阳二间连。解表经渠与列缺。合谷不但清气分。且清头面诸窍热。解溪厉兑足三里。中脘内庭清胃热。肝俞脾俞同胃俞。泻肝又泻五脏热。清心神（门）通（里）心（俞）少府。行间则清肝肾热。陶道大椎退热兼解表。三阴交平肝而清血。间使内关清心包。又能解散胸中热。清血少冲少泽连血海。太溪养阴而清热。三焦有热支沟清。胃肠有热天枢泄。胃热生痰丰隆化。心胃有热上脘泄。身热曲池有特效。其功则在清气血。清肠热有小肠俞。丝竹空清头目热。脾热大都阴陵泉。阴陵还能清胸热。涌泉治余热不解。尤能清肾治热厥。阴虚发热命门灸。退热冲阳刺出血。委中出血清热毒。还能清泄四肢热。身热烦渴心包热。劳宫曲泽刺出血。头脑有热求百会。后溪大杼清表热。胸背之热风门好。外感身热外关息。清心胃热生津液。金津玉液刺出血。若泻五脏六腑热。则求脏腑诸俞穴。

（7）风门　原夫百病。首中于风。合谷解表驱风寒。大杼解表而祛风。鱼际解外感风寒之邪。肩髃搜周身四肢之风。头风外感风池妙。头风驱风头维攻。搜周身风邪。有曲池三里。治腰腿诸风。以风市委中。冷风湿痹针环跳。头风外感列缺攻。尝闻阳陵泉。搜四肢之风且舒经络。足三里搜四肢之风。又治腹痛。肺俞驱风能治风寒咳嗽。通天泄表可治鼻塞不通。风府风门。专理一切中风病。百会水沟。专治一切暴中风。

（8）湿门　大凡湿症。艾灸最良。利湿委中太溪好。引湿昆仑阳陵泉。承（山）中（脘）天枢。化脾胃之湿而助消化。脾俞胃俞。化脾胃之寒以快脾胃。燥湿行湿足三里。化湿行湿三阴交。内关利湿。有开肺胃袪湿痰之功。水分渗湿为利小便治水肿之穴。

4. 附录

（1）孙震寰（1920—1972），高立山（1938—）《针灸心悟》（1985）所载《穴性赋浅识》。

《穴性赋浅识》以歌赋形式总结传授针灸理论与实践，实为针灸发展的一大特点，如玉龙歌、标幽赋等枚不胜举。今日发展中医，提高针灸，保持中医特色是为当务之急，近年来国内外学习针灸者普遍要求了解掌握穴性，我的老师生前教导我："穴性喻药性，处方不识药性，何以调燮寒热虚实，针灸不明穴性，焉起诸病之机。"可见掌握穴性之重要。

二十多年前在北京中医学院时，有幸收集到《经穴性赋》一书，通过二十年临床实践，凡是用中医理论辨证确切的患者，依此穴性配穴治疗，效果较好，因此在临床治疗和教学中，颇受国内外同学欢迎．为使穴性能公布，经验能推广，本人将此赋有因传抄错漏、字迹不清者作了补充纠正外，其形式词句尽量保持原赋面目。同时参考《素问灵枢类纂约注》《医宗金鉴》《针灸学》《针灸学讲义》《内科学讲义》，以及结合个人临床心得体会，对此赋逐句浅加解释，名为穴性赋浅解。

按：根据上文可知“经穴性赋”为高立山先生收集，因“传抄错漏、字迹不清”，加以“补充纠正”，又参考文献及“个人临床心得体会”，“逐句浅加解释”。高氏2006年于《针灸心语》中以“针灸腧穴性赋——穴性”之名再次收录。

（2）肖少卿（1923—2017）《中国针灸学处方》（1986）也载《经穴性赋》

本书所录之《经穴性赋》，首冠“以气、血、虚、实、寒、热、风、湿为八大法门”，与黄氏发表于《针灸杂志》之文相同。然细观其文，中亦有异。肖先生未言明作者及来源。其所录或另有所本，然不可考。

杨永璇先生的“絮刺火罐疗法”

海派针灸名家杨永璇早年师从王诵愚先生。王诵愚先生最早将针刺与拔罐两种疗法结合在一起，以增强疗效。杨永璇先生亦擅长用刺络拔罐法，称之为絮刺火罐疗法。

《甲乙经》中员针和锋针，均取法于絮针。所谓“絮刺”之“絮”，据《汉语大辞典》载，其读音有四：其中读 xù，可解为粗丝绵。《说文》云：“絮，敝棉也。”本义为粗丝绵。古无木棉，凡絮皆指丝绵。好者为绵，恶者为絮。颜师古注《急就篇》曰：“渍茧擘之，精者为绵，粗者为絮。”絮衣，即御寒之衣；被，本义为睡觉时盖在身上用来保暖的东西。《说文》云：“被，寝衣，长一身有半。”后泛指被子。如《玉篇·糸部》曰：“絮，调和食也。”《正字通·糸部》曰：“絮，调羹也。”又读 nù，为姓；读 nà，为丝乱结。故“絮刺”之絮，当读为 xù。絮针就是古时缝制絮衣时所用之针。棉花传入中国后，又指缝棉衣和被胎之针。

1949 年以前，针灸医生所使用的毫针，有自制者，有购买者。金针、银针，则在银楼制作，钢针铁针则自制或在琢针房购买。所谓琢针房，就是以生产缝衣（被）针、鱼钩、针灸针等为业的小作坊。

众所周知，汉口孙惠卿先生受“刮痧疗法”和用柳条抽打治疗疟疾之启发，1923 年将缝衣针夹于竹制筷中，从而创立了一种独特的治疗方法。孙先生称之为“刺激神经疗法”，一般则称之为梅花针、七星针，或统称为皮肤针。20 世纪 50 年代，此法广泛推广。1954 年孙先生在北京成立了刺激神经诊疗所，1956 年并入中医研究院。1958 年 7 月，上海榆林区（1960 年 1 月与杨浦区合并）国棉十五厂针灸室总结了二年多来使用七星针的经验，并向全市推广。上海人民广播电台的记者深入采访，《文汇报》也发文宣传推广，于是上海掀起了应用七星针的高潮。

杨永璇、杨依方父子较早在临床使用皮肤针和刺血拔罐法。其在《针灸治验录》（1965）中收录了两则杨依方先生于 1958 年在南汇县周浦公社医院行医之医案，其一为治疗神经性皮炎时使用自制的皮肤针，然后用针尖用力刮破表皮（编号为：周 58-80451）。其二为治疗流火，局部赞刺后拔罐，以去恶血（编号为：周 58-48587）。根据该书前言所述，编号中“周”为上海市南汇县周浦公社医院，“58”为就诊年份，即 1958 年。此两则均为杨依方先生诊治。

前一医案说明，杨氏在 1958 年不但自制皮肤针，还创造性以之刮破表皮，以治疗神经性皮炎，增添了皮肤针的操作方法。后一医案则将《内经》刺法与拔罐相结合，是即后来所谓的刺血（络）拔罐法。“赞刺”，见《灵枢・官针》：“赞刺者，直入直出，数发针而浅之，出血，是谓治痈肿也。”《针灸学辞典》称：“这是连续分散浅刺出血的刺法，多用于局部红肿的外科病症。”杨氏在流火局部先以三棱针散刺出血，再予拔罐，以期拔出更多恶血。1959 年 2 月上海中医学院附属第十一人民医院针灸科室所编的《针灸治疗手册》中也录有使用皮肤针治疗的案例。但从这些医案中明显看出，杨氏当年并没有将皮肤针叩刺出血与拔罐联系在一起。

据刘立公研究员 1998 年在《中医文献杂志》第 1 期上发表的《陆以莹和刺络拔罐疗法》载：“1962 年在一个偶然的机会中，陆师发现用七星针叩刺穴位，是很好的治疗手段。首例病人是她的一个邻居，因患关节痛 6 年，前来求治，但畏惧打针，因此陆师就用七星针叩刺其局部，再加拔罐，吸出不少黄水，次日病人告知关节酸痛骤减。于是陆师对此大感兴趣，以后又用此法治疗了不少关节和软组织疾病，均获得良好疗效，如颈椎病、腰椎增生、腰椎间盘突出、腰椎滑脱、急性腰扭伤、肩周炎、网球肘，等等。”后来又“治疗了许多内外科的疑难杂症，并获得了相当的成功。治疗的病种有中风急性期（如脑溢血昏迷等）及后遗症、高血压病、血管性头痛、哮喘、肺炎、气管炎、房颤、早搏、胃窦炎、肝炎、高热、长期低热、白塞氏综合征、药物中毒、白血病、丹毒、多种皮肤病、骨折等等。”此后本法得到重视和推广，上海针灸研究所还设立了“刺络拔罐”之专科，予以研究。1970 年上海市针灸研究所编写的《针灸治疗手册》，在“皮肤针法”和“拔罐法”之后，另列“刺络拔罐法”一节，并从用具准备、操作法、适用范围、注意事项诸方面予以论述。自此，刺络拔罐法（也有称为刺血拔罐法）成为一种新疗法，为临床所常用。

杨永璇先生晚年大力倡导刺络拔罐法，并称之为“絜刺”。1984 年其弟子葛林宝等整理出版的《杨永璇中医针灸经验选》中选录了杨老最早发表在上海中医学会《1977 年度中医年会论文汇编》中的《絜刺火罐疗法治疗脊椎肥大症》一文。

至于“絜刺”之释义，老友冯禾昌先生曾在《中医文献杂志》2003 年第 1 期上发表《“絜刺”解》一文，认为：“《针灸甲乙经·卷五·九针九变十二节五刺五邪第二》中指出:‘员针者，取法于絮针……锋针者，取法于絮针。’”也就是说“现在使用的针灸针，有些原是从絮针发展而来的。七星针叩刺，从针刺的操作来看，如刺得轻就似员针“按摩分间，不得伤肌肉，以泻分气”；刺得重，则似锋针，泻热出血，发泄痼病”，兼有员针与锋针的刺法，而七星针最初的雏形，用的就是絮针，将几枚絮针扎缚在一起针刺。后来将五枚针扎在一起的称作梅花针，七枚针的就叫七星针。‘絮’字还有繁复的意思，梅花针、七星针不但从针数上看，不是单针刺；而且每次治疗的针刺数，是反复的一次次刺入机体。”故杨永璇先生将此法称为“絮刺”，确含深意。

寻找党维霖先生的“发言”

1960年张一民先生在《哈尔滨中医》第7期上发表了《关于龈交瘢的某些知见》（以下简称“知见”），该文“前言”对1955年山西“全省中医代表会议”上宁武县党维霖老先生公开的治疗痔漏的秘方，提出质疑，认为其经验“没有特殊的诊断价值”。

党维霖先生是山西省宁武县的名老中医。1985年王树森主编的《宁武县志》（初稿）记载：光绪年间，西马坊村“名医王永元（秀才，专长妇科），与二弟王永恒（专长伤寒），三弟王德恒（秀才，专长针灸）”开办了“仁和堂”医所。王永元医案颇多，后传给马恒山、党维霖二人。由此可以得知党维霖先生师承王永元先生。“一九五六年九月，宁武县举办为期三个月的针灸训练班，三十二名乡村医生和针灸人员参加学习。由老中医党维霖讲授针灸理论和生理解剖，边学理论，边找穴练针，并临床针灸，收效良好”。可见其时党维霖先生继承家传绝技，又师承名医王永元先生。他不但精通针灸，而且略知生理解剖，故发言中没有将上唇系带与龈交穴混为一谈。而2001年正式出版的《宁武县志》则没有这些记载，其因不明。

据“知见”称：党氏秘方是“患痔漏的人，上唇和上腭间的系带上，有个白色的小疙瘩，把它用针或剪刀切掉，痔漏即可逐渐枯落。”并称已用于近百位患者，“无一不愈”。因其记载的内容过于简略，要了解党维霖先生的经验，以及张氏质疑原因，必须查看党氏当年的发言的背景和内容。于是笔者开始了寻找党氏“发言”之旅。

查“知见”参考文献第一条就是“朱锡莹、倪合一、高巨川：‘全省中医代表会议散记’十月二十七日“山西日报”1955”。以今天的眼光来看，显然是不合乎规范。但找寻只能从之出发，于是请老友沈兆俊去上海图书馆代为查阅。结果令人意外，不但1955年10月27日《山西日报》没有“全省中医代表会议”的报道，也没有朱锡莹、倪合一、高巨川所写的《全省中医代表会议散记》一文，而且从10月1日至31日，没有任何相关的记载。

看来张氏的参考文献出了问题，只有另想办法寻找党维霖先生当年的发言。于是想到山西“全省中医代表会议”是件大事，山西省志中应有记载。于是找到《山西通志·第四十一卷·医药卫生志·卫生篇》，果有记载：“1955年11月14—16日山西省卫生厅在太原召开全省中医代表大会。”

根据《山西通志》所载，“知见”的参考文献确实写错了。推测其原因，可能是当年会议10月16日结束，次日刊发报道。张氏参考文献的书写格式，中文和数字混用，即月、日用的是中文，而年份用却是阿拉伯数字。当年杂志书籍的出版是先根据稿件，由工人铅字排版，制版后再行印刷。其时文字还是从右向左，自上而下竖向排列。张氏可能将“十一月十七日”写成“十一、一七”，于是排版工人误排为“十月二十七日”。

然而在1955年11月17日的《山西日报》中，亦无“全省中医代表大会”内容，更无《全省中医代表会议散记》之文，于是只好从11月1日开始慢慢找寻。结果在27日头版找到了山西"全省中医代表大会"的报道，也在第二版中找到了《全省中医代表会议散记》。

原来1955年山西省在太原召开的"全省中医代表会议"，其时间不是11月14日至16日，而是14日至23日。与会代表270多位，历时10天。会议结束后的第2天《山西日报》并未报道，而是延至27日方在头版刊登通讯，2版同时发表了《全省中医工作会议散记》一文，以配合宣传。

虽然寻找党维霖先生"发言"之过程有点曲折，还是感觉很幸运。这篇"散记"将党氏的发言过程写得非常生动，故值得一读。现将其中有关党氏之文中录之于下：

> "在针灸科经验交流小组里，太原市中医代表魏毓英，谈了他用硫磺烧枣治疗痔核的经验后，宁武县中医代表党维霖手扶着窗台站起来说：'我有个祖传秘方，专治漏疮，这个办法，不花钱不用药就能治病，还几乎是百发百中……'全组代表们的视线很快集中到他的身上，室内立即静了下来。党维霖代表继续说：'患漏疮的人，上唇和上腭间的系带上，有个白的小疙瘩，把它用针或一剪刀切掉，痔漏即可逐渐枯落，这个办法我一已在近百个患者身上经验过，无一不愈。'当大家对这个疗法表示很惊讶，而又不敢轻易置信的时候，阳高中医代表张莱清老先生捋了捋长长的胡须，站起来提出一个大家正在纷纷议论的疑问：'请问，是不是患漏疮的人都有这个小白疙瘩呢？''都有。'宁武代表党维霖肯定地只用两个字答复了这个疑问。张莱清代表为了闹清这个问题的

究竟又说：‘那么我最近漏疮就闹得很厉害，请看看我嘴唇下有没有这样的疙瘩。’说着把唇向上一翻，坐在他近旁的代表们不约而同地喊出了一声：‘嗳，真的有个疙瘩！’全组中西医代表们立即围了上来。”

从党维霖先生的发言中得知，针刺或剪掉上唇系带上的白色小疙瘩，以治痔疮肛瘘，是党维霖先生祖传秘术。

既然山西省“全省中医代表会议”是1955年11月召开的，而张文中将《全省中医工作会议散记》作为参考文献，那么其文所言“在裴廷辅医师那里得到一份关于报道党维霖先生公开秘方的报纸材料”的时间，应该是1956年春天，而不可能是1955年春天。

张一民将上唇系带上结节称为“龈交瘢”，与龈交穴混为一谈，显然受了山西名中医祁季槐先生的影响。1956年祁季槐出版了《简易针灸治疗法》(1959年人民卫生出版社出版时更名为《简易针灸治疗法（放血与艾灸）》)，书中介绍针刺上唇系带结节治疗岔气的经验。

由于祁先生年岁已高，对解剖中上唇系带不熟知，根据其在龈交穴附近，便呼之为“龈交线（上唇连线）”。值得注意的是，他并没有认为上唇系带就是龈交穴。

1991年刘宏、裴廷辅在《中国针灸》杂志第1期上发表的《关于龈交结的再次调查报告》，除了将上唇系带与龈交穴混为一谈外，还将党维林在省中医代表会上献出祖传秘方的时间也误作1955年春。

党氏已经言明白色小疙瘩位于上唇系带上，与龈交穴没有任何关系，张氏命名为“龈交瘢”是错误的，之后刘宏、裴廷辅称之为“龈交结”，也犯了同样的错误。现在有不少针家还是将上唇系带上的小结，理解为龈交穴，著之于论文和专著，应予纠正。

龈交之为穴，其下微有凹陷。据1931年杨华亭《针灸图考》称，“由二门牙缝中上行约三分，其肉微有陷凹”处为龈交穴。近有人认为“在上唇系带与门齿缝微上之移行处出现一小米粒大小的阳性结节”，可作为龈交穴取穴的标志。根据文献记载，上唇系带出现结节有大小、多少、上下之别，上唇系带在齿龈移行处未必有结节，况于此处定取龈交穴也偏上。作为经验用穴，值得临床借鉴，若认为上唇系带上的结节就是龈交穴，则不敢苟同。

"九芝"——承淡安与梅兰芳两位大师的相聚和友情

《经络治疗讲话》是日本著名针家本间祥白所著。该书1956年由"九芝"译成中文（"芝",《中国针灸文献提要》作"之"。误）。全书共分为绪论篇、脏腑篇、经络穴位篇、病症篇、诊察篇、证决篇、治疗篇等8讲，采取司会者与谷井先生问答的形式研讨经络治疗问题。该书译者认为:"其问对之词，复浅明易晓，初学者读之，亦可循序渐进，渐窥经络治疗之门奥也。余喜其深入浅出，甚有裨于系统学习祖国古典医学者之借助，故译出以飨同好，亦使鄙弃经络学说为玄虚不足道者，观于日本学者之备极推崇，而可以知所返矣。"可见该书在日本评价甚高。颇受欢迎。

译者"九芝"，笔者猜想其应该是笔名。那么，译者是谁？为什么要起这个笔名？多年来笔者一直为这个问题所困惑。

1986年，承为奋、谢永光、梅焕慈、戚淦等整理的《承淡安针灸选集》中，有《经络治疗讲话》译本序言，称之为"自序"。承为奋为承先生的女公子，梅焕慈为其女婿。2007年魏稼、高希言主编《针灸各家学说》在"承淡安的针灸学说"中，认为《经络治疗讲话》为承淡安先生所译。日本小曾户洋、天野阳介著《针灸の历史——悠久の东洋医术》(2015)介绍1949年以后日本针灸著作在中国翻译出版，其中也称本间祥白《经络治疗讲话》的译者为承淡安先生。《承淡安医集》(2017)则将《经络治疗讲话》中“译者序”，写成“《经络治疗讲话》译本自序”。但都没有讲明承淡安为什么要用“九芝”作为笔名。直到看到《上海中医药杂志》1990年第11期上承淡安先生高足承邦彦发表《承淡安与梅兰芳的交往轶事》一文，才解开了谜团。

1954年承淡安与夫人在南京设午宴招待梅兰芳先生夫妇与马连良夫妇，席间梅先生说他即将赴日访问演出。承淡安告诉梅先生，日本对汉医的研究，已有特别的成就，尤其是针灸汉方书刊，真似雨后春笋一般，但中国却难找到彼邦医学情报资料。承先生托梅先生至日本后购买些针灸书刊。就这样，一位中医针灸大家和京剧艺术大师成了莫逆之交。后来，梅先生在东京购得《针灸真髓》《经络之研究》《经络治疗讲话》等六七种针灸资料。承淡安先生等先后将《针灸真髓》《经络之研究》《经络治疗讲话》等译为中文，促进了我国针灸事业的繁荣和发展。

在翻译《经络治疗讲话》时，承先生以“九芝”作为笔名。九芝即灵芝草。由于当时承先生有多部译作问世，因此有避免重复的考虑。更重要的是，承先生以“九芝”作为笔名，是为了纪念此次与梅先生相聚，感谢梅兰芳先生在日购买珍贵针灸资料。“九”，通“聚”，又通“久”。梅先生艺名中有“兰”字，“芝兰”皆香草名，喻君子之友情。“九芝”的笔名，表达了承、梅两位先生的跨界相聚和久长友情，这或为承淡安先生用“九芝”作为笔名的缘由。

(本文原载于《上海中医药报》2023年10月27日)

《针术的近代研究》的译者肖友山和钱稻孙先生

许米特是一位德国外科医师，同时担任柏林大学解剖学教授。他有感于外科手术的麻烦和危险，想用其他疗法代替一些外科手术，故其曾经在巴黎学习中国医学和针灸。1953 年许米特到日本跟随汉方家大塚敬节先生学习汉方医学，他对张仲景的《伤寒论》推崇备至，顶礼膜拜。还跟从日本针灸家柳谷素灵（1906—1959）学习针灸疗法，又与日本针灸家间中喜雄（1911—1989）合著《医家のための鍼術講座》。该书 1954 年 12 月由“医道の日本”社出版。出版后深受欢迎，至 1973 年再版了 5 次。

1958 年该书由名中医萧友山和资深翻译家钱稻孙合作翻译为中文，更名为《针术的近代研究》，由人民卫生出版社出版。

20 世纪 50 年代，日本不了解针术的人很多，很多人认为其是民间疗法。据许米特在德文版序中记载：间中喜雄写此书“起意在 1953 年夏天”，他觉得有必要用西医能接受的语言来表达，写一本给一般医家介绍针灸疗法的书。间中先生让许米特住在位于神奈川县小田原自己的家中数月。《针术的近代研究》全书共分六篇。分别为定义及有关学说，针术的副作用、过失、适应证，针术的诊断学，治疗的实技，针术在西欧及经络现象等。均以阴阳、五行、表里、虚实、经络、经穴等中医基本理论为根据并用近代医学理论及试验方法加以证实和发挥，特别是所联系的赤羽氏法、平田氏十二反应带，皮肤通电抵抗和“良导络……此外还介绍了小儿针及燔针等的用法和适应证”。《中国医籍大辞典》为裘沛然先生主编，其中针灸学科主编为李鼎和赵善祥两位先生，他们对本书给予了较高的评价：“对研究针灸学术者提供了新的启示。”至今仍受到临床针灸家的重视。

据 1977 年“修定版序言”称，由于中国针灸疗法的普及和发展，针刺麻醉成功与机理探讨，特别是 1972 年美国总统尼克松访华，全世界医学家的目光转向中国。针灸疗法首先引起了日本麻醉科医生，以后是各科医生的注意，并进行讨论，还举办各种学习班。将针灸应用于临床实际者，或为了实际应用而学习针灸的人已经非常多了，旧版的目的基本上已经达到了。间中喜雄决定写一个新的入门讲座，尽量介绍针灸临床实际运用、最新数据和研究成果。此外，针灸疗法不能忽略针灸的传统技术体系。于是对该书进行了大幅度的修改，故只署自己之名，仍由“医道の日本”社出版。

这里要介绍的是本书的两位译者——萧友山先生和钱稻孙先生。

萧友山（1908—1992），又名萧友三、萧来福，男，汉族，台湾著名社会活动家，工运领导人之一。1928 年在日本东京参加日本共产党，投身革命。之后回台湾任台湾共产党候补中央委员和台湾总工会负责人，主要负责“工运”。1931 年参加领导台北胶版印刷厂罢工的工作，沉重打击了日本殖民者的统治；7 月台湾共产党组织遭到破坏，被捕。1945年日本战败投降，台湾光复后，他积极开展社会活动，推动和协助建立工会组织。

1947年1月9日，他提供物质支援支持台北万名学生响应大陆各地学生反美抗暴运动（即“沈崇事件”）举行抗议游行，同年2月，参加台湾人民举行“二·二八”起义。“二·二八”起义被镇压后，他被台湾国民党当局当作“要犯”通缉，但他受台湾地下党省工委的委托，不顾生命危险来往于台湾和香港之间，为台湾地下党进行统战工作。1949年，借香港商人郭某运送橡胶，进入大陆，在中央组织部工作。后因有人举报其有美帝间谍嫌疑，来京可能负有情报任务，因而于1949年10月被逮捕，拘留审查，1954年5月释放。此后又在“文化大革命”中蒙受不白之冤。之后得到彻底平反。

1958年10月萧氏调入北京中医学院附属东直门医院。萧氏多年来执着追求中医事业，钻研针灸技术，读经典，博采众长，精求医术，大胆创新，擅长浅刺手法、阻力针法等，疗效卓著，深受同道称赞。撰写论文29篇，未出版书稿1部，尚有译文9篇，译著3部。

东直门医院，为北京中医学院（现北京中医药大学）附属医院，创建于1958年7月，是北京中医学院主要临床教学与实习基地。1958年创办时，所邀医生皆国内著名中西大家。王永炎先生在2008年主编《名老中医临证经验撷英：东直门医院建院五十周年专辑》（以下简称《临证经验撷英》）的“编写说明”中写道：“入选名医排序：名医排序分两部分，第一部分收集的是在1930年12月31日期间出生和部分1958年（即建院当年）参加工作的名老中医；第二部分主要是1930年12月31日之后出生，和1965年12月31日前到本院工作的名老中医。”箫友山先生当属第一部分名医。

2008年王永炎先生编写《临证经验撷英》时称，该书“是在医院党委领导下，由科研处为主组成的编委会主持编撰的”。该书关于箫友山先生从医经历，略而不谈，一定有其原因的。鉴于箫友山先生20岁投身革命，往来于日本、台湾、香港之间，故有可能以学习或从事针灸疗法为必要掩护；1958年萧先生与钱稻孙合译之《针术的近代研究》问世，所以也有可能是在“被诬告拘留审查5年”期间或审查结束之后，方醉心针灸疗法。至于其是师承，还是自学，5年之中是有其他职业，还是自己开业，均不可考。1958年箫友山“调入”东直门医院当针灸科医生，则是不争事实。据其学生言，箫先生言语谨慎，与人交往甚少，应该与其经历有关。

2013年《名医真传——四十四位京城名医“口传心授”金记录》(以下简称《名医真传》)针灸部分，择取了三位老师，四篇文章，其中箫友山先生一人两篇。《临证经验撷英》称肖友山为“精于诊治技术的临床大医”，当名不虚传。

第二位译者为钱稻孙先生。钱稻孙（1887—1966），字介眉，以名行。湖州人，钱恂长子，单士厘所生。钱氏精通日、意、德、法文，懂得文学、音乐、戏剧、美术和医学。9岁时随父赴日本，在日本生活7年，并完成了中小学阶段的学习，毕业于成城学校、庆应义塾和高等师范。回国不久，又随担任公使的父亲去荷兰、意大利，在那里学习了意大利文和法文，还进大学攻医学，读德文，自修美术。宣统二年（1910）回国，曾在湖州府中学堂代英文课一个月。民国初年随父去北京，任教育部视学，同时在北京医专（北平大学医学院前身）为日籍教授作课堂翻译。日籍教授回国后，教授医学院人体解剖学课程。后任北京大学讲师、教授，讲授日文和日本史。升任教授后，兼任国立北平图书馆舆图部主任；之后任清华大学外文系讲师及外文系与历史系合聘教授，讲授东洋史，研究日本古典文学。其关注点由美术、医学转向了日本文学，开始翻译《万叶集》等日本古典文学名著。1937 年日本全面侵华后，北平各大学纷纷南迁，钱稻孙受清华大学委托，留守保管校产，未能随校南下。钱氏先后任北京大学秘书长、文学院院长、校长等职。抗日战争胜利后，国民政府以汉奸罪论处，将其投入监狱，后因病保外就医。

1949 年 1 月北平和平解放后，人民政府将钱稻孙作为留用人员录用，将其分配到山东齐鲁大学执教医学。同年调回北京，任卫生出版社编辑。1956 年退休，任人民文学出版社特约翻译。人民文学出版社对他颇为尊重，允许他以真名发表译作。《译文》杂志发表过他译的《万叶集》《源氏物语》，并附有译者的作品介绍；还译有木下顺二的戏剧《待月之夜》、山代巴的小说《板车之歌》（作家出版社），电影剧本《罗生门》（北京电影出版社）。1962 年起，出版社为他配置学生、助手，他开始翻译日本江户时期的古典作品。

1957 年人民卫生出版社出版了日本鲇川静编，钱稻孙节译的《中医治疗经验》，该书原名《经验汉方治疗学》，是现代日本汉方医学的一本代表作。钱氏兼备中国、日本、西洋三方面的文化教养，同时具备中西医学的高深造诣。中国在日文翻译方面除周作人之外，没有一个人比他更为优秀。1966 年 8 月，钱稻孙先生去世，享年 79 岁。20 世纪 80 年代初，钱稻孙的政治问题得到平反，日伪时期担任北京大学校长一事，不作汉奸论。

两位译者，生命的轨迹完全不一样，但都非常曲折。1958 年篇友山和钱稻孙两位先生联手将《医家のための鍼術講座》一书译成中文，并更名为《近代针术的研究》。

由于找不到更多资料，故无法窥见当时两位先生翻译本书的起因及经过，唯有感叹而已。

《缪巨针刺发挥》出版前后的风波

《缪巨针刺发挥》为冯纯礼先生于1980年所著，是我国第一部公开发行的“巨刺”和“缪刺”专著。本书总结了冯氏的临床经验，对巨刺和缪刺的临床运用作出了重大的贡献。一般而言，一本书籍的出版时间，即为其第一版第一次印刷时间。然观《缪巨针刺发挥》的版权页，第一版时间为1980年6月，但第一次印刷却在11月，第一次出版时间与第一次印刷时间相隔竟达5月之久，这种状况非常罕见。经查与《缪巨针刺发挥》出版前后之争论相关，现对此经过作一回顾，并对《缪巨针刺发挥》中的找点原则、找点方法和适应证诸方面，略述心得，以期对巨刺和缪刺的临床运用和研究有所裨益。

1. 巨刺、缪刺及其在临床中的运用和发展

若要探讨该书出版时所遭遇的系列问题，首先必须了解巨刺、缪刺对针刺临床的重要性，同时对20世纪五六十年代巨刺和缪刺的应用作一简约回顾。

关于巨刺和缪刺，《针灸学辞典》“巨刺”条下记载谓:《内

经》刺法名。见《灵枢·官针》，是九刺之一。“巨刺者，左取右，右取左。”这是指左侧病痛取右侧穴，右侧病痛取左侧穴的交叉刺法。《素问·缪刺论》谓：“邪客于经，左盛则右病，右盛则左病，亦有移易者，左痛未已而右脉先病，如此者必巨刺之；必中其经。”两者有相同点，即左取右，右取左；两者不同处为巨刺脉病，缪刺脉未病；巨刺刺经，缪刺刺络；巨刺用毫针，缪刺用三棱针。九刺中只提巨刺没有提缪刺，《素问》则有“缪刺论”，而无论述巨刺专篇。若从“左取右，右取左”来说，两者则是相同的。

巨刺和缪刺实际上为取穴方法，并非针刺的手法。由于其收效迅捷，故有着较为重要地位。昔元窦汉卿《标幽赋》指出：“速效之功……交经缪刺，左有病而右畔取……巨刺与缪刺各异，微针与妙刺相通。”根据上下文，为了避复，此处“交经”，似即“交经八法”。近代针灸大家黄石屏在《针灸诠述·针灸说》中认为“古活人术，首凭乎，经病巨刺，络病缪刺，以及大小艾炷诸法”，对巨刺和缪刺极为重视。据《同经相应取穴法》记载，1951年初尚古愚从杜维诚先生习针灸时，杜先生专擅巨刺和缪刺（原文仅言“缪刺”）；袁尚儒大夫还以迈左腿动右臂的例子，以阐明阴阳平衡与肢体活动的关系。1952年沈佐廷《沈氏针灸实验录》“以左治右以右治左之实验”中，记载了6个病例，其中5例使用针刺，1例使用灸法。台湾周左宇先生著有《扁鹊针灸治疗法则》（1972），其中“扁鹊神针法”即记载了独特的左病刺右，右病刺左法。可见巨刺与缪刺都曾广为流行。

关于巨刺和缪刺的命名与应用，冯禾昌先生和我曾在《中国针灸》《上海针灸杂志》上发表《巨刺与缪刺》《巨刺释》《巨刺再释》《谈谈缪刺的命名》等文予以论述，有兴趣者可以参阅。

早在20世纪60年代初山西尚古愚先生综合了巨刺、缪刺以及远道刺，首创“同经相应取穴法”，杨占林先生将其法整理为《同经相应取穴法与四肢疼痛等疾患的治疗》，尚古愚先生则向太原中医界介绍推广，影响很大。1965年和1966年《浙江中医杂志》和《上海中医药杂志》均有关于“同经相应取穴法”的临床报道。1979年杨占林先生自印《同经相应取穴法》一书，1986年正式出版。

2. 冯纯礼先生简介

冯纯礼，曾用名冯四红旺，笔名艾马。男，汉族，1938年5月生，2011年2月辞世，享年73岁。山西省偏关县老营乡大河湾村人。

偏关县地处晋西北的晋蒙交界处，据《天下郡国利病书》记载：“偏头关东连丫角山，西通黄河，与套虏仅隔一水，其地东仰西伏，故名。”《偏关县志》称其：城临偏头关，以关名县。1958年底，忻县专区与雁北专区合并为晋北专区，1961年复设忻县专区。

偏关解放时，冯纯礼先生13岁，于是有了读书学习的机会。小学六年毕业之后，便在一乡卫生所做中医学徒。1958年进偏关县老营镇卫生所工作，1961年毕业于山西省忻州卫生学校（即晋北卫生学校）。1962年调黄老池人民公社卫生所，1970年任偏关赤脚医生培训班教师，1972年调偏关县人民医院工作。

自学徒开始冯纯礼便爱上了中医。他勤奋好学，刻苦钻研，凭借那本翻烂的新华字典，阅读中医典籍先后学习了《黄帝内经》《伤寒论》《针灸大成》，还研读内、外、妇、儿各科专著，并把所学知识用于临床实践。为了夯实基础理论，扩展见识，冯纯礼先后两次到北京中国中医研究院进修实习，一次为1974年6月，另一次据推测为70年代末80年代初。在京期间其得到了著名针灸学家、广安门附属医院针灸科主任李志明先生的言传身教，冯氏的专业水平得到了提高，视野也更加开阔。结业时，李志明先生语重心长地对冯纯礼说:“祖国的传统医学是前人经过千百年的实践总结出来的，是十分宝贵的遗产，但你不要拘泥于古人，要大胆发挥，勤于实践，善于总结，后人是肯定要超过前人的！”冯纯礼将老师的话牢牢地记住。在临床实践中，冯氏积累了丰富的临床经验，还善于总结，有所发现。

3. 从“对应点疗法”到《缪巨针刺发挥》

纵观冯纯礼先生一生，努力奋斗，但争议不断，也曾涉及企业管理和政治活动，然其本色只是一位出色的针灸医生。在针灸方面他创立“对应点疗法”，编著了《缪巨针刺发挥》；在外科方面则发明了“斑秃丸”，撰写了《中医治疗脱发》。《缪巨针刺发挥》和“斑秃丸”都引起了偏关县乃至山西省内卫生系统、社会舆论的巨烈争论，使冯纯礼先生处于旋涡的中心。后者更惊动了当时党和国家的最高领导人。这里不予讨论，感兴趣者可参阅赵修身《情系民心——高级编辑谈写作》中的《实践的考验》一文，《社会七色录》中的《艰难的生长——“斑秃丸”诞生记》一文，以及香港《华人月刊》1986年，总五十六期上吴志的《从医生脱发到“脱发医生”—记冯纯礼研制斑秃丸》一文。

1978年第2期《新医药学杂志》上发表的冯纯礼医生撰写的《对应点针刺治疗一九四四例的初步总结》。冯氏认为外邪侵犯，致使脏腑经络“不通”，从而引起疼痛。通过针刺患部交叉对应点，使其交叉对应患部的机体机能，起到自身调节，自身修复，促成新的平衡，从而达到止痛治病的目的。该文病例为1944例，治愈率为73.2%，有效率为94.7%。此文发表后引起了国内外中医界的重视，并被评为忻县地区1978年度科研成果二等奖。

冯纯礼先生又将自己的临床心得体会，编成两部书稿，请求山西人民出版社出版，其中一部便是《缪巨针刺发挥》的初稿。山西人民出版社文教科技组的编辑，对这部书稿非常重视，他们请省中医研究所副所长、省中医学会针灸分会主任委员师怀堂先生审阅后，又请省中医研究所针灸专家祁越先生提出了具体修改意见，并征得作者同意，将书名改为《缪巨针刺发挥》，列入了出版计划，准备修改后出版。

4. 艰难的出版过程

由于其时出版书籍必须得到作者所在单位的推荐盖章，而这部书稿没有推荐信，于是1978年5月中旬出版社指派责任编辑赵玺如先生，专程去偏关县人民医院进行协商。当赵玺如编辑说明来意后，县医院一位领导同志先讲了冯纯礼未经领导审阅乱投稿件的问题，又表示如让医院推荐，需要验证效果。

5月27日，冯纯礼把修改后的书稿送给医院领导审阅。半个月后，医院领导把书稿交还冯纯礼，还是说要调查，但没有写推荐出版信。冯纯礼医生只好把书稿又寄到了出版社。

拖了3个月，医院仍然没有写推荐信。至于医院领导不肯推荐之原因，则非常奇怪。因为冯纯礼曾经批评过院某些领导对医学科研不过问、不支持，因此领导怪怨冯纯礼脾气倔、性格强，从而拒绝写推荐出版函。

于是出版社又于9月11日再次给医院领导去信，明确表示冯纯礼医生写的书稿，有推广价值，请偏关县人民医院大力支持。但该医院领导还是推脱，说还要调查。冯纯礼被逼得只能直接向省委写了情况反映。在山西省委和忻县地委的负责人批示后，11月22日，在县委一位副书记催促下，偏关县人民医院召开了院务委员会会议，集体讨论通过了同意出版冯纯礼书稿的推荐信。

推荐信发走不久，偏关县医院的三个人又以个人名义，给出版社写了不同意出书的意见信。其中有两人曾参加过院务委员会，没有发表反对意见。可是他们在后一封信中说，冯纯礼的著作是"抄袭"的，并以质问的口气提出："请问，像这样的所谓著作，符合出版条件吗？"还随信附去冯纯礼医生交给医院的4份资料。又特意在信中说明，以上材料是我们向医院办公室借的，请你们参阅完毕后退还我们，不得遗失。"

为此，出版社在进行了大量的调查核实工作之后，于1979年7月30日给医院写信的同志复信说：以你们反映冯纯礼书稿中的问题，我们派人经过调查，并校对资料，认为他写的书稿，并非抄袭他人著作，而是参阅有关书籍，结合自己实践编写的。从出版角度来说，这是允许的，无可非议的。这样才又把这部书稿重新列入出版计划。这就造成了《缪巨针刺发挥》的版权页上的出版时间为1980年6月第1版，而11月第1次印刷。本书出版后受到了欢迎，并于1985年第2次印刷。

《缪巨针刺发挥》"前言"称："书稿写成后，请山西省中医研究所副所长师怀堂同志审阅，山西省中医研究所经络室医师祁越同志和山西省偏关县人民医院主治医师关宗法同志，对此书提出了有益的意见。中共偏关县委通讯组梁五同志进行了文字加工。之后，又请北京中医研究院广安门医院针灸科主任李志明老师审阅、修改。在此一并表示感谢。”这段文字的背后，多少映射出了本书出版的艰辛。

5. 出版之后的否定与肯定

谁知《缪巨针刺发挥》出版之后，污蔑本书抄袭的风波仍未平息。其原因竟与“斑秃丸”有关。虽然中央高层、卫生部都肯定了冯纯礼研制的“斑秃丸”，但生产销售依然阻力很大，于是1980年10月冯纯礼给北京写了“上访书”。

1981年3月后，省卫生厅向省政府上呈了“关于冯纯礼上访函的调查报告”。同时，呈报卫生部，省委，省文委，省科委，抄送忻县地区卫生局。这份所谓的“调查报告”，实际并没有派人到偏关县调查，也没有找冯纯礼核查情况。

“调查报告”对已由山西人民出版社出版发行的《缪巨针刺发挥》一书彻底否定，认为本书“与原山医一院已故老中医尚古愚编写的《同经相应法》主要内容基本一致”；“理论依据不足，用词欠当甚至错误，五十例医案中漏洞很多，夸大疗效，欠科学性”；不是什么个人新发明、新发现或经验总结。应教育帮助编者（他们甚至不认为冯纯礼是作者）对科学要实事求是，否则只能造成很坏的影响”等。“调查报告”还提出“从冯纯礼同志目前的学术水平和医德上讲，都不宜于出国”。

1983年7月23日，中共中央书记处研究室在第八一四期《情况简报》中，刊登了《山西省卫生主管部门压制“斑秃丸”的研制工作》一文，引起党中央和国务院领导同志的极大关注，并批示山西省委处理此事。

山西省委、省政府当即确定由一位副省长负责，组织了由省、地有关部门和专业人员参加的调查组，经过 20 多天的调查，召开了座谈会，广泛听取了各方面的意见，并查阅了有关文件和资料，终于澄清了事实与是非。

经中医研究所两位针灸专家校审，认为冯纯礼所著的《缪巨针刺发挥》与尚古愚的《同经相应取穴法》的针刺点不同，针法也异，应视为在继承前人经验的基础上，结合自己的临床实践所作。

6.《缪巨针刺发挥》和《同经相应取穴法》之异同

虽然《缪巨针刺发挥》得到了平反，但只是笼统地认为《缪巨针刺发挥》与尚古愚的《同经相应取穴法》两者“针刺点不同，针法也异”，并未谈及之间究竟有何实质不同，而此正是《缪巨针刺发挥》有无抄袭《同经相应取穴法》关键所在，故有必要予以厘清。

《同经相应取穴法》和《缪巨针刺发挥》均源自“巨刺”和“缪刺”因此若粗略阅读《缪巨针刺发挥》和杨占林先生的《同经相应取穴法》，会觉得两书颇为相似，但是仔细阅读则会发现两书所述，还是存有较大差距。根本不存在所谓《缪巨针刺发挥》抄袭《同经相应取穴法》问题。

首先，在冯纯礼先生发现和研究“对应点针刺疗法”的时间，较“同经相应取穴法”为早。据《缪巨针刺发挥》中所记载的医案，1960 年 9 月 20 日即为一左食指疼痛，刺右足第二趾对应处，冯氏在《对应点针刺治疗一九四四例的初步总结》中也自称是“17 年的临床实践的总结”。而杨占林先生在《同经相应取穴法·序言》中称：“一九六一年春，我在省西医离职学习中医班时，常和尚老大夫研讨针灸经络等问题，他提出了这方面的经验。”然由于尚古愚先生与杨占林先生的地位和影响远较冯氏为大，60年代末“同经相应取穴法”就曾在杂志上刊载，比冯氏的报道要早20多年。而冯氏不论是论文，还是著作均未言及其思路和实践经过。这也成为怀疑此书是抄袭《同经相应取穴法》之重要原因。

其次，比较两书，在四肢取穴方面的确有不少相似之处。《同经相应取穴法》和《缪巨针刺发挥》都是同名经对应，似乎《缪巨针刺发挥》借鉴了《同经相应取穴法》，实则两者思路并不相同。《同经相应取穴法》分为“同经”和“相应”两个部分，不但未解释如何使经脉平衡，且临床应用局限于四肢疼痛方面。而《缪巨针刺发挥》则是”以脐部为轴心，上下左右交叉对称”，不但适用范围更广，除了四肢，还包含胸部与对侧腹部相对应，又合理解释左右经脉平衡的原理。此外，尚能衍生出新的方法。而这些则是“同经相应取穴法”所缺乏的。李柏松先生的“八字治疗法”的思路，就曾部分借鉴了《缪巨针刺发挥》。笔者也在其启发下，发现了左右经脉对应不一定非同名经不可，选取不“相应”的部位也可取得很好的疗效。

再次，虽然两者都以治疗痛证为主，但《缪巨针刺发挥》较《同经相应取穴法》之内容更丰富，其“找点原则”计有6条，除去四肢同名经上下交叉对应外，其余5条分别为：①腹部与腰背对应；②颈部与腰骶部对应，项部与耻骨上缘对应；③肩胛骨与臀部以脐为对称；④牙齿以督脉（面部正中线）为界，左右对称；⑤口部与肛门对应。可见，《缪巨针刺发挥》之对应法远较“同经相应取穴法”为多。

若从适应证来看，《同经相应取穴法》的主治为四肢扭挫伤、一般外伤，如刀伤、擦拭伤、一般外科急性感染与骨折、枪弹伤后遗症、腱鞘炎、劳损以及风湿性肌痛、风湿性关节痛、神经炎等多种以局限性疼痛为主症的四肢疾患。而《缪巨针刺发挥》的“适应证”为：中风偏瘫后遗症、腰痛，风湿性关节炎、扭伤、外伤性疼痛、皮肤感觉异常、神经炎、痉挛、腿癌、坐骨神经痛、脱肛、梅核气、气郁胸闷、手术后遗麻木症，尾骨外伤痛、胃脘痛等症。可见《缪巨针刺发挥》与《同经相应取穴法》相比，所主治的病症更为广泛。

综上所述，《缪巨针刺发挥》和《同经相应取穴法》之间有相同点，更多的是思路不同；《缪巨针刺发挥》的取穴方法与适应证比《同经相应取穴法》丰富。故没有理由认为《缪巨针刺发挥》是在《同经相应取穴法》基础上发展的，更不能说《缪巨针刺发挥》抄袭了《同经相应取穴法》。《缪巨针刺发挥》和《同经相应取穴法》都对《内经》中巨刺和缪刺的临床应用作出了不可磨灭的贡献。

通过对《缪巨针刺发挥》出版前后争论的回顾，让我们不禁对冯纯礼先生刻苦钻研、执着坚持的精神肃然起敬。

今年是冯纯礼先生辞世 10 周年，也是《缪巨针刺发挥》出版 41 年，谨以此文纪念先生。

（本文作于 2021 年，承冯小东先生审阅，在此深表感谢。）

天山理发店里的“春光”

俗话说：单方一味，气死名医。据2017年6月7日上海《新民晚报》30版报道，20世纪60年代，上海长宁区天山春光理发店有一位理发员，名为窦广森。其父窦宝荣医生有一定祖传经验，并自学中医，平素免费为街坊邻居治疗多种疾病，赢得许多百姓的认可和赞赏。其子窦广森有一治疗面瘫的秘方，据说是祖传的。其法是采用药物敷贴以治疗面瘫，深受患者的欢迎。1979年，长宁区服务公司为他申领了行医执照，并开设了“春光面瘫门诊部”。窦广森除了治疗面瘫外，还治疗偏头痛、坐骨神经痛、癔病、斑秃等疾病，求医者络绎不绝，其中治疗面瘫更是家喻户晓，被称为“面瘫王”。

天山医院位于天山春光理发店及诊所附近，受窦氏用敷贴治疗面瘫的启发，该院外科医生马济苍先生（1924—2003），也开展了以药物敷贴穴位治疗面瘫。马济苍先生为孟河名医马培之先生之后，名中医丁仲英先生高足。据1989年出版的《上海中医药指南》称，其时马济苍为副主任医师，治疗本病“已经积累了15年经验，颇具特色”。可见，马医生是在1974年左右开展敷贴治疗面瘫的。1988年5月为了落实党的中医政策，天山医院转变为天山中医院。其时马济苍先生已经年逾六旬，其在外科门诊外，继续开展以药物敷贴穴位治疗面瘫，“每日上午门诊”。

1990 年窦广森医师年逾花甲退休，门诊所歇业，由于种种原因，直至 2007 年其女窦跃莉才继承父业。据上观新闻 2020 年 1 月 8 日报道：窦广森医师的门诊所歇业，一些患者“误打误撞”来到了天山中医院，从而倒逼了该院针灸科采用穴位敷贴治疗面瘫。天山中医院针灸科对来自民间验方采取的态度值得赞颂，为面瘫患者增添了一种治疗方法，并发扬光大，形成了自己特色。

随着城市的建设，天山春光理发店消失于历史的长河中，但是当年的“春光”还是值得我们怀念。

关于当年天山春光理发店敷贴所使用的药物，由于是祖传秘方，无法知晓其具体组成，听朋友说主要用的是蓖麻子，也有人说是马钱子。

早在宋代《妇人良方》中便记载用蓖麻子（一说用巴豆）治疗面瘫的记载，只是“安手心”。明代《本草纲目》最早载：“口目㖞斜，蓖麻子仁捣膏，左贴右，右贴左，即正。”其后，《理瀹骈文》载蓖麻仁同乳香加麝香捣涂治疗口眼㖞斜。《验方新编》治疗“中风口眼歪斜”也取蓖麻子与冰片共捣烂后敷贴。1981 年出版、陈可冀主编的《慈禧光绪医方选议》中，收录光绪年间太医庄守和、范绍相、张仲元等治疗慈禧面风之贴药法计 16 首，其中有光绪二十八年八月以及三十年三月庄守和所拟的正容膏和蓖麻子膏，均以蓖麻子作为主药。正容膏之组成为蓖麻子五钱、冰片六分，共捣成泥，敷于患处，左㖞敷右，右㖞敷左。蓖麻子膏则由蓖麻子一味组成，用药一两，去皮捣泥，摊布光上，贴面跳动之处，或掺于大肥皂内贴亦可。可见用蓖麻子治疗面瘫早在明清应用较为普遍。

马钱子，又名番木鳖，始见于《本草纲目》，有大毒，故其炮制方法颇多，简言之，即去其皮毛与加热，以减少其毒性。但加热时间过长或温度过高，则有效成分便遭到破坏。明清乃至民国未见以马钱子外敷治疗面瘫的记载。蓖麻子较马钱子容易获得且安全，至今没有资料认为马钱子之疗效较蓖麻子为高。故可推测当年窦广森医师可能使用蓖麻子，而非马钱子。

早在20世纪五六十年代，便有使用敷贴治疗面瘫的报道，如1958年《广东中医》第4期刊蔡惠群以鳝鱼血治疗本病6例，效果显著。该文之依据为《本草纲目》。1959年《福建中医药》第2期东山县卫生科以蔓荆子散（蔓荆子二钱、黄芪二钱、炙甘草三钱，捣如泥）涂于患部治疗12例，敷药后12小时即可见效，疗效甚佳。1965年《上海中医药杂志》第10期报道了赵进亭、吴清欣使用牙皂等中药外敷治愈面神经麻痹3例，2例治疗4~6次后痊愈，1例中断治疗。其法为：牙皂一两、潮脑一两、麝香一分。将牙皂研为细末，与潮脑、麝香混匀，加麻油适量，调成糊状，置于瓶内备用。每晚临睡前涂敷。先用温肥皂水擦洗患侧面部，再将上药敷于地仓至下关穴之间，宽约1横指；用纱布固定。次日清晨取下。每天1次，至愈为止。并附病例2则。70年代以后，采用敷贴法治疗面瘫的报道逐渐增多。

1970年12月在北京召开了“全国中草药新医疗法展览会”，同时出版《全国中草药新医疗法展览会技术资料选编》，有多个分册。1971年人民卫生出版社公开出版，1972年辽宁人民出版社再次出版。在《内科疾病》分册第88页，首次报道了使用马钱子治疗面神经麻痹经验。1975年江苏新医学院编写的《中药大辞典》马钱子条下的“临床报道”予以收录。该辞典将《全国中草药新医疗法展览会技术资料选编》简称为《全展选编》，实在令人难以找寻。所谓“江苏新医学院”，为1970年南京中医学院与南京医学院合并而成。1986年5月二版时，虽然“只在原版允许范围内由编者作了个别修正”，但将马钱子之中有关《全展选编》(内科疾病）所载的内容全部删除，改录1985年蒲世林使用番木鳖膏治面瘫的经验。蒲氏认为采用马钱子敷贴，“患部现粟粒丘疹，渐成大小不等疱疹”，是正常现象。细观两份资料，不难发现与针刺治疗相比较，采用马钱子敷贴治疗面瘫，不但其疗效不及针刺，而且造成皮肤损伤。至于其受到病人的欢迎，或是简单便利，免于针刺而已，未曾见到针刺同时使用敷贴的疗效高于单纯针刺的报道。现将《全展选编（内科疾病）》与蒲世林“番木鳖膏治面瘫”之原文摘录于下，以供研究者参考。

1.《全国中草药新医疗法展览会技术资料选编（内科疾病）》之原文：

主治：面神经麻痹。

方药：马钱子。

制法：将马钱子湿润后，切成薄片（18~24片约重一钱二分），排列于橡皮膏上。

用法：敷贴于患侧面部，约7~10天调换一张，至恢复正常为止。一般轻症二张即可痊愈。

疗效：治疗15000人次，约80%患者有效。

材料来源：上海市南市区药材区店。

2.“番木鳖膏治面瘫”之原文：

药膏制法：番木鳖500克，加水500毫升，煮沸28分钟，趁热刮去外皮，取净仁切片，放纸中置瓦上，文火焙烘酥（严防药片烘焦），研筛成极细粉，用醋调成稀糊状，文火煎炙25分钟即成，待微温备用。

治疗方法：将番木鳖膏涂面部患侧（口眼㖞左涂右，㖞右涂左），上涂至发际、眉部，中涂至承泣、迎香、人中，侧涂至太阳、耳门、翳风，下涂至颐间、颊车等处（上下眼胞口唇不涂药，24小时换药膏一次。春夏季连用7~9天，秋冬季连用12~14天为一疗程。

一般涂药膏3~5天有奇痒感，6~8天患部现粟粒丘疹，渐成大小不等疱疹，属正常反应。以涂药膏处疼痛为痊愈先兆。

注意事项：①停外用药后用净毛巾保护患部，慎受外风侵袭。②患部未退尽的黑腻垢，要待36小时后再洗净。③洗尽黑腻垢后，患部每天用鲜人乳擦三次，连用三天。

治疗效果：自1968年来，用番木鳖膏治面瘫224例，1~2周痊愈151例，2~4周痊愈38例，好转8例，无效27例。（蒲世林.番木鳖膏治面瘫.陕西中医杂志，1985，（5）：222.）

阅书散记

周左宇先生《扁鹊神针法》释要

1. 生平简介

周左宇先生（1914—2011）为台湾著名针灸家。周氏祖籍河北阜城，出身于五代中医世家，曾祖父为清代道光皇帝之御医，祖父也是中医师，北方最大中药房冀阜永安堂是其祖业。其父周汝汉先生（号月波）擅长针灸。周氏幼承庭训，热爱岐黄。自北京师范大学历史系毕业后，便随父习医行医，来往于北京及河北两地。由于周汝汉先生认为周左宇于北京师范学院毕业后，不专注于学习，此时正好原本在永安堂坐诊的杨天霖（生卒年不详）要回山西故乡开药店，周汝汉先生就让周左宇拜杨天霖先生为师，让杨先生带回去山西教导。周左宇先生后考入黄埔军校，投身军旅，抗战时经历枪林弹雨，以少将身份除役。其在大后方又拜承淡安先生为师，并随承淡安先生以针灸治疗时疫，颇受好评。1940 年在重庆考取中医师执照。1949 年随军迁台，通过中医考试，取得中医师合格证书，进入孙培荣先生之门下，成为“古典针灸派”第二代传人。

周氏与同门兄弟及同道，成立台北针灸义诊中心，担任总干事，免费治疗患者达数万人。曾任永安堂医药器材公司董事长。晚年定居苗栗。

1971 年开始在台北易经学会定期授课，并在中国医学院、台北医药学院等处不定期授课，学生数以万计，入室弟子百余位，遍布海内外。2011 年周氏 97 岁，在为患者切脉时仙逝。

2.《扁鹊神针法》大略

周左宇先生曾出版一套针灸著作，《扁鹊针灸治疗法则（秘传本）》（以下简称《治疗法则》）为其中之一。《治疗法则》初版于 1973 年，后再版 12 次（按：原书版权页有此记录，疑为重印 12 次）。该书总结了周、杨、承、孙诸老师的临床经验。其中第八章为《扁鹊神针法》（以下简称《神针法》），载有 27 对穴位，除承浆与长强对应外，有左右胸腹交叉对应，尤以手足对应为主。“往往仅用一针即可将病痛解除，尤其对表证四肢疾痛疗效特著，但此种治疗法则因季节关系，有时疗效稍差，如配合他法治疗，则极为理想。”

《古典经络针灸大家——周左宇医道精要》（以下简称《精要》）称：此法为其父周汝汉先生的临证特色，又言系学自承淡安先生。查周左宇先生的确求学于承淡安先生，但承先生在著作和论文中从未提及此针法。同时承先生的众多学生也没有人提及或使用此针法。据《治疗法则·自序》说：周左宇先生除其父周汝汉先生传授外，还拜孙培荣、陈怡魁等为师，又与黄明堂等多位朋友研究多年。可见《神针法》与承氏无关，到底学于何处，待考。

《内经》虽将巨刺作为重要内容，历代针家也强调其能速效，但如何运用，未见详细记载。《神针法》让我们见到了“巨刺”的具体运用。仅这一点，就对“巨刺”的继承和发展作出了不朽贡献。

《精要》称：“‘扁鹊神针法’系以‘对位法’为主，此乃《内经》‘上病下治’‘左病右治’法的应用，临床上可依据病位，寻取远端与其相对位置的穴位下针治疗。”所谓“对位法”，又称“相配穴”，是指两个相对应穴位所在部位具有相互治疗作用，如合谷痛针太冲，太冲痛，也可用合谷治疗。也就是说，如某穴能治疗对侧部位的疼痛，而对侧部位的穴位却不能治疗该穴部位疼痛，则不可称为“对位法”。此法之适应证为“表证四肢疾痛”，其效果“往往一针即可解除病痛”。

《同经相应取穴法》（以下简称《同经》）也是在“巨刺”上整理发展起来的，也是以四肢关节对应（即对位）为主，故其所记载的适应症，亦可供临床应用《神针法》时参考。故录之于下。

《同经》载：开始时“使用治疗扭挫伤，以后又逐渐用于一般外伤。磨拭伤（按：疑为挫伤）和一般外科急性感染与骨折、枪弹伤所致之后遗症，以及腱鞘炎、劳损、风湿性肌痛、风湿性关节炎、神经炎等多种以局部疼痛为主证的四肢疾患”。

《精要》称：“但此种治疗法则因季节关系，有时效果差，如再配合他法治疗，则极为理想。”此说前半句，本人尚无临床体会，不敢妄言；后半句则是宝贵经验。

3. “扁鹊神针法”中对位法的分析

《神针法》虽曰“针法”，其实是“取穴法”。此法计 27 个穴组，除了承浆与长强这一组为“上病下取”或“下病上取”外，其余 26 组都是“左病取右”，“右病取左”，似属《内经》中“巨刺”范畴。以下从部位与经脉两个方面予以探讨。

（1）从部位来说，似以脐为中心，一侧颈、胸部与对侧腹部及大腿根部对位。其中胸部与腹部对位，颈前与腹部与大腿根部上下对位。四肢则肩关节、肘关节、腕关节、指关节分别与髋关节、膝关节、踝关节、趾关节对位。上臂与大腿，前臂与小腿，手与足，指与趾对位。四肢关节对位组最多。

具体对位为：①一侧胸部与对侧腹部相对应，如云门与冲门对位，天府与箕门对位。②一侧颈前与腹部或大腿根部上下对位，如天鼎在扶突穴直下 1 寸，与子宫（在下腹部，脐中下 4 寸，前正中线旁开 3 寸）对位，而扶突则与足五里对位。③肩关节与髋关节对位，如肩髃与环跳对位；肘关节与膝关节对位，如尺泽与委中对位，少海与曲泉对位；腕关节与踝关节对位，如阳池与解溪对位，神门与昆仑对位等。

（2）从经脉来说，由手太阴经穴与对侧有关腧穴组成的对位 6 组；手阳明经穴与对侧相关腧穴组成的对位 8 组。两经之腧穴组成的对位组之和，占《神针法》所载的一半以上。此现象值得研究。

对位之中有同名经，如有鱼际与大都，一为手太阴，一为足太阴；手三里与足三里，一为手阳明，一为足阳明。大部分对位为异名经，如曲池与（膝）阳关，曲池属手阳明，（膝）阳关属足少阳；少海与曲泉，一属手少阴，一属足厥阴。一条经脉与数条经脉对应，如手太阴与足太阴、足太阳、足少阳对应，手阳明与足阳明、足少阳、足厥阴、足太阴对应等。也就是说本法重视部位之对应，而不重视经脉是否同名，这也为我们对本法发挥提供了研究的空间。同时，也对《同经相应取穴法》中，除了“同经”，为什么还一定要强调“部位相应”，有了进一步认识。

（3）对然谷与头维对位的思考。然谷与头维对位，是“扁鹊神针法”中唯一头足对位法，也是讨论最多的一组。2006 年其弟子沈邑颖曾撰《周氏用穴经验系列之一：然谷穴治疗偏头痛》一文，刊《台湾中医临床医学杂志》2006 年第 3 期上，后附录于《周左宇医道精要》一书后。文中详细介绍了本法的临床运用，还举周先生和本人临床案例，予以说明。又引经据典，阐述其机理。

现将周先生验案录之于下。

“周左宇老师经验：

周师过去在美国讲课时，曾在一次饭局中，当场用针灸治疗一位长期偏头痛又屡治无效的校长，周师取用健侧然谷穴，结果一针见效，从此未再发作。周师认为本穴所治偏头痛部位，以头维穴附近特别有效。若于然谷穴处疼痛，可用阳溪穴治之。”

据文中周氏“若于然谷穴处疼痛，可用阳溪治之”，说明头维穴并不能治疗然谷处疼痛，或疗效较差。在董氏奇穴中，然谷穴称为火散穴，故然谷穴治疗头维穴疼痛或偏头痛，似为上病下取。然谷与头维 2 穴不属对位法，应予去除。此外，手腕部阳溪既然与商丘对位，同时又可治疗然谷处疼痛，那么商丘穴能否治疗头维穴处疼痛？这些都值得临床进一步研究探讨。

其实若将对侧下肢置于头部，足踝内侧然谷穴正对头维处，则足跟在后，足大趾向前可达额部，故刺然谷穴，可治疗头维处疼痛。这也为针刺足之内侧治疗前额发际疼痛与耳尖之前处疼痛，提供了思路，有待于临床验证。

本人治费姓病人右侧头维痛，针左然谷穴附近压痛点立即减轻。后见患处有青筋怒张，遂刺血如射，立愈。故治疗头维处疼痛，也应根据病情，灵活治疗。

以上为本人一家之言，有待于进一步临床验证。

为了方便临床应用，现将《扁鹊神针法》所载的26组对位法整理于下：

1. 云门——冲门	2. 中府——维道
3. 天府——箕门	4. 尺泽——委中
5. 鱼际——大都	6. 扶突——足五里
7. 天鼎——子宫	8. 肩髃——环跳
9. 臂臑——风市	10. 曲池——阳关
11. 手三里——足三里	12 温溜——阳交
13. 天井——梁丘	14. 支沟——上巨虚
15. 外关——下巨虚	16. 支正——阳辅
17. 少海——曲泉	18. 郄门——承山
19. 阳溪——商丘	20. 腕骨——丘墟
21. 阳池——解溪	22. 神门——昆仑
23. 大陵——太溪透昆仑	24. 太渊——太白
25. 劳宫——涌泉	26. 承浆——长强

李鼎老师谈“穴性”

关于“穴性”问题，近年来争论不休，影响颇剧。不但中国针灸界为之困惑，日本针灸界也有同感。

据《针灸解惑（增订版）》(2016）称：1999年日本学者访问了南京中医药大学。在与南中医专家、学者座谈会中，日本学者所提出的第一个问题就是关于如何认识穴性的问题。可见穴性问题同样困扰日本和海外针家。当时该书作者认为，“腧穴的功能就是穴性”，中药有药性，腧穴也有穴性。然而这个答案并未令日本学者满意。

2014年日本《中医临床》杂志编辑部对李鼎老师进行了拜访，并请教了“针灸教材之变迁与针灸之辨证论治”等问题。李鼎老师是著名针灸文献大家，主编《经络学》《针灸学释难》《中医针灸基础论丛》等著作。

该采访内容以对话形式发表在2014年6月出版的《中医临床杂志》第2号，原文为日文。后由旅日针家柯惠佳、柯利仁译为中文，载于2018出版的《海上传针六十年》中。(李鼎.海上传针六十年.人民卫生出版社，2018：659-669.)

现将其中关于穴性之内容摘录于下：

编辑者：在日本，针灸与中药有同样效果的认识，正在夸大当中。对此您的看法如何？

李老师：李世珍医生的学术观点对日本有很大的影响。他不代表中医学院，而是河南南阳老中医，南阳是张仲景老家，讲起辨证施治，很有号召力，他著有《常用腧穴针灸发挥》（人民卫生出版社，1985年）在针药一理方面作了很大的“发挥”，曾多次赴日讲学，在河南和针灸界评誉不一。

编辑者：您感觉到问题在哪里？

李老师：汤药是内治法，服中药起作用；而针灸则是外治法，靠针灸激发穴位起作用，二者的性质不同，理论上自然难以取得完全一致。

编辑者：针灸与中医内科的辨证论治应该分开考虑吗？

李老师：这要看具体情况而定，例如方药用来清热解毒的话，针灸应怎么做？还是按照本身的方法，根据经络理论所定的针灸治则，取穴只分局部取穴、邻近取穴、循经取穴三种，即相应于用针灸激发穴位造成局部反应、一定范围的反应和全身性的反应三种结果（治疗作用）。在这当中不会带有清热解毒的细小考虑。经络腧穴的作用有必要从以上三种不同层次的反应去分析。并将认识不断深化，这样对于中医学或是西医学都是可以融会贯通的。

李世珍的做法是将方药的理论套用于针灸，而我们所做的事就经典所说的从针灸本身去讲道理。《内经》中不少关于针灸的精髓语句“用针之要，在于调气”；又说：“凡刺之真，必先治神。”这两句可以组合成为对句，表明针灸对人体作用，主要是“调气”，对机体功能作出适当的调整，而且在针灸全过程，不能忘记“治神”。“调气治神”才是针灸治疗的总原则，是针灸的大法。

编辑者：穴位的功用、特性是否存在？这个问题想请教您的看法。

李老师：穴位有治疗作用，主要就在于调节，这种性能不可与中药相提并论。例如中药欲补用人参，欲泻用大黄。但穴位不是如此，而是有双向性调整作用，所以我们谈穴性多用中性词，中药可按寒热温凉分类，这是药性的根据，穴性可不能这样分，穴称为“气穴”，是以感应为基本特性，“调气”与中药所说的气也并不相同，我们现在是借用药理的说法来概括穴位的主治性能，总的仍不能脱离穴位相对特性的作用。

李鼎老师对穴性之说进行了否定，对河南针家李世珍先生在《常用腧穴临床发挥》中倡导的“针药一理”提出批评。李鼎老师认为“调气治神”才是针灸治疗的总原则，是针灸疗法的大法。穴位的治疗作用，主要就在于调节，这种性能不应与中药相提并论。至今仍有许多针家还在那里倡导穴性理论，自以为是创新，其实误导后学，扰乱临床。希望这些针家能够学习一下李鼎老师的谈话，以期对穴性有一个全新的认识，不要再在所谓的穴性问题上继续浪费精力了。

20世纪六七十年代一些针家出于“创新”需要，曾将穴性从箱底翻了出来，但总体来说，对针灸界影响并不大。然自1985年李世珍先生《常用腧穴临床发挥》问世，凭着“家传四代百余年实践经验”之宣传，颇有号召力，又到日本讲学，引起了注意，实则该书为其父李心田的《针药汇通》(1945)增扩版而已。至于《针药汇通》原本，至今未见，故无法予以评说。

同年孙震寰、高立山先生《针灸心悟》也大肆宣扬，其第四章为《腧穴性赋》，在第一节为《节要穴性赋》中，一开始便将穴性提到非常高的程度，所谓“穴性喻药性，处方不识药性，何以调燮寒热虚实，针灸不明穴性，焉起诸病之机”。又把108个常用穴位按陈光昌先生的《实用针灸学》，分为八类，仿为歌赋，加以直译。第二节为《穴性赋浅释》，则记述高立山先生在北京中医学院读书期间，收集到一份无名氏《经穴性赋》抄本，通过20年临床实践，效果较好。于是对“赋中传抄错漏、字迹不清进行补充纠正”，又“结合个人临床心得体会，对此赋逐句浅加解释”。这份《经穴性赋》何人所作，何人所抄，高先生未予说明，使其神秘性大增。

自此之后，穴性之说和《经穴性赋》，被不断炒作。其中《经穴性赋》，有以为古人秘传者，有以为近贤之新创者，一时使人如入五里雾中。查《经穴性赋》载1936年10月《针灸杂志》四卷一期45—48页。作者为黄伯桃先生，生平不详。据1935年2月《针灸杂志》三卷四期载，其曾为中国针灸学研究社讲习所“速成班第一届”(1935年9月-11月)之毕业生。

众所周知，中药的性能，包含药物的药性与功能。其中药性的内容，有寒、凉、温、热四气，有辛、甘、苦、酸、咸五味，有归经、升降浮沉、补泻、有毒无毒等。请问腧穴存有四气五味吗？焦会元先生在《古法新解：会元针灸学》(1937)特别是在肘膝以下部分五腧穴“穴名新解”中，确实系按照药性进行仿造，如侠溪穴“足少阳脉所溜为荥水，酸咸合化生气，胆虚则补之”。即胆五行属木，其味酸，阳经荥穴属水，水味咸，故“酸咸合化生气”；三间穴“大肠脉注，俞木，辛酸相合，其性散中有收，金遇酸有软坚之力”。即大肠五行属金，其味辛，三间穴为俞木，木味酸，故“辛酸相合，其性散中有收，金遇酸有软坚之力”。虽未提及“穴性”二字，实则为穴性之滥觞。其于该书自序中言：“余谓门生陈光昌所著《实用针灸学》，即采录我之学说甚多。”陈光昌先生则在《实用针灸学》中将腧穴分为八类，与焦会元先生有异，受到了一些针家的追捧，一时成为穴性学说之主流。

时至今日，一些针家依然没有搞清《内经》关于针灸治疗的原则，没有搞清民国针家提出穴性兴起的历史背景，误以为穴性就是功能，良有以也。穴性之说对针灸的临床毫无益处，徒添疑惑与混乱，更谈不上是什么发展。

黄学龙先生“头部穴区疗法”的刺激方法与病例介绍

20世纪黄学龙先生以经脉“分则为十四，合则都统于大脑”，将经脉和大脑整合成一个整体，为头皮针的创立提供了重要的理论依据。其在临床上擅用百会穴，人称“黄百会”。黄氏认为百会穴与大脑关系密切：百会为全身感觉区与运动区中心点，为诸穴之冠。其下为大脑中央沟，中央沟之前为全身运动区中心点，中央沟之后为全身感觉区中心点“适当全身运动区感觉区之中心点”，百会之效能，确可振奋全身之感觉与运动。

1. 重视头部区穴

在临床实践中，他除了重视百会穴之外，还非常重视位于矢状缝之上前顶、后顶、强间、囟会诸穴，认为百会可适用一切症状，前后顶等穴，亦可兼取之，以加强其调节作用。黄氏称强间穴为“小百会”，其下为枕叶视区，除了能治疗头痛项强外，还能治疗目眩脑旋。黄氏又谓囟会穴为“大百会”，后顶穴下是“大脑枕叶外层，为高等视中枢”，主治恶风目眩不明。在《对于部分经穴研究的我见》一文中，增添了脑户穴，并对百会、脑户等穴予以讨论，还绘有“头顶乌瞰”图，图中计有囟会（大百会）、前顶、百会、后顶、强间（小百会）、脑户等穴。黄氏在1954年发表的《如何运用大脑矢状沟上百会诸穴》一文中增添了上星、神庭穴。这样，其刺激穴区从矢状缝分别向前、向后延伸，变成以督脉为纵轴。其又认为：由于大脑枕叶有视皮质，故除了后顶、强间外，枕部脑户穴旁开1.3寸的玉枕穴，也能治疗“目痛如脱，不能远视”；脑户穴旁开2.25寸的脑空穴治疗“目瞑”和“目鼻痛”，都“可以得到生理上之相当解释”。这样便将脑户穴两侧足太阳经穴玉枕和足少阳经穴脑空纳入治疗刺激区，从而形成以玉枕为中心的横向穴区。黄氏的头部刺激区由督脉、足太阳和足少阳经穴所组成，其排列成“⊥”字形。黄氏头皮刺激区的形成，为70年代头皮针的再次崛起奠定了基础。

黄氏还认为“经穴与大脑皮质关系至为密切”。这样便将经脉、经穴与大脑皮质联系在一起。同时还认为：由大脑皮质发出的冲动，能同时影响许多系统，皮质刺激，又能使许多内分泌器官活动起来。（故刺激百会确能促进内分泌。因为脑下垂体是“内分泌腺之王”，且对温度很敏感，针灸刺激百会、强间等穴，适应证非常广泛，既能治疗肢体病，又可治疗内脏病。在治疗内脏疾病方面，大脑皮质调节内脏机制，也没有很精确的点样的定位。从而认为刺激不必限于一点，百会前顶后顶都可以，稍有前后，不必拘泥，夹沟左右都系大脑皮质，刺激适当中线，大脑皮质受刺激便能更多。因为大脑皮质发出的冲动，能同时影响许多系统。故而大脑两半球矢状沟各穴，若前顶、后顶、神庭、强间等，无不可酌取之。

"凡内脏有病，都可以兼用百会，尤其是疼痛的病。"大脑皮质贯调节内脏机制，没有很精确的点样的定位。故刺激之不必限于一点，百会、前顶、后顶等几可适用于一切疾病。在《〈大脑皮质与内脏〉一书在医学方面尤其针灸之应用》中，创造性地将刺激百会、前顶、后顶等穴，与刺激相关经穴相结合，以增强疗效。如"肾俞为肾脏病压痛点"，治疗时可以肾俞、配合百会等穴；心悸可刺激百会和心俞、神门等；咯吐血等血症，可刺激百会等穴，可与膈俞相配，因膈俞为血之会也；中医所谓脾，乃指胰脏而言。故刺激百会等穴，当能促进胰液之分泌，故可与脾俞配合；刺激百会等穴，能促进胆汁之排出与调节，故可与肝、胆俞配合应用；刺激中脘等胃黏膜，即胃的感受器，对大脑有影响，如同时刺激百会等穴，自能促进消化作用等。还认为刺激中央前回当能促进胃和胆囊之运动。百会、前顶、后顶等穴，配合肺俞、风门等穴，治疗喘嗽有效。消化系疾病，不仅胃溃疡可用百会，凡系胃病，都可以兼用百会；不但消化系病可兼用百会，即对灼性神经痛、高血压及自主神经系统的疾病，无不可兼用百会。

在治疗肢体病方面，可以查到百会穴治疗眩晕、晕针；强间穴能治疗头痛项强，目眩脑旋；后顶穴主治恶风目眩不明。整体而言，黄氏论述较少。但是黄氏认为，大脑皮质三分之一暴露在外，三分之二形成沟壁。大脑两半球中央沟，与矢状沟约成70°角。"人身上下各部，感觉与运动，各有中枢在大脑。其位置各自下而上。全身运动区，司全身运动。在中央沟（吉尔维氏沟）之前，叫前中央回，其长约9毫米，其阔约1毫米许。全身感觉区，司全身感觉。在中央沟之后，叫后中央回。其长阔亦如之。百会穴之下为全身运动区、全身感觉区之中心点。百会穴之前为前顶、囟会、上星、神庭，百会穴之后为后顶、强间诸穴。这些穴位悉在矢状沟上，而矢状沟之左右，又悉系大脑皮质，若刺激之，则影响大脑皮质特多。故对肢体运动与感觉具有治疗作用。证之事实，针百会与风府，感通强者，其酸麻放射之感觉，直达于上下指（趾）之各端。百会可适用于一切症状；前后顶等穴，亦可兼取之，以加强其调节作用。虽未言治疗具体的肢体病，似应包含躯干肢体疾患。黄氏又在《脑之代理作用》中写道，“视区（枕叶）之于视觉，听区（颞叶）之于听觉”，若缺乏时，别的部分亦能代替它的责任。其视丘下部有体温调节中枢。说明其对大脑皮质的功能分区了解得非常清楚。但他并未机械地按照大脑皮层上的功能分区取穴，即未设运动区、感觉区等刺激区。这是因为黄氏认为大脑皮质的各种机能，是交错重叠，“嵌镶细工”。

2. 探究刺激方法

黄氏对头部百会等穴的刺激方法相当重视，认为“刺激时间之长短、手法之轻重，针灸者应深切注意”，因为针灸疗法乃充分利用末梢神经之锐敏性，与内脏神经之互制性、大脑皮质之调节性，以适当刺激发挥其效力，使内外各部恢复其固有之机能。黄氏在临床实践中操作方法颇多，计有针刺、透刺、皮肤针、艾灸、熏灸等多种方法。

（1）针刺。黄氏推崇轻刺激，即针刺时浅刺，艾灸时轻灸。其意是让许多“阈下刺激”重积起来，从而起到治疗作用。故对轻灸或浅刺百会等穴之疗效，深信不疑，曾作《浅针与轻灸》一文详细论述。黄氏在《关于针刺手术》一文中，认为针刺应“入皮宜快，入肉宜缓”。至于手法，黄氏认为：“诸说不同。可见不同者各有见地，各能见效。不必拘泥。”“学者可按其虚实程度，斟酌采用。或用子午捣臼法以折中之。”

（2）沿皮透刺法。沿皮刺法，又称“透刺法”，为针刺方法之一，为与传统针刺区别，特列出。由于头皮浅薄，头皮针刺多用之。故百会系治偏头痛要穴，龙治偏头痛，尝以长针由丝竹空透率谷，头维透悬颅等，风池左右横透，或用长针由一侧透之。于对侧肢针合谷、列缺，最后用灸百会，收效甚佳。黄氏在头部操作时，每以长针透刺。一般认为，沿皮透刺法出自《玉龙歌》。歌中治疗“偏正头风”时，从丝竹空沿皮向后透率谷，一针两穴。黄氏则予以改革，从颔厌至悬厘，自上而下，稍偏后，沿皮刺之，则一针三穴。曾作“论一针两穴”予以论述。后之陈克彦氏主张头部穴位透刺、东贵荣氏的“百会透太阳”都沿袭了黄氏的经验。

（3）皮肤针。20 世纪 50 年代，盛行皮肤针疗法。其时认为皮肤针较针刺的刺激为轻。黄氏认为可使用皮肤针“击刺整个头颅表面”以治疗疾病。

（4）灸法。黄氏认为：艾灸系人工炎症，属于温热刺激之一。焫艾灼肤，炎原特殊。大脑皮质，对皮肤温度感受，起着主要的一定的作用。故艾灸皮肤，确能影响大脑。尤其是直接灸百会等穴。在《甲乙经》中百会等穴仅灸 5 壮，脑户等穴则禁灸。一些针家反对在头部施灸过多，如《小品方》认为：“如头上灸多，令人失精神。”《铜人》指出：“凡灸头顶，不得过七壮，缘头顶皮薄，灸不宜多。”甚至《针灸大成》有“头不可多灸策”之说。黄氏认为，一般为三五壮即可，顽固慢性之病，非火不愈，非连续火攻不可，故有连灸 30 分钟者。

为了减轻患者艾灸之灼痛，黄氏在施术部位局部麻醉，“皮内注射百分之零点五至百分之二的普鲁卡因溶液半毫升至一毫升”，此法“于疗效无影响”，且“麻醉所用之量，微乎其微，副作用可以毫无顾虑”。

（5）其他。黄氏还在临床上针灸并施，其法有二。其一为留针之后，在针之周围直接灸，“机械与温热并施，当有加倍的效力。更强于烧针尾”。但温针（烧针尾）对畏痛者宜之。其二为在同一穴位上，先针刺后艾灸，此即《伤寒论》中“温针”。黄氏认为，这种机械的刺激与温热刺激“能加强刺激力量”。

3. 临证体会与验案

至于临证体会与病例，黄氏记载较为分散，但非常具有特色。现根据《针灸疗法与生理作用》《针灸医学》杂志等，述之于下，难免遗珠之憾。

（1）临证体会　黄氏在介绍头部腧穴时，往往介绍其下对应的大脑所对应的区域，然后介绍《甲乙经》等医籍的主治内容以及自己的临床经验。如在《延髓（延脑）之内容》介绍脑户穴时，先介绍脑户穴下为延髓，“有呼吸中枢、心跳中枢、呕吐中枢、发汗中枢、理糖中枢、血管涨缩中枢等”，“心的禁动中枢（迷走神经）在延髓两边各一。以纤维相连”。然后引《甲乙经》中脑户的主治功效。《甲乙》：“痓（即痉），目不眴，刺脑户。”（卷七第四）“头重顶痛，目不明，风到脑中寒，重衣不热，汗出，头中恶风，刺脑户主之。”（卷七第二）“癫疾骨酸，眩狂瘈疭，口噤羊鸣，刺脑户。”（卷十一第二）“瘖，不能言，刺脑户。”（卷十二第三）强间穴（后囟、小百会）枕骨下即强间穴。其下为高等视中区（疑为“枢”）叫枕叶。主治头痛项强，固然对症；目眩脑旋，尤为紧要。（禁灸）视神经纤维，有交叉有不交叉。大脑枕叶外层，为高等中区（疑为“枢”）。后顶穴主治恶风目眩不明，强间穴（前已说过）主治目眩脑眩，当更见效。

（2）验案摘录

案一、晕厥

黄氏认为百会为“起死回生第一穴”。一时的晕厥或虚脱，艾灸百会，尝可回苏，临床屡有所见。

余治晕针者，仅灸百会三五壮，屡试屡验；灸猝倒，无不立愈。诚起死回生第一穴也（此穴可连灸至短香一柱时间）。百会一穴，用之适当，确能化险为夷。病者晕针程度，有深有浅，其盛者呈虚脱状，至可惊人。吾遇晕针，悉灸百会，未采用其他方法。

案二、偏头风

吾尝以之治偏头痛，每多获效。又自丝竹空之后上附近，先施皮下注射，用隔姜灸，灸后起泡，则以消毒针将水刺破，外更加药棉与绊创膏以免受风。

吾近治一中年妇人，久患偏头风，眼为之昏花，灸后并不复发。

其治偏头痛，亦以长针由丝竹空透率谷，头维透悬颅等，风池左右相透，或用长针由一侧透之。

案三、视物模糊

据黄学龙嫡孙黄致余医师回忆，1953年黄氏在绍兴医界讲授针灸学期间，一视物模糊的患者前来求治，黄氏用长针自百会穴透刺强间穴，出针后，该患者马上告诉黄氏，已能辨清黄老下巴上的每一根胡子，一时成为医界奇案。

案四、面神经痉挛麻木

十余年前，有一妇人，本镇上光领人，忘其名，因产后热，某医为之服凉药过量，患面神经痉挛麻木，膝以下冰冷。吾为百会二三壮，她全不觉，更用较大的一壮，她谓有一点温暖，于是吾放胆用大艾炷（尔时并不用局部麻醉），连续灸至一炷短香时间，乃止灸，遽意历三小时后，该妇人浑身发抖，不能自止，自膝以下，则通体温暖。病者惧，叫随从人急抬回去。吾当时无经验，以为灸坏，亦只得听之。讵数日后查询，谓病者已痊愈。旋看医案，谓顽痼之病，有须大发一次后，始告愈者，疑团乃释。

案五、将产发风痫

吾侄女星娥嫁楼店（胞弟朱海之女），将产发风痫，自朝至暮，手足痉挛，不五分钟，即发一次。时方隆冬，灯后叫吾，已就寝，勉为之去。至时目瞪口噤，舌已嚼碎，半吞半吐，不能动，血被面，不知人，厥状至可怖。吾为灸百会一穴，历时约三四十分钟，灸时平安经过，并不痉挛。吾虞其过量，不敢再灸，乃宿其家。距阅一时许，哭声又起，知已再发痫，乃披衣再起，为灸百会，更添灸神庭一穴，合前共尽一柱香时，痉挛乃停，吾乃就寝。待天明，吾回家，据报告："第二次灸后，并不再发，现在目能转动，已苏醒识人。另有一戚，为之调理伤舌，并口中瘀血，已出难关，仅感舌痛而已。"此系八九年前事。吾侄女现在连育子女，并不再发。

案六、腹膨满

吾尝治一本乡故医金宅金理斋氏，人称嘉兰先生，即我所主任金希聪医师之祖父，老年患腹膨满，渠固精于医药宿有声望者，先服消化药不效，继服泻剂，腹胀如故。因其年已七十六，不敢用峻下剂，吾"班门弄斧"，得其同意，姑为灸百会，六七壮后，觉有一股热气，自顶直下至腹，不意一二日后，竟霍然。

案七、脱肛与久痢

吾曾用之效，脱肛与久痢……治此种症，皆兼取百会，自有科学深义。

案八、颅之叩响

小脑生脓而侧室膨胀，则叩响较空。大脑内静脉受压者亦然。患脓肿处之颅骨或有触痛，其治法系开颅。

按：可用小艾炷试治，若灸后感轻快，则继续灸之……免得开颅。

4. 头皮针的再次兴起

据王雪苔先生在《头皮针治疗学》序中记载：20世纪50年代末，针灸医学界受到耳穴诊疗法的启发，开始留意观察头发覆盖区与全身各部分的对应关系，通过临床实践，反复验证，总结升华，才逐渐形成具有微刺系统寓全身于局部的理论特点的头皮针疗法。（贾怀玉，李巧菊，王瑞义．头皮针治疗学．北京：人民卫生出版社，1994.）这里所言的正是陕西著名针家方云鹏先生，其于1958年开始逐步摸索出："针刺大脑皮质功能定位在头皮外表投影的特定刺激点来治疗全身疾病的新线索"。（方云鹏．头皮针．西安：陕西科学技术出版社.1982：2）并于1970年在陕西渭南地区治疗患者，并积极推广（陕西省地方志编纂委员会．陕西省志 第72卷 卫生志[M].西安：陕西人民出版社，1996：442-443），据渭南地区基层医务人员回忆，陕西省卫生厅曾派专人前来调研，肯定事实后，于是在省志中专列“头皮针”一节。可见“头皮针疗法”再次崛起，是在黄氏基层上，先由方云鹏先生倡导和推广的，很快头皮针疗法就形成了方、焦、汤、林、朱等诸多流派。80 年代，王雪苔先生以战略家的眼光审视头皮针，其时其夫人陈克彦副主任医师任全国头针研究协作组长。于是“为了规范头皮针针刺部位，全国头针研究协作组根据中国针灸学会的要求，于 1983 年邀请有关专家，本着求同存异的精神及与经络腧穴接轨的原则，经过充分讨论，共同总结，制订出“头皮针针刺部位国际标准化方案”，该方案于 1989 年在世界卫生组织召开的国际会议上获得通过。世界卫生组织于 1991 年将这个标准化头皮针针刺部位公开颁布于世。头皮针国际标准的问世，标志着头皮针被纳入了中医经脉腧穴体系。

在这些流派中，方氏之“伏象”，犹如一个人体缩影，伏于矢状缝上，其躯体刺激区与黄氏之刺激穴区相类似，两者之差别在于：黄氏没有将刺激点细分，而方氏除了将刺激点细分外，还增添了位于冠状缝和人字缝上的上肢与下肢刺激点。汤氏则在方氏的人体缩影的基础上，进一步分为仰面、卧伏阴阳两个缩影。而林氏则强调位于“区静”和“小脑新区”。这些流派的主要操作方法，为头部腧穴透刺法。随着黄氏各种刺激法被挖掘出来，临床刺激方法也将出现多样化，故建议将“头皮针疗法”更名为“头皮穴区疗法”，以利于临床应用和发展。

傅青主论印堂穴

《傅青主女科》(1826)中，对针刺印堂穴结合服用参、芪、归治疗“正产血晕不语”，作了详细的论述。原文为:“夫眉心之穴，上通于脑，下通于舌，而其系则连于心，刺其眉心，则脑与舌俱通，而心之清气上升，则瘀血自然下降矣。然后以参、芪、当归之能补气生血者，煎汤灌之，则气与血接续，又何至于死亡乎。虽单用参、芪、当归，亦有能生者，然终不若先刺眉心之为更妙。世人但知灸眉心之法，不知刺更胜于灸，盖灸法缓而刺法急，缓则难于救绝，急则易于回生。所谓急则治其标，缓则治其本者，此也。”

按:《素问·刺疟》载，“刺头上及两额两眉间出血”，“两眉间”即指此穴。《灵枢·五色》载，“明堂者，鼻也。阙者，眉中也”，也有称为“阙中”者。此处又作为望诊之处:“常候阙中，薄泽为风，冲浊为痹。”说明当时的医学以观察“阙中”的色泽变化来判定病邪的凶煞与吉恶。最早将之命名为“印堂”者，为元代王国瑞《扁鹊神应玉龙经》(简称《玉龙经》)(1329):“子女惊风皆可治，印堂刺入艾来加。”原注:“印堂，在两眉间宛宛中。针一分，沿皮先透左攒竹，补泻后转归元穴；退右攒竹，依上补泻。

可灸七壮，小儿惊风灸七壮，大哭着为效，不哭着难治。随症急慢补泻，急者慢补，慢者急泻。通神之穴也。”《玉龙经》）所载“印堂刺入艾来加”，说明了其时有针刺之后，又复加艾灸之习。

古代指额部两眉之间为“阙”，星相家称印堂，穴在其上，故名。《神应经》虽谓之“通神之穴”，但言之不详。《傅青主女科》认为其“上通于脑，下通于舌，而其系则连于心”，得到后世医家的赞同。陈士铎《辩证录·血晕门》（约为1687）、吴尚先《理瀹骈文》（又名《外治医说》）（1864）、刘文华《保产金丹》（1886）等均有转录。今之医者，不知傅青主之言者众，故录于此。

《针灸精粹》如何变成了《针灸精义》

李文宪先生《针灸精粹》（1937）第十章《配穴精义》曰：“配穴云者，乃某穴之特性与某穴之特性，互相佐使，而成特效之用药，某药为君，某药为臣，相得益彰也。故研究针灸学者，不知穴之配合犹之癫马乱跑，不独不能治病，且有使病机变生他种危险之状态。不观市医乎，往往使病者得无穷之危机，此未得师传也。爰特编述，以与诸君研讨焉。”

文中“故研究针灸学者，不知穴之配合犹之癫马乱跑，不独不能治病，且有使病机变生他种危险之状态”一句，常为主张“穴性”学说的针家所引用，而其以为此句出自《针灸精义》。查《针灸精义》系程莘农所著，原文为英文，出版于印度。

究其原因，1984年北京中医医院在编《金针王乐亭》时误将“粹”作“义”，于是《针灸精粹》就变成了《针灸精义》。后之学者不加细考，写入论文和专著，以致以讹传讹。

如果再查下李文宪先生的《新编实用针灸学》，还可发现一个更有趣的事，即其认为《针灸精粹》“出版之后，我感觉那本书是不大完好的，当时我便立意再编著一本针灸的书籍”，再编的书就是《新编实用针灸学》(1954),“不大完好”的内容却是“穴性”学说,其中包括“配穴精义”。新作将之全部去除,另换内容。这恐怕是“穴性”学说倡导者所没有想到的。

《增订中国针灸学》中的“针后加灸”

“针后加灸”即针刺以后，拔出针后，再加用灸法。此法从东汉至20世纪50年代初广为流行。唐《千金翼方》卷二十八之“用针法”以为:“《明堂》《偃侧》，针讫皆无不灸。凡病皆由气血壅滞，不得宣通，针以开道之，灸以温煖之。”然针灸界对此法，历来意见不一，有赞成者，亦有反对者。其中著名的反对者为金元时期窦汉卿，其在《针经指南·气血问答》中认为:“针则针，灸则灸，若针而弗灸，若灸而弗针。”20世纪90年代，周楣声先生也在《针灸经典处方别裁》的“几点说明”中以为：经验证明，当针和灸“两种不同的作用因子，在同一时间，同一条件，同一患者身上，同时使用时，其作用并不是彼此协同而加强，反而互相抵销与减弱。”故针法与灸法“应尽量交替或先后应用”。

据笔者考证，“针后加灸”一法，即《伤寒论》中所谓“温针”。自汉唐以降，历代文献均有载录。近阅承淡安先生《增订中国针灸治疗学》，见其治疗中喜用此法，又附以病例介绍及理论探讨。窃以为有利于对“针后加灸”法之认识，对临床有所裨益，故考述于下。

1.《中国针灸治疗学》简介

查《中国针灸治疗学》为著名针灸家承淡安 1931 年所撰，原系中国针灸学研究社之教材。1933 年四版时，除对原版错讹“悉加校正”外，又请南通孙宴如“重加改订”，于“每条之下，增添古今验案”，以“便利读者参考”及彰显针灸治疗效果，出版时更名为《增订中国针灸治疗学》(以下简称《增订》)，至 1937 年为八版。本书贴近临床，广搜文献，以传统中医脏腑经络学说为基础，吸取现代医学知识，既有腧穴的定位解剖，又有历代针家经验和医案，难能可贵的是记载了承淡安先生之父乃盈公、承淡安以及孙宴如先生之经验，这些内容价值都远远超出了教科书的范围，反映了承氏的学术水平，故而获中医界名流之好评与推崇，也深受学员之欢迎。

2. 对“针后加灸”之认识

虽“针后加灸”一直受到后世针家的反对。承淡安先生引用《针灸大成》杨继洲治虞绍东翁患膈气之疾，针刺之后加灸;《医学纲目》治疗癥瘕积块，亦针后复灸。同时介绍了自己在临床运用此法治疗多种疾患医案，如治孔氏伤寒头痛、发热恶寒、脉浮舌白，先刺风池，再刺风门并灸之。逾二时许，遍身汗出而愈，并未服药。还从理论上反驳了反对者的质疑，其在本书“编辑大意”中写道:“前人有‘针则不灸，灸则不针’之说，亦前人技术之不精，所制之针甚粗，灸又固执必须有灸疮乃已。灸而再针，势必使皮外之败坏组织及污物带入内部，而发生红肿溃烂之危。或针而再灸，因针粗劣，留有针孔。若灸之，或有污物染人，亦足发生危险，故有上述之禁忌。今之针灸即改善，尽堪针灸并施也。”其学生黄学龙先生进一步认为，“在一穴上，先针（机械的）后灸（温度的）是能加强刺激力量的”。又认为，“在针之周围直接灸表皮，更强于烧针尾”。

承氏认为“灸法本用艾作炷灸之，后人有发明用药灸者，即艾炷中和入药物（硫黄、麝香等）而灸之，助以药力，易于透入筋肉，可以减少艾绒壮数，法至善也。”还认为雷火针和太乙神针“较之日本温灸法有一霄壤之分。”

3. 适用病证

《增订》关于“针后加灸”的记载，主要集中在第二章《针灸治疗各论》中。据不完全统计，各论计有伤寒门、中风门、咳嗽门、臌胀门、头部病门、手足病门等 42 节，其中使用“针后加灸”的有 24 门，约占 57.1%，可见此法治疗病种之广泛。根据该书所载，其适用主要有伤寒、中风后遗症、痹证、咳嗽、疟疾、虚证等多种病患，下面加以介绍，以便临床运用。

（1）治疗伤寒。针灸治疗伤寒，文献素有记载。如《伤寒论》中 142 条：“太阳与少阳并病，头项强痛，或眩冒，时如结胸，心下痞鞕者，当刺大椎第一间、肺俞、肝俞，慎不可发汗。发汗则谵语，脉弦，五日谵语不止，当刺期门。”171 条：“太阳，少阳并病，心下鞕，颈项强而眩者，当刺大椎、肺俞、肝俞，慎勿下之。”还记载了误用烧针、灸法等造成坏病。后《杂病穴法歌》：“伤寒一日刺风府，阴阳分经次第取。”

承氏认为，“伤寒各症，皆可用针或灸代替药剂治疗，其收效往往能随手见功，较药剂为迅速而无偏弊，但亦有不及药剂之处，如滋补剂、泻下剂，要略逊一筹矣。总之治病如救火，以取速效为贵”，故于1941年编写《伤寒针方浅解》(以下简称《浅解》)一书，在一些原条文下有汤方治疗者，补入了针灸治法，还对每穴的应针应灸，或针灸并用，均以专门符号表示。可见“针灸并用”是承氏使用治疗伤寒病重要方法。但在《浅解》中，针后加灸的内容并不多，而《增订》则内容较多。

在本书“伤寒门”中“太阳”“少阳”“太阴”“厥阴”条中，都记载了针刺之后，再加以艾灸法。承氏在治疗时，有所有腧穴都针后全部加灸，也有仅部分腧穴加灸者，如1927年4月治疗孔氏太阳病，“伤寒头痛，发热恶寒，脉浮舌白”“为针风池二穴，头痛立窟，又针风门二穴并灸之，逾二时许，遍身汗出而愈”。治疗“少阳”时，取中渚、足临泣、期门、间使与足窍阴，仅于足窍阴穴针加灸。而治锡城李佩秋君，伤寒太阴，腹满时痛，自利不渴。为刺中脘、天枢、足三里，并皆灸之，即日而愈。

(2)治疗中风。本书治疗中风非常具有特色。本书先将中风分为中经络、中血脉、中脏腑、类中风4类。针后加灸之法，主要运用于“中血脉”。所谓“中血脉”，乃为“风邪入中络脉，血脉为之痹阻而不通。热则筋弛，寒则筋急，因是歪斜不遂之症见矣。”其临床表现为口眼喎斜、半身不遂、左瘫右痪、手拘挛或麻木和足拘挛或麻木。

在治疗半身不遂、左瘫右痪时，先灸百会3壮；再取合谷，先针无病一边，后灸有病一边，针他穴亦然；之后依次取曲池、肩髃、手三里、昆仑、绝骨、阳陵泉诸穴，皆先针，留捻后再施灸。肝俞灸五七壮。治手拘挛或麻木和足拘挛或麻木都强调所用之穴，多针后加灸。因为“艾能温通经络，活泼血液，兴奋神经也”。如手拘挛或麻木，取手三里、肩髃、曲池、曲泽、间使、后溪、合谷等穴，皆针后留捻，再用灸法。足拘挛或麻木，也皆针刺之后再加以艾灸。

承氏对中风使用灸法进行治疗极力推崇，认为“中风瘫痪半身不遂之症，总以艾灸为愈。诚如晏如氏所谓‘大艾为良’”“然艾灸亦有主要穴，即曲池、肩髃、环跳、阳陵四穴，频频灸之，自能恢复其原状。余治锡邑薛瑞初之大夫人，年逾耳顺，瘫痪已二年余，就上述之四穴频频灸之，连续有百五十壮，而竟痊愈，步履如恒。伟哉艾灸之力，诚非其他药石所能及。”此段文字虽与“针后加灸”无关，但应该引起临床医生的注意，故录之。

（3）治疗痹证。第二十六节为《痿痹门》。认为治疗痹证，可依照痿证治疗各穴，改灸为针，或针且灸之。此外，尚需参考手足胸背各病门，故将第四十节《手足病门》、第四十一节《胸腹门》、第四十二节《腰背门》相关内容一并论述。

孙晏如认为：痹证“至针后行灸，尤见奇效。”其引岐伯之语，作为理论依据：“刺痹者，熨而痛其痉坚，转引而行之。盖风寒湿沉着不去，久则络结而掣痉坚实，非熨而通之，无以散其痹，故针后施灸，较他病尤宜也。”取穴之法，可参看手足胸背各门。

孙晏如曾治白蒲沈竣翁，“患湿痹证，因循二十年，百治无效。庚午冬，步履艰难，起坐须人，腰背胀痛，两腿生核，如橘瓤然。此由年少豪饮，酒湿内蕴，久则经络缩结，气血之转运不畅，故感腰背胀痛等症也。为针环跳、白环、委中、阳陵泉、三阴交、足三里，左右共十二穴，用烧山火法针之，或参用隔角交经法，针后复灸足三里、阳陵泉。翌日，两腿之核，渐觉消失，复取风市、绝骨、悬钟、犊鼻，再灸膝关、风市，两腿之结核全消，而腰背之胀痛亦减。诊治凡六日而二十年之痼疾，愈大半矣，步履亦爽。惟右足感酸软，因年逾花甲，肾气亦亏，正拟补肾通络法，而沈翁曰，余服补肾剂，历十数载，服后反觉下体沉重，敢问何故？余曰：昔徐洄溪先生，谓下体痿弱，属虚者多，温补肝肾，亦不为过，但其中必有风痰寒湿，一味蛮补，亦有未到之咎。撰拟牛膝杜仲鹿茸丸意，合小活络丹法，为丸剂付之，调理渐愈。”

承氏认为：“四肢之病，属诸寒湿痰者十之七。”故治疗手足诸病，每针刺之后，复加艾灸。在第四十节《手足病门》中，治疗手足不能屈伸、行立、疼痛、酸麻等病症，多先按症取穴针刺，捻针最少为半分钟，最长为2分钟，然后施灸，一般为3壮，亦有5壮者。如治疗手指拘挛筋紧，曲池：针入6分，留捻1分钟，再灸3壮。阳谷：针入3分，留捻2分钟，再灸3壮。合谷：针入5分，留捻二分钟，再灸3壮。有配合针刺或艾灸者，如治疗手腕无力，腕骨：针入3分，留捻2分钟，再灸3壮。列缺：灸3壮。治疗脚气酸痛，肩井：针入四五分，留捻1分钟。足三里：针入1寸，当捻半分钟，再灸5壮。阳陵泉：针入3分，留捻1分钟，再灸5壮。

其在第四十二节《腰背门》中，治疗“背痛、背强、腰酸痛”时，也用针后再加灸法。如治疗背疼，取“膏肓俞：针入3分，留捻1分钟，再灸五七壮”；背觉拘急不舒时，取经渠：针入3分，留捻1分钟，再灸。腰疼不能立，则取大都：针入2分，灸3壮。肾俞：针入4分，灸5壮。委中针入1寸，留捻2分钟。复溜：针入3分，留捻1分钟。

（4）治疗咳嗽。主要用于治疗风寒咳嗽，可取列缺、肺俞，针后复灸；治疗虚劳咳嗽时，取大椎、陶道、肺俞、膏肓、鬼眼穴、足三里等穴，再各加灸。

（5）治疗中脘胀满。取足三里：针入8分，留捻2分钟。中脘：针入1寸，留捻2分钟，再灸5壮。

（6）治疗疟疾。主要用于治疗寒疟和疟母。治疗寒疟时，“大椎：灸五壮。间使：针入五分，留捻一分钟，再灸三壮。复溜：灸三壮。神道，灸二三壮”；治疗疟母时，“章门：针入四五分，留捻三分钟，再灸十数壮。脾俞：灸十数壮。每三日治一次”。

（7）治疗泻痢。主要用于寒泻。寒则灸之，故寒泻以灸法为主。针后加灸，亦可应用。神阙：灸3壮。三阴交：灸5壮。中脘：针入5分，留捻1分钟，再灸3壮。气海：灸30壮。天枢：灸5壮。

（8）治疗咳嗽。本法治疗咳嗽，主要用于有风寒咳嗽和虚劳咳嗽。治疗痰饮咳嗽则是承淡安先生的验案，经年不愈,4次而愈，可见其疗效之佳。值得学习借鉴。

风寒咳嗽。列缺：针入二三分，留捻1分钟，复灸3壮。天突：针入三四分，留捻2分钟。风府：针入3分，留捻3分钟。合谷：针入三四分，留捻2分钟。肺俞：针入二三分，留捻2分钟，再灸三五壮。

虚劳咳嗽。大椎、陶道：俱针入3分，留捻2分钟，再灸各3壮。肺俞、膏肓、鬼眼穴，各针入三四分，留捻2分钟，再各灸五七壮。关元：灸5壮。足三里：针入五六分，留捻3分钟，再灸三五壮。

痰饮咳嗽。“淡安治一望亭殷埂上钱氏之痰饮咳嗽，病起子产后着寒，咳嗽经年不愈，咯痰稀白，咳甚于夜，终夜不得安枕。为针肺俞、天突、中脘、气海、足三里、丰隆六穴，并灸之，经四次针治，未服药而愈。”

（9）治疗痰饮。本书记载的是痰饮之中的悬饮，以灸法为主，其中肝俞针后加灸。大椎：灸3壮。陶道：灸5壮。至阳：灸7壮。灵台：灸7壮。肝俞：针入3分，留捻2分钟，再灸7壮。

（10）治疗咳血、吐血、衄血。本书治疗咳血、吐血、衄血，均针后加灸。其中衄血又分为鼻、眼、耳、牙和皮肤，只有“皮肤出血”使用针后。以下分别录之：

咳血。“百劳：针入三分，留捻二分钟，再灸五七壮。肺俞：针入三分，留捻一分钟，再灸五七壮。中脘：针入三分，留捻一分钟，再灸五壮。足三里：灸五七壮。列缺：针入二分，留捻二分钟，再灸三壮。风门：灸五壮。肝俞：针入三分，留捻二分钟，再灸五壮。”

吐血。“鱼际：针入三分，留捻二分钟。尺泽：针入五分，留捻一分钟，再灸三壮。支沟：针入四分，留捻一分钟。隐白：针入一分，留捻一分钟。太溪：针入五分，留捻二分钟。神门：针入三分，留捻一分钟。肺俞、肝俞、脾俞：各针入三四分，留捻一分钟，再各灸十数壮。”

皮肤出血。“膈俞：针入三分，留捻二分钟，再灸五至十数壮。血海：针入五分，留捻二分钟，再灸三五壮。”

（11）治疗干呕。干呕的治疗有针有灸，其中胆俞、尺泽、乳下穴针后加灸。太渊：针入2分，留捻2分钟。大陵：针入2分，留捻2分钟。胆俞：针入二三分，留捻一分钟。隐白：灸2壮，章门：灸5壮。尺泽：针入三四分，留捻1分钟，再灸5壮。乳下：1寸半灸5壮。

（12）治疗噎膈。“噎膈门”内，分为寒膈、热膈、气膈、痰膈、食膈、虚膈5种，治疗时除了热膈外，均针后加灸。①寒膈：膻中，灸三五壮。膈俞，灸五七壮。中脘，灸5壮，先针入3分，留捻2分钟再灸之。足三里，针入五六分，留捻1分钟，再灸5壮。公孙，针入3分，留捻2分钟，再灸5壮。血海，灸2壮。②气膈：中脘，针入5分至8分，留捻1分钟。膻中：针入2分，留捻1分钟，再灸3壮。气海，针入3分，留捻2分钟，再灸3壮。列缺，针入2分，留捻1分钟。内关，针入3分，留捻2分钟。胃俞，针入3分，留捻2分钟，再灸三五壮。三焦俞，针入三四分，留捻1分钟，再灸5壮。③痰膈：膈俞，灸30壮。天突，针入3分，留捻2分钟，再灸5壮。肺俞，灸5壮。丰隆，针入5分，留捻3分钟，再灸5壮。大都，灸3壮。下脘，灸5壮。④食膈的治疗，依照“气膈”条。⑤虚膈条下，有孙晏如的按语：“如属寒症，针后复灸，俾热入内，阴寒自散，饮食自下矣；还附录了杨继洲治虞绍东翁患膈气之疾时，取膻中、气海穴，先针膻中，行六阴之数，针气海穴时，行九隅之数，再各灸七壮，遂全愈。”

（13）治疗水鼓。孙晏如按：“惟三阴交、上下脘，及水分、关元、气海诸穴，是此症之主穴，刺后出针，亦宜多灸。俾得艾火温散，水气易为流通，今日未已，明日再刺，以愈为度。”

（14）治疗癥瘕。癥瘕为癥和瘕之总称。其中治疗瘕时惟用灸法；治疗癥时，则针刺之后，复加艾灸。如少腹有块：灸关元30壮；间使灸30壮；太冲灸3壮；太溪灸5壮；三阴交针入3分，留捻2分钟，复灸5壮；膈俞灸30壮。胁下两旁有块：章门灸30壮；期门灸5壮；行间针入3分，留捻2分钟；肺俞灸30壮；昆仑、太溪各针入3分，留捻2分钟，复各灸3壮。

本书又认为癥可以统治。于块之中央针入，达之中心，留捻

2分钟。块之上下左右四边，亦针入达中心，留捻2分钟，各于针孔上灸3壮。

在“备考”中转录了《医学纲目》的记载：“癥瘕积块。先于块上针之，甚者又于块首一针，立应，针讫灸之。又灸三里。”附录之“名医治疗”：“杨继洲曾治熊可山，患痢兼吐血，并绕脐一块痛，至死，脉将危绝，医云不可治矣。杨诊之，脉虽危绝，而胸尚暖，乃为针气海，更灸之，五十壮而苏，其块即散，痛即止，后治痢及吐血得愈。”

孙晏如之按语：“治癥瘕法，惟神应经针气块法，最有采处。谓结块有头尾，宜先摸定此块，即针块头一穴，针二寸半，灸二七壮，继于块中取一穴，针三寸，灸三七壮，终于块尾取一穴，针三寸半，灸七壮。其说各是，惟块形各殊，大小不一，若泥于此说，不以邪之浅深为目的，一任针二寸半、三寸、三寸半，恐不无有失也。”

若病证经久，一时难消，不妨多针几次，自有渐消之象也。针后亦可灸之。要在智者善为变通耳。

承淡安之按语：“先父梦琴公凡治痞块，俱于块之正中一针，其首尾右各一针，五针刺于内，以艾绒圆置于针柄上燃之，使块内得热而散，约灸四五圆，然后出针。（按：其时毫针为铁所制，故而传热。今之毫针为不锈钢制造，不锈钢为热的不良导体）盖以消痞狗皮膏，无不愈者。”

（15）治疗积证。积证有五，曰心积、曰肝积、曰脾积、曰肺积、曰肾积。本书除了肾积，其余四积皆可以针后加灸治之。①心积：上脘针入5分至1寸，留捻1分钟，再灸十数壮；大陵针入3分，留捻2分钟；足三里针入五七分，留捻2分钟；心俞灸3壮。②肝积：章门灸数十壮；中脘灸数十壮；肝俞灸3壮；

行间针3分，留捻2分钟，再灸2壮。③脾积：为承淡安医案。“淡安曾治望亭姚宗浜、徐阿满之子，脾积年余，下脘胀痛有一块，如掌大，面黄肌瘦，时发寒热。于块之上下左右中央各刺一针，行龙虎交战手法毕，即于针柄上用艾燃灸之，有百二十壮，未觉热。翌日痛更盛，乃用雷火针熨之，立时痛止。至晚复痛更剧，汗出淋漓，未几大下，悉为青黑和黏腻之物，下脘立舒，块消无形。后处方善后而愈。”④肺积：巨阙针入二三分，留捻2分钟，再灸数十壮；期门针入三四分，留捻2分钟，再灸十数壮；经渠灸3壮；肺俞灸5壮。

（16）治疗黄疸。黄疸分为阴黄和阳黄。针后复灸，适用于治疗阴黄。诸穴皆用灸法，惟中脘针后加灸。脾俞灸10壮；心俞灸3壮；气海灸15壮；合谷灸3壮；至阳，灸5壮；中脘针入1寸，留捻2分钟，复灸5壮。

（17）治疗疝气。本书将疝气分为六种。其中冲疝、癞疝、狐疝、㿗疝均使用针后加灸。现录之于下。

> 冲疝：太冲灸5壮。独阴灸三壮。内太冲灸五壮。甲根针入一分，留捻一分钟，再灸三壮。②癞疝：曲泉针入三五分，留捻二分钟。中封针入三分，留捻二分钟，再灸三壮。太冲灸三壮。商丘针入二分，留捻一分钟，再灸三壮。③狐疝：大敦针入一分，留捻一分钟，再灸三壮。脐下六寸两旁各一寸，灸三壮。④㿗疝：通谷灸数十壮。束骨针入三分，留捻一分钟，再灸三壮。大肠俞针入三分，留捻一分钟，再灸五壮。

（18）治疗淋浊。五淋分石淋、劳淋、血淋、气淋、热淋；浊有赤浊、白浊、湿热浊之分。本书将五淋的治疗作为一类病证，治疗时三阴交一穴针刺之后，再予艾灸。气海针入5分，留捻2分钟；关元针入5分，留捻2分钟；大敦针入1分，留捻1分钟；行间灸10壮；太溪针入三四分，留捻2分钟；三阴交针入四五分，留捻1分钟，再灸三五壮；阴陵泉：针入三四分，留捻2分钟；阴谷针入3分，留捻2分钟。

附录孙晏如验案一则："曾治海门大生三厂徐永之先生，江西人。庚午夏，病少腹膜胀，小便淋涩，茎中痛，每至下午，则不能步履，痛苦不堪。医治罔效，乃饬人来通，邀余往诊，即乘汽车前往。针关元、章门凡三穴，腰部即觉舒适。余回通时，已属午后，而徐君送余登车，无甚苦痛矣。再三日，即来通就诊，惟觉淋浊时下，茎中切痛。已病多日，气机下陷，不耐分利，因与补中益气法，合和肝意，拟方调理，精神渐愈，茎痛未松。乃针行间两穴，针后复灸，忽觉有一缕之气，蠕然上行，而达于痛处，颇惊为神奇，而茎痛愈矣，以后缓缓调摄，渐得如常。"

（19）治疗小便癃。气海针入3分，留捻1分钟；关元针入4分，留捻2分钟；阴谷、阴陵各针入三四分，留捻2分钟；三阴交针入三四分，留捻2分钟；曲泉针入3分，留捻1分钟；中极针入3分，留捻1分钟，再灸3壮。

（20）治疗小便出血。大陵针入3分，留捻2分钟，再灸3壮；关元针入5分，留捻1分钟，再灸5壮。

（21）治疗痔漏。承山针入5分，留捻2分钟；昆仑针入3分，留捻1分钟。脊中针入3分，留捻1分钟，再灸3壮；飞扬针入三四分，留捻3分钟；太冲针入3分，留捻1分钟；复溜针入三四分，留捻1分钟；侠溪针入2分，留捻1分钟；气海针入三四分，留捻1分钟；长强针入三四分，留捻1分钟，再灸五七壮；与脐心相对脊上灸十数壮，并再各开1寸，灸三五壮。

（22）治疗头痛、眩晕。本书《头痛门》包括头痛和头风。头风的治疗与头痛同，以风池、脑空、头维、合谷诸穴为主。

其中头痛含头痛、眩晕、头肿胀。在头痛之脑顶痛、正头痛，以及眩晕之头眩晕而呕、头眩晕、脑昏目赤之中，均有针刺之后再加艾灸之法。

其一、头痛

脑顶痛：上星针入2分，留捻1分钟，再灸2壮；风池针入2分，留捻2分钟。脑空灸3壮；百会针入1分，留捻1分钟，再灸3壮；天柱针入2分，留捻2分钟，再灸3壮；少海针入三四分，留捻2分钟。

正头痛。上星、神庭各针入2分，留捻1分钟，再灸一二壮；前顶针入2分，留捻1分钟；百会针入1分，留捻1分钟，再灸2壮；合谷、丰隆各针入四五分，留捻2分钟；昆仑、侠溪各针入三四分，留捻2分钟。

其二、眩晕

头眩晕而呕：内庭针入3分，留捻1分钟；丰隆针入5分，留捻2分钟；中脘针入五六分，留捻1分钟；风池针入三四分，留捻1分钟，再灸3壮；上星灸3壮；解溪针3分，留捻2分钟；神庭灸3壮；百会灸2壮。

头眩晕：申脉针入2分，留捻1分钟，再灸3壮；风池灸5壮。上星、前顶各灸三五壮；足三里针入五六分，留捻1分钟，再灸三五壮；后顶、脑空各灸三五壮；百会灸三五壮。

脑昏目赤：攒竹针入4分，留捻2分钟；丰隆针入五六分，留捻2分钟；风府针入3分，留捻1分钟，再灸3壮。

（23）治疗耳聋。本书《耳疾门》中耳聋，重听无所闻中风池应用针后加灸之法。

重听无所闻：耳门针入2分，留捻2分钟；听会针入2分，留捻2分钟；听宫针入2分，留捻2分钟；风池针入四五分，留捻1分钟，再灸3壮；翳风针入3分，留捻1分钟；侠溪针入二三分，留捻2分钟。

（24）治疗鼻渊。本书《鼻疾门》治疗鼻渊，应用此法。

鼻流清涕：上星针入2分，留捻1分钟，再灸1壮；人中针入2分，留捻1分钟；风府针入3分，留捻1分钟，再灸3壮；百会针入1分，留捻半分钟，再灸3壮；风池针入四五分，留捻2分钟；大椎针入2分，留捻1分钟，再灸3壮。

（25）治疗口噤不开。本书《口舌门》中治疗口噤不开，合谷穴先针后灸。

口噤不开：颊车灸5壮；合谷针入4分，留捻2分钟，再灸3壮；人中针5分。

泽田健论“华佗夹脊穴”

日本著名针灸家泽田健先生（1877—1938）所创的泽田派针灸法在日本独树一帜。其诊断治疗以悉遵《内经》《难经》等典籍的义旨为特色，并据此推行整体疗法。泽田认为，疾病多起因为五脏六腑之不调和，只要调整整体机能，便可使疾病痊愈。经络是疾病现于皮肤或皮下组织的反应系统，经穴是在经络上的反应点。他倡导并身体力行的整体疗法、腧穴切按诊断法，灵活合理地用穴和灸疗。他的学术思想主要记载于其入室弟子代田文志1941年撰写的《泽田派见闻录：针灸真髓》(简称《针灸真髓》) 中。

代田文志（1900—1974）为泽田健的入室弟子。针灸师，长野县针灸协会首任会长。1944年在长野市开业，为科学针灸派。著有《针灸真髓》《针灸治疗基础学》《针灸治疗临床学》等。其中《针灸真髓》《针灸治疗临床学》先后被译为中文出版。《针灸真髓》是代田文志按照孔述尧舜之法，“述而不作”，详细记载了1927年6月10日至1937年12月1日泽田健先生十多年来日常治疗时的所见所闻，随时笔录，日积月累整理而成。这是珍贵而独特的临床诊疗思想及口传秘诀。1958年承淡安、承为奋父女将该书的第三版译出，并由江苏人民出版社出版，2008 年学苑出版社再版、2016 年重印。

代田认为，如将先生的名言完全记录下来，则对后来的学者，一定有不少裨益。所以勉力担当这个工作，将这个笔录称之为“泽田派见闻录”。从最初 1927 年师事先生时起，至 1937 年止，在先生身旁十年之间，笔记积至数册，但这并不足以传先生之学，只能供后学参考而已。

其所撰《针灸临床基础学》（1930）中第十六章对《华佗夹脊穴》进行了专论。不但详尽介绍了泽田先生的贡献，还对石坂宗哲《针灸说约》（1812）中所列主治进行了论述。又引《经穴汇解》及《隧穴启蒙》以证明在脊椎旁进行针灸在日本是源远流长的。代田还认为，古籍中作为奇穴用于第一行穴位相当多。这些都属于背部膀胱经第一行体系中产生新的意义。如黎亭梯《隧穴启蒙》（1831）在“膈俞”条下记载：“本邦七椎至十一椎，左右各五穴，迫脊骨灸之，名曰脊际十穴。”代田氏还引原昌克《经穴汇解》（1803）之言：膀胱经图中背部第一行是从白环俞上行内侧到肾俞位置再折返下行入八髎穴。没有穴名只有经络部分，这是在肾俞以下和第一行类似。但关于应用则没有任何记载。

下面根据《针灸真髓》及《针灸临床基础学》相关内容进行讨论，希望能让我们对泽田派关于华佗夹脊穴的贡献有一个明确的认识，同时也有所启迪。

1. 华佗夹脊是膀胱经之第一行

1）扩大其应用范围

“发现了背部第一行和第二行，方能扩大其应用范围，治疗时很方便，泽田先生对医道的贡献，已经很大了。”

“经脉在背部有三行，腹部也有三行。但以前经络的取法谓腹上有三行，背上只有二行。泽田先生认为不对，并苦心研究了二十七年，才发现背部的第一行。”

“石坂宗哲等称此第一行相同之部位为华佗之穴用来治病，但还不是真的部位，如能明了第一行是膀胱经所分出来的，即能应用自如了。”

“背部的第一行是通过骑竹马的，当腹部肾经中正如肾经在任脉外五分处似的。背部第一行在督脉外五分处。”（按：《新编医经小学》记载：“骑竹马法骑竹取，痈疽恶疮风证攻。”承淡安在《中国针灸学》（1955）也认为骑竹马之法：“此穴取法困难，取第十胸椎之两侧各五分。”）

2）第一行之位置

“膀胱经第一行位置在督脉左右各五分处，和督脉平行。即第一行在督脉和第二行（督脉旁开一寸五分）中间，离督脉五分，离第二行一寸处。所说的一寸，五分只是大概，正确需要根据骨度。和督脉及第二行穴位关系，第一行穴位在五分上位置。没有特别穴名，可以用第二行腧穴名字，比如肺俞第一行，心俞第一行。”

“取穴法极其简单。督脉穴或第二行穴位找到后可以马上找到第一行。实际上诊治时先找有反应的第一行穴位，就知道第二行是什么穴这样就知道病在什么脏什么腑。如身柱旁第一行有压痛，知道这是肺俞第一行，可以断定肺有热。”

3）第一行的起点与止点

“中接穴这是奇穴，在风府和外后头结节的中间，督脉之上为中接。左右五分处之穴名阴（右）阳（左）穴：中接即是脑和脊髓相连处，故称为中接穴。阴阳二穴是背上第一行的起点，左右之经在此处交叉。灸此穴治疗脑溢血及其他脑病，也能治眼病。中接和阴阳穴是泽田先生独创之穴。”（按：其下与膀胱经之关系，泽田先生未言。实则华佗夹脊穴至腰五为止，其下为骶骨。也就是说其下与八髎穴相连。）

“先生说：‘五脏六腑之俞，均在膀胱经中，而膀胱是肾之标。《灵枢》云：本在肾，标见于背。治五脏六腑之病，如将肾忘就了，怎样能治好病呢？’”

4）督脉及膀胱经三行之关系

先生说：“背部第一行第二行的反应，均是一个疾病的发现，有时从第一行赶出后，又显现到第二行，也有时由第二行赶出后，又显现到第一行。总之，这第一行第二行和督脉，是一个疾病的变化，明白了这个，治疗起来就很方便了。例如肝俞和肝的第一行与筋缩，这三个穴是一种病显现出的种种形状。所以不要一个一个的去治疗，而应作为一个疾病去治疗。任脉也是同样，任脉和肾经与胃经三脉也是同样，有时由任脉到肾经、胃经，也有时由胃经到肾经到任脉。这三个是一个疾病分成三处显现的，明白了三清一气的道理，应用经络便自如了。”

2. 膀胱经第一行之应用

1）与疾病转变之关系

病之三期。凡病初起（第一期）显于脊之第一行骑竹马所通过的线上，渐渐地加重，入于第二行（第二期），到了第三期，则入于第三行。例如病入膏肓，即是第三期了。膏肓在心俞的外侧，此处显出有病，古时即称为“病入膏肓”，指针药无效之意，这是第三期。

疾病进行的顺序是，幼儿疾患多出于肾俞的第一行。这是真的命门（泽田派命门），灸此命门和身柱，小孩疾病大都可以治愈。但到了七八岁，则从第二行的肾俞发生，也从肝脾二俞出现。年纪再大点，就从肾的第三行京门出现。此即是病有第一期、第二期、第三期的分别。

命门的取穴法：先生所取的命门穴，与普通书上所说在十四椎下的不同，而是取于肾俞上五分，离背脊骨五分处。这是泽田先生特创之穴。

背部第一行和第二行。先生说：经穴是病所聚所显之处，显出有一定的系统，背中部大都在第一行和第二行显出。病气会由第二行被赶到一行，或由第一行被赶到第二行，甚至被赶入督脉，所以正穴以外之穴，差不多可以不用。只有督俞及 8 椎下两旁和 17 椎下、18 椎下等，应增加为新的要穴。

病入膏肓。“俗说病入膏肓，进入膏肓之病是第三期。初期出第一行，第二期出于第二行，第三期则出乎第三行，因为膏肓是第三行，所以膏肓中所出之病，都是第三期。膏肓和八椎下，恰成一个倒过来的金字塔，同是一个金字塔，但倒过来是难治的。

“膏肓是显出心肺二脏故障之处，所以此处之疾病难治。”

2）主治的病症

（1）手足指趾痛。“针灸该经络所属脏腑之第一行，即可治愈。知道这个治法就容易治了。例如手无名指痛，即用三焦俞之第一行和厥阴俞之第一行治疗。拇指痛时用大肠俞之第一行和肺俞之第一行治疗。小指痛时用小肠俞之第一行和心俞之第一行治疗。趾痛也是如此。例如治第四趾痛，用胆俞之第一行；第二趾痛，用胃俞之第一行。治足如无效，应将针逆行捻转。”（按：何树槐 1982 年在《中国针灸》撰文《背俞夹脊穴治疗肢端感觉异常症 31 例》

报道）。

（2）眼病。“患眼病时，用背部第一行灸或针，容易治好。目内眦是膀胱和心，目外眦是小肠。从膀胱冲向三焦时，现出之心火，内眦角是三焦之相火。因属于火，故出现于心火处。”“所以内眦角痛，针膀胱俞和心俞之第一行及针三焦俞之第一行；外眦痛时，针小肠俞之第一行即愈。肝主目，所以针或灸肝俞之第一行，可治眼病。”“肝主目，所以针或灸肝俞之第一行，可治眼病。眼睛痛的时候，是肝的热，出于肝俞的内侧，在此处针后，只要五六分钟眼睛即可以不痛。”

（3）舌头痛。“舌头痛时是心中之热出于心俞的内侧，于此处诊后，可以立愈，是很有效的。”

（4）耳和扁桃体疾病。“耳部或扁桃体疾病，是肾和大肠的故障，针第一行，头部肌肉胀紧就会好。”

“耳痛。太溪、手三里、四渎，肾俞之第一行，又大肠俞之第一行——络耳之经络是肾和大肠与三焦。”

“小孩疾病。多取命门一穴，或取左穴，或取右穴，取其发凝的一侧，有时也兼取两穴。命门是生命之门，门是出入处，危急时用此穴有效，是合理的。”

“命门取穴法。先生所取的命门穴，与普通书上所说在14椎下的不同，而是取于肾俞上5分，离背脊骨5分处。这是泽日先生特创之穴。”注：嗣后所谓在膀胱经的第一行，即是肾俞的第一行。

（6）小儿高热。“可将剃刀露出只需割破表皮的一点点刀锋，在有热的第一行上轻轻划出一点点血，这是最简单的退热力法。患肺炎时，可取肺俞第一行。”

（7）遗尿。“第一行的命门。此穴有灸一次即将无法医治的遗尿治得痊愈的。

（8）食管狭窄。“在大椎两侧略向下，当大杼的第一行处。治食道狭窄灸此处有效。此处与大椎成一个小金字塔形。”

（9）盗汗。“盗汗用肝俞和筋缩，大体可以治愈。五脏弱是盗汗的原因。”肝俞和肾俞的一行，很能止盗汗。”

“汗有种种：出腋下的是心弱；出于额的是脾弱不养生；出于颈筋的是肝弱；出于全身的是肾弱。”

（10）头痛。“上星、百会、身柱、风府、中接（上天柱）、天牖。风池等。如用背部第一行，应取该经络所属脏腑俞穴之第一行，例如头部胆经之痛，即用胆俞第一行。”

（11）咽喉痛。“太溪、列缺、大杼之第一行（相当于大椎外第一行）最有效验，又灸尺泽二十壮亦有效。”

（12）大热。“大热的治法，取背部第一行和司天及在泉（四灵）。”（按：即左右滑肉门、大巨）。

（13）胃痛。“在脾俞或胃俞第一行。”

（14）肠痛下痢。“在大肠腧第一行。”

（15）感冒咳嗽。“在风门膈腧第一行。”

（16）发热。“第一行出现反应是有热的标志，在此针灸能够去热。也很少出现灸后不良反应。

3）诊断内脏有热

“背部第一行在督脉外五分处。第一行的穴，也在俞穴的旁边，内脏有热的时候，即从此外出。”

“从前人们遇到发热，不知道从何处发生，故不知道应取那一个穴好。这个问题，自从发现第一行经络之后，都可以解决了。”

“张仲景等着重在病，论热的话很多，但没有知道热的本源。现在用了第一行经络，可以很容易地知道热是从何处发生的。用这个诊断法，简直用不着温度计了。”

“要查出有热的经穴，手指上用相当于五粒黄豆的重量压在穴上，轻轻地摸上去，指头上就会觉得的。这是以心来检查的，没有比这更完全的检温器了。人的指尖感觉，比器械还要灵敏。”

3. 针法与拔针

“第一行的针法。直刺最正确有效。有时触及脊椎之横突起处，熟练之后，能恰巧刺入横突。”

“从解剖学来看，第一行穴位在脊椎横突间，深刺时候针贴椎体侧面深刺，可以触到交感神经节或交感神经干。以上解剖学的结论是我（按：即作用代田文志）通过实地人体解剖证实。”

“拔针法。古人说：‘如强弓之弦。’要快得象闪电似的。”（按：与传统的“出针贵缓，急则多伤”不一）。

至于灸法如何操作，请诸位查看《针灸真髓》及《针灸治疗基础学》，这里就不赘述了。

对“经脉所过，主治所及”的认识

有人认为1956年梅健寒老师在针灸巡回教育时，提出了著名的“腧穴所在，主治所在”“经脉所过，主治所及”“越远越远，越近越近”的三个腧穴主治规律，其中“经脉所过，主治所及”最为著名。然查阅资料后，发现梅先生所阐述的其实不是腧穴主治规律，而是“经脉定律”。现述之于下，不当之处，尚请指正。

1. 黄学龙和张崇一对腧穴主治规律的阐发

20世纪50年代我国针家便对腧穴的主治规律进行了总结，1952年黄学龙先生在《针灸医学》第三辑上发表《中渚何以能治肩背诸疾》。文中写道：“中渚为手三焦经之俞穴，其治臂指痛、手臂红肿，可视为广义的局部疗法，其治头痛、目眩、耳聋、咽肿等，无非只是经之所到，且治耳聋穴，是经特多，无非取其同经……可以类推……不独是经为然。”“经之所到”和“取其同经”是对循经取穴所作的概括总结，对针灸临床具有重要的指导意义。1956年出版的《针灸易学新法》也对临床取穴法进行总结，提出“取穴六法则”。“病部取穴法”，为其中之一。所谓“病部取穴法”

即每一个穴，都治它本部位的病证。张氏反复提到“那一个部位的经穴，都主治那一个部位的内外一切病症”。“那里有病就那里取穴，那里的穴都治那里的一切病症”。张氏还认为：“这一法则在针灸学的取穴法上，占绝大多数。凡一切急症、慢性病症，照这一法则取穴，都可立见功效。”

这些针家在阐发腧穴主治规律时，虽然用词不够精炼，总结也不够全面，但为梅健寒先生的总结奠定了基础，特别是“经之所到”与“经脉所过”，基本相同。

2. 借以记忆腧穴

1954 年 10 月 30 日，承淡安先生受命成为江苏省中医进修学校（南京中医药大学前身）首任校长。首届针灸师资班学员梅健寒、李鸿逵、杨甲三等，毕业后留校参与针灸学科建设。

据夏治平先生回忆，建校初期“学校发的针灸教材是李春熙老师主编的，没有写入经络，治疗部分也简单，直接说什么病、什么症状用什么穴”。于是编写教材《针灸学讲义》成为首要大事。在编写过程中进行学术争鸣，梅健寒老师等认为应该以经脉理论为针灸入门的门径，结果大家一致同意，同时接纳了梅健寒老师的观点，即经络所循行的部位，即是本经病候所发生的部位，也是本经的腧穴所治疗的部位（经络所通，病候所在，主治所及）；同时提出了处方三大规律是局部取穴、邻近取穴和循经取穴。这部《针灸学讲义》为以后编写高校教材奠定了基础。由于该讲义只在校内使用，故对社会影响不大。

1957 年《针灸学》的编写，系由李鸿逵先生牵头。由于其时梅健寒先生的“经络所通，病候所在，主治所及”和局部、邻近、循经的处方三个规律的观点已为大家所接受，只要把现有资料连续起来即成书稿，加上编写者夜以继日，故编写速度很快，仅用月余时间即出版。《针灸学》出版后，在国内针灸界引起广泛关注，为业内人士所肯定，认为富有新意。李鼎先生称之为："是新中国针灸学科的奠基之作。"全书以经络学说为中心，在经络部分的结语中，提到："对于初学的人，如能掌握'经络所通、主治所在'的规律，可借以系统地记忆若干繁琐的腧穴，因症施治。"没有认为"经络所通、主治所在"是腧穴的主治规律，而是专列《十四经腧穴的主治纲要》阐述腧穴的主治规律，认为要"分经、分类的方法来掌握腧穴的主治规律"，并从手三阴经、手三阳经、足三阳经、足三阴经、任督两脉 5 个方面予以探讨，认为"掌握腧穴，总的来说，可以分为两个方面：腧穴在四肢，以经脉循行通路作为主治的指导原则；腧穴在头身，以腧穴所在部位及其邻近组织作为主治的指导原则"。还在针灸治疗篇中总结出"经穴处方规律"，认为针灸处方用穴不外乎是循经取穴、局部取穴和邻近取穴。然该书中并没有夏治平先生所说的"经络所通，病候所在，主治所及"之句。1961 年南京中医学院针灸教研组《针灸学讲义》（一版教材）的腧穴总论里没有"腧穴主治规律"内容，该书将腧穴置于经脉之后，在每条经脉之后有该条经脉的"腧穴主治提要表"，表中主治分为"1""2"两个部分。在"手太阴肺经腧穴主治提要表"后说明："1"为主治本经及脏腑重点病症；"2"为主治比较突出的病症或全身性病症。该书"治疗概述"载有"经穴处方基本规律"，计有"局部取穴""邻近取穴"和"远道取穴"，基本与 1957 年《针灸学》相同。

肖少卿先生 1963 年对"十四经腧穴"主治疾病的规律性进行了全面的探讨，率先提出了"腧穴所在，主治所及"。至于"经脉所通，主治所及”的文字记载，则首见于1964年南京中医学院主编的《针灸学讲义》。句为“经脉所通”，而非“经脉所过”。不难发现“经脉所通，主治所及”与肖少卿提出的“腧穴所在，主治所及”一脉相承。同年程莘农也在其主编的《中国针灸学》认为：“循经选穴是针灸选穴的基本原则，它是按经脉所通，主治所及的道理而进行的。”与《针灸学讲义》一样，仅提及“经脉所通，主治所及”。

综上所述，梅健寒先生所提出的“经脉所过，主治所及”不是腧穴主治规律，而是让初学者“借以系统地记忆若干繁琐的腧穴，因症施治”。

3.“经脉所过，主治所及”的版本与变化

经查考梅健寒先生提出了著名的“经脉所过，主治所及”存有几个版本。夏治平先生认为是“经络所通，病候所在，主治所及”；1964年南京中医学院主编的《针灸学讲义》作“经脉所通”。首先，夏治平先生所言的“经络所通，病候所在，主治所及”，涉及病候，进而论及主治，条理清晰。1964年《针灸学讲义》作“经络所通”，而非“经络所过”，实则“通”之与“过”两者意义相近。

“经络所通”改变为“经络所过”之时间，大约在20世纪70年代，如1971年广东中医学院《针灸学简编》，1973年天津中医学院的《针灸配穴》。自此之后，“经络所过”广为流行。

此外，杨兆明先生认为梅健寒老师总结的三大腧穴主治规律，是“经脉所通，病候所在”“经络所通，主治所及”“穴位所在，主治所在”。其中“经脉所通，病候所在”和“经络所通，主治所

及”，与夏治平先生所说的“经络所通，病候所在，主治所及”内容基本一样。

4. 应改为“主治所及，经脉所至”

2008 年黄龙祥先生在《黄龙祥看针灸》书中对将“经脉所通，主治所及”作为“腧穴主治规律”进行了质疑，他认为：“其早在 20 世纪 50 年代，在编纂高等中医院校针灸学教材时，就总结出了‘经脉所通，主治所及’的腧穴主治规律，然而今天看来这个规律还无法解释一些腧穴主治的特点，例如同样是四肢肘膝以下穴，为什么有些穴主治远端病变，有些穴主治局部病症？再有，在经络学说形成之前，人们又是如何发现腧穴的远治作用呢？或者说那些不用经络学说指导的学派的腧穴主治是否就不体现远治作用呢？今天大多用经络学说指导，而在唐以前有许多学派不用经络学说。”在这一段文字旁还批注：“‘经脉所通，主治所及’应当改成‘主治所及，经脉所至’才符合历史真相。”

5. 原来是“经络定理”

《名中医针刺经验用典》称，梅健寒先生“1952 年开始，在系统研究腧穴主治作用，总结腧穴主治规律的同时，发现了经脉循行、经脉病候、腧穴主治三者之间的密切关系”。“1957 年，在编著《针灸学》时，首次把经络理论与腧穴、治则、处方，联系成为一个有机的整体”。

2002 年，在意大利米兰的一次国际针灸学术交流会上，梅健寒先生提出了“经络定理”的客观存在。具体内容表述如下。

（1）经脉循行＝本经病候分布。

（2）病候分布＝本经腧穴主治。

（3）腧穴主治＝本经循行部位。

正经、奇经为“体”，病候、腧穴主治为“用”。这种正（腧穴主治）反（发病病候）相因的“体”“用”关系，就是“经络定理”的主要内容。据此，梅健寒先生的“经络定理”，是被误作“腧穴主治规律”。

6. 关于“越远越远、越近越近”

虽然“越远越远、越近越近”文字记载最晚，遗憾的是没有找到梅氏自己的说明解释。幸亏有几位针灸大家释之详尽，值得欣慰。如杨甲三先生的《针灸学》认为：“本经选穴的规律是：‘越远越远，越近越近。’以足太阴经病变为例，太阳头痛多选用金门、申脉；头项部痛多选用昆仑，背部痛多选用昆仑、承山；腰痛多选用委中；腰骶痛多选用股门。再如足少阳经病证，头晕失眠取足窍阴，目赤肿痛取侠溪，耳聋耳鸣取足临泣，颈部痛取悬钟，胁肋痛取阳陵泉，胯痛取风市等。以上举例可以看出，一条经脉的病变部位和取穴之间的关系，是由两头高中间靠拢，或者是由中间向两头扩展。”《中国针灸治疗学》也认为：“本经选穴的规律有‘越远越远，越近越近’的特点。也就是说，一条经脉的病变部位和取穴之间的关系，常常是病变越在人的头部取穴越在上下肢的远端；病变部位在人体胸、腹部，取穴越接近上下肢的近端。”

注：1957年《针灸学》在第一篇“经脉”之“结语”中说：“初学的人，如能掌握‘经脉所通，主治所在’的规律，可借以系统地记忆若干繁琐的腧穴……”

一份关于“刺血拔罐法”的重要文献
——《针刺和角法合治纪实》

1. 缘起

曩时余在上海图书馆查寻资料，偶见《针刺和角法合治纪实》一文，遂在龙吴路上图书库内找到查阅，并复印后留存。近日取出阅读，发现其除可作为研究上海市中医文献馆之馆史资料外，还对刺血拔罐法（又称刺络拔罐法）之起源、操作、禁忌、注意事项等予以论述，并附病例，是一份研究刺络拔罐疗法之重要文献。查1980年上海中医学院图书馆所编《上海中医学院中医图书目录》，称其为“1959年上海中医文献研究馆油印本”。由于上海图书馆藏本的正文下方，贴有“上海图书馆藏书”标识，遮去部分文字，又因蜡纸久用后移位皱褶，致使一些文字难以辨识。蒙上海中医药大学张潮老师在上海中医药大学图书馆找到该文，被贴之处文字得以恢复，难识之字得以辨认，在此向张潮老师深表谢意。

本文罕见，具有一定的文献价值。然年代久远，文中遣词用字与今不同，操作更近于民间原始状态。原文字迹模糊，俗字频见，错讹颇多。鉴于其文不长，故将原文和文献馆“写在前面”之语一并加以整理，又于文后加上必要说明，以供“刺血拔罐法”研究及临床之需。

2. 原文摘录

针刺和角法合治纪实

助理馆员　潘本贻整理

写在前面

中医中药是祖国宝贵的文献遗产，我们应该很好地整理研究并予发扬。

本馆的四十位老馆员们，过去长时期与疾病作斗争，有着丰富的学术和数十年的临床经验，对人民保健事业都有过一定的贡献。解放后，在……党的中医政策鼓舞下，更通过整风运动，他们都满怀信心，不辞辛劳地在工作。

建馆以来，我们的工作，由于党的密切关怀和大力支持，馆员们都积极地发挥了个人的专长，先后整理编写了不少的文献资料和经验论著。但他们习于临床，疏于写作，致编书著论，限于水平，难期完善。惟老先生们实践经验和心得，我们都极珍视，自应很好地继承，以启后学。因此将他们的成稿，有的送科技出版社出版，有的印送兄弟单位参考，作为引玉之砖。尚希读者多多指教，帮助改进，毋任感幸。

上海市中医文献研究馆

一九五九年六月

（一）刺的工具：类似刀形，不同于三棱针和铍针。针质要采用锋钢，或优良钢质铁亦可。主要取其锋利和耐磨，经常使用经常磨，保持锋利和尖锐。计有二种：

1. 刀口狭小，刀尖特别尖锐，柄圆形，长约六公分（**按：即 6 厘米**），刀口阔度约有一公分（**按：即 1 厘米**）许。应用部分着重于刀尖，用于直刺，古书上称之为“镰”。

2. 长度、柄形均相同，惟刀口较阔，斜度差，因此刀尖也阔，用于横挑。

（二）火罐：有竹制的、陶质的和玻璃质特制而成的。农村没设备不全，一时不易获得，但取竹罐状而不泄气的如茶杯亦可。如果专业性的一定要大小类型多备，随时应用。现把应用的二种说明。

1. 竹质火罐：用老竹子（俗称毛竹）的竹筒截断，一端留节作为底，一端去节做口。一般做成腰鼓形，两端略细，中段略粗，无节的一端应光滑而且平匀。如果不做成腰鼓形亦可，只不过美观上问题。须大、中、小各种齐备，随意选择应用。

2. 雪花膏空瓶选择腰鼓式者为佳。一般用于患处狭小，不适于竹质火罐者，如表层不平的手臂、手背等处。

（三）面粉：就是普通食用面粉，水调和，多搓，成有黏性，待用。

（四）辅助设备

1. 磨刀砖：油钻或普通磨刀砖均可。油砖（五金店有售），用机油滴在油砖上，刀放在油上磨；普通磨刀砖则用水磨。惟前法较后法磨出的刀更锋利，而刀口无齿状。

2. 迟钝刀：在面粉粘着火罐口或火罐内，用此刮去。

3. 压舌板：在血迹和面粉粘在皮肤上时，刮之。

4. 揩布：洁净用。在刺孔排出血液或水液，拭之，如同药棉更佳。

操作步骤和方法

1. 先将面粉搓好，应用时视所用火罐大小来决定。搓成饼状，约一公分厚薄，面饼一定要比火罐大。

2. 用针刺已决定（**按：原文如此**）的部位，刺的范围也一定要比火罐小。刺后在刺孔中有血液或水沫流出，用洁净布拭掉，再（将）准备好的面饼贴上。

3. 用火罐复在面饼上。

刺的方法

1. 直刺：用大拇指和食指执刀柄，肘臂腕脱空不着位，自己掌握轻重和松紧适度。刺时，随时转动，不使刀口向一个方向，欲其多方向。

2. 横刺：俗名“挑”。两手指横执刀柄，刀口向上，手的动作向前，极须掌握深度，绝对不能划破全部皮层，只破表层能有血液渗出即可。

刺的部位

胸部如中脘周围（**按：原文如此**），在鸠尾穴处需用横刺，只能破其皮表，因这一部分和内脏相隔最近最浅薄，如用直刺恐伤及内部脏器。所以一定用“挑”的方法。

头部、背部、肩部、手足、股、腿等处，都可以用直刺方法。即是除了胸部之外，其他部位一律用直刺法。就是舌下处金津玉液穴，亦用直刺法。

手足部内侧阴面，在未发现红肿等现象，避免不刺，只能刺在外侧阳面。不论病灶部位在内侧，亦应刺在外侧。若病灶在内侧，而即刺外侧，则对病灶效果不高。那么在外侧，先拔火罐数次之后，再刺拔。

刺的次数和深度

身体健康情况的强弱，也是照顾到“虚”“实”问题，这是一点，还有肌肉的厚和薄，同样有重要性。例如：肌肉薄的手背部、头部、面部、胸部等处，每次刺的次数少，且要刺得浅。相反则多些和深些。一般在皮肤平面面积大或者火罐用大型的，则刺得多些。通常刺的次数5~15针，深度1/10~1/5厘米。横刺次数5~15次，而深度则（在）皮肤表层。

在一次火罐拔过之后，认为必要在原部位拔火罐时，应在原部位再行刺过，否则原有刺孔经过火罐拔过后，经过火罐的收吸，刺孔闭塞。但刺的次数可以少些，不必如第一次之多。病情较重者连续可有三次之多。

拔火罐方法

一般用投火法，即用酒精棉球或纸片。小火罐（雪花膏瓶）用三四根火柴，都是燃烧后投入罐内。投入罐内时，火罐平执，待燃烧到最旺时，及时地正确地覆在面粉饼上。为防止泄气，把火罐四周面粉紧靠火罐。如果气泄了，应重复进行，否则吸不住，或吸住而不得力而失败。

起罐时，一手拿住罐子向一侧倾斜，一手按着对侧皮肤，待空气进入后，即可起掉，不要强力硬起。因为火罐有面粉饼，很容易起。假如不用面粉隔层注意起法，免得皮肤受伤，增加痛苦。

当火罐在面饼上时，火罐内经过燃烧，空气缺乏，它有吸力把面饼全部吸起，附在火罐内。当此时，刺孔内的血液或水液也随之吸出，因此火罐内沾满血块或者水液和面粉应及时刮掉和洗掉，附在皮肤上的血迹和血水等，用压舌板刮掉。有时如湿疮水肿等症，经过拔火罐后，在针孔中不断流出黄水，用洁净布拭止。

使用过火罐的皮肤上，会呈紫红色或红色，呈有一块焮起，约半小时至一小时内，自然消平，而皮肤上呈现的紫红色等，约一星期后自然消退。

拔火罐停留时间，一般5~10分钟，如火罐拔上时觉有疼痛难忍，则去之。停留的时间长而皮肤上呈现的紫红色也深，在刺孔中更现紫色。

治疗原则和禁忌

一般认为对症取穴的方法为主，就是病灶在何处就刺激何处。对关节部的伸缩不利，麻木酸痛、软弱等症均适应此法。先刺后拔。假使病症不集中，先拔数次，再拔针。

头部和眼部的头晕头疼、眼耳疾患，可在头部太阳穴部位刺拔。

咳嗽、气喘、痰饮等年久疾患，均在上背部刺拔。

胸闷、呕恶、中脘和胃部疼痛，均在上脘部鸠尾穴附近处刺拔，但须用“挑”法。

腹痛、泄泻，除在腹部进行外，亦在肛门上部长强穴处刺拔。

湿疮、癣疾：如局部的即在患处进行，如散漫性的取其重点和阳面者进行。

刺拔合用疗法，以慢性疾病为主，其目的均使蓄血排出体外，或使水液流出。取蓄血积水排去，气血得以流畅，病患自除之旨。

观察情况：以病重者吸出的血液呈紫红色，亦有紫褐色。虽然火罐拔的时间长易呈紫红色，而重病者，停留时间短促，同样呈现紫红或紫黑色。甚则粘成块状如脑髓之血色物排出，轻者血液呈鲜红而稀薄。如见水液多而血液少，已为病机好转现象。假如水肿和湿癣，等患者流出之水液呈黄色而有黏性，则有明显区别，不能混为一谈。

禁忌和应注意的方面：

1. 体质虚弱者、敏感性过强的病人，不能多刺多拔，以免产生昏晕现象。

2. 妇女妊娠时期，下腹部及腰部，暂止刺拔。

3. 手足掌心，不可刺拔。

4. 血管上防止刺破。

刺拔时现象

1. 针刺时不论直刺或横刺，病者比较有痛苦，尤其皮肉完好和手足掌背等处肌肉浅薄，刺时更痛。能在被刺部位先喷射（表面）麻醉剂，则更好。

2. 拔火罐后，针拔处皮肤呈现焮红及拔罐时有微胀痛，是必然现象，如过痛，当即去之。

3. 神经容易紧张的病者在针刺时，希自行闭目。

4. 在胸部拔火罐时，不要过高。过高在火罐收吸时，膻中部位作痛，甚至有（引起患者）心脏过快跳动现象。

5. 刺后在刺孔中流出血液和水液等，一定拭去。过于潮湿面饼亦易粘着皮肤而产生泄气现象。如粉饼过干，可加以潮润。但在血液或水液拭去后，应即将面饼敷上，以免刺孔闭塞。

6. 湿疮癣痒症已浸淫出水，仍应刺之。

7. 患者有数处病症，可以同时进行，不必一罐罐地进行，以节省时间。

病例

甲　女，40 岁，家务。主诉为生育而两足膝酸软无力，不耐立，此后膝关节不能屈伸，坐而起立，需用手扶着才能站立。站而欲坐下，即跌坐下去。经过打针服药，见效极微，针灸只能获效一时，又复发。有一次因足膝不便跌仆以次。左右膝外侧，生一叠出皮层的块，如半片核桃形，皮色不变，推按之初觉痠后觉痛，但痛势不大。重按之则痠痛如直入骨节，难以忍耐。经过初一二次针拔，已觉酸痛大减。每星期治疗一次，连续八次，现病状消失。

方法：在小块上刺拔及痠痛之处和周围，连续刺拔，每次治疗均如此。患者手指又有鹅掌风，皮厚而木，不能屈伸。治疗方法：在手指中关节之处，刺之，使之出血，不用火罐（不适合用火罐之处）。此病已见愈，可以伸屈。

乙　胡某某，男 58 岁。住马当路 291 弄某号，科普技术影象制造厂工作。主诉右足膝弯处（即委中穴处）有顽皮癣，面积有七八寸长，三四寸宽范围，皮肤已有厚而硬，有三分许，色泽发紫，且有粟粒状。初起部位较小，已有十余年，漫延至此。痒势难忍，抓破之浸淫出黄水，而发黏性。经过刺拔之后，现在痒势大减，有时作痒也只在表皮。皮肤也发薄而软。初刺时因皮厚而不痛，现在刺之觉痛。经过八次治疗，病势大减。

治法：只在患处和周围部分刺拔，每次治疗时，均数番而刺拔，据诊断欲根除，尚需时日。

结尾

针刺和角法合治过程，是根据一位七十三岁的老中医口述而记实下来的。这位老先生是半文盲，据说已经三代相传，这种治疗方法中应用不多，因此很少见，但我临床观察确有显效。在进行操作上、卫生上，是不够注意的。这些问题如能加以研究，（是）不难改进的。

上面谈到的对症取位。似属简单，也必须多加观察和临床，才能掌握。至于执针方式，和针炙同样必须熟练，否则深浅程度和灵活性不易掌握。这种治法在国外医学文献也有记载重视之（按："重视之"似为衍文）。因此把初步观察到的现象和口述的合并记录，供大家参考和研究。

3. 几点说明

（1）本文系手工誊写印刷，即先据文稿将文字刻于蜡纸，然后再以油墨印刷。细观上海图书馆与上海中医药大学图书馆两个藏本，笔迹相同，排列一致，甚至差误与改动也一样，当出自一人之手。鉴于当时书写文稿者和刻印者不一定系同一人，故不能判断为是否潘本贻先生所刻印。由于蜡纸油印的耐印力低，一般仅可印 500~1000 份，亦可根据需要少量印刷，由于年代久远，本文存世稀少，弥足珍贵。

（2）关于本文作者潘本贻先生，2016 年《风雨六十年：上海市中医文献馆馆史 1956—2015》所载"上海中医文献馆部分职工名单（复馆前）"中无潘本贻。然第 19 行有"泮本贻"，岗位一栏为"助理馆员"，其"出生年月"及"目前状况"均阙如。因其时有不规范用字之习俗，将"潘"字写为"泮"，"泮本贻"即潘本贻。该书中“文献馆出版著作一览表”及“文献馆发表论文一览表”中未见本文。

查潘本贻（1922—2008），大学本科。1994年施杞主编的《上海历代名医方技集成》称其为沪上外科名家黄宝忠先生（1889—1968）之高徒，曾与潘群合著《黄宝忠外科医案》（未查到此书，待考）。1956年上海市中医文献研究馆正式成立时，聘黄宝忠先生为兼职馆员，其时黄宝忠先生已经67岁了。当时兼职馆员大多已不再参加临床工作。文献馆为馆员配备了37名青壮年中医专业技术人员任助理馆员，潘本贻先生位列其中，时年34岁，属于壮年。查上海中医学院历届毕业生名录，未见潘本贻之名，其毕业于何处，如何成为黄宝忠先生之徒及中医文献馆助理馆员，均已无法考证。潘本贻曾为张赞臣、顾筱岩、郭柏良、傅晋康等多名老中医整理过医案。1972年3月上海市中医文献研究馆被撤销时，其师黄宝忠先生已于1968年去世，潘先生年已50。据当年文献馆同为助理馆员的职工称，文献馆撤销后，即与其失去联系。1981年复馆时，也未找到任何潘先生的信息。至于其在撤馆之后所从事工作及是否离沪，均有待考查。近有人称潘本贻先生退休之前，曾在水利电力部下属某单位工作，并定居于杭州西湖区，直至去世。以上情况无法查实。

（3）文中所用刺血工具“类似刀形”，“刀口狭小，刀尖特别尖锐，柄圆形”。作者称治疗工具为古时之镰。“镰”，形声字。从金，兼声。镰即今称之镰刀，收割农作物的农具。《字源》引张舜徽《说文解字约注》云：“许书作镰乃正体也，从廉之镰，晚出字耳。镰为刀之薄者，故利于割刈。薄刀谓之镰，犹薄冰谓之溓也。”故本文所称之“镰”，是言其形薄，而非弯曲之意。此工具出自当时民间，当时应较三棱针和铍针为佳。

（4）潘氏在结语中指出："这种治法在国外医学文献也有记载重视之。"似乎是在印证其正确性。

拔罐之法，古称角法，又称吸杯或杯术，是一种全世界性的普遍性的民间疗法、古老疗法。据朱兵《系统针灸学——复兴"体表医学"》（2015）称：早在公元前420—419年建于古希腊雅典的Asclepios医神庙中，有一组浮雕，中间是刺血工具，左右两侧各有一罐具，说明古希腊当时流行拔罐和刺血拔罐法。公元前413年古希腊Herodotus在其著作中记载，"采用皮肤划破方法，再用吸杯的负压从头部吸出有害物质"，以治疗疾病。对拔罐叙述最多、最为详尽者为希波克拉底。古希腊最负盛名的医学家希波克拉底（Hippocrates）约于公元前460年生于科斯岛，前377年去世，家世业医，为西方医学奠基人。盖伦（Galen，约130—200）是古罗马著名医师、自然科学家和哲学家，古代医学最著名的理论家之一，也是拔罐疗法的积极倡导者。这种疗法除了在古希腊流行外，还传播到阿拉伯和波斯。甚至在中世纪欧洲有治疗师在公共浴室里实施拔罐。《拔火罐疗法初步介绍》称：拔火罐疗法在世界上来说是具有普遍性的民间疗法，印度、希腊人均用，现在世界各国所用的方法有二种：一为干法，一为湿法。《贺氏疗学》叫作杯术，该书611至615页记载说："杯术有二种，即干杯术及湿杯术是也：①干杯术之效，多在外惹内效之力，乃用一有孔之玻璃杯，孔内有合页门，用时将杯扣于患处，以排气机排除杯内空气后将合页门闭严，直至自落为止，若肺或肾充血，用数杯覆患处吸之有效，惟胸膜炎及急性腹膜炎忌用，恐膜受伤也。②湿杯术用法与上同，但须先将患处之皮划破数处，俾血随吸时而出，此杯不但有外惹内效之功，且有放血之效，虚弱者禁用，因其不宜出血也。"该书还附图表明肺性水肿，肺炎之初期或弥漫性支气管炎，用干杯术之疗法。这种拔罐与拔火罐疗法的原理相同，所不同的是施行方法，前者用排气机排除空气，后者用燃烧去空气。”（谢汇东、赵玉青、曲祖贻，等.北京中医.1954，（5）：8–10）随着科学技术的发展，和解剖学、生理学的发展，治疗学发生了重大变化，古老的体表刺激方法放血和拔罐疗法被现代医学遗弃了。虽然现代医学对拔罐疗法已不再重视，但在20世纪30年代的中文文献上，依然有一席之地。这些文献将拔罐称为“杯术”，“杯术”又分为“干杯术”和“湿杯术”两种，用以治疗肺肾出血、肺水肿、肺炎初起及弥漫性支气管炎等。其中干杯术即是拔火罐，湿杯术俗称吸血罐，则先将皮肤划破，使血液流出，再用燃烧排除空气，即刺血拔罐法。如1939年吴建庵所译的《护病原理与实习》中就有“湿杯术”的应用。1954年邝安堃在《关于高血压病的苏联学说》中提及使用湿杯术治疗高血压引起的头痛。邝氏又在《实用内科诊疗手册》中提出干杯术之适应证为“各种原因之呼吸困难，尤以肺部、肝部、肾部等充血”，湿杯术之适应证为“急性肺水肿，其余同干杯术”。还详细记载了两种杯术之操作方法。值得注意的是，干湿两种杯术均用酒精棉球燃烧排气。这种方法便捷，引起针家的重视，并用于临床。1957年为了适应我国农村卫生工作者而编写的《农村卫生工作者手册》也将干、湿火罐作为临床技术和特殊疗法予以介绍。惜未引起针灸界的注意。

刺血和拔罐在中医针刺原由放血或切开疗法来，后来性质发生变化，不再以放血为主，更少用切开而基本上成为一种内科治疗手段。

《贺氏疗学》为美国医生贺得著，盈亨利译，博医会印发。有光绪三十三年（1907）管国全序。贺得（Hara，Hobart Amory）生于1862年，1931年去世；盈亨利（Ingram，James Henry）生于1858

年，卒于1934年。1928年中华医学杂志（上海）曾介绍该书。

（5）在我国很早有刺血和拔罐的记载，但是如长沙马王堆汉墓出土的帛书《五十二病方》中“牡痔居窍旁，大者如枣，小者如核者，方以小角角之，如孰（熟）二斗米顷，而张角”。其中“以小角角之”，即指用小兽角吸拔。晋代葛洪《肘后方》中告诫：“痈疽、瘤、石痈、结筋、瘰疬，皆不可就针角。针角者，少有不及祸者也。”说明其时角法之应用已普及。至唐以后，则使用竹制罐具，水煮吸之。《外台秘要·卷十三》所载：“患殗殜（按：即传尸病）等病必瘦，脊骨自出，以壮丈夫屈手头指及中指夹患人脊骨，从大椎向下尽骨极楷，复向上，来去十二三回，然以中指于两畔处极弹之，若是此病，应弹处起作头，多可三十余头，即以墨点上记之，取三指大青竹筒长寸半，一头留节，无节头削令薄似剑，煮此筒子数沸，及热出筒笼墨点处，按之良久，以刀弹破所角处，又煮筒子重角之，当出黄白赤水，次有脓出，亦有虫出者，数数如此角之，令恶物出尽，乃即除，当日明身轻也”。其卷四十《蝎螫方》中又记载：“故角不厌大，大即嗍急瘥。速作五四枚，铛内熟煮，取以角螫处，冷即换。初被螫，先以针刺螫处出血，然后角之，热畏伤肉，以冷水暂浸角口二三分，以角之，此神验。”一以刀“弹破”皮肤，一以针刺“螫处”，皆出血之后再行拔罐，是为刺血拔罐法最早的记载。宋代《苏沈良方》中，记载了用火罐治疗久咳的方法。《瑞竹堂经验方》称之为“吸筒”。明代《外科正宗》以之治疗痈肿，吸拔脓血，后之刺血与拔罐用治疗疾病有所区别。清代《医宗金鉴·刺灸心法要诀》甚至出现“如拔火罐样”词句。赵学敏《本草纲目拾遗》中专列《火气罐》一节，其时火罐已是由“窑户烧售”的陶器，小如拇指，用之“治风寒头痛，及眩晕风痹腹痛等症”。

至于罐具，从最初使用兽角，到以后的竹罐、陶罐。20 世纪 50 年代初，从原苏联引进并推广的大小不同型号的玻璃罐具，逐步替代了竹制和陶制罐具。随着科学技术的发展，出现了塑料罐、塑胶罐等。排气方法有火罐法、水罐法等以燃烧 95% 乙醇棉球的闪火法最为常用。1960 年引进了抽气罐法。针具、罐具以及排气法的革新，均为刺血与拔罐同时应用之再起奠定了基础。

（6）刺血与拔罐同施，在民间颇为流行。本文于“结尾”中写到:“针刺和角法合治过程，是根据一位七十三岁的老中医口述而记实下来的。这位老先生是半文盲，据说已经三代相传，这种治疗方法中应用不多，因此很少见，但我临床观察确有显效。”可见此为流行于民间之土法，潘本贻先生验之于临床，并总结推广，为我国刺血拔罐法的发展和普及作出了巨大的贡献。

刺血拔罐法是在刺血法（《内经》称刺络，也称泻血法）基础上发展起来的。1961 年徐文芳，等报道，使用采血针刺血后，再以 95% 乙醇棉球燃烧拔闪罐，以治疗虫丝病象皮腿。文中将刺血后再加拔罐称为刺血拔罐法，此系“刺血拔罐”法之最早命名。1962 年上海市针灸研究所陆以莹医师运用七星针叩刺穴位，再予拔罐，治疗关节痛，获得良好疗效。于是在临床上用以治疗多种疾病。由于此法出血较畅，量亦较多，易于拔出瘀血，以达到祛瘀活血之目的，故得到沪上针家的欢迎与应用，其时颇为流行。1970 年出版的《针灸治疗手册》认为刺血之法《内经》原称“刺络”，故又将皮肤针法、三棱针等刺血法与拔罐法综合运用，统称为刺络拔罐法。此为“刺络拔罐法”的最早命名。该书对此法的操作、注意事项都作了详细介绍。1980 年代以后有关“刺络拔罐”的报道渐多，刺血拔罐法与刺络拔罐法，两者也相互通用。

1763 年日人荻野元凯折中汉兰，著《刺络编》，书中“角法”载，“瘀血结聚，肌肤紫黯，动作不便者，随处取之”，先以铍针“刺破患处，再取棉花若樟脑，着之硝子中而放火，急合刺上”。1954年日人间中喜雄和德人许米特合著《为医家写的针术入门》，1958年萧龙友、钱稻孙将其译为中文，并更名为《针术的近代研究》。书中称：“在现代，丸山昌郎氏好用点滴泻血法，他推荐对上身的疼痛则刺背部上部的毛细管静脉，下半身疾患则取之于腰部，然后以吸角尽可能多吸出些血液，虽然，也不应超过10~20毫升。”1957年丸山昌郎与工藤训正合著《刺络治疗法》。1969年日本黑岩东五出版了《真空净血疗法》，1979年的第7版为中文版。该书应为世界上第一部刺血拔罐专著。

（7）文中认为其所介绍之法“在进行操作上、卫生上，是不够注意的”，的确实事求是。文中所述放血刀具也过于原始，现临床已多不再使用。现临床多用一次性粗毫针、手术刀尖、注射针头、采血针等。操作也较文中之法更为便利卫生，不但医者方便，患者所承受痛苦亦减少。这些工具中似以一次性注射针头最为便捷。20世纪40年代孙惠卿先生创立的皮肤针疗法，风行全国，皮肤针重叩可致出血，故亦作为刺血之工具。

至于罐具，现多用玻璃所制罐具，因其透明，利于观察。文中所说的雪花膏，为20世纪三四十年代，上海生产的一种以硬脂酸为主要成分的护肤品，以玻璃瓶盛之。由于罐具匮乏，一些医者以其空瓶作为罐具，其时尚有以盛酱菜、水果等的玻璃空瓶作为罐具者，这种现象甚至维持到90年代。现在缺乏罐具时，也偶用茶杯、空瓶等救急。至于抽气罐具，可以掌握罐内负压状况，然其罐口较薄，往往造成被施术者局部疼痛。也有以塑胶制成者，但负压不够，可以作为保健器材，似不可作为刺血拔罐之器材。

拔罐时，常因皮肤皱褶等原因，造成火罐漏气，以致脱落，血液污染。为了避免漏气的发生，文采用和面做饼，置于将拔罐之处，不但欠于卫生，而且操作繁琐。一些医者见罐内出现气泡，每以为系气体自体内被拔出，实则是因皮肤皱褶所引起的漏气，空气自外进入罐内，冲击血液，从而形成气泡。后有用凡士林替代者，然油腻难以清除。本人在临床上则用B超检查时所用之耦合剂替代面饼，防止漏气，将之直接涂于罐口。耦合剂无气味，无刺激，价格低廉，操作方便，易于擦除。且此法可应用在关节部及少量毛发处拔罐，值得推广。

（8）对于文中所言刺血拔罐法“只在患处和周围部分刺拔”，本人不敢苟同。刺血拔罐法之目的是祛除瘀血，使气血运行通畅。患处及其周围为临床常用之施术处，似不可认为刺血拔罐法施术只在患处和周围部分。这是因为人体是一个由经络系统连成的整体，当一处经脉存有瘀血，会在其他部分反映出来，此时，在反映部分刺血拔罐，或可有效，但不一定是根本之法，唯有根据临床表现和经验，找到瘀血所在，方可取得满意的疗效。如痔疮，在腰骶部或委中处的静脉或压痛处，行刺血拔罐法，其效果颇佳；麦粒肿急性期，若发现背部有小红点，挑刺后再加拔罐，麦粒肿很快就会消失痊愈。

至于文中关于“手足部内侧阴面，在未发现红肿等现象，避免不刺，只能刺在外侧阳面。不论病灶部位在内侧，亦应刺在外侧。若病灶在内侧，而即刺外侧，则对病灶效果不高。那么在外侧，先拔火罐数次之后，再刺拔”之说，临床体会似未必如此，如膝、踝关节之内侧疼痛，可在患处寻找压痛或怒张络脉，刺血后再加拔火罐，不应拘泥于“只能刺在外侧阳面”。文中所言“病灶部位在内侧”，可“在外侧，先拔火罐数次之后，再刺拔”之法，应在临床应用验证。

对于留罐时间，本文认为“拔火罐停留时间，一般5~10分钟，如火罐拔上时觉有疼痛难忍，则去之”。现在有人以为留罐时间越长越好，这是错误的。火罐停留时间过长，不但会造成局部起泡，造成患者不必要的痛苦，同时会影响局部血液循环，甚至造成局部软组织坏死，给患者造成不必要的痛苦。有人以为多次连续拔罐起泡，就能拔除病根，是没有依据的假想。除非病情需要，否则没有必要在同一部位连续反复拔罐。

此外，“在一次火罐拔过之后，认为必要在原部位拔火罐时，应在原部位再行刺过，否则原有刺孔经过火罐拔过后，经过火罐的收吸，刺孔闭塞。但刺的次数可以少些，不必如第一次之多”。可能不是火罐收吸所致，是所用之面粉阻塞针孔，现今一般不主张在原部位再拔火罐，再予针刺，除非病情有特殊需要。

（9）本文虽然认为此法可以治疗咳嗽、气喘、腹痛、泄泻、腹痛、泄泻等疾患，但所举二个医案，皆为皮肤疾患。临床上刺血拔罐法适应证非常广泛，陆以莹医师认为此法可以用于：关节和软组织疾病，如颈椎病、腰椎增生、腰椎间盘突出、腰椎滑脱、急性腰扭伤、肩周炎、网球肘等；以及内外科的疑难杂症如占位性肝硬化腹水、中风急性期（如脑溢血昏迷等）及后遗症、高血压病、血管性头痛、哮喘、肺炎、气管炎、房颤、早搏、胃窦炎、肝炎、高热、长期低热、白塞综合征、药物中毒、白血病、丹毒、多种皮肤病、骨折等。

刺血疗法拔罐法主要用瘀证、热证，不适应虚证。临床见有虽为虚证，若日久或若局部有瘀血，只要患者体质尚可，仍可以再刺血拔罐，但必须掌握出血量、部位及数量。

（10）刺血拔罐法，在刺血的基础上，加拔火罐，故临床判断是否需要刺血拔罐，个人体会主要有以下几点：①患处及周围疼痛处，所谓疼痛必有瘀；②按压疼痛之处；③久病不愈之处，所谓久病必有瘀；④体表有怒张之络脉，色红或青，或其上有结节者；⑤皮肤上有小红点或小黑点等；⑥皮下扪之有结节且痠痛；⑦平常不痛，活动到某一位置时，突然疼痛难忍之处；⑧不应出现络脉处出现络脉，或该处色青者；⑨局部皮肤红肿者；⑩局部皮肤瘙痒肥厚者等；⑪局部皮肤麻木或水肿者；⑫带状疱疹、疮疖化脓成熟需要排脓者；⑬蛇虫咬伤之后，局部红肿者。

刺血拔罐之出血量与疗效存有一定关系。一般而言，出血缓慢，点滴而下，色深粘稠，为瘀，为寒，多次拔罐后，出血会逐渐加快，颜色也随之转红，此时即可停止，所谓“血变而止”是也。出血快疾，甚至如线喷射，说明局部毛细血管内压力大，应视患者体质与病情加以控制出血量，防止意外；出血淡红，质地稀薄，为虚。如有凝血障碍，或服用抗凝药物者，建议慎用此法，即使运用，部位宜少，出血量不宜多。

刺血拔罐数量一次不宜过多，最多2~3处，也可轮流刺拔。刺血拔罐间隔时间，一般为7天，也可视病情、局部皮肤恢复状况等决定。待病情好转即可停止，不应拘泥于规范。若罐中血块中见有黏连物，或见白色丝状物，表示瘀血已除，该处应不再刺血拔罐。一般而言，症状消除，即可停止。因为机体有调节机制，似没有必要持续到拔不出血为止。

《挨穴法》与“挨穴十三条”

20世纪50年代在承淡安先生的努力之下，一批日本著名针灸著作被介绍到中国，对我国针灸学的研究和发展起到了巨大的推动作用。其中《针灸经穴概要》一书译自柳谷素灵《针灸医学全书》之“经穴篇”。在阅读时，经常碰到“挨穴”和“挨穴法”这两个词，似乎是取穴方法的意思，又似乎是一本书的名字。遗憾的是，遍翻国内针灸学辞典，没有找到答案。

考日本江户时代，我国元代《十四经发挥》(1341)和明代《类经图翼》(1624)所记载的十四经脉理论成为日本经络学说的主流。然自明代《神应经》(1425)《针灸大全》(成书年代不详)等传入日本后，指寸取穴法兴起。饗庭东庵《经脉发挥》、堀元厚《隧输通考》、堀元昌《挨穴尺寸法》、寺尾隆纯《十四经络腧穴弁(辨)解》等，虽都以滑寿的“十四经”为基础论述经络经穴，但在孔穴的归经及经脉的流注顺序等方面，与主流中国元、明时期的《十四经发挥》《类经图翼》存有一定差异。

堀元厚(1686—1754)在《灸焫要览》(1723)“同身寸法”下认为:“当取中指中节为准。后人以骨度为同身寸者，非。是说见《通考》。”《通考》即《隧输通考》之简称。《隧输通考》为堀元厚与衢昌栢合撰，成书于1745年，计6卷，未刊，有多种写本存世。《日本汉方典籍辞典》认为："本书反映堀元厚经穴学之精深造诣，对后世日本经穴学发展影响甚大。"《日本针灸医籍十六种》认为:《隧输通考》为堀元厚的代表作。该书考证严谨，收录宏富，堪称质量上乘的经络经穴学著作之一，在经络经穴学的研究上独树一帜，形成了具有日本特色的经络经穴学说。在当时评价就相当高，常为江户中期以后的经穴学著作所引用。

堀元厚之学术传其子堀元昌。堀元昌（1725—1762）为堀元厚的嗣子，名贞明，字元昌，号廻澜，其于京都四条之寓所号"渊渊堂"。《挨穴法》和《挨穴明辨》两书都是门人根据堀元昌口授而撰写的。京都大学富士川文库有《(渊渊堂)挨穴尺寸法》2卷、《挨穴明辨》1卷，还有《挨穴集说》2种、《挨穴资蒙》2卷、《挨穴捷径》1卷、《挨穴图说》1卷等。其中《(渊渊堂)挨穴尺寸法》2卷"请求记号"为ア/6,《挨穴明辨》"请求记号"为ア/50。

2007年田中利江子、桥本典子和山崎阳子在《日本医史学杂志》第53卷第1号上发表了《〈挨穴法〉和〈挨穴明辨〉》，对两书进行了考证。认为《挨穴法》手抄本为上下二册，书写年份不详。而《挨穴明辨》流传着几个手抄本，与上文所述的《挨穴法》作比较，虽然构成和解说内容类似，但是在个别经穴的解说文和卷末部分以及其他部分，可以看到很大的差异。该文比较了《挨穴法》和《挨穴明辨》的内容，认为根据平出氏旧藏《挨穴明辨》的卷末记载，该书其书成于堀元昌晚年的1758年或以前。而据《挨穴法》上册陶道之注，在元昌之嗣子原德以后，即1762年以后成书的。故也有可能是元昌晚年门人编纂《挨穴明辨》，元昌去世后，再增补修订，以成《挨穴法》。《挨穴法》，又称《挨穴尺寸法》，因堀元昌之寓所号“渊渊堂”，故又称《（渊渊堂）挨穴尺寸法》。

日语中有一些汉字组成的词，其与中国汉字之语义完全不同，如日语“切手”意为“邮票”，“大丈夫”为“没有问题”，“勉强”为“学习”等。2008年6月在佐仓市召开的日本医学史第109回大会上，山崎阳子发表了《关于本居宣长纪念馆所藏〈挨穴会志〉》。文中称：“挨穴”是指“经穴”，为堀元昌独特的术语。《日本汉方典籍辞典》（2008）在《挨穴明辨》条下称：“挨穴”即指经穴，又称孔穴、俞穴。自本书之后，日本开始将“挨穴”作为《经穴学》术语使用。

在《挨穴法》问世之后，许多经穴著作都受到了影响。如原南阳《经穴汇解》（1803）、小坂元祐《经穴纂要》（1810）等优秀经穴学著作，虽然或多或少地受到堀氏父子的影响。但日本针家对堀元昌所独创的术语“挨穴”，并没有全盘接受，他们在著作的命名中，没有用“挨穴”，还是使用“经穴”。即使私淑堀派的医家有安井元越，其著作《腧穴折衷》（1764）也是使用“腧穴”。可能是因为堀氏的“挨穴”两字，与中国古代墓穴选址所用的“挨穴”相同缘故。

堀元昌经穴理论的特点是，首先制定了十三种独特的骨度方法，并以其准则来阐述各经穴的位置。

鉴于堀元昌制定的“挨穴法”中有“挨穴十三条”，对日本经穴学影响很大，且在中国针灸界也有一定影响，以下将《（渊渊堂）挨穴尺寸法》中有关内容予以节录，仅录正文，批注概不录入。一些字迹不清，则参考一卷本《挨穴尺寸法》。

“本邦诸家多据滑法，若其所不合，或据楼与刘，既不归一定，则亦不以为全得也。独至堀先生，据楼英刘瑾所立法。若其未备者，仔细商量之。观各处孔穴，有自然尺寸。特立之法八条，并为十三条。”

渊渊堂挨穴尺寸法

通字号

或人按《针灸大全》云，以男左女右大指与中指相如环，取中指中节横纹上下相去长短为一寸，谓之同身寸。

子字号　前发际至后发际，折为一尺二寸；

丑字号　头维相去九寸；

寅字号　两乳之间八寸；

卯字号　天突至两乳之间，折为六寸八分；

辰字号　鸠尾骨端至脐中，折为八寸；

巳字号　脐中至横骨，折为五寸；

午字号　腋内纹头至尺泽，折为九寸；

未字号　尺泽至掌后横纹，折为一尺；

申字号　肩颈至曲池，折为一尺；

酉字号　曲池至阳溪，折为一尺；

戌字号　季肋至髀枢，折为九寸；

亥字号　足三里至解溪，折为一尺一寸。

按：“孔穴尺寸法，《内经》不说以何寸取，虽有其骨度“七尺五寸”法，而此量孔穴，有所不合。汉魏无书可考，晋唐以降，书共以同身寸量周身穴，为其同身寸也。有取拇指横文为1寸，有取中指中节为1寸，或屈量之，或伸量之，或以侧面，或以内面。法虽不同，其要不出以指节取法也。今以之量孔穴，亦有所不合。至元滑寿专以《内经》骨度寸，却不取同身寸。滑法虽颇似有理，其量孔穴，有所不合，则亦难以全据。至若明刘瑾、楼英据《内经》骨度法消息别立法，头脊设头脊寸；胸腹设胸腹寸；与足（注:“足”前疑漏“手”字）亦唯以同身寸。是虽发前人未发，犹未尽备。本邦诸家多据滑法，若其术不合，或据楼与刘，既不归一定，则亦不以为全得也。独至堀先生，据楼英、刘瑾所立法，若其未备，方仔细商量之，观各处孔穴，有自然尺寸，特立之法八条，并为十三条，于是乎尺寸尽备，而孔穴得宜矣。”

对尺泽穴中“尺”字的探讨

尺泽穴，出《灵枢·本输》。位于“肘中约上动脉”，为手太阴之合水穴。关于其命名中“泽”，诸家没有异义。“尺”字，诸家多以为是长度之尺，如初唐《黄帝内经明堂》尺泽条下谓：“尺谓从此向捥（腕）有尺也。一尺之中，脉注此处，留动而下，与水义同，故名尺泽。”清代《医经理解·卷三》载，尺泽穴“去掌后正得同身之尺也”。高式国先生在《针灸穴名解》引脉诀云：“分寸为尺，分尺为寸。”人之前膊腕横纹后 1 寸为关，由关至肘横纹为尺。诊家谓“尺肤热”者，即指此一尺全部而言。

此说似乎有理，思之则觉不妥。因《灵枢·骨度》载称：“肘至腕长一尺二寸半。”据此，从腕向肘量 1 尺后，尚距肘横纹 2 寸 5 分，达到 1 尺的 1/4。故以长度之尺来解释尺泽之“尺”，似乎牵强。其次，尺、寸等为长度的单位，属于度量衡中的“度”。度量衡制度从起源到成熟、完备，经历了一个漫长的发展演变过程。其“萌芽于原始社会末期，形成于春秋时期，定型于西汉，成熟于东汉”。《说文解字》根据小篆形体解释汉字的形义，多数是解释正确的，但小篆并非最古的文字，很多字形已经讹变。随着考古的进展，在新出土的文物发现了“尺”字的金文，故对尺泽穴之“尺”应予新的解释。

《易经》中有“近取诸位身，远取诸物”。“这句话也可以更适切地用来说明汉字创造的过程”。从上肢有寸关尺、尺骨、尺肤等部位来看，古人可能在造“尺”字时，确实存在“近取诸位身”。

在现今所存的甲骨文中未见“尺”“寸”两字。“尺”字最早见于1977年石家庄出土的战国中山王墓中王器，其文为“王堂方二百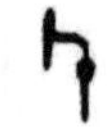”，“王后堂方二百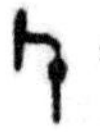”。学者将“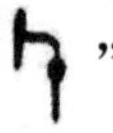”读为“尺”，也释为“尺”。“尺”之篆文为“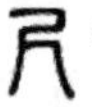”李轶认为，关于“尺”的构形，主要有两种说法：一是信守许慎的传统说法，认为“尺”与人体有关；另一种认为许慎说“尺”字从“尸”是为了迁就“度量皆以人体为法”，与古文字字形不合。众所周知，六书中有象形和指事，在金文“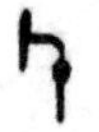”之中，人为象形，点为指事。《汉字源流大字典》认为：“金文从人……篆文改为从尸（亦为人），乀从乙（jué 标志出），其义相同。”至于《说文》从“尸”，谷氏认为“亦为人。尸为象形字，《字源》认为：“尸本象箕踞之形，箕踞为尸字之本义，典籍作夷，甲骨文金文多借尸为东夷之夷，不见用其本义者。用为尸体之尸，始见于春秋文献。”故认为《说文》是为了迁就“度量皆以人体为法”之说，值得商榷。

“寸”字也出现于战国，结构与《说文》相同，古文字家以为“寸”是“尊”字简略了上面的“酋”字而成。“寸”之小篆为“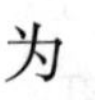”，从又，从一。又为手之象，一为指事符号。马叙伦先生在《说文解字六书疏证卷二十八》认为，“寸为肘之初文”赵诚、李天虹等学者考证，出土古文字中的“寸”就是“肘”字。

由此可知，“寸”字为手部在上，所示之“一”在手腕之下的肘部，“一”后来演变为点。张守中认为：“金文中凡著点形之字……皆延生为一”，而“尺”所示之点，但后来演变为“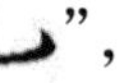”，楷书又演变为“乀”。此点在上肢上臂与前臂之间，所指当为“肘”。“尺”与“寸”两字皆指“肘”，但在形态和读音上有所不同。

谷氏认为，“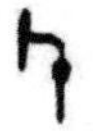”字“加点指明人身寸口以上的尺骨或足以上胫骨皆约为一尺”。其说所指范围过大，似不符合古人造字之法。“尺泽”位于肘部，《灵枢·本输》称其位于“肘中之动脉也”，穴处有桡侧返动脉，搏动不休。同时肘部又可作屈伸动作。肘部的“曲泽”“曲池”二穴之“曲”，表示该处可以屈曲。故古人在造“尺”字时，特地加点，以示肘关节处有搏动之脉，且可作屈伸动作。由于现今人们体质改变，尺泽的动脉搏动微弱，不易扪及，然不应否定古人之记载，更不可认为曲泽曾位移到尺泽穴。《正中形音义综合大字典》引徐灏氏言：“尺，从人（尸），从冂。冂象曲肘形。”周楣声先生在《针灸穴名释义》中认为：“肘关节处即称为‘尺’。”膝虽然也可以弯曲，其后布有腧穴委中、委阳，命名之中没有“尺”字，故“尺”似不可能表示膝部。之后前臂之尺骨、尺侧皆由“尺”而得名。

古时“寸”字和“尺”两字都可用来表达“肘”，可能为战国时文字不统一有关，对“肘”，不同地区有不同的称呼和文字。秦在统一六国之后，便以秦小篆作为通行文字。“尺”与“寸”很早被借作长度单位，于是又在“寸”字左边加上“肉”旁，作为“肘”字之正字。“尺”字不再用来表示“肘”部。

综上所述，尺泽穴命名中，“尺”字为“肘”之古字。今之学者，对“尺泽”穴中的“尺”字理解有误，良有以矣。

孔最穴位置的变动

孔最穴位手太阴之郄穴，为临床所常用。目前基本上所有文献都记载其位于肘横纹上七寸，似乎没有什么变动，但由于前臂骨度分寸的不同，从尺泽穴来看，孔最穴的位置也随之发生变动。

1. 骨度和脉度

《灵枢·骨度》曰："黄帝问于伯高曰：脉度言经脉之长短，何以立之？伯高曰：先度其骨节之大、小、广狭、长短，而脉度定矣。"我们可以得知，骨度原为脉度而设。骨度分为横、竖、环三大类。骨度应是近似值，刘山永、刘衡如 1988 年就认为"骨度"中基本的度量方法是"在体表根据分段来划线、定点度量"。"但从局部看，可以说是在相当于或接近于一个平面上度量，取得各段长度数据，并用以说明肢体各段的比例关系"。"严格地说，这是近似值，还不够精确，至少一些竖量部位如此。"

古人认为经脉是可以度量的，《灵枢·经水》曰："若夫八尺之士，皮肉在此，外可度量切循而得之，其死可解剖而视之……脉之长短。"

古代所记载的众人之长有所不同。《周礼·考工记》曰："人长八尺。"《灵枢识》曰："人长其实七尺五寸……或云七尺，或云八尺，举其大概耳。"

《灵枢·脉度》中记载了全身脉之长短。如手三阳经从手至头，各长5尺；手三阴经从手至胸中，各长3尺5寸；足三阳经从足至头，各长8尺，足三阴经从足至胸中，各长6尺5寸。还有阴、阳蹻脉各长7尺5寸，任、督二脉，各长4尺5寸。脉之总长度为"凡都合一十六丈二尺"，其作用是"此气之大经隧也"。古人尚记载蹻脉男女不同的度量法，这里从略。

2. 骨度法

1）骨度法的定义与出处

骨度法是临床上经穴定位的主要方法。《针灸学辞典》认为："即以《灵枢·骨度》所载的分寸为以后针灸定穴所遵循，作为各部的比例的寸来应用。不分人体高矮、肥瘦，在一定的部位内折作相即同的分寸。"后世医家也多依此法行定位取穴。《黄帝内经太素》以为骨度法有"定分经脉长短"和"取空穴"之功，这是最早将《灵枢》所载的骨度分寸，用于定取腧穴的记载。由于其"以七尺五寸中人为法"，"大人小人皆以为定。何者？取一合七尺五寸人量之，合七十五分，则七尺六寸以上大人，亦准为七十五分，七尺四寸以下乃至婴儿，亦准七尺五分，以此定分经脉长短并取空穴"。

2）《灵枢》骨度与《明堂》不是同一体系

据《针灸腧穴通考》记载：《灵枢》骨度与《明堂》取穴尺寸，本不是同一体系。如初唐孙思邈《千金要方·明堂三人图》卷二十九曰:“《明堂》正经人是七尺六寸四分之身。”如是则《明堂》中1寸应是身长的1/76.4，而不是1/75，即使在《灵枢》中，也不是每篇都谓人体身长为7尺5寸的。例如《身度》《经水》则以身长为8尺。这也给临床取穴造成了一定的困惑。

3. 同身寸、指寸（中指寸）

在骨度分寸法出现之前后，古人临床取穴有多种取穴法，用尺、麦杆量取或折量，更多使用的是同身寸。

1）布病者之手指

所谓同身寸是指按照患者的手指定取取穴。如《经穴汇解》曰:“同身寸……以本人手指度本人之身体，故曰：同也。非布医师之手指，于病者而度之谓也。”此法也得到古代医生的赞同和推崇，王冰注《素问·气穴论》等篇时认为:“古人所以特谓同身寸者，盖必同其身体随在而折之，固无肥瘦、长短之差讹也。”

2）常用的同身寸

手指同身寸法常用的有中指同身寸、拇指同身寸和横指同身寸（一夫法）三种。此法教材记载颇详，这里不再赘述。

3）历代记载同身寸的文献

关于同身寸的记载，有人认为最早文献记载，出现于东汉张仲景《金匮玉函经》:“诸度孔穴，取病人手大拇指第一节，横度为一寸，四指为一部，亦言一夫。”查《恽铁樵医学史讲义》谓，《金匮玉函经》“旧传汉张仲景撰，晋王叔和集”。“《千金方·诊候篇》引张仲景曰，‘欲疗诸病，当先以汤荡涤五脏六腑云云’，即《金匮玉函经·证治总例》一之文也。”也有人认为在晋唐《肘后方》《千金方》多有论述。似有待进一步考证。

明代《针灸大全》提出:“大指与中指相屈如环，取中指中节横纹上下相去长短为一寸，谓之同身寸法，为准则。”《神应经·折量法》(1425)认为:“折量之法，世俗盗学妄传，自头部、背部、手足部，一概用同身寸量之。殊不知头部有头部之尺寸，腹部有腹部之尺寸，横直尺寸俱不同，各有其要。惟背部手足部，并用同身寸取之。”而《针灸学辞典》认为，此法适用于下肢、下腹部的直寸和背部的横寸。说明此法不可替代骨度分寸法。

同身寸曾经盛行,《经穴汇解》说:“王太仆注《素问》每穴曰:同身寸之几寸。后人遂废《骨度篇》，而用同身寸,《明堂灸经》引扁鹊载同身寸。医书动假扁鹊而为根蒂，未详其由来。”指寸法受到质疑，据不完全统计，仅中指同身寸就有四种之不同。尤其值得注意的是，对于各种手指同身寸在定穴时的适用部位，各家说法大相径庭。《黄帝内经太素·骨度》认为:“今人取手大指第一节为寸，以定针灸分寸者，不相当也。”《古今医统》也认为:“若以中指为法，如瘦人指长而身小，则背腹之横寸岂不太阔耶?如肥人指短而身大，则背腹之横寸岂不太狭耶……后世不论背腹，概以中指谓之同身?简面是行简，讹而愈讹。”近年来，不少学者通过测量和统计方法对指寸定位法作了大量的研究。结果表明:①指寸(主要是中指寸)不等于折量寸，指寸与骨度同身寸之间存在明显差异;②不同手指同身寸长度之间存在明显差异;③不同个体手指同身寸有显著差异。

由于“同身寸”尺寸与“骨度”折量尺寸不成比例。所以此法在临床应用时应结合骨度折量法。

4)同身寸、指寸(中指同身寸)之流行

这是因为骨度法繁琐，不易掌握;针法需医师操作，灸法简便易行，且“艾炷之下广三分”;腧穴是面，不是点;循法(阿是法）在取穴中的应用。

4. 尺度的使用

古人定取腧穴时使用古尺，竹、草、绳、手指等。如《晋书》的记载："今尺长于古尺几半寸……医者用之，孔穴乖错。"日《经穴汇解》说："本邦曲尺与唐尺同，则八分今曲尺八分也。"在孔最穴的定位中，日本针家明显受到尺泽穴命名中"尺"字的影响。

5. 前臂之三个不同骨度尺寸

腕横纹至肘横纹之间的骨度有三：

1）"一尺二寸半"

《灵枢》认为："肘至腕长一尺二寸半。"

山东中医学院针灸教研组（1963）认为：考肘至腕，长1尺2寸半，在临床上如以指寸度之，则多符合其数。

2）"一尺二寸"

古代文献中无"肘至腕十二寸"的记载。此说始自《新针灸学》之"腕横纹至肘横纹尺寸折作十二寸"。《新针灸学》未言更改理由。大部分学者以为是为了取穴方便。王野枫先生以为是"屈肘姿势"之故。《腧穴学》（罗永芬，1996）说："如肘、腕之间的长度……因与两臂外展时总横度75寸不符，故改为12寸。"因未找到出处，存疑。

3）"一尺"

日《挨穴尺寸法》提出："尺泽至掌后横纹折为一尺。"此说在日本非常流行，在中国也有针家赞同，如承淡安先生的《中国针灸学》(1957)认为:"尺泽穴至曲池穴,为一尺之规定,作为肱前面直寸之标准。"同时也遭到一些针家的反对,如山东中医学院针灸教研组(1963)认为:一尺之说,恐亦非众人之度。从腧穴的分布来看,如按《腧穴折衷》"曲池至阳溪长一尺"的骨度折取穴位的话,那么温溜与下廉二穴,就有同一位置之弊;按其活动标志取温溜穴,如握拳前臂旋前时,其处有肌肉隆起,如蛇头之状。度其部位,多数均在五六寸(中指寸,或按1尺2寸半折量),由此看来,并不符合《腧穴折衷》"温溜在腕上五寸为中间穴,温溜距曲池亦是五寸"的说法。同时无法解释"大士五寸""小士六寸"之说。所以认为,肘至腕,按1尺2寸半,或按1尺2寸,取穴是比较符合腧穴分布的实际距离,同时也符合中指同身寸。

6. 孔最穴位置的变化

1)古籍中关于孔最穴位置的记载

(1)《甲乙经》的记载。曰:"孔最,手太阴之郄,去腕七寸,专金二七,水之父母。刺入三分,留三呼,灸五壮。"文中"专金二七水之父母"八字,《经穴汇解》认为:"《千金》《外台》共不载,是五行家之文,非皇甫氏之文,注语误入本文。"

(2)尺字原指肘部。尺泽为手太阴之合穴。穴名中"尺",最为关键。许多针家认为"十寸为尺",显然不符合《内经》中前臂骨度。《字源》称,尺字"从其构形上看无法说明其构形之义为尺寸之尺"。"尺字用于尺寸之义常见于战国文献"。《汉字源流大字典》认为,尺"金文从人,加点指明人身寸口以上尺骨或胫骨皆约为一尺。"故"尺泽"之"尺",似指肘部。从曲泽穴之"曲",可证尺泽穴之"尺",似指肘部可屈曲处。《汉字源流大字典》还记载，肘的“本义为人的上下臂交接可以弯曲的部位”。《字源》肘字条下曰，“其初文系于像手臂之形的肘弯凸起处加一竖笔符号，以似肘之所在……后来这个初文字形渐与方寸之寸”混同，遂追加肉旁而写作“肘”。至于“寸”与“尺”原均指肘部的原因，乃当时文字各自书写，未能统一之缘故。以后“寸”与“尺”，被用作度量之单位后，于是在“寸”前追加肉旁而写作“肘”。故而尺之本义，不为人知。

（3）古籍之中孔最穴位置均为1尺2寸5分。据李佳潞、黄银兰、乔嘉等报道，经查阅了19部古籍文献，肘横纹（平尺骨鹰嘴）至腕掌（背）侧远端横，所涉中对该部位骨度的描述均是12.5寸。也就是说孔最穴位于腕横纹上7寸，尺泽穴下5.5寸。

2）孔最穴的位置变化

从文献上看，前臂之3个不同尺寸所记载的孔最穴位置，多言位于腕横纹上7寸，似乎没有什么分歧。实则因前臂之骨度分寸有三，故从腕横纹至孔最之尺寸也有三，从尺泽穴与孔最之间距离也有三，且更为明显，有5.5寸、5寸、3寸之不同。

（1）位于尺泽穴下5.5寸处

古代文献中，尺泽至孔最穴5.5寸之说，见于《十四经发挥》。元滑伯仁《十四经发挥》编成于至正元年（1341），约初刊于明洪武初年（1368）。很快便传到日本，最早的刻本为1596年，该书引起日本医学界的高度重视，多次重刊或重印。《十四经发挥》附有“仰人尺寸之图”和“俯人尺寸之图”。其中“俯人尺寸之图”中，左侧写有“肘至腕长”，右侧写有“一尺二寸半”。卷中载：“孔最穴：去腕上七寸。”

直至20世纪50年代，国内一些针灸著作还是坚持依据《灵枢》，认为“肘至腕长一尺二寸半”。如1953年何霜梅的《新针灸手册》；1957 年江苏省中医学校针灸学科教研组的《针灸学》，都坚持《灵枢·骨度》，将孔最穴定位于腕横纹上 7 寸，尺泽穴下 5 寸半处。

（2）位于尺泽穴下 5 寸处。这一定位见于如下四种文献。

其一、朱链《新针灸学》最早提出“腕横纹至肘横纹尺寸折作十二寸”。该书成书于 1950 年，1951 年由人民出版社出版。并广泛流行。

其二、马继兴、萨仁山的《简要针灸正骨》。该书成书于 1951 年，1954 年人民卫生出版社出版。据马先生在《针灸学通史》介绍，该书中针灸学部分，系北京中医进修学校的教材，后为全国中医进修的教材。该书认为：前臂部（肘窝横纹 - 腕关节横纹）12.0 寸。故而其时一些针灸培训教材，如 1955 年湖北省中 医进修学校主编的《针灸疗法》都认为：腕横纹 - 肘横纹之间 12.0 寸。也就是说尺泽至孔最穴 5 寸。这里的 5 寸者相当于《灵枢》肘至腕长 12.5 寸时的 5.28 寸。

其三、承淡安先生创立的中国针灸学研究社也持此看法。① 1953 年陆善仲先生《新编人体部位骨度针灸经穴考集》：“自肘在（似为“至”之误）腕中横纹一尺二寸。”注曰：“奥氏本（似为日本奥村三策之《按摩针灸学》）、《甲乙经》皆一尺二寸五分。”孔最位于“腕横纹上七寸直对尺泽”。② 1955 年王野枫先生《针灸十四经穴位考订》说，将社内“各位同志们平时对于穴位方面共同研考”再次公布。“自屈肘姿势之肘尖至手背腕纹折作一尺二寸。”孔最穴位于“腕上七寸”。

其四、位于尺泽穴下 5 寸成标准。① 1959 年中华人民共和国卫生部中医研究院编著的《针灸学简编》在表 10“审定上肢穴位的尺寸法”中记载，尺泽至太渊的尺度为 12 寸。② 1961 年南京中医学院针灸教研组主编的《针灸学讲义》，即一版教材，采纳了朱氏的观点，其在“常用取穴骨度分寸简表”中写道：“古代骨度12.5寸；常用尺度12寸。”

以后各版教材都加以沿袭。如1962年上海中医学院《针灸学（二）腧穴学》认为孔最穴“在前臂掌侧，从尺泽穴（肘）至太渊穴（腕）连成一线，分作12寸，循经自腕横纹直上7寸处（距尺泽5寸，距太渊7寸）。或腕后桡侧上7寸”。

《针灸学辞典》（1987）也认为：肘至腕（关节横纹）寸数12.5寸，取法作12寸。孔最条下作“当太渊与尺泽的连线上，距太渊7寸处。”自此“腕横纹至肘横纹折作十二寸”，孔最穴位于腕横纹上7寸，尺泽穴下5寸处，不但走进了针灸学教材，甚至成了针灸界的共识从而被写入国家标准。

（3）位于尺泽穴下3寸处，兴于日本江户中期。

明代《神应经》《针灸大全》传入日本，于是指寸取穴法兴起。但在经穴归属的经脉及经穴的流注次序等问题上，与滑寿、张介宾的学说已有较大的分歧。一些医家还对滑、张之说提出了批判，其中有些偏激的看法。

江户中期著名的经络经穴家堀元厚（1686—1754），名贞忠（一说为贞恕），号北渚。著《灸炳要览》（1724）《隧输通考》（1744）。

饗庭东庵《经脉发挥》、堀元厚《隧输通考》、堀元昌《挨穴尺寸法》、寺尾隆纯《十四经络腧穴弁（辨）解》等，虽然都以滑寿的“十四经”为基础论述经络经穴，《灸炳要览》在“同身寸法”下曰：“当取中指中节为准。后人以骨度为同身寸者，非。是说见《通考》。”《通考》即《隧输通考》之简称。

《隧输通考》计6卷，未刊，有多种写本存世。江户中期比较流行。日本京都大学富士川文库可阅读。《日本汉方典籍辞典》

曰："本书反映堀元厚经穴学之精深造诣，对后世日本经穴学发展影响甚大。"《日本针灸医籍十六种》称，堀元厚的主要成就体现在其代表作《隧输通考》一书中。该书主要依据《黄帝内经》《针灸甲乙经》《备急千金要方》《铜人腧穴针灸图经》等古典医著考据经穴，在孔穴的归经及经脉的流注顺序等方面，与中国元、明时期的《十四经发挥》《类经图翼》有一定差异。考证严谨，收材宏富，堪称质量上乘的经络经穴学著作之一，在当时评价就相当高，常为江户中期以后的经穴学著作所引用，如江户后州多纪元简《挨穴集说》、原南阳《经穴汇解》、小坂元祐《经穴纂要》等优秀经穴学著作，都或多或少地受到了该书的影响。私淑堀派的医家有安井元越（著《腧穴折衷》）、寺尾隆纯（著《十四经络腧穴弁解》）等。

堀元厚的学术传予其子堀元昌（1725—1762），号廻栏。堀元厚著《挨穴尺寸法》，一名《挨穴法》，一名《缘缘堂挨穴尺寸法》。《日本汉方典籍辞典》说，"挨穴"即指经穴，又称孔穴、腧穴。自《挨穴尺寸法》问世之后，日本开始将"挨穴"作为《经穴学》术语使用。

《缘缘堂挨穴尺寸法》按："孔穴尺寸法，《内经》不说，以何寸取？虽有其骨度七尺五寸法，而比量孔穴，有所不合。汉魏无书可考，晋唐以降，书共同身寸通量周身穴，为其同身寸也。""法虽不同，其要不出以指节取法也。今以之量孔穴，亦有所不合。至元滑寿专以《内经》骨度寸，却不取同身寸。滑法颇虽似有理，其量比孔穴，有所不合，则亦难以全据。至若明刘瑾楼英据《内经》骨度法消息别立法，头脊设头脊寸，胸腹设胸腹寸，手与足亦唯以同身寸，是虽发前人未发，法犹未尽。本邦诸家多据滑法，若其所不合，或据楼与刘，既不归一定，则亦不以为全得也。独至堀先生，据楼英刘瑾所立法。若其未备者，仔细商量之。观各处孔穴，有自然尺寸。特立之法八条，并为十三条。”

《挨穴尺寸法》中有著名的“挨穴法十三条”：通字号；同身寸。

或人按《针灸大全》(1439) 云：以男左女右，右大指与中指相屈如环，取中指中节，横纹上下相去，长短为 1 寸，谓之同身寸。

其后按十二地支排列：子字号、丑字号、寅字号、卯字号排列，直至亥字号等挨穴尺寸法，加上“通字号”，即为著名的“挨穴法十三条”。

“未字号”为“尺泽至掌后横纹折为一尺”。孔最在去腕七寸。此穴在尺泽下 3 寸，腕后 7 寸处。堀元厚先生的学术对日本针灸经穴学具有很大的影响。

玉森贞助也在《针灸经穴医典》(1921) 中记载：孔最穴在尺泽穴往鱼际穴方向下行 3 寸之凹陷中。安井元越在《腧穴折中》(1764) 中称，“尺泽至掌后横纹一尺”，“孔最位于尺泽穴下三寸处”，并认为“手三阴经直寸用之”。山崎良斋《最新针灸医学教科书(第二卷)》(1929) 尺泽穴至大陵穴一尺，孔最在尺泽下 3 寸。1926 年松元四郎平在《针灸孔穴类聚》上卷“经穴篇”中称：“从尺泽至大陵为一尺。”孔最穴位于尺泽之下 3 寸。取穴法为从尺泽穴略微斜往下 3 寸之处，腕横纹向上 7 寸之处。一说是前臂朝指尖方向，如果用力的话，从尺泽到经渠有肌肉斜起，肌肉凹陷处，尺泽下 5 寸。用力施压，寸口之脉即止。

柳谷素灵所著《针灸医学全书》(1937)(董德懋译为《针灸经穴概要》，1958 年出版) 的经穴篇中虽然也认为尺泽至掌后横纹为一尺，但孔最穴“在前膊前侧上三分之一稍偏于桡骨处”。

“孔最位于尺泽穴下三寸处”与“尺泽至掌后横纹一尺”，是同时出现的。此说在日本获得了一些医家的青睐。堀元厚先生的学术对中国针灸经穴学也具有一定的影响。

日本明治维新成功后，无数中国志士仁人东渡日本留学，希望能找到治国的良方。加之日本地理上离中国较近，出国费用会比较便宜，日本便成为许多人留学的理想选择。同时一些日本针灸新著被带回了中国。1892 年大久保适斋《针治新书》问世，该书根据解剖、生理、病理记述针灸疗法。对当时及以后的针灸界影响很大。1936 年上海世界书局印行了陈存仁辑《皇汉医学丛书》第十册收录刊于 1810 年小坂元祐《经穴纂要》的单行本。原南阳《经穴汇解》（成书于 1803 年）学苑出版社 2008 年出版；安井元越《腧穴折衷》（成书于 1764 年）1937 年上海医学春秋影印出版。

（4）日人认为腕与肘之间尺寸为 10 寸之原因，对尺泽主要是对穴中“尺”字，按照度量之尺寸理解。代田文志《针灸治疗基础学》认为有两个原因：①《千金》以中指中节为 1 寸，则腕与肘之间尺寸为 10 寸。唐时八分与日本曲尺相当，12.5×0.8=10.0 寸。

（5）影响了《中国针灸治疗学》。日人认为腕与肘之间尺寸为 10 寸对承氏编写《中国针灸治疗学》产生了影响，但具体是何书，似有待进一步探讨。

据《承淡安自传》载，承氏 1931 年秋完成《中国针灸治疗学》，1934 年秋末赴日考察，1935 年 7 月返国。

1931 年承淡安在《中国针灸治疗学》中孔最穴条下说：“在尺泽下三寸，腕侧横纹上七寸。”1933 年承淡安在《增订中国针灸治疗学》“人身骨度”中记载：“肘至腕长一尺二寸半。”钟摆好像摆回到《内经》，但在孔最条下又称：“在尺泽下三寸，腕侧横纹上七寸。”1955年《中国针灸学》在“骨度法”中记载：“尺泽穴（肘横纹处）至大陵穴（腕横纹处），规定为一尺，作为前臂前面之寸标准。”“取穴法 手臂前伸，手掌向上，从尺泽穴直对鱼际穴，下行三寸是穴位。”钟摆又摆回去了。焦勉斋先生1962年撰文认为：“尺泽至腕后横纹为一尺，手三阴经从肘中至腕横纹直寸用之。”按此段手三阴经之各穴，亦皆为重要经穴：手太阴肺经从腕后横纹太渊穴至肘中尺泽，其距离之尺寸、恰为一尺，故谓之尺泽。因本经之郄穴孔最：在腕上7寸，在尺泽下3寸，正合于1尺之数。此说还被写入一些针灸学习班的讲义，如1951年初，尚古愚从杜维诚老师学针灸。而杜氏在《针经尊古讲义》认为：孔最“在尺泽下三寸，腕侧皱针纹上七寸侧取之”。1954年北京市卫生工作者协会、医师会针灸学习班使用的教材《针灸学习班讲义》也认为：“肘弯至腕横纹中（尺泽至大陵）穴法折作一尺。”

随着一些日本针灸著作译为中文，如1957年《针灸临床治疗学》、1958年《针灸经穴概要》、《针灸真髓（泽田派见闻录）》等问世，特别是2008年《针灸真髓（泽田派见闻录）》《针灸临床治疗学》的再版，“尺泽至掌后横纹一尺”，“孔最位于尺泽穴下三寸处”，或“在前膊前侧上三分之一稍偏于桡骨处”，对针灸界特别是初学者，还是存有一定的影响。承淡安先生的《中国针灸治疗学》《中国针灸学》等作为文献，仍在出版和流行，也具有一定影响，应该引起针灸界的注意，有必要在教材或相关文献中加注备考，以免造成孔最穴定位的不一，进而出现混乱。

（6）孔最穴位置移动之原因。李佳潞、黄银兰、乔嘉等认为《灵枢·骨度》较目前的标准和教材所载内容更为合理，但仍建议：肘横纹至腕横纹12寸折量定穴。陈艳焦、徐玉东、刘佳缘等认为：一些骨度发生了改变，但经过考证及现代研究的论证，寸度的改变是由于实际取穴过程中根据经脉循行和穴位间关系对寸度进行了调整，只适合用于实际取穴中，骨度中的寸度作为实际测量数据依然是准确的。华晓寅认为：根据人体的正常解剖结构，上臂与前臂并不在一条直线上，两者之间形成一向外开放的钝角，正常情况下约为170°，称为提携角。换句话说，前臂和人体躯干间不是平行关系。所以认为，前臂部的骨度分寸12寸是指肘横纹和腕横纹之间，平行于前臂纵轴的直线距离。这样定位既符合人体的解剖情况，也便于临床的定位和取穴。1954年沈佐廷在《考正人身尺度标准》中对尺泽至太渊之尺寸不一作出解释：此段今作一尺。究其原因……平伸自尺泽至太渊为一尺二寸半。屈肘四十五度量之，与古之关前为寸关后为尺，计一尺零九义相符；若屈肘至九十度时量之，即缩短为一尺矣（以掌心按膻中，自阳溪上至肘纹头，曲池亦同）。惟内外屈直尺寸伸缩之差别，不易分辨，特遵古义一律更正，伸手以一尺二寸半计算，以免混淆。

孔最在三个骨度分寸中位置表

腕横纹至肘横纹尺寸	孔最穴至腕横纹尺寸	相当于12.5寸中尺寸	相当于12寸中尺寸	相当于10寸中尺寸	孔最穴至尺泽穴尺寸	相当于12.5寸中尺寸	相当于12寸中尺寸	相当于10寸中尺寸
12.5寸	7寸				5.5寸			
12寸	7寸	7.29寸		5.83寸	5寸	5.21寸		4.17寸
10寸	7寸	8.75寸	8.4寸		3寸	3.75寸	3.6寸	

对孔最穴治疗痔疮的探讨

孔最穴为手太阴之郄穴，为临床所常用。关于其主治痔疾，黄龙祥、黄幼民氏曾发文质疑，并指出其来自东邻日本，将泽田健先生主治痔疾的经验穴孔最（泽田派），混入经穴孔最之中。本文在其基础上，再加以考证，以期引起临床医者的重视。

1. 来自东邻泽田派

查日本针家认为腕横纹与肘横纹之间尺寸为10寸，孔最穴位于尺泽穴下3寸，但日本《腧穴折中》《针灸孔穴类聚》《针灸经穴医典》等文献中，均没有治疗痔疮记载。国内承淡安先生的《中国针灸治疗学》和《中国针灸学》以及《针经尊古讲义》《针灸学习班讲义》中，孔最穴也无治疗痔疮的记载。

据承邦彦先生回忆，1954年承淡安与夫人在南京设午宴招待梅兰芳夫妇与马连良夫妇，席间梅先生说他即将赴日访问演出。承氏告诉梅先生，日本对汉医的研究，已有特出的成就。对针灸汉方书刊，真似雨后春笋一般，但中国当时却难找到彼邦医学情报资料。承先生托梅先生至日本后购买些针灸书刊。梅先生在东京购得《针灸真髓》《经络之研究》《经络治疗讲话》等六七种针灸资料（承邦彦．承淡安与梅兰芳的交往轶事．上海中医药杂志，1990，（11）：21）。其中《针灸真髓》是日本著名针家泽田健先生入室弟子代田文志，将其随诊的“见学笔记”，模仿佛经写法，并插入自已的感想，编成《针灸真髓（泽田派见闻录）》（以下简称《针灸真髓》），1941年由日本书房出版。承淡安与其女承为奋即着手翻译，该书于1958年出版，而承先生已于1957年去世。《针灸真髓》中有多条关于孔最穴的记载，泽田先生将位于尺泽穴之下2寸，命之曰孔最（泽田派），认为其是治疗痔疮要穴。书中图8及图21还绘有孔最与泽田派孔最，以资与传统孔最穴相区别。此穴是泽田先生之独创穴，当属奇穴范畴，而非十四经穴之孔最穴。

实际上代田文志在《真髓》出版前，曾出版《针灸治疗基础学（十四经络图谱解说）》（1940），其在孔最条下记载：“根据骨度分寸，肘至腕为一尺二寸五分。孔最穴应在尺泽穴下五寸五分，腕关节横纹上方七寸。”松元氏认为尺泽至掌横纹1尺，孔最穴在尺泽下3寸的膊桡骨肌肉中。泽田先生认为，孔最在尺泽下约三横指、距手三里约1寸（曲尺）之肌肉宛宛处取之。此穴多上下移动，以手指按压，压痛最明显处。（代田文志．针灸治疗基础学．东京：春阳堂书局，1940：85-86.）之后代田氏又在《针灸真髓》（1941）里反复说明孔最“在前臂前面桡侧，尺泽下二寸，与手三里隔肌相对，是泽田先生的独创穴。主治：此为痔疾要穴，能治痔痛。”又在《针灸临床治疗学》（1943）中记载：“孔最（尺泽之下约三横指，和手三里相隔约一寸凹陷中——泽田派取穴法），对痔痛、痔出血、痔核有效。又对肺尖卡他或喘息亦有效。”（代田文志著，胡武光编译．针灸临床治疗学．北京：人民卫生出版社，1957：23.）明确指出泽田氏孔最穴的位置与主治与传统的孔最穴有所不同。1937年柳谷素灵出版了《针灸医学全书》（东京：半田书屋，1937），书中经穴篇“以《十四经发挥》为依据，并广泛地引证了中、日各种有关针灸医学的著作”。1958年董德懋将之译为中文出版，中文版书名为《针灸经穴概要》。孔最穴条下也记载，“泽田氏谓尺泽穴下1.5寸”，然主治及备考中均无痔疾。（董德懋.针灸经穴概要.北京：人民卫生出版社，1958：11-12.）故治疗痔疮等疾的孔最穴（泽田派），其实是泽田先生的经验穴，不是十四经穴之孔最。

2. 本间祥白始混淆

日本针家本间祥白氏1949年出版了《经络治疗讲话》，1957年由九芝（即承淡安先生之笔名）译为中文，江苏人民出版社出版。该书有1951年柳谷素灵序及户部宗七郎“发刊词”，故所用底本应该不是一版。在关于郄穴部分，有十二经郄穴列表，在“肺经之孔最”后附有主治“咯血、痔出血”。将泽田派的经验穴孔最主治，混入传统经穴孔最的主治。其在“后阴”中虽认为“肛门者，肺之府也”，而治疗中却没有使用孔最穴。1955年本间祥白又著《图解针灸实用经穴学》，据1957年承为奋、梅焕慈《经穴主治症的研究》“译者的话”称：该书分上下两卷，上卷为“部位篇”，下卷为“经穴主治症的研究”。该书1962年改版，将上卷“部位篇”与下卷“经穴主治症的研究”整合为一。承为奋、梅焕慈从本间祥白氏的《针灸实用经穴学》的上卷“部位篇”摘译了《十四经穴图谱》，（本间祥白著，承为奋、梅焕慈译.苏州：公私合营中国针灸图书用品社，1957），下卷“经穴主治症的研究”则编译为《经穴主治症的研究》，分别出版，还编制了《经穴主治症要览挂表》。《十四经穴图谱》中仅有穴名及解剖，孔最穴位于尺泽之下，但没有文字说明。在《经穴主治症要览挂表》中写明该表的依据是《针灸聚英》。该书绪言中说，该书“引证了《十四经发挥和语钞》《针灸说约》《倭汉三才图会》(即《和汉三才图会》)等书，以补《针灸聚英》之不足，做成了一张使它类型化的表”。可见本间祥白的《图解实用经穴学》中腧穴之主治是依据《针灸聚英》。《针灸实用经穴学》在译为中文时，被割裂为两本书以及一张挂表。其原因译者没有告知。译者要求读者阅读时，两书和挂表“可以参考应用”。故只看《经穴主治症的研究》，出现误解就在所难免了。《经穴主治症的研究》载孔最穴“主治呼吸器官疾患……身热不出汗时与合谷同样可用以出汗，又用于痔疾，常著显效”。本间祥白的《经络治疗讲话》和《图解实用经穴学》之后经过翻译，对中国针灸发展造成较大影响。如果说也就是说《经络治疗讲话》中只有三个字“痔出血”，容易忽略，那么《图解实用经穴学》中“又用于痔疾，常著显效”则非常明显了。本间祥白先生将泽田派孔最的主治痔疾混入经穴孔最穴之中，通过译文传到了中国。

3. 泽田派孔最即泽下穴

1958 年北京中医学校编写的内部教材《针灸学讲义》记载“肘至腕长一尺二寸五分”，孔最穴“从太渊上七寸肱桡肌的桡侧缘取之”，在主治中并无治疗痔疾。只在“考证”中引录了本间祥白和代田文志关于孔最（泽田）治疗痔疾、痔出血的内容，亦没有注明泽田派孔最穴与中日传统之孔最穴之间存在不同。1959 年出版的《针灸孔穴及其疗法便览》编者特将十四经穴 361 个和收集的 324 个经外奇穴，按孔穴首字笔划顺序排列表，中载有奇穴

“泽下”：“位置 尺泽穴之下2寸两经间。主治牙痛、手臂疔疮。”惜未注明出处。1963年《针灸经外奇穴图谱》在前臂部分收录了郄门（泽田）、神门（泽田）和温溜（泽田）3穴，但未收录孔最（泽田）。其在“泽下”的主治中添加了“痔疾”，并“引证”了《针灸真髓》的相关内容。实际上是以泽下穴替代了孔最（泽田）。以下论述便用泽下穴替代孔最穴（泽田）。

1964年《针灸学讲义》（即二版教材）言其“在前臂掌侧，当肘横纹（尺泽）与腕横纹（太渊）联线上，自腕横纹直上七寸取之”。在附注之中：肘横纹（尺泽）至腕横纹（太渊）作12寸折量，孔最穴之主治中无痔疾。1975《针灸学》（即三版教材）因该教材是在“文化大革命”之中出版，故教材的编写缺乏应有的严谨。该书在孔最穴主治中，增添了“痔疾”。只要编写者查阅《针灸经外奇穴图谱》，这个错误可以完全避免。然而，之后的针灸学教材，沿袭旧误，未予更改，将泽下穴之主治和传统的孔最穴主治相混淆。一些针灸著作也不加分辨，予以转录，以致孔最穴治疗痔疾广为流传。

4. 手太阴经前臂三处可疗痔

从理论上说，肺与大肠相表里，在手太阴肺经上当存有治疗痔疾的穴位。元王国瑞撰《针灸玉龙经》“一百二十穴玉龙歌”就有使用二白穴治疗痔漏之疾的记载。原注：“二白，在掌后横纹上四寸，两穴对并，一穴在筋中间，一穴在大筋外。”还介绍了以草取穴简易法。位于筋中间一穴，《奇效良方》以为是郄门穴。李鼎老师则以为“郄门在腕后五寸，与此穴位置不相合”。至于另一穴，按今腕横纹与肘横纹之间为12寸，则位于腕横纹上3.84寸，基本接近 4 寸。中日一些医家认为腕横纹与肘横纹之间为 10 寸，并孔最穴定于尺泽下 3 寸，若按现在的骨度分寸则为尺泽下 3 寸 6 分；而泽下穴位于尺泽穴下至 2 寸，按照现在的骨度分寸，则位于尺泽下 2 寸 4 分。两穴之间相距 1 寸 2 分。

纵观文献，罕见孔最穴治疗痔疾的报道。20 世纪 90 年代初，有在前臂手太阴经循行路线上治疗痔疾的报道。1990 年刘宗岱在尺泽穴下 3 寸处所谓“痔疮穴”，使用针刺治疗痔疮，取得较好疗效。张效林等报道：在尺泽穴与太渊穴的连线上，用双手拇指指腹交替按压，在被压点上出现肤色变色，凹陷或显示有指纹处可以治疗痔疮。张氏将在手太阴肺经尺泽穴下 3 寸称为痔疮阿是一穴，太渊穴上 3 寸称为痔疮阿是二穴。张氏“痔疮阿是一穴”与刘氏“痔疮穴”位置相同。若按《针灸经穴概要》记载，泽下穴在“尺泽下 1 寸 5 分取之”。则相当于现今尺泽下 1.8 寸，接近 2 寸；若按《针灸真髓》记载，在尺泽穴 2 寸，相当于 2.4 寸，且“此穴多上下移动”。由是观之，治疗痔疾，在前臂手太阴经上有三个区域，一在腕上 3 寸处，一在腕上 4 寸处，一在尺泽下 1.8~3 寸处。治疗时应按压取穴，可出现疼痛，肤色变色，凹陷或显示有指纹，临床应用时应该注意。

此外，章金声报道：在神门穴和“咳肛穴”针刺或穴位注射 0.25% 氯霉素合 10% 葡萄糖注射液，治疗 4 例脱肛患者，取得显效。该文又刊于《浙江中医学院通讯》1977 年第 4 期上。章氏又用穴位注射治疗法治疗便秘 18 例，“获得奇效”。“咳肛穴”在尺泽穴下 2~3 厘米，压之酸胀及疼痛明显处。脱肛和便秘与肛门有关。“咳肛穴”位于尺泽下 2~3 厘米，且压之酸胀及疼痛明显处，故其与尺泽下 1.8~3 寸重叠，应可治疗痔疾。

5. 尚有探讨的空间

2018 年李秀叶、布赫马尧等报道，针刺孔最穴治疗 76 例痔疮患者，认为疗效较好。2007 年乔林波报道：使用 654-2 注射液 20 mg 或丹参注射液 4 mg 注入孔最穴，治疗 12 例痔疮出血，隔日 1 次。治疗时停服一切药物，治疗 5~10 次，全部获效。此外，宫殿煜也曾报道：针刺孔最、合谷治疗 50 例痔疮术后疼痛，取得了满意的疗效。邢利松用毫针刺大肠俞、孔最穴治疗痔疮，强刺激，得气后加电脉冲 20~30 分钟，每天 1 次，多数患者 5 次左右血止痛消。必要时再加上巨虚。可见，孔最穴能否治疗痔疮，尚存有进一步探讨之空间。

再谈《内经》中的缪刺

昔窦汉卿《标幽赋》中有“速效之功……交经缪刺，左有病而右畔取；泻络远针，头有病而脚上针”。黄石屏《针灸诠述》曰：“古活人术，首凭乎经病巨刺，络病缪刺，以及大小艾炷诸法。”可见，巨刺和缪刺是针灸临床中非常重要的取穴方法，应该引起重视。

《内经》成书既久，辗转抄写整理，语言古奥，鱼鲁衍脱，不易披览，故必须重视校勘训诂，似不可泥于个别字句，便妄加推测，以致谬以千里。《灵枢·官针》所载的刺法计26种，包括九刺、十二刺及五刺，未提及缪刺。缪刺最早见于《灵枢·终始》，后《素问·缪刺论》作了具体论述。在《灵枢·厥病》《素问·汤液醪醴论》和《素问·三部九候论》中，也有涉及“缪刺”的内容。

《素问·缪刺论》中记载了一些病症的使用缪刺的治疗方法，据初步统计，计有20余种。本篇一些条文确实难以理解，如“邪客于手少阳之络……刺中指次指爪甲上……”“中指次指爪甲上”，次注谓关冲穴，宋臣亦曰：“按《甲乙经》关冲穴出小指次指之端，今言中指误也。”再如“邪客足少阴之络，令人卒心痛暴胀，胸胁支满，无积者，刺然谷之前出血，如食倾而已，不已，左取右，右取左，病新发者，取五日已”。这段文字中“左取右，右取左”，次注云：“言痛在左，取之右，痛在右，取之左。余如此例。”根据该条文，“取”字之后，似有治疗内容，治疗“不已”后，再用“左取右，右取左”的缪刺。因“取”字后的治疗部分缺失，导致“取”字与“五日已”连在一起。于是成了取然谷治疗“不已”，再予“左取右，右取左”治疗的假象。查《黄帝内经太素·量缪刺》中此条作“邪客足少阴之络，令人卒心痛暴胀，胸胁支满，毋积者，刺然谷之前出血，如食倾而已。左取右，右取左。病新发者，五日已”。字句通顺，文中也没有“取”字和“不已”。看来《素问》“取”与“不已”都为衍字。再如：“邪客于足太阴之络，令人腰痛……刺腰尻之解，两胂之上是腰俞。以月死生为痏数，发针立已，左刺右，右刺左。”王冰注曰：“（腰俞）穴当中，不应尔也。”《新校正》云：“此特多‘是腰俞’三字耳。别按全元起本，旧无此三字。”《中医文献学纲要》按：“腰俞穴位于背部正中督脉上，无左右互刺之理，故王冰据经脉俞穴之理置疑于先；林亿复细考全元起本，确定三字为衍文。按此三字当系王冰以前之古注窜入正文。”再如，“邪客手阳明之络，令人耳聋，时不闻声，刺大指次指爪甲上，去端如韭叶各一痏，立闻，不已，刺中指爪甲上与肉交者……”《黄帝内经素问校注》以为此条文有“古经脱简”，阅读时应加注意。至于“大指次指”，《灵枢经校释》认为是“从手大拇指数起的第2个指头，又叫食指”。似不可误作两指。亦有学者见文中有一“各”字，便在“大指次指”之间加一“、”号，表示针刺大指和食指。据《灵枢·厥病》曰：“耳聋取手小指次指爪甲上与肉交者，先取手，后取足；耳鸣取手中指爪甲上，左取右，右取左，先取手，后取足。”并未用“各”字，故

“各”字可能为衍字。一些学者根据“各”字，竟不顾后文之“左取右，右取左”，以为左右皆刺，甚至推断缪刺不需要“左取右，右取左”。

该篇最后对前述内容进行了总结，认为“凡刺之数，先视其经脉，切而从之，审其虚而调之，不调者经刺之，有痛而经不病者缪刺之，因视其皮部有血络者尽取之，此缪刺之数也。”此段经文中“不调者经刺之”，不是《灵枢》“九刺”中的经刺，而是指“巨刺”。《针灸学辞典》“经刺”条下称其指“巨刺”。最后一句因其前后都有“缪刺”，所以“视其皮部有血络者尽取之”之句，不能认为所有针刺皮部血络者，均为缪刺。更不能以为除了经刺，所有针法皆是缪刺。

《素问·汤液醪醴论》则介绍了水气病的治疗：“平治于权衡，去宛陈莝，微动四极，温衣，缪刺其处……”经文中“平治于权衡，去宛陈莝”，为治疗原则，以下为具体治疗方法。但使用“缪刺”，颇难以理解。宛，同“菀”，通“郁”，积也。陈，久也。莝，形声字。从艸，从坐。本义是指铡碎的草。《说文》谓：“莝，斩刍。”段玉裁注：“谓以鈇斩断之刍。”“宛”和“陈莝”既可以为积水，也可为瘀血。目前一些中医辞典多认为“去宛陈莝”，指“驱除郁于体内的水液废物”。《黄帝内经太素·设方》中，“温衣”作“湿衣”，“缪刺”作“缪处”，无“其处”二字。也就是说，“缪刺其处”中“刺其”二字似为衍文。诸注家根据经文中“缪刺”二字，便以为“去宛陈莝”为刺络出血，进而也得出缪刺不需要左刺右，右刺左的错误认识。

吴昆注《标幽赋》曰：巨刺“必中其经，非络脉也”，而“凡缪刺之法，皆是泻络。”故针刺有刺经、刺络之别。因缪刺和巨刺皆“左取右，右取左”，故刺络包含缪刺，刺经包含巨刺。因为有人以为，“左取右，右取左”，不是缪刺必要操作，似没有全面考察《内经》相关条文，没有搞懂巨刺、缪刺与经刺、络刺之间的关系缘故。

从煤都抚顺来到西子湖畔的“球后穴”

1.“球后穴”诞生于煤都

抚顺市，是一座具有2000余年历史的古城，位于辽宁省东部，素有“煤都”之称，是国内重要的老工业基地。抚顺矿务局总医院始建于1907年，1948年抚顺解放，抚顺矿务局接管了“抚顺矿务局医院”，当时有床位200张，职工400余名，是当时抚顺地区规模最大、设备最好、技术水平最高的一所大型综合性医院。该院眼科则人才济济，造诣颇深，患者众多。据1955年《中华眼科杂志》第5号发表的蔡怀诚《抚顺矿务局医院眼科门诊病人之统计》可知，该医院是“国营厂矿职工和家属的医疗机构”，“1951年6月21日至1952年1月24日，7个多月眼科门诊病人共计5375人”，其中结膜疾病最多，角膜次之，眼睑又次之，内眼病和其他疾病较少。1956年，杨润樵任眼科主任医师时，就由于在防治煤矿工人常见眼病上作出过贡献，对眼睑下垂、角膜移植等的治疗有重大突破，故而被选为全国煤炭战线先进工作者，出席全国煤矿先进工作者代表会议。

据1955年诸忍在《封闭疗法》（第二版）称，苏联维许聂夫斯基教授创始的奴佛卡因封闭法，对内外科等多种疾病，都有着良好的效果。所以此法20世纪50年代在我国非常流行。封闭疗法在眼科上的应用，不但手续简便，而且见效迅速，将来正有着远大的发展前途。还将眼科常用的几种封闭方式作了介绍，其中就有球后封闭。该书认为注射方法与球后麻醉注射相同，并详细介绍了球后封闭的方法。1953年《中华眼科杂志》第四号刊载抚顺矿务局医院蔡怀诚医师的报告：应用封闭疗法治青光眼17例，其中封闭方法有二,一为颞颥侧封闭，一为球后封闭。说明其时抚顺矿务局医院普遍开展球后封闭法治疗眼科疾病。球后封闭法之进针处，位于下睑眶骨缘外侧三分之一。1955年10月该院27岁的青年眼科医生夏贤闽根据球后封闭法，以毫针在球后封闭法之进针处针刺，并模仿球后封闭法进针，以治疗眼科疾病，打开针刺疗法深刺眶内的大门，获得了满意的疗效，夏氏将下眼眶边缘之处命名为“球后穴”。

2. 亮相于北京全国学术大会

1956年7月中华医学会在北京召开第十届全国会员代表大会。眼科学会收到论文80余篇，会期3天。7月24日下午，眼科学会举行第一次学术报告会，到会的眼科学会代表和会员，共120余人，另有来宾苏联专家弗·阿·阿基莫奇基娜、印尼施文连博士等。《中华眼科杂志》在“十届大会记录摘要”中称其，“盛况空前，收获甚大”。

大会由当日执行主席陈耀真主持。主任委员毕华德简短致词后，开始宣读论文并讨论。

第 2 位宣读论文的是来自辽宁抚顺的夏贤闽，其题目为《针刺球后穴》。这篇文章的摘要刊于《中华医学会第十届全国会员代表大会 论文摘要（口腔科、耳鼻咽喉科、眼科部分）》。由于未找到大会征文原文，这篇摘要便是现存最早记载球后穴之文献，故录之于下：

针刺球后穴

针刺球后是根据祖国医学的针灸疗法与苏联的球后封闭疗法的特点所创造的一种治疗方式，即利用针灸的钢制毫针刺入眼球后面，作法同针灸，其针刺部位与球后封闭相似，但较后者为深，深度为 4.7 厘米（球后封闭为 3.5~4 厘米）。这样不但可以刺到睫状神经节与睫状长短神经周围，而且可以直达眶上裂前面与视神经周围（并不刺入视神经），这个部位名为球后穴（暂定）。

由于刺到睫状神经节与睫状长短神经周围，就给这些神经以机械的微弱的刺激，直接调整这些神经纤维的调节机能与管制机能，因而就达到治疗的目的。

通常针沿着下眶缘外 1/3 处进入，也可以在上眶缘外 1/3 处，上下眶缘内侧刺入球后或似 Seidak 氏眼眶后注射，亦可由眶下神经孔进入球后，但这些部位进针较难，且易出血。

此外，一切注意事（疑漏“项”字）同普通针灸。

病例报告：参阅表一、二、三。

针刺球后穴治疗病人时，一般在拔针后当时即可见效，次日可保持昨日最高视力或更好或消退，通常每天针一次，直至视力不能进步时，再作二三次以巩固之。以后每隔一周至一月进行追踪与观察。

据《中华眼科杂志》1956 年 5 第号记载：夏贤闽作完报告后，

一些著名眼科学家，如上海陆南山先生、河北医学院刘英奇等都深感兴趣，并对其操作、疗效、注意事项等进行了热烈的讨论。北京协和医院毕华德先生立即表示了肯定，认为：“一般针灸学中无球后穴，此系发明创造，苦心钻研，甚可仰佩。”毕华德先生是眼科学会主任委员、中国现代眼科学的主要奠基人。以下是当时发言纪要。

陆南山：针刺球后穴不知停针多少时间？本人用睛明穴效果不如这报告的显著，对迎风流泪也可生效。

夏贤闽：停针5分~1小时，因病轻重不同扎针的次数也不同。

毕华德：一般针灸学中无球后穴，此系发明创造，苦心钻研，甚可仰佩。所治视神经萎缩均有效，不知属于何种，原发或继发？为何5~6月内能见到如此多的病例？

夏贤闽：45例中原发性视神经萎缩10例，颞侧苍白者33例，继发性者2例。病例众多的原因，系因电台广播推广后附近居民均来就诊之故。

刘英奇：球后穴较睛明穴为深，不知优点为何？球后过深易出血，可否浅些？不知刺入球后目的要扎那条神经？发生作用的机转为何？

马福星：刺入时要慎重，要注意安全，有时可发生血管瘤，在选择视神经萎缩病例时要注意在正常眼底乳头也可表现颜色稍淡些。

马镇西：本人曾治疗三例，效果不显著。有时效果好者要注意是否在球后视神经炎恢复期。

夏贤闽：本人的视神经萎缩诊断是比较确实，均注意检查了视力、视野、眼底、屈光不正等。针刺前均经过消毒，施用过程中尚未发生危险，由针刺入的部位可以了解是达到睫状神经节附近，机转不明。

陆南山：睛明穴刺入较浅，有效，但非100%，据本人的经验，认为药物疗法加针灸，效果好。

2. 球后穴“之父”夏贤闽先生

球后穴的创用者为夏贤闽先生。夏氏1929年4月出生于温州土地寨巷一个普通家庭，父亲夏秋月是药店店员，母亲张翠凤操持家务。在兄弟辈中，他最小，排行第5，上有3个哥哥和1个姐姐。夏氏自幼聪明，受母亲影响，从小热爱学习。读初中时，侵华日军占领温州，他被迫离开亲人，独自一人到泰顺继续读书，虽然身体虚弱，仍努力学习。1949年考入浙江省立医学院，1950年转至北京大学医学院五三班。1954年9月年北京医学院毕业，分配到中央医疗队。之后调到山西阳泉矿务局医院，1955年8月调到辽宁抚顺矿务局医院，从事眼科工作。

1957年1月夏贤闽调到浙江医学院眼科教研组，1962年毕业于浙江省西医离职学习中医班。1957年《浙江中医杂志》8月号发表了《新发现的奇穴“球后”治疗122例（201眼）的介绍》一文。这样球后穴从千里之外的煤都抚顺来到了浙江杭州西湖之滨。

夏氏1962年调到杭州市第一人民医院眼科，1972年被下放到桐庐汾水医院，1975年才返回医院眼科。1978年任主治医师。为了提高业务水平，1978年他去上海市第一人民医院眼科进修6月。1981年任副主任医师，1987年任主任医师。1990年退休。退休后因医院需要，返聘继续在专家门诊门诊。2015年去世。

夏贤闽先生对中国针灸治疗眼病作出了巨大贡献，除了打开了眶内深刺的大门，还于1959年出版了中国针灸史上第一部眼科专著《眼科针灸学》

1963年郝金凯的《针灸经外奇穴图谱》加以引录。1970年上海市针灸研究所《针灸治疗手册》在“常用穴位”的头面部收录了37穴，球后穴位列其中。1974年上海中医学院的《针灸学》教材，将其收在足阳明胃经经穴内，自此球后穴走进了教科书。1990年颁布的国家标准《经穴部位》（GB 12346-90）也收载了本穴。

3.“球后穴”的位置与针刺

夏氏在《新发现的奇穴“球后”治疗122例（201眼）的介绍》一文最后写道：本文曾参加中华医学会第十届全国代表大会眼科学会宣读，到会眼科诸专家提了许多宝贵意见，当时讨论情况已登载《中华眼科杂志》1956年5号481-482页。所以，球后穴最早出处应该是1956年的《中华眼科杂志》，而非1957年《浙江中医杂志》。

在《针刺球后穴》一文摘要中，夏贤闽认为：“下眶缘外1/3处进入，也可以在上眶缘外1/3处，上下眶缘内侧刺入球后或似Seidak氏眼眶后注射，亦可由眶下神经孔进入球后，但这些部位进针较难，且易出血。”以针尖“刺到睫状神经节与睫状长短神经周围，而且可以直达眶上裂前面与视神经周围（并不刺入视神经）”为目的，进针不限一处，可有数处。在《新发现的奇穴“球后”治疗122例（201眼）》中将进针较难或容易出血处去除，改为“下眶缘中1/3与外1/3交点开始直至下眶缘外侧与上眶缘交点之间，均可进针；尤以后者之部位较易进针，而且扎得较深”。这样，球后穴的进针点变成“下眶缘中1/3与外1/3交点开始直至下眶缘外侧与上眶缘交点之间”一个区域。针刺方法这里不作讨论。

时至1960年，上海第一医学院人体解剖学教研组编著《常用经穴解剖学定位》将之改为“眶下缘外1/4与内3/4交界处”，球后穴的定位由区变成了一个点。至于改动的原因，该书未加说明，以后针灸文献均遵之。1963年郝金凯的《针灸经外奇穴图谱》加以引录。1970年上海市针灸研究所《针灸治疗手册》在“常用穴位”的头面部穴位中收录了37穴，球后穴位列其中。1974年上海中医学院的《针灸学》教材，将其收在足阳明胃经经穴内，自此球后穴走进了教科书。1990年颁布的国家标准《经穴部位》（GB 12346-90）也收载了本穴。

（本文经删改后发表于2024年1月19日《上海中医药报》，题目改为《“球后穴”的来龙去脉》。）

因取穴错误而发现的奇穴——翳明穴

奇穴翳明穴的发现者王文启先生，生平不详。据《中华医学杂志》1956 年第 2 号王文启发表的《用蜗牛浸出液治疗脱肛症的初步探讨》一文中说，该文部分内容“曾于 1954 年 12 月在抚顺矿区医疗技术经验交流会议上宣读”。又据其在《中华医学杂志》1956 年 6 月号发表的《介绍新发现的奇穴翳明之临床应用》中说，1954 年 7—12 月王氏参加了针灸疗法学习。可见王文启先生在抚顺矿区下属某卫生单位工作。王文启先生在两文中，反复提及“我所文时英医师”。文时英在 1959 年《中级医刊》第 8 期上发表的《白芥子治疗淋巴结核》时，所署单位为辽宁西部的凌源新生钢铁厂卫生所。至于王启文先生所在单位，其与文时英医师之关系，以及后来是否也调至凌源新生钢铁厂卫生所等，均待考。

王文启自称，在学习“中医整骨”和“单方接骨”后，对针灸疗法深感兴趣。1954 年 7—12 月参加了针灸疗法学习班，组织者聘请专人讲课，除了学员自习、集体讨论外，还进行临床实习。通过学习，王文启初步掌握了针灸疗法的理论、取穴、手法等，并能单独应用于临床。

1954 年 12 月上旬某日，有女性患者李 ××，本患近视，1 米以外观物不清，也看不清自己掌纹。此次因患突发耳聋前来诊治。于是为之针刺翳风，配以合谷。因穴位记忆不熟，“误以为翳風穴于耳垂平行，耳后乳突直下一横指处”。先在左侧施针，刺入五六分后，患者立感酸麻，同时左眼亦立觉清晰，并能清楚地看清自己掌纹；再针右侧，右眼亦立觉清晰。于是隔日 1 次，复针 2 次，不但耳聋痊愈，近视也同时大有好转。

数日之后，王文启再读《新针灸学》时，方发现其所刺的穴位并非翳风穴，乃界于翳风、天牖 2 穴之间。于是与该所文时英医师，遍翻现有针灸参考书籍，未曾发现误刺之处有穴位的记载，乃知该处系眼科上的一个奇穴。关于此穴之命名，王文启与文时英两人根据此穴之疗效，认为“应以崇古式命名较佳，因为这样做多少可以表现出针灸疗法的特点和祖国医学遗产的光辉，所以暂定名‘翳明’”。

这一刺激点的发现，虽系医疗工作中的过失，但却给眼科临床带来了一个有效的新穴位。故很快便推广起来，“凡遇夜盲、近视、远视等症即取此穴试治”。一年来王氏在临床中，应用这一新的刺激点治疗 84 例患者，其他针灸同人试用 73 例，前后计 157 例，皆收到了极为满意的效果。

特别值得注意的是，有 2 例青光眼及 1 例白内障患者的疗效尤为满意，前者针后立即生效，后者亦于针后 3 个月视力大为恢复。后者为 1955 年 5 月间求诊的朴姓老婆婆，时年 56 岁，主诉患白内障 6 年之久，曾多方治疗毫无效果，当时王文启及文时英医师均认为绝对无效。但为了安慰患者，于是便在此穴左右各刺 1 针，患者除了局部麻感外，没有任何其他反应，留针 50 分钟。谁知 5 个月后，患者之子来信说：其母双目本来只在看太阳时有红色感觉，针刺以后，已能辨出 2 米以内衣服颜色及面部轮廓。

这一消息使我们特别惊奇，文时英医师还利用星期天去患者家中访问，证实确系有效。因患者居于乡村，路途较远，并未来复诊。以致失去联系。

1955年春，某工程队因维生素A缺乏导致夜盲者有一百余人，文时英医师在出席该队的防治讨论会时，将针刺本穴介绍于该队卫生所全体医护人，当时即选70名夜盲较重者予以治疗，“竟收到100%的疗效”。

据王文启观察，本穴对维生素A缺乏症之疗效较佳，近视及远视次之，还可治疗绿内障、白内障等症。本穴位于在耳垂后之高骨下方（胸锁乳突肌正点处乳突下陷中），与耳垂平行，按之有酸痛感，约距天牖穴一寸。针刺深度：约7分至1寸5分（按瘦胖而异）。操作方法：施针时命患者取坐位，低头。一般皆取双穴，即左右两侧各一穴，选1寸5分或2寸毫针，用捻针法微斜向耳后方进针，刺入五六分时问患者是否有麻木感，如有感觉，同时再问患者针侧眼睛有何感觉。除白内障及有慢性鸦片和酒精中毒者外，针侧眼睛如觉发亮，视物清晰，即应留针不动，置针30分钟后退针。如无感觉，应再捻进二三分后再问，如仍无效时可用中强度的刺激法，缓行雀啄术，将针提出三至四分后再次捻进，反复二三次如仍无效即应将针退至皮下，在皮下微移方向再次捻进。不能仅凭患者感觉，而不注意局部解剖盲目深刺，以免发生意外。施针时如用过强刺激，则眼眶有胀痛感觉，所以不应刺激过强。

经过多年的临床考验，翳明穴已被针灸界公认为奇穴。《针灸腧穴学》对本穴位置、取穴、刺灸法和主治等，作了较详细的记载，现录之于下，以供参考。

位置：头颞部，胸锁乳突肌停止部乳突下陷中，约当翳风后一寸处。

取穴：正坐，头略前倾，先取翳风穴，当翳风穴后一寸，乳突前下方取穴。

刺灸法：直刺 0.5~1 寸，针感：局部，甚或半侧头部发胀及触电感。艾灸 3~5 壮，艾条灸 5~10 分钟。

主治：目疾。近视，远视，老视，雀目，早期白内障，青光眼，视神经萎缩等。

神经系统疾病：神经性头痛，眩晕，失眠，精神病等。

还可治疗腮腺炎、耳鸣等。

注：《灵枢·经别》云，“手心主之正……出耳后，合少阳完骨之下”，故本穴可治疗失眠、精神病等疾。

未被一视同仁的中冲穴

中冲穴，为手厥阴之井穴。目前针灸著作均将之定于中指尖上，对此，针灸界存有不同意见。笔者查考《内经》《甲乙》《铜人》《大成》诸文献，中冲穴之定位，除了涌泉穴外，与少商、少泽、隐白等10个井穴之定位描述基本相同。《灵枢·邪客》明确记载："心主之脉，出于中指之端；内屈，循中指内廉以上。"《素问·缪刺论》和明代《针灸大全》也认为中冲穴"在手中指内廉，去爪甲如韭叶"。

查最早将中冲穴定于"中将指尖"为清《疡医大全》(1760)。其在"五指名目图"中，将中指称为将指。在"五指穴道图"中，将小(少)商穴定于大指内侧指甲角旁，而商阳、中冲、关冲、少泽四穴，仅有示意，并未定位。清《疡医大全》成书较晚，且非针灸著作，故对针刺穴定位影响不大。

1937年焦会元在《古法新解会元针灸学》详细记载了中冲之位置："中冲，在手中指尖，去爪甲一分许，按之陷中。"还从剑术之剑指和毛笔书写之中锋加以论述："有习剑术者，必伸中指以次指辅之。次指属阳金，中指属真火，久习成诀，气从中指而出。可作祝由化病之用，成钝阳之功，指针之法。古之习字，能出中锋之笔者，亦赖四指少阳之气，与次指阳明之气。心之真阳从中指运出，故能出中锋之笔也。”（焦会元．会元针灸学．北平：泰山堂书庄，1937：80.）所谓剑指，为武术剑法的辅助动作，是剑术动作中绝对不可缺少的组成部分。当右手持剑，作出攻防劈刺等各种动作时，未持剑的左手要与其配合呼应，作出相应的动作，此时的左手既非握拳，也不是伸掌，而是食指与中指向前伸直，其余手指内屈。左手的这种形式与动作就叫做剑指（如果剑握在左手时，则剑指用右手）．剑指可分为两种，即压指式和屈指式，其区别在于，当食指与中指伸直时，压指式要求用拇指压在无名指和小指的第一关节上，而屈指式只要求将无名指、小指和拇指自然弯曲就可以了。（陈占奎．剑术基本技法．北京：金盾出版社，2000：5.）所谓正锋，为书法名词，即毛笔之中锋。需具备三个条件：笔尖在画中行；两边副毫着力相同；笔管与纸面基本垂直。（刘太元．书法的筋骨：中锋捻管运笔技法．广州：广东人民出版社，2017：19.）焦会元出身世医，幼年即从伯父学医，1911 年又随伯父到北京行医。1930 年任北平国医学院针灸教员。1932 年任华北国医学院针灸教员。1950 年 5 月 30 日北京中医药学会在北京中山公园宣告成立，焦会元等 15 人为执行委员。其将中冲穴定位于手中指尖，在北京地区影响很大。

1950 年鲁之俊的《新编针灸学》：“中指尖正中处。”朱链《新针灸学》1951 年由人民出版社出版，1954 年再版。《新针灸学》根据焦会元对中冲穴的改动，将中冲穴定于“中指的正尖端，距指甲约一分”。《新针灸学》的影响非常大。1955 年《中国针灸学》也称中冲穴“于中指之尖端取之”。1957 年《针灸学》一方面认为中冲穴“在手中指之端去爪甲如韭叶”，另一方面又说“于中指尖端取之”。1959 年中华人民共和国卫生部中医研究院出版的《针灸学简编》认为中冲之部位“在手中指之端，去爪甲如韭叶（甲乙、铜人、发挥、大成）。”又在体表定穴法中将中冲定于“在手中指端中央，去指甲游离缘约一分处”。

1931年承淡安在《中国针灸治疗学》中将中冲穴定在“中指之端，去爪甲如韭叶”。之后《中国针灸学讲义》(1941年）也延续《中国针灸治疗学》之载，并未言在中指之尖。至《中国针灸学》(1955年）也将中冲穴定于中指之尖端。1953年中国针灸学研究社陆善仲在《新编人体骨度针灸经穴研考集》也认为“中指末端去爪甲一分许”。

1961年南京中医学院针灸教研组编《针灸学讲义》(即一版教材)。书中中冲穴条下，认为“于中指尖端去爪甲一分许取之(一说在中指内侧去爪甲角如韭叶)”。其实，这是一个妥协的产物。但是到了二版教材，就不顾反对意见，直接将中冲穴定于中指尖端。于是中冲便成为11个井穴（除涌泉穴）中唯一定于指尖处的穴位。

据夏治平先生在《忆学校早期的针灸编写工作》一文中生动记载了当年编写教材时关于中冲穴定位之争论。原文不长，录之于下：

“1962年二版针灸教材稿件写成，由李春熙、肖少卿和我出席合肥会议参加教材的审订。由老校长特向原国家卫生部建议，请江西中医学院魏稼参加会议。此次会议上，由校长将肖、魏和我3个人叫去谈话，指定此次由我们3个人执笔，并嘱咐说你们年纪小，经验不足，应多向他人学习。参加这次会议的针灸人员还有北京的程莘农、上海的裘沛然、成都的余仲权、福建的黄宗勖、黑龙江的余致顺、河南的邵经明等。其中程、裘二位以后成为我国第一批国医大师。整个会议进行顺利，但有一个小插曲，裘沛然坚持中冲穴只能定位于中指内侧爪甲角，而不可定位于中指尖端，其他代表均认为应定位于中指尖端，已连续争论两天，没有结论。因为我是负责统稿经络腧穴各论、治疗总论（包括刺灸法）的，见此情况，只好向由老校长汇报，由校长问还有没有人未表态，我说尚有黄宗勖未发言，由说，请黄主任设法解决吧。其时黄感到为难，他说“我的主张定位于中指尖端，不过我想个办法来试试”。于是黄在再开会讨论时说:“既然此教材是各校皆用，也把我们的意见写上吧，我们把中冲定于中指外侧爪甲角。”此语一出，大众哗然，两个定位已无法处理，而今倒成了3个！裘老是个老实人，搔搔头皮，叹了口气，反过来劝黄说:1个穴定位3处，实在不可，我不坚持定位于内侧爪甲角，你也不必坚持定位于外侧爪甲角，还是一致定位于中指尖端吧。此事便这样解决了。”（南京中医药大学.难忘岁月·在南中医的日子里.北京：中国中医药出版社，2014：31-32.）

这就是说，现今关于中冲穴之定位是当年妥协的结果，故有商榷之余地。或以为：将“中冲定于中指外侧爪甲角”，是黄宗勖先生为了解决当时尴尬局面杜撰之言，那就错了。《中国针灸》1987年第1期发表了浙江省嘉兴市第一医院由盛燮荪指导，许平整理的《中冲、劳宫位置考》中，认为“中冲穴则当在中指尺侧爪甲角，去爪甲一分处是穴”。

其实当年裘沛然先生“坚持中冲穴只能定位于中指内侧爪甲角，而不可定位于中指尖端”是正确的，有着充分的文献依据，因《灵枢·邪客》有谓：“心主之脉，出于中指之端，内屈，循中指内廉以上，留于掌中……”

针灸界有识之士，对中冲穴之定位，一直存疑。1982年出版的《灵枢经校释》认为：“耳鸣的治疗，一般取手中指指端爪甲角的中冲穴……”1989年孙吉山先生在《上海针灸杂志》第4期上发表《读〈中冲、劳宫位置考〉有感》,（孙吉山，陶强毅，伊藤尹一.读《中冲、劳宫位置考》.上海针灸杂志，1989，4：81.）对许氏之文进行质疑：“查《甲乙》原文，关冲、足窍阴、少泽、少冲厉兑等穴，亦均只言其在指（趾）端，未言‘爪甲角’，但历代文献对这些穴位都不因其言指（趾）端而定其为指（趾）端正中，而仍据后代医家的补充定于爪甲角，为何独对中冲就不一视同仁，而不尊重历史文献呢？这显然是有悖于理的。”认为“中冲的位置应定在中指桡侧端，去爪甲角如韭叶”。

然裘沛然先生和孙吉山先生关于中冲穴定位的正确意见，至今仍没有引起针灸界的重视。似没有必要将这个不是问题的问题留着，让后之学者去更正。

涌泉为足少阴井穴解

井穴，为五输穴之一。《灵枢·九针十二原》曰："所出为井。"十一脉之井穴，均位于手足末端，惟有足少阴井穴，为足底涌泉穴。

井为象形字，《说文》称其："象构韩（井栏）形。"即用四木交搭象井口围栏。井字早行于商代，入西周后，或在中空处添圆点为饰，《说文》以为"瓮（汲瓶）之象也"。

五输穴之井穴，与后之掘地之水井义不同。杨上善在《黄帝内经太素》中注曰："井者，古者以泉源出水之处为井也。"也就是说，井之为泉水初出，其上用四木交搭作围栏，其形如"井"，以保护和识别水源。以后又将崛地得水，仍以井为名。杨玄操之《难经》注也说："凡藏府皆以井为始，井者谓谷井尔，非谓掘作之井。山谷之中，泉水初出之处名之曰井，井者主出之义也。"《针灸大成》引项氏之说："所出为井，井象水之泉；所溜为荥，荥象水之陂……"

足少阴五行属水。足掌为位于人体最低处，涌泉穴位于足底，因其处脉气已如泉之涌出，于是就将之作为井穴。虽然足少阴经脉循行有"起于小指之下，邪走足心"，但《灵枢》不再于小趾另设井穴。至于小趾内侧甲角增设内至阴穴，则系20世纪日人赤羽幸兵在《知热感应测定法针灸治疗学》中，为了测定足少阴井穴温热值便于治疗，而加设此穴以假代涌泉穴。

翳风穴与周围性面瘫的治疗

周围性面瘫又称面神经炎或贝尔麻痹（Bell's palsy），特指在面神经管茎乳孔内的面神经非特异性炎症所致的急性周围性面瘫（以下简称“面瘫”），为针灸临床常见疾病。由于翳风穴之下为面神经出口处，而有些患者会出现乳突疼痛，近来翳风穴在治疗面瘫时倍受重视，甚至有人提出治疗面瘫时，翳风穴是“不可替代的要穴”。对此，实不敢苟同，故略述己见如下。

1. 古代文献中关于翳风穴与面瘫的记载

周围性面瘫，在古代中医文献中称为“卒口僻”“口目僻”“口㖞”“口眼㖞斜”等。其中“卒口僻”一词最早见于《灵枢·经筋》中，还记载了其临床症状和病因病机。可见在《内经》时，古代医家就对本病有了较为初步的认识。

《灵枢·经筋》云：“颊筋有寒，则急引颊移口；有热，则筋弛纵缓不胜收，故僻。”认为风寒、风热之邪侵袭面颊部经筋，使面部气血阻滞，筋肉失养，故而发为口眼歪斜。历代医家也一直沿袭了《内经》外因致病说的思想。

隋代《诸病源候论·卷三十七·偏风口㖞候》指出:“体虚受风，风入于颊口之筋也。足阳明之筋上夹于口，其筋偏虚，而风因乘之，使其经筋偏急不调，故令口㖞僻也。”宋代《圣济总录·卷六·风㖞》云:“论曰足阳明脉循颊车，手太阳脉循颈上颊。二经俱受风寒气，筋急引颊，令人口㖞僻，言语不正，目不能平视。”没有言及“少阳经”及其附属之筋经。

翳风一穴，出自《甲乙》，属手少阳三焦经。为手足少阳之会。其位于耳垂后方，张口时呈凹陷处，颞骨乳突和下颌骨之间。因为“面瘫”或有乳突疼痛，引起了古代针家的注意。早在《甲乙》卷十二中记载“口僻不正……翳风主之”。宋《普济本事方》(1132)记载:“灸中风口眼斜不正者(家藏方)，右于耳垂下麦粒大灸三壮，左引右灸，右引左灸。”元代《济生拔萃》(卷三·治病直刺诀)(1308)云:“治中风口眼㖞斜，刺足少阳经听会二穴……次足阳明颊车二穴，地仓二穴……左取右，右取左，宜频针灸，以取尽风气。”但在历代针灸文献中，临床还是根据面部之经脉分布，主要选用足阳明胃经、手太阳小肠经的经穴，翳风穴较少应用。

2. 西方医学刺激乳突治疗面瘫

自西风东渐，神经学说盛行，一些针家企图以神经学说替代经络学说。现代医学认为周围性面瘫发病原因及其机制尚不完全清楚，与病毒感染、神经缺血、解剖异常、免疫缺陷等原因有关，上述原因可使面神经的供养血管发生痉挛、缺血，从而导致面神经水肿，使面神经受压，引起面神经感觉及运动功能异常，引发面瘫。

目前，西医治疗周围性面瘫主要是通过糖皮质激素、抗病毒药物、神经营养剂和外科手术减压等。不但治疗周期较长，而且对面神经及面部肌肉功能恢复的疗效不甚理想，易延误最佳治疗时机，发展成顽固性面瘫。这些为针灸治疗面瘫提供了时机。

20 世纪 50 年代初出版的《屠龙之术》记载：“乳突沟卧二腹肌凹为面神经之所过。”并引《欧氏内科学》之说：“因受寒而致面瘫，可用火刀在乳突上轻烙。或用小发泡剂。”黄氏认为其“类似之针灸术”。（黄学龙．屠龙之术．苏州：中国针灸学研究社，1952：8）然西医对乳突部位进行轻烙发泡或理疗，并不重视。这也说明了在乳突部位进行刺激，其疗效并不理想，对此应该引起针灸界的重视。

3. 并非“不可替代的要穴”

20 世纪 50 年代，著名针家朱琏在《新针灸学》中认为，针灸“所以能治病，主要是由于激发和调整身体内部神经的调节机能和管制机能”。其治疗“面瘫”以神经学说为主，即以翳风为主。（朱琏．新针灸学．人民卫生出版社，1954：279.）自此以后，一些针家在治疗面瘫时，开始重视针刺翳风穴。近有文献认为，近年来对本穴的主治研究较深入，研究发现本穴是治疗面瘫的“不可替代的要穴”，有人甚至提出治疗面瘫急性期要“从少阳论治”。

据《针灸临证古今通论·头面五官分册》统计：古代文献记载的治疗面瘫 11 个常用腧穴中，地仓 48 穴次、颊车 41 穴次、合谷 22 穴次、水沟 20 穴次、承浆 17 穴次、迎香 11 穴次、足三里 9 穴次、翳风 7 穴次、承泣 6 穴次、下关 6 穴次、风池 6 穴次。其中水沟为手阳明与督脉交会穴，承浆为足阳明与任脉交会穴。手足阳明经穴地仓与颊车位居第一和第二、手少阳经穴翳风位居第八。现代文献记载的11个常用腧穴中，地仓1555穴次、颊车1448穴次、合谷1319穴次、翳风1016穴次、下关991穴次、迎香941穴次、风池687穴次、水沟639穴次、承浆587穴次、足三里503穴次、承泣116穴次。地仓与颊车仍居第一、第二，翳风位居第三。这是因为胃经“所生病”中即有“口㖞”；“胃经在面颊部的穴位多，而且与面神经关系密切的缘故。例如地仓在面神经颊支附近，颊车在面神经主干附近，两穴的次数在古今穴位中均分别占第一、二位”。《金针梅花诗钞》认为，翳风“为聋哑，颜面偏风，口眼歪斜，腮颊肿痛之妙穴。尤以痄腮及龋齿为好”。说明了翳风的主治，痄腮及龋齿的疗效胜于面瘫。承淡安《中国针灸学》治疗面瘫时的取穴为：“下关、颊车、地仓、承浆、合谷。”《新针灸学》(第三版)虽以翳风为主穴，但也认为：“治面神经麻痹，我们常用横刺方向，针刺地仓透入颊车或透入下关，效果很好。”

众所周知，针灸临床治疗疾病，经络学说是基础，解剖知识为参考。医者不能只会局部取穴，因为有时远道取穴疗效更为显著。如：单纯性急性阑尾炎，麦氏点压痛强烈，而针刺足阳明经阑尾穴，效果显著；急性胆囊炎发作时，右侧腹直肌外缘与肋弓交界处有明显的压痛，针刺阳陵泉下之胆囊穴，疼痛每可缓解。本人在治疗面瘫时，觉得乳突疼痛只是或有症。而此疼痛可以通过点刺关冲出血便减轻或消除，而乳突疼痛消除之后，面瘫症状也未见明显改善。

翳风穴浅层布有耳大神经分支，而非面神经。耳大神经起自第2、第3颈神经，是颈丛皮支中最大的分支。有人认为急性期在翳风穴刺络拔罐，可以扩张局部血管，消除和吸收局部炎性水肿，改善血液循环，减轻面神经受压，增强神经组织代谢，降低神经变性，从而提高神经的兴奋性，使面神经得以快速恢复，缩短病程，提高面瘫病的治愈率，减少面瘫后遗症的发生。这些只是推测，其机理似有待进一步探讨。

有学者在面瘫急性期针刺翳风等穴，慢性期则与少阳经穴阳明经穴同时应用，待治疗结束之后统计疗效，创立治疗面瘫急性期“独取少阳”之说。其意在创新，难能可贵。但忽视了神经学说与经络学说两者之异。同时因面瘫是自限性疾病，发病72小时内接受激素治疗痊愈率可达70%，且治疗中影响疗效因素甚多，如患者紧张、焦虑、抑郁等不良情绪等，也会延长患者的恢复时间。故这样的临床观察缺乏必要的严谨性。

4. 对翳风穴深刺之看法

历代文献著作中，翳风穴针刺深度普遍较现代为浅，其中《铜人》记载其针刺深度最深，也不过7分。但目前的临床实践中多趋向深刺。翳风穴的针刺方向有直刺、向下、向牙床等几种，多以直刺为主。

有报道称：翳风穴解剖结构的特殊性、复杂性，决定了其具有重要的临床应用价值。针刺翳风穴可以起到改善局部神经调节、血管营养、淋巴循环等作用，可治疗面瘫、耳鸣耳聋、面肌痉挛、腮腺炎等。翳风穴下有丰富的神经血管，深部正对面神经干出茎乳孔处及颈动脉鞘，由于其解剖结构特殊而复杂，针刺过深或方向错误常易伤及面神经或迷走神经，甚者可刺及颈内动脉、颈内静脉，从而导致不良后果。

据《实用神经干电刺激疗法》介绍，面神经刺激点有三。其一乳突前点：①耳垂后方的凹陷（翳风穴）处。②耳垂后方，下颌骨髁状突与乳突尖连线的中点。③下颌角与乳突连线的中点。④乳突尖前方 0.5 cm 处。其二乳突后点：乳突尖后上方 0.4~0.8 cm 处。其三耳前点：由耳珠前缘向前外眼角及口角各引一条线，由二线构成角的等分线上鼻侧 1~2 cm 处。其刺法，均以“针尖触及面神经干”为目的。

该书在介绍治疗面瘫时，并不只取面神经点，同时还选取眶上神经点、眶下神经点。如：抬眉障碍、额肌障碍选皱眉肌点；眼睑闭合障碍选眼轮匝肌点；口角㖞斜选笑肌点、颧肌点、上唇方肌点；口内夹食选夹肌点；闭口无力选口匝肌点。针刺面神经点有一定的危险性，针感又强烈，疗效并不理想。有人发现在乳突切迹下三分之一处，向鼻尖方向刺入，进针 3~4.5 厘米，可达茎乳孔外，故定名为“茎乳孔外穴”。针感可传至同侧上下牙槽、前额、颜面及耳内。其主治为偏头痛、头痛、三叉神经痛、牙痛等，未列面瘫。在耳垂与面颊皮肤交际点直下约 3 毫米处，以指甲上下刮动，可触及一直径约 3 毫米，且患者有酸胀感的绳索状物，有人称之为“耳垂下”，认为其即面神经干，可刺入 1.5~2.0 厘米。取患侧完骨、翳风、“耳垂下”以治疗面瘫。由以上可见深刺面神经干，并不是治疗面瘫特效方法。

关于毫针质地和形状的沿革

针具的改革，一定会导致针灸学术理论的重大发展和变革。有什么样的针具，一定会有什么样的操作手法和理论出现。一部针灸史，从某种意义上说，就是针具和灸具的变革史。

研究毫针的演变过程，有助于了解针灸学发展的脉络，有助于对针灸理论和临床的认识，更好地继承发扬针灸学术。

1. 与缝针同源

针，《说文解字》释之谓："所以缝也。从金，咸声。""臣铉等曰：今俗作针。非是。职深切。"段玉裁曰："缝者，以针紩（zhì）衣也。"紩：缝也。

"九针"中，"鑱针"取法于"巾（布）针"；"员针"与"鍉（chí）针""取法于"絮针"。民间有以缝针代作针具以治疗疾病。如：流行于民间的"（绣）花针疗法"、皮肤针疗法以及《外科正宗》中的"箸针"。杨永璇先生将刺络拔罐称为"絮刺"，实以皮肤针所使用的"絮针"而命名。

2.《内经》中记载的毫针

《灵枢·九针十二原》云:"七曰毫针，长三寸六分(《甲乙》作"一寸六分"，与《灵枢·九针论》一致)。毫针者，尖如蚊虻喙，静以徐往，微以久留之而养，以取痛痹。"《灵枢·九针论》云:"邪之客于经而为痛痹，舍于经络者也。故为之治针，令尖如蚊虻喙，静以徐往，微以久留，正气因子，真邪俱往，出针而养者也。"

《灵枢·九针十二原》和《灵枢·九针论》中所描述的毫针，除了"尖如蚊虻喙"外，其长度两文不一，长度单指针身，还是包括针柄，不得而知。然又无图，故难以对当时实际使用的毫针有一个形象直观的了解。后世针灸文献记载与《灵枢》基本相同，但所附"九针图"有所不同，在某种程度上反映了不同历史时期针具的变化。

现代针具也很多。临床上"毫针"实际上包含"圆利针""长针""毫针"三种。"圆利针"已由毫针替代，长针则是毫针的加长。陈壁疏和郑卓人主编的《针灸学词典》(1987)说，毫针，针具名，古代九针之一，为临床所常用。

3. 不同时期的材质和形状

毫针的变革主要有材料和形状两个方面：材料方面除了有石、青铜、铁、不锈钢外，还有骨、竹、金、银、陶、瓷等。形状则有针身、针尖、针柄3个方面。针身有短、长之别；针尖有尖、松针形等；针柄又有扁方形、圆形以及所镀材料之不同，另外，针柄上有无缠绕物，以及缠绕物所用材料和缠绕形状的不同。制作可分为天然形成、自己制作、指导匠人制作、半自动生产、自动化生产等。

（1）石器时代　根据石器工具演进的程度又可分为“旧”及“新”两个石器时代。马继兴《针灸学通史》说：“正是由于古代原始社会中，生产工具以石器为主的特点，作为日常生活中必不可缺的石器，在疾病治疗的目的上，也必然形成了一种最重要的手段，从而逐步创立了世界上最早的疗法之一，即砭石疗法……旧石器时代即已得到广泛的使用。”

《素问·异法方宜论》云，东方之域“其病皆为痈疡，其治宜砭石”。王冰注：“砭石，谓以石为针也。”王冰注曰：《素问·血气形志》“石，谓石针，则砭石也，今亦以铍针代之。”《说文解字》云：“砭，以石刺病也。从石，乏声。”“又，方验切。”

石器时代针具的特点可概括为以石治病、就地取材、随体造形、一物多用。此时的针具尚未完全独立于生产生活工具。古代对砭石（针）的石材很有讲究，并非任何粗糙的石头均可磨成砭针，必须选择材质致密和纹理细腻的石材方可磨制成砭针。石器时代的针具还有石质、草木质、骨质和陶质等。据《针灸学通史》记载，直至明清时期的某些医学著作中仍可看到有关砭镰治疗的零星记载。

（2）青铜时代　由砭石疗法演变到金属针的应用，是在进入青铜器时代后（即约在殷商时代初期，公元前17世纪以后）开始的。金属针具的出现与使用，是针具发展史上的一次飞跃式的进步。

新石器时代，人们发现了天然的纯铜块，呈紫红色，所以又称红铜。或用蓝绿色有孔雀石，即氧化铜矿（$CuCO_3 \cdot Cu(OH)_2$），经高温会熔融成为铜液，冷却凝固时可以随意成形。红铜硬度低，不适宜制作生产工具。于是把它们采集来，按照制作石器的方法，把它们锤锻、打磨成为小刀、小锥或小件装饰品来使用。这就是人类历史上红铜器时代。

人们在长期的生产实践中又发现了锡矿石，常见的是锡石（SnO_2）；并学会了用锡石加木炭冶炼出锡的技术。在掌握了冶铜术与冶锡术的基础上，人们又进一步发明了用红铜加锡、铅熔炼为青铜合金的技术，并且认识到青铜比红铜具有更大的优越性。

与红铜相比，青铜具有很多优越性。①硬度大：红铜本来的硬度（布林氏硬度计）为35度，加锡5%，其硬度就提高为68度；加锡10%，即提高为88度。经锤锻后，硬度可以进一步提高。如加锡10%的青铜，经锤锻后，硬度增至228度。②熔点较低：熔液流动性能好，凝固时铸造收缩率很小，因此，能够铸造出刃部锋利、轮廓分明、花纹纤细的器物。③化学性能稳定：耐腐蚀，可以长期使用与保存。青铜原是金黄色的，因此古代文献中以及在周代的青铜器铭文中都称青铜（或铜）为“金”。只是由于经过长期腐蚀，古代青铜器的表面往往生成一层青绿色锈，所以今天大家称之为青铜。

商周青铜器全盛时期，出现了最早的金属针具——青铜针。这时铜针不仅用于缝纫、纺织等方面，而且也作为取代砭石疗法的医疗器具，具有更为坚固、锋利、光洁和耐久等特点。1978年内蒙古自治区达拉牧区出土的青铜针，其柄断面为菱形。

（3）铁器时代　铁的使用是人类发展史上的一块里程碑。人类发明了冶铁术并制造出铁质生产工具，从而把人类从奴隶制社会的茅屋里，推到瓦宇、砖壁和玉阶的封建社会殿堂中，进而又推向高科技时代。

我国早在商代晚期，就利用陨铁锻制铁器，到春秋中晚期发明了生铁冶炼术制造铁器和生铁铸造技术。战国早期创造了生铁退火脱碳的柔化处理技术，将脆性铁改变成为韧性的各种脱碳铁器。这一新型铁器，早于欧洲2300年以上。我国铁器的出现虽然晚于埃及等文明古国，但是，我国的封建社会却比欧洲早出现1000多年，其主要原因之一，就是以铁制工具为依托的生产力得到了高度的发展。

汉代创造的炒钢技术和生产小的炒钢工具，以及可铸铁的广为应用，大大发展了锻造技术，导致了众多锻造铁器的出现，产生了经多次锻打的几十炼铁器、百炼钢铁器、贴钢铁器和夹钢铁器。魏晋南北朝时又有灌钢铁器的问世。多种技术和多品种铁器的应用，使唐宋以后的铁器更趋于多样化。

由于古代还将金、银、铜、铁等金属统以“金”字泛称。早期铁的含义与分类甚含糊，例如把铜视为美金，把铁看成恶金。《针灸聚英》曰：“本草柔铁即熟铁，有毒。故用马啣铁则无毒。以马属火，火克金，解铁毒，故用作针。”

铁有良好的延展性以及导电、导热性能，有很强的铁磁性，铁器同空气和水接触，就会生锈，腐蚀。铁制针具容易生锈，易折断。由于针具自制或请工匠打造，故针灸针的用料，针柄的形状，针身的粗细，针尖的尖钝，每每不同。陆瘦燕、朱汝功夫妇对针具的要求十分严格，针具有专人制作，针柄要绕得均匀紧凑，针尖不宜磨得过锐，须圆利得当。

承淡安《中国针灸学》（1941）中有“针之制法”“针之长短大小与应用”和“针尖之形状”，还记载：“近年工艺，突飞猛进，钢铁皆有细丝，匀而坚韧。”“然易氧化作用而生锈，为一大缺点。”“因锈而发生瘢痕，小之筋纤维缠绕针身，发生刺痛，大则为之断折。”

当年苏州出售针灸针与缝衣针的店称“琢针店”“土针鱼钩店”，自产自销。品种除了针灸针、缝衣针外，还有绣花针、鱼钩、织布针等10余种。金针与银针则由银楼打制。

（4）不锈钢时代 “不锈钢”一词不仅仅是单纯指一种不锈钢，而是表示一百多种工业不锈钢。

不锈钢是德国的毛拉在1912年发明的。第一次世界大战时期，英国科学家布雷尔利受英国政府军部兵工厂委托，研究武器的改进工作。那时，士兵用的步枪枪膛极易磨损，布雷尔利想发明一种不易磨损的合金钢。毛拉的不锈钢因不耐磨被扔进垃圾箱，一位士兵发现其不生锈。

布雷尔利认为：不耐磨却耐腐蚀的钢材，不能制枪支，是否可以做餐具呢？他说干就干，动手制作了不锈钢的水果刀、叉、勺、果盘及折叠刀等。并于1916年申请专利。不锈钢导热性差，不易生锈，韧性好。

1951年在承淡安先生倡导下我国开始用不锈钢制造针灸用针，1952年不锈钢针问世。《现代针灸》1954年第3期上谢永光发表了《漫谈不锈钢针》一文。

不锈钢的出现让针灸针从手工制造，到采用拉丝机，将不锈钢丝拉成细丝，再用机械磨针尖、缠装针柄的半手工生产，如今实现全自动生产。生产技术的进步也让针具从反复使用变为一次性使用。

（5）国家标准 1994年针灸针的国家标准（GB 2024-94）出台，替代1987年版。针灸针的针体应以GB/T 4240中的规定的。$Cr_{18}Ni_9$或其他奥氏体不锈钢丝制成。针柄的材料不作统一规定，如采用塑料，须用医用无毒塑料。

针灸针的针尖部位应圆正不偏，无毛刺、弯勾等缺陷，经规定的力与硬块接触顶压后，其穿刺力也有规定。针体应有良好的韧性，缠绕试验后不应有裂缝、折断和分层。针体表面应光滑，其外观质量和表面粗糙度也有参数。

包装后的针灸针在遵守贮存规则的条件下，应从出厂之日起，保证在 2 年内不生锈。灭菌针灸针则分别用高压蒸汽、微波振荡和环氧乙烷等进行消毒。在遵守贮存规则的条件下，从灭菌之日起，有效期为二年。

（6）一次性无菌针灸针的国际标准　国际标准化组织中医药技术委员会（ISO/TC 249）：国际标准化组织于 2014 年 2 月 3 日正式出版由中国专家参与制定的《ISO 17218：2014 一次性使用无菌针灸针》国际标准，这是首个在传统医药领域内发布的 ISO 国际标准。我国使用了几千年的针灸针，自此有了国际通行标准，这也是首个在世界传统医药领域内发布的 ISO 国际标准。

金元时期针法崛起之缘由

晋唐之际灸法发展达到顶峰，《千金要方》及《千金翼方》中灸多针少，《外台》更认为“针能杀人”，只录灸法。灸法之弊端也暴露无遗，如疼痛、瘢痕、治疗时间长等。灸法开始走下坡路。唐宋以后的铁器更趋于多样化，毫针之针柄发展成圆柱形，针体变为细长，针柄上有缠绕物，为针法的盛行提供了物质基础。

唐朝末年捻转法问世，针具得以灵活运动，丰富手指针法，促进了针法的发展。道家“以医弘道”“以医入道”，道家兼针家增多。道教对针法影响日益加大，为丰富针刺手法提供了理论指导。针法领军人物窦汉卿出现，加上歌赋的出现，为针法的普及创造了条件。

道教医学，简称道医。道医是随着道教组织的建立而产生的，但是关于道教医学的研究却是20世纪80年代的事。《中国大百科全书·宗教卷》初立“道教医学”，后改为“道教医药学”。条目认为：“道教为追求长生成仙，继承和汲取中国传统医学的成果，在内修外养过程中，积累的医学知识和技术。”

胡孚琛教授是中国社会科学院研究员。主要学术专长是道家与道教文化。他在《中国中医基础医学杂志》1995年第4期发表

《道教医学述要》一文，最早对“道教医学”（道医）进行论述。

道教医学继承了古代巫医的传统，可以分为医学和药学两个部分。道教医药学家知识广博，医术精深，在中国医药学史上占有重要地位。

道教医药学大致包括三个部分的内容。其核心部分是仙药、本草、医方、针灸等，大致范围相当于世俗的中医学和中药学。二者的区别仅在于道教医药学多以延年益寿、还春驻颜的疗效为追求目标，其中有不少延缓衰老的方剂，甚至还有声称久服可以返老还童、长生成仙的“仙药”秘方，这同道教的教旨是吻合的。

道教医药学中间层部分是导引、按摩、气法、辟谷、房中、存思、饮食疗养及起居禁忌等。外层部分是符水、药签、祝由、祭祀、斋醮等调整社会环境和心理环境的治疗方法，具有强烈的宗教特征。

道教药学以金石药、诸芝、滋补药为上品，这自然又和道士烧炼外丹黄白术的传统有关。将世俗中药学用以治病的药称作“下药”。道教医药学笼罩在道教神学的气氛之下，将健身却病作为服丹成仙的准备。

卿希泰2009年出版的《中国道教思想史》（第四卷），认为道教医学是中国传统医学的一个流派。其理由是：道教医学与中国传统医学主体内容的相容性以及道教医学作为中国传统医学流派的事实。盖延明先生的《道教医学导论》是第一部关于道教医学的专著，1999年由台北中华道统出版社出版，2001年作了修改，更名为《道教医学》由北京的宗教文化出版社出版。

汉唐时视医术为方技，职业医生为“方士”，治病的医书多为验方，称为“方书”，学医叫“为方”。马王堆汉墓出土的《五十二病方》，葛洪的《肘后备急方》，皆属经方医药学的作品。《后汉书·方术传》称华佗“精于方药”“佗方术实工”，说明华佗的身份便是方士。《旧唐书》中记载孙思邈“善谈庄老及百家之说，兼好释典”。《隋书·经籍志》载医方256部，多有神仙养生之方，说明唐代之前中医学一直和神仙方术相混。

唐代之后，世俗的中医学和道教医药学分家，涌现出刘完素、张从正、李杲、朱震亨等著名医学家，将中医学发展到一个高峰。道教医药学却仍然发扬自己追求延年益寿的特点，提炼出大批健身、养生、延年、驻颜、美容、防老的医药方剂。

由于儒家学说得到统治者的青睐，为了抬高医家的地位，医者逐渐向儒家靠拢，所谓“上医医国”“不为良相，便为良医”是也。一些医家还以“儒医”为荣。

道教是宗教，医学是方术。引医入道，以医弘道是道医之目的。中国古代许多医家通道，道家精医，然不能说中医就是道医，更不能认为道医高于中医。

《甲乙经》浅刺及留针时间短之因

众所周知，《甲乙经》中针刺深度较浅，留针时间也短，如：大肠俞刺入3分，留6呼，灸3壮；曲池刺入5分，留7呼，灸3壮；太冲刺入3分，留10呼，灸3壮。《中国针灸学术史大纲》认为，古代针刺深度普遍较浅，“八分”或“一寸”即是深刺。

唐之前针具粗劣，柄长而扁方，且重，故只能刺浅，而留针时间短。其针柄上有空，可能是为了便于悬挂。现在针尾上仍遗有痕迹。

《浙江近代针灸学术经验集》记载：叶椒青用马衔铁、白银加工自制，针身圆而渐尖，近针柄处约0.15厘米，有长有短，似鍉非鍉，似毫非毫。故针刺法与一般毫针不同，进针深度与《甲乙》《铜人》所载相仿。

《华佗传》载：“阿善针术。凡医咸言背及胸藏之间不可妄针，针之不过四分，而阿针背入一二寸，巨阙胸藏针下五六寸，而病辄皆瘳。”这说明樊阿的针术相当高明。一般针不过4分。樊阿针背一二寸，即可入史。据《医心方》记载：各家取背俞法中，华佗的背俞穴位于脊中旁0.5寸，后日本石坂宗哲发展为“华佗夹脊”。1954年传回中国，1958年方有应用报道。樊阿深刺巨阙或为传说。

关于“经穴移动”

日本泽田健先生首先提出“经穴移动”的概念，笔者找到代田先生关于“经穴移动”的三个论述，这些论述可以相互参阅，对临床取穴治疗具有一定的参考价值，现分别摘录于下。

《针灸真髓》载：“灸对矫正姿势有惊人的效果，这是先生（按：指泽田健先生，下同。）的治疗中时常可看见。下面所记一例，是经穴变动的显著例子，很可以证明灸术对矫正身体的疗效。一位老年患者，耳聋面红，半身不遂。诊背部时，用墨做的记号，然后施灸。灸的经穴是：身柱、天髎、臑俞。很久不能自由活动的左肩，灸后肌肉突然弛缓。而他的经穴也因为皮肤移动而变动了，不得不擦掉以前的记号，重新做新记号来改正穴位位置。

先生指着天髎说：‘这下面有一条大纹，只灸了一次，便起了惊人的变动。你的经穴变动得快，病也好得快’。”

代田先生又在《针灸治疗基础学》中认为：“经穴时常变动。或者每天都有变动，或者一周左右有变动，或者一个月后有变动，或者自始至终都没有变动。泽田老师是第一个提出经穴变动者，古书上也没有记载。经穴是变动的，所以每隔一周或两周，需要对患者进行诊察，纠正其变动。”

其还在《针灸临床笔记》中，对奇穴上不容穴的压痛移动，作了详细介绍。上不容之来历，有待于进一步考证。其位于胸骨旁线，胃经不容上方的第6肋间凹陷处。代田先生在临床上将此穴应用于：①急性胃炎、胃酸过多症，②胃溃疡、肋间神经痛。还可使用皮电计检查，也是这些疾病的皮电点和好发部位。

如果右侧上不容穴出现反应的人，只灸右侧，不久左侧就会出现压痛。在这种情况下，背部的膈俞压痛也会一样。与此相对应的是，如果左侧上不容穴出现反应，只灸左侧，不久右侧就会出现压痛。这样的事实，在日常临床中是经常出现的。

因为有这样的事实，所以可以考虑是经穴反应的左右对称性。因此，即使只有右侧有反应，但如果间隔两周以上进行治疗，也有必要在没有反应的对称经穴取穴。如果不这样做的话，在一段时间内，患者的身体会发生失衡，就会出现新的症状。

即使是像艾灸一样温热的刺激，对于人体感受刺激的中枢来说，也是相当强烈的刺激，如果这样的刺激不止一次，而是反复进行的话，由于刺激的加重，自律神经中枢的兴奋状态会不会发生变化呢？因为如此，才会从最初的右侧敏感逐渐变得迟钝感，再到另一侧的左侧变得敏感。

这样的理论，还只是我的假说，很难说是正确的理论依据。总之，上不容的压痛会随着治疗或病情的发展，从右移到左或从左移到右，是我们日常门诊中所经历的事实。

砭石和刮痧

早期痧以沙、砂、痧等文字出现在相关文献中。痧的基本含义：麻疹之别称；痧病：春秋两季，感受六淫之邪气或疫厉之秽浊之气，出现的一系列症状。痧象：刮拭治疗后出现的“痧象”。

东晋时期干宝（？—336）编撰的《搜神记·卷十二》载：“其名曰蜮（yù），一曰短狐，能含沙射人，所中者则身体筋急，头痛，发热，剧者至死。”晋代葛洪（284—364）《肘后方·治卒中溪毒方第九十》《治卒中射工水弩毒方九十一》有“射工毒虫论”。有诊断，有辟法，有治疗。南宋时期范成大的《桂海虞衡志·杂志·草子》说：“寒热疫，南中吏卒小民，不问病源，但头痛体不佳，便谓之‘草子’。不服药，使人以小锥刺唇及舌尖出血，谓之‘挑草子’，实无损于病，必服药乃愈。”南宋周去非《岭外代答》（1178）记载更为详细，南宋叶大廉《叶氏录验方》（原刊于1186年）方有痧病之称。治疗方法为艾灸、药物外敷内服，此时尚无刮法。

元代危亦林《世医得效方》（1337）卷二列有“沙证”及有“刮法”：“又法：治沙证，但用苎麻蘸水，于颈项、两肘臂、两膝腕等处戛掠，见得血凝皮肤中，红点如粟粒状，然后盖覆衣被，吃少粥汤，或葱豉。”

由此可知，宋元时期主要使用外治法。南宋采用艾灸以“得沙”，元代出现绳擦法、麻戛法、灯火焠法，明代出现方药、刮痧、针刺、放血、焠法、推拿等法。清初郭志邃（右陶）《痧胀玉衡》专著。痧病病因范畴扩大，病名急剧增加，临床实践不断总结，治疗方法不断丰富。刮痧之法，主要流行于民间。王庭《痧症全书》说:“行之者为乡间妇人，故名医者不通。”

1960年江静波的《刮痧疗法》由人民卫生出版社出版，开创了现代研究刮痧之先河。

让刮痧疗法从治疗痧病，转变为保健法者，为台湾吕季儒先生。吕季儒（1943—1995），英国植物药学博士，台湾著名预防医学专家，吕季儒教授20世纪70年代（有人认为是80年代）在前人的基础上，改进发展了刮痧疗法，并改良了刮痧工具，创造了“循经走穴刮痧健康法”，创造性提出“经络刮痧法”以防治疾病，延年益寿，并向世界推广了刮痧疗法。1988年台北吕教授刮痧健康中心出版了《刮痧健身法》。

1988年吕季儒教授来到大陆推广普及刮痧疗法，掀起了全民刮痧保健热潮。1988年陕西科学技术出版社出版了《吕季儒刮痧健康法（76种临床教材）》，之后又出版了《吕教授刮痧健康法》（1990）。

有人撰文认为2000年以前《五十二病方》中的“布炙以熨”“抚以布”等及《内经》中熨法作为刮痧的起源是错误的，因其混淆了熨法与刮痧之间的概念。

元代出现绳擦法、麻戛法。清代《痧胀玉衡》中有“刮痧法”：用铜钱蘸香油、棉纱线、麻线等。民间有用碗、汤勺、铜板者。而牛角刮痧板为吕季儒首创。

磬石是古石制乐器。磬是一种中国古代汉族石制打击乐器和礼器。其形在后来有多种变化，质地也从原始的石制进一步有了玉制、铜制的磬，击奏体鸣乐器。中国古代的石质打击乐器，为“八音”中的“石”音。

《尚书·禹贡》曰：“泗滨浮磬。”泗水，发源于山东泗水县陪尾山。孔颖达云：“石在水旁，水中见石，似石水上浮，此石可以为磬，故曰浮磬。”《尚书译注》谓：“泗水边的人民要进贡可以制磬的石头。”

《山海经·东山经》说：“高氏之山，其上多玉，其下多箴石。诸绳之水出焉……”根据《山海经》的记载：高氏之山南三百里，为岳山，又南三百里，为豺山，又南三百里，为独山，又南三百里，为泰山。泰山在山东。高氏之山在泰山之北1 200里。一般认为，《山海经》为夏代的作品，周秦有所增加。其所记的地名，是以河洛为中心。据《山海经》中“东山经”的记载，东方并非指山东。

高氏之山的砭石和泗水所产磬石，在《内经》时代及以后历代均无任何关联。将两者联系在一起是1997年以后的事。20世纪90年代山东省战国墓出土一套13枚编磬，可惜其中2枚已经损坏。山东省音乐教师杨浚滋先生考证古文献《尚书·禹贡》，到古泗水地区寻找到泗滨浮石，恢复了古编磬的完整性。编磬终于在1997年中国首届艺术节上重新向世界发出它庄严而美妙的声音。

耿乃光先生是中国地震局地球物理研究所研究员。1997年退休。他用应用岩石物理学技术对磬石进行研究，认定杨浚滋先生采集的泗滨浮石即为泗滨砭石。并做成的砭具，成立公司运作。

耿乃光先生依据的是《砭经》。《砭经》(又名《砭石述略》)于1933年3月由山东祖传砭术世家韬光居士，假托药王孙思邈后裔砭道人之名，自费出版。香港太乙中医针灸诊疗研究院2004年

11月委托香港鹭达文化出版公司重印《砭经》。由陈耀南中医师出资印刷。据新版《砭经》前言介绍："蒙耿老厚爱，馈赠《砭经》一书。"文中"耿老"当为耿乃光先生，这本《砭经》是中医研究院1962年委托福建中医学院抄本。

《砭经》中并无"刮具"与"刮法"。以下为《砭经》中的"砭之形""砭之用""砭之诀"内容。

丙、述砭之形

一曰圆，似球非球，取象於天，其用在圆；二曰平，似权非权，取象於地，其用在平；三曰直，似针非针，取象於人，其用在直。

砭之形，不出三者。无论玉石，以旧为宜，用愈久者效愈神。上古用石，各有其器。三代尤多美玉，访而求之，不难获也。

丁、述砭之用

一曰水，水者温石于汤，以保其热也；二曰火，火者煨石于灰，以传其热也；三曰心，心者藏石于身，以养其热也。

砭之用，首在於热。人生则热，死则冷。每起於冷热不调，砭术一以热救之，起死回生则熟。热之为用，大矣哉。偶有奇，宜用冷砭，则在例外。

戊、述砭之诀

一曰点，点非针也，点其中而不必刺其体；二曰熨，熨似灸也，熨其外而不必灼其肤；三曰摩，摩即按也，摩其周而不必振其骨。

砭之诀，惟在乎动。血气不和，则疾痛起。点也、熨也、摩也，皆动之机也。以砭行之，手到而病自去，疾痛乃若失焉。岂不神乎其技哉。

可见《砭经》中没有刮法的内容。耿乃光所著《新砭石疗法》(2008 年首版，2016 年修订再版）新砭具中有砭板及复合砭板，而刮法仅为“砭术十六法”之一。伍悦、林霖《砭经与砭术》(2010 年）后记写道：“耿教授以科学的手法证明了泗滨浮石作为新砭石疗法的最佳器具，并构想了完整的新砭石疗法奉献给广大读者。”用“新”和“科学”成功地偷换了概念。“新砭石疗法”不是《内经》中所言的砭石疗法，不是历代文献中的砭石的应用，也非《砭经》中的应用，完全是商业炒作。

《大众健康》2011 年 3 期“中医·养生”栏目发表署名高峰的文章《“疯狂”的砭石》称：“山东泗水的砭石，在短短一年多的时间里暴涨暴跌，从两年前的每吨三四百元，到今年年初的每吨上万元，再到如今的每吨几百元。那么，砭石到底为何物？它的价格为何像过山车一样，如此‘疯狂’？”“就是这种外表并不出奇的石头，自去年以来被不少人当成制作保健器具的上品。在京城，很多药店的保健品专柜都摆放着砭石产品，除刮痧板等传统医疗器具外，砭石手串、项链和吊坠等饰品也在其销售范围；大型商场的宝玉石专柜里，也不乏砭石饰品；大街上，各种大小砭石专卖店更是随处可见。”2014 年 9 期《小康（中旬刊）》也刊登了署名文章：《泗水：砭石“疯狂”之后》。

经过炒作“泗滨浮磬”就变成了“砭石”，变成了“养生器具”。同时刮痧也变成了“砭法”，进而又有人企图将之置于中医诸法之首，这是非常荒唐的。耿乃光先生对砭石的发掘，对砭石疗法的热爱、执着而不遗余力地推广，值得钦佩，但他毕竟不是针灸界人士，对他的商业炒作，我们不能强求于他。耿先生于 2007 年前去世。现在一些学者还硬将刮痧说成“砭法”，显然就欠妥当了。

从针灸医生的视角看《灸艾图》

《灸艾图》又名《村医图》，有谓《炙艾图》，实乃将“灸”字误写为“炙”故。原图藏于台北故宫博物院，《故宫书画录》说：“此画素绢本，著色画，立轴，无款识。上右角有乾隆御览之宝玺印。绢高二尺一寸二分，广一尺七寸九分。”并题名《宋李晞古灸艾图》。据题签似为宋代李唐所绘。李唐（1066—1150），字晞古，著名画家。

《灸艾图》倍受艺术界的青睐，众多学者对其艺术特色撰文论述，这里不再重复。因其再现了古时艾灸实景，也引起了医史学者的重视，甚至还作为一些书刊的封面，如1959年第1期上海《大众医学》将作为封面，在“目录”中注明为上海医史博物馆珍藏；马伯英先生《中国医学文化史》2010年版和2020年版也以其作为封面。

1. 古代之艾炷灸场景再现

晋唐以降，因灸法简便易行，故盛行不衰。宋时上至皇室，下至黎民，灼艾治病保健非常流行。据《宋史·太祖纪》记载：

“太宗尝病亟，帝往视之，亲为灼艾。太宗觉痛，帝亦取艾自灸。”欧阳修听到其学生焦千之曾经接受过艾灸治疗，写信给他，这就是著名的《灼艾贴》。其在信中说：“此中医者常有，颇非俗工，深可与之论权也。”有人认为《灼艾贴》与《灸艾图》是“灸法文化中的艺术双璧”。据《中国印度见闻录》载，9世纪中叶来华的阿拉伯商人，因广东沿海地区主要医疗方法是“艾炷灸”，便认为中国的医疗手段就是灸法。宋代灸法专著也日益增多，如庄绰的《膏肓腧穴灸法》、西方子的《明堂灸经》、闻人耆年的《备急灸法》、窦材的《扁鹊心书》等专著，绝大多数灸家都采用大艾炷施化脓灸。

《灸艾图》让我们看到了古时大艾炷灸之实况。窦氏有云“保命之法，灼艾第一”，提倡早灸、重灸。要求“艾炷大如枣核，下广三分”。从图中可见医者所用艾炷的确为大艾炷，因穴位似涂有蒜汁等液，故患者挣扎乱动，艾炷依然粘得很紧，两个燃烧的艾炷，火红灼灼，青烟缭绕，即将燃尽。

医者聚精会神，面色淡定，左手按着患者左肩，右手持一工具。然从图中形状来看，该工具有左右两个部分组成，其尾部有缠绕物绑定，似为镊子，而非刀、针。镊，《说文·竹部》释：“籋，箝也。”也就是说早年镊子为竹制，后以金属制成。镊是用来拔除毛刺或夹取细小东西。灸后皮焦肉烂，一般不会再使针刀。观其身后童子，正在揭开膏药，对之哈气，以增加其黏度，准备递给医者。当是一穴已经灸毕，医者正在清除灰烬，便于贴上“秘制”膏药以护灸创，促进化脓。宋《圣济总录》《太平惠民和剂局方》等，载有一些铅膏药，后者中的“长肉紫金膏”，对疮口的“长肉”有突出功效。另在宋张择端《清明上河图》中，也可以看到当时开封已有膏药摊。

2. 患者之疾

相对医者的镇定从容，患者则疼痛难忍，无奈手足为他人牵拉固定，动弹不得，只好大声哇哇乱叫，面目狰狞。可见艾炷灸的确痛苦不堪，人多畏惧，不愿接受。此或为金元之后化脓灸逐渐退出人们视野之原因。

古时贫贱百姓，生活艰辛，营养不良。此患者须发杂乱，其眉浓长，耳郭下垂，应是年岁已高。然目陷眶黑，肋骨尽露，显然病日已久。虽古时疮疡多发，日久也会导致身体羸弱。如患者疮疡生在四肢胸腹腰背，治疗之时，三人同时强行按压患者，会使疮疡之疼痛加剧。据《灸艾图》所示，医者似灸膏肓、神堂、譩譆等背部肩胛内侧诸穴，这些腧穴有治五劳七伤、痰饮虚劳之功。故推测患者可能为虚劳内伤。由于此图没有更多的信息，故无法明确诊断患者所患之疾。

3. 医者是民间走方郎中

医者衣着褴褛，上衣补丁多块，下裳小腿处有一处较大破口，以致露出膝胫，可见其生活困苦。此外，身后童子有画着膏药图案的招幌，地上有游医特有的串铃，帽子上插着三枚针具，可能是外科用具，似为广告，言其尚能医治疮疡。左侧腰部挂着药囊，鼓鼓囊囊地装着神丹秘药，说明了他同时还会方药。行李杂物则置于童子脚下的用布包裹的简陋箱内。童子身边招幌上有膏药图案，其上衣也挂有膏药图案的条状物，当然也是为了广告宣传。以上说明了医者系一位资深的民间走方郎中。

附：

民国以前拔罐法的五个“站点”

我国拔罐疗法虽然历史悠久，但只是流落民间的一种技术。题目中的所谓“站点”，即拔罐法发展的几个时间节点。20 世纪 50 年代被挖掘出来之后，才凭借针灸疗法而被知晓和应用，成为一种“疗法”，并走进了教科书，从而迅速发展。

1. 概述

1）不属于针灸疗法

拔罐法与针刺疗法的关系密切，两者均属于外治法。然拔罐法并不属于针灸疗法范畴。

一些针灸辞典中收有不少拔罐疗法的词条，如拔罐法、拔罐疗法、火罐气、火罐法、拉罐法、煮拔筒、抽气拔罐法、垫罐法、挤压拔罐法、煮针罐法、刺络拔罐、刺血拔罐等等。其中只有针药罐、煮针罐法、刺络拔罐或刺血拔罐等数条属于针灸疗法范畴。大部分的词条，都是上错了辞典。

2）紫红色的罐印

2016 年 31 岁美国游泳老将菲尔普斯在巴西里约热内卢奥运会获得 3 金 1 银，但几乎所有媒体的聚焦点，不在其获得的金牌和银牌上，而是聚焦在其身体的紫红色罐印（罐斑）上。

《中国中医药报》将罐印称之为“中国印”。《人民日报》8 月 16 日发表了题为《拔火罐，世界人民都欢喜》的文章。这些欢呼和兴奋，其实有点过火。

3）不是传统中医独有的

拔罐法的应用存在于许多民族与文明的传统医学中，欧洲、阿拉伯地区、印度、南亚甚至南美土著都存在相似的疗法。

拔罐疗法在西方称为“杯术”，或“杯吸术”。古代欧洲对拔罐应用最多，介绍最为详尽。到 19 世纪中期，随着西方医学由传统的技术向科学发展演变，最先受到冲击的就是传统疗法中的放血疗法，继而是拔罐法。虽然到 20 世纪中叶拔罐法仍继续使用，但仅在民间流传。

2017 年黄亚俊在《青囊·辛夷花开》中发表的《拔罐简史》一文，对拔罐疗法的历史进行了全面论述。文中称：“拔罐技术不是源于中国，而是首见于西方。”认为“可能是有外国商人由福建沿海传入内地，更可能是由荷兰传入日本后再传入中国”。又云：“亦有可能从陆上传播而来。”遗憾的是，作者将认为“首见”与“所传”相混淆，其逻辑是错误的，而且也没有任何依据。中国拔罐法在其发展中或受到西方及印度的影响，但难言是“所传”。

朱兵《系统针灸学——复兴“体表医学”》（2015）中对世界各地的拔罐疗法进行了详尽介绍。

廖育群《重构秦汉医学图像》（2016）说：“由于传统医学本质相同，因而当在不同地域或文化体系中看到相同或类似的理论、治疗方法时，实际上很难判断其究竟是多源独立发生，还是源于交流传播。”廖育群在《中国科技史杂志》2010年第31卷第3期上发表的《“杯吸”与“蛭吸”》的中外比较研究，对中外拔罐法介绍颇详尽。

4）现在常用，不等于“独有”

虽然在我国拔罐法很早就有文献记载，但是从历代文献来看，不但记载很少，应用病种也不广，流传的范围主要在民间，临床上更加极少应用。至于拔罐与针刺同施，据杨永璇先生1962年记载：先师早在五十多年前，主张火罐与针灸并用，以提高疗效，并自制铜罐，以供临床之需。刺络（血）拔罐法的再次兴起时间则更短。

因目前西方主流医学已抛弃了拔罐法，于是一些学者便误以为拔罐疗法为中华独有，历史悠久。

由于拔罐法又具有保健作用，故近来其落户美容院，成为招揽顾客的手段之一。一些厂家用塑胶做成挤压式，方便患者自己操作，让拔罐法走进千家万户，成为家庭常备的保健器械。

5）“挖掘”与创新

许多人对中医的“挖掘”颇为不肖，但从某种意义上说，“挖掘”也是创新。拔罐法虽古已有之，但倍受重视，大力推广，却在1953年被挖掘之后。其后又依附针灸疗法，进入教材，从而成为中医家族新成员。现在拔罐疗法已成为针灸重要的辅助疗法。若无挖掘，便无拔罐疗法的新生。

由于针灸疗法常常与拔罐法相伍，拔罐法也是针灸临床医师应该掌握的技术。因此对其进行探讨，促进其在临床上的运用，深有必要。

2. 拔罐疗法的渊源

（1）源自吮吸　拔罐法源于吮吸，这是人类的本能，也是自疗的方法之一。如：受伤后会不由自主地用嘴吮吸患处；产妇若发生乳房胀痛，在小儿吮吸后胀痛可减轻；皮肤患痈疖等出现化脓时，如吮吸去除局部脓血，则疼痛减轻。于是认识到吮吸可以治疗某些疾病，此为拔罐疗法之滥觞。

（2）历史上有关吮吸治病的记载

《庄子》有载："庄子曰：秦王有病召医，破痈溃痤者，得车一乘；舔痔者，得车五乘。"

《史记》记载：战国初期军事家吴起与"士卒最下者同衣食""分劳苦""卒有病疽者，起为吮之"。

《汉书》记载：西汉"文帝尝病痈，邓通常为上嗽吮之"。

宋代释文莹《玉壶清话》（1078）卷二记载：李行简父患痈极痛楚，以口吮其败膏，不唾于地，父疾遂平。李行简以孝受到了真宗皇帝的召见。

《外科启玄》（1604）云："亦有用口吮其脓。"

日人原昌克《丛桂偶记》（1799年）专列《吮痈》一节，记载了日本水户城西饭富村一贫苦农夫，曾卖身为疡医家奴。后辞还乡里，无他技，为人吮疽。

《理瀹骈文》（1870）载："小儿初生，二便不通。大人漱口，咂吸儿前后心、两足心、手心、脐下，以红赤为度。"

郝鸣昭等所撰《拔罐疗法在欧洲的发展》（2021）说：拔罐疗法在欧洲历史悠久，最早可追溯到原始人时期，以"口吸法"的形式进行操作。

3. 拔罐疗法的 5 个“站点”

民国以前的拔罐法，流行于民间，操作者或为老妪，或为女巫，其记载则散载于多种文献之中，现梳理简介如下。

20 世纪 50 年代以前，拔罐法被称为“术”或“法”，影响不大，发展缓慢。

第一个“站点”：西汉的《五十二病方》。

第二个“站点”：晋代的《肘后备急方》。

第三个“站点”：唐代的《外台秘要方》。

第四个“站点”：明代的《外科正宗》。

第五个“站点”：清代的《本草纲目拾遗》。

据目前所掌握文献资料，第一个“站点”，罐具使用动物之角，为手术治疗牡痔之辅助方法。第二个“站点”，为角法治疗痈疽之禁忌症。第三个“站点”，对后世影响较大，可能受到印度或阿拉伯医学的影响；使用水煮竹筒，出现了刺络拔罐法。第四个“站点”主要用于外科排脓。第五个“站点”对后世影响也较大，使用的是陶罐和燃火排气法，治疗病症为杂病。

1)《五十二病方》中关于角法的记载

帛书《五十二病方》是西汉时期（前 202 年—公元 8 年）的文物，1973 年湖南长沙马王堆三号汉墓中出土。《五十二病方》是最为古老的传统医学方书。公元前 400 年时，放血和拔罐已被埃及人广泛使用，《五十二病方》与之几乎约在相同的历史时期。

《五十二病方》在牡痔条下计有四条，其三记载了角法在手术疗法中的应用，反映了 2200 年前我国的医疗水平。

（1）“角法”原来真用“角” 日本今村亮祇卿《医事启源》

（1862）载：“角法，义未详。或云：角者，咮（zhòu）也，咮形似针。吴仁杰曰：《诗·行露》：谁谓雀无角？盖古谓咮为角，以针刺人体，犹雀之啄物也。”（按：《说文》谓，咮，鸟口也。从口，朱声。与噣略同）又云：“角法始出于《肘后方》。拔罐器具为竹筒。”说明其对西人拔罐法和中医角法之间关系认识不清晰。1924年裘庆元编辑《三三医书》丛书时，将《医事启源》收入第一辑。张锡纯在《医学衷中参西录》第八期第一集《三三医书评》中，给予很高的评价，认为凡西人医学新奇之处，莫不于中医古籍得其源本，而特为表彰。1930年秦伯未在《实用中医学》中加以引录。

以上说明至少在民国时期，中医界尚不知古之角法即使用动物之犄角，甚至将其与针刺混为一谈。

（2）《五十二病方》“角法”原文及其解读

原文：“牡痔居窍旁，大者如枣，小者如枣覈（核）者方：以小角角之，如孰（熟）二斗米顷，而张角，絜以小绳，剖以刀……”

解读与争议：针对上述原文，许多名家从不同的角度进行解读，其中不乏学术争鸣。

第一、关于“角法”。陈泽林认为：在马继兴、李学勤的论文《我国现已发现的最古医方——帛书〈五十二病方〉》中，首次提出了角法的概念：“角法：这是类似后代的火罐疗法，用以治疗牡痔。”查马、李文章初刊于文物出版社的《五十二病方》（1979）中。早在1975钟益研、凌襄在《文物》第9期有同名文章，文中关于角法的文字也与马李之文一致。怀疑钟、凌即马继兴、李学勤之化名。（按：钟益研似为中医研的谐音；凌襄可能是长沙下辖的宁乡谐音，是否为其时居住地。待考）其实，1956年王文锦在

《竹管疗法》序中最早指出："角法即以兽角来拔病。"

第二，关于"小角"。《马王堆医书考注》说："用牛、羊角做成的小火罐。""小角"应不是指角之前端或尖端。"前"，甲骨文中有；"尖"字最早见于南朝《玉篇》。廖育群先生认为是"小角"是角的细小前端，这是值得商榷的。如"小角"是角的细小前端，那么，廖育群先生以下两个问题其实就不是什么问题。角之后端面积较大，并不适于"口罐"。用什么方法才能造成角内负压？虽说医者在古代属于"百工贱业"但如果是靠嘴吸造成并保持角中的负压，他们能够将颜面置于患者肛门附近长达"如熟二斗米顷"的时间吗？

第三、关于操作方法。陈泽林认为，吸拔方法是"煮热角法"，即以水煮热排气。原文中并无吸拔方法，陈氏似将后之煮竹筒法当成动物之角也使用水煮法，然缺少依据。古代军旅中使用的号是用兽角做成的，故称"号角"。犹太历的每年七月初一，要吹响弯曲的公羊号角宣布和庆祝新年。古人以动物之角制作号角时，将角之大端磨平，尖端打孔。故可以推测《五十二病方》中的角的制作与之相同。

第四，关于"牡痔"。尚志钧 1980 年撰文指出，牡痔为突出于肛周表面的血栓性外痔。血栓性外痔现代临床常以手术切除或手术切开剥离血栓为主。古代医家为了便于手术操作即采用了火罐负压把痔核吸出进行手术的方法和现代采用负压吸肛检查器的原理是一致的，对痔核的结扎、剥离和现代手术近似。

第五，关于"剖以刀"的治法。陈少明 2009 年指出，外痔手术方法是由远古春秋时期所流传而来，与古希腊医圣希波克拉底在其论文中所描述的痔的灼灸、切割术为同一个时期；比古罗马凯尔劳斯澄（前 25—14）在他编辑的《医学》一书中简述的肛瘘切割术和痔的结扎术及切除术更早。可以推测在治疗时当将角之后端置于肛门附近的“牡痔”之上，用嘴在角尖端之孔吸气后，再用蜡、黏土等封闭角尖之小孔。血栓性外痔通常具有剧烈的持续性疼痛和肿胀包块。据辛英等 1994 年在《单次拔罐前后的痛阈及皮温观察》中报道，拔罐在局部止痛和改善血液循环上均达统计学显著性水平。故长时间使用角之目的，恐怕不是为了让牡痔更加突出，便于手术，而是拔罐具有止痛之效，使牡痔麻木，以减少疼痛。此看法尚缺乏临床和实验支持，有待进一步研究。

第六，关于“张角”。《五十二病方注补译》(2005 年) 中解释为“痔孔扩大，痔被吸出”。其实，这里的“张”应该有分开、离开之意。“张角”，即将角从吸拔处移除，否则无法“絜以小绳，剖以刀”。

(3) 印度和古欧洲之角法 《妙闻集》第 13 章“水蛭应用”中认为，吸血用具有三：(牦牛) 角、蛭、葫芦。但病因不同，所采用的治疗工具亦有不同。角具湿性，适用于“体风素”性恶化之血。使用吸角子时，先在应吸部位施以乱刺，然后用薄布缠裹吸角边缘，将吸口对准应吸之处吸出血液。或在葫芦中置灯，以行吸血之法。(廖育群.阿输吠陀——印度的传统医学，2002 年) 有学者认为《妙闻集》是伪书，但无论是否伪书，其与本条记载内容无关。

关于拔罐的最早记载还见于公元前 3300 年出土于美索不达米亚地区印有拔罐图标的陶片。第一批阿拉伯人——亚述人使用动物犄角和竹节来拔罐，用以治疗头痛、偏头痛、高血压及虫兽叮咬。此后，拔罐疗法传播到埃及和欧洲，与此同时，可能也可传播至中亚，包括中国和日本。(按：古代中国使用动物之角和竹筒是否与上所述有关，有待考证)

公元前400年左右，古希腊历史学家希罗多德（约前484—前425）记载古埃及曾使用“干罐”以及“湿罐”疗法。希波克拉底（前460—前377）对拔罐及其作用进行了精确的描述。在罗马，黄铜或青铜制成的罐具被广泛用于浴室中。罗马人借助灯具作为热源和皮肤划痕器进行拔罐。

2）《肘后方》中关于角法的记载

《肘后方》原书已佚。原文关于角法的内容计一条，另外尚有二条与之有关的条文，现一并介绍。

（1）原文：“姚方（按：姚方，指姚僧垣《集验方》）若发肿至坚，而有根者，名曰石痈。当上灸百壮，石子当碎出。不出者，可益壮。痈疽、瘤、石痈、结筋、瘰疬，皆不可就针角，针角者，少有不及祸者也。”

（2）关于“针角”《肘后方》中关于角法的记载主要为禁忌证。《肘后方》中治疗痈疽多用外治内服，也有使用针灸者，言及角法，仅此一条，而且为禁忌。故无法知晓其时角法的工具和操作方法。一般而言，针砭是指针刺与砭石，针灸指针法和灸法，针药是指针法与药物。那么，针角似指针法与角法。故“针角”似不是指针刺之后再加角法，而是指针刺与角法。

有人认为其中所言“针角”治法是现代针罐法或刺络拔罐法的雏形，是欠妥的。似不能以今测古。古人自有古人的智慧和说法，如《伤寒论》之“温针”，就是针后加灸。

（3）现代误用之报道 《中国针灸》2020年第3期发表了尚宗杰、单凯、陈波等《误用拔罐致疖肿扩散案》的报道，可参考。

（4）相关附文二条

其一，疗猘犬咬人方：“先嗍却恶血，灸疮中十壮，明日以去，日灸一壮，满百壮乃止。姚云：忌酒。”

有人认为本条为角法。然文中并未言及“角”法。是否“嗍”之前遗漏“角”字，已不可考。但仅凭一个“嗍”字，似不能肯定就是使用角法。亦有可能原本直接使用了口“嗍”。

其二，徐玉治虵（蛇）毒方　又方：“先以无节竹筒，著疮上，镕蜡及蜜等分，灌筒。无蜜，单蜡亦通。”

此为外治疗法中的热敷法，且非拔罐法。但从此条可以知道，其时临床已经使用无节竹筒。蜡、蜜的使用也相当普遍。这些为后来以竹筒作为罐具奠定了基础。

（5）附录《医心方》（982）治足尰（肿）方　“又陶氏……若数日不止，便以甘。（按：甘者，美好也。有人改为“小”字）刀破足第四、第五趾间脉处，并踝下骨解，泄其恶血，血皆作赤色，去一斗五升。（按：1斗约2 000毫升，恐言其多，而非实数。人体的血容量约占自身体重的7%~8%左右。也就是一个50千克体重的人，体内的血容量大约为3 500~4 000毫升）亦无苦。若在余处亦破之。而角嗽去恶血都毕，敷此大黄膏……”

按：①此条是否陶氏《肘后方》中原文，尚有待考证，故附于此；②“角嗽去恶血”亦为刺络拔罐法，较《外台》（752）为晚。③如此大量出血，与中医基本理论与《内经》刺血法不符。疑来自域外。

《太平广记·卷二百一十八》（978）曰：“有范光禄者得病，两脚并肿，不能饮食。忽有一人。不自通名，径入斋中。坐于光禄之侧。光禄谓曰：先不识君，那得见诣？答云：佛使我来理君病也。光禄遂废衣示之。因出刀针（按：针，刺入也）其肿上。倏忽之间，顿针两脚及膀胱百余下，出黄脓水三升许而去。至明日，并无针伤而患渐愈。”（出《齐谐录》）

《医心方》中还载《耆婆方》：“刺内踝上大脉，血出即愈。”

按：①《医心方》所载的治疗足肿方，明显受到印度医学的影响。自白马驮经，佛教传入，印度医学也被带入中土。故晋唐之《肘后》《千金》《外台》等都存有来自印度医学的内容。如《外台·卷第二十一》“天竺经论眼”，为龙上道人撰，俗姓谢，住齐州，于西国胡僧处授。对于西传之医学，中国医学则以博大胸襟予以接纳，并融合到原有的体系之中，同时将那些与不符合中医理论与临床的内容予以舍去。所以有人说什么“纯中医”，是不知医史，闭着眼睛乱说一气。②可参阅陈明《中古医疗与外来文化》(2013年)。

3)《外台秘要方》中关于角法的记载

《外台》中关于“角法”的记载计有3条。

(1)治疗石痈 《备急》疗若发肿至坚而有根者，名曰石痈也方。(按:“方”字似为衍字。高文铸:“《外台》所引《备急》，亦未明确作者姓氏”)痈疽、瘤、石痈、结筋、瘰疬皆不可就针角。针角者，少有不及祸者也。”

本条基本与《肘后方》所载同，《肘后方》称出自姚僧垣《集验方》。这些文字，是对医者之告戒，而不是直接论述“针角”。

(2)疗蝎螫人方 《古今录验》(按:《旧唐书·经籍志》题甄权撰，而甄权传称甄立言著。据本文中有“又言甄立言”，似甄权所撰，而非甄立言所著)曰:“又甄立言以此蝎毒阴蛇，即非蜂、蜈蚣之辈，自有小小可忍者，有经一日一夜不可忍者，京师偏饶此虫，遍用诸药涂傅不能应时有效，遂依角法。以意用竹依作小角，留一节长三四寸，孔径四五分。若指上，可取细竹作之。才令搭得螫处，指用大角，角之气漏不嘣，故角不厌大，大即嘣急瘥。速作五四枚，铛内熟煮，取以角螫处，冷即换。初被螫，先以针刺螫处出血，然后角之，热畏伤肉，以冷水暂浸角口二三分，以角之，此神验。不可以口嗍，毒入腹杀人。车几，（程本作“甄”）公云灸则瘥。以热角嗍之，无火灸也。并出第四十五卷中。”

《肘后方》疗猘犬咬人方称“先嗍却恶血”，本条则强调“不可以口嗍，毒入腹杀人”。说明古时的确有“嗍却恶血”之举，从另一方面也说明《肘后方》中治疗猘犬咬人似不是以角嗍去恶血。关于文中取细竹作“小角”，则说明《五十二病方》中“小角”，非指兽角之尖端，而是指角之小者。

本文以灸法治疗“蝎毒阴蛇”所蜇，实为临床宝贵经验。《灸绳》（1985）认为：①直对患处着灸，是治疗蛇虫伤的有效方法之一。还附病例2则。②蛇虫伤也可在健侧相同的部位进行针灸，轻症可以单独应用，重症可以双侧同用。附病例1则。③扩大伤口，加拔火罐，是清除蛇毒的有效方法，亦可利用蜘蛛对脓血的嗜好特性，用之吸吮。附病例1则。还介绍了水蛭用作毒蛇咬伤的早期治疗。

（3）疗骨蒸方　“文仲疗骨蒸方。又方：患殗殜等病必瘦，脊骨自出，以壮丈夫屈手头指及中指，夹患人脊骨，从大椎向下尽骨极楷（高注：疑当作“揩”。“揩”，摩也）复向上，来去十二三回，然以中指于两畔处极弹之，若是此病，应弹处起作头，多可乏十余头，即以墨点上记之，取三指大青竹筒长寸半，一头留节，无节头削令薄似剑，煮此筒子数沸，及热出筒笼墨点处，按之良久，以刀弹破所角处，又煮筒子重角之，当出黄白赤水，次有脓出，亦有虫出者，数数如此角之，令恶物出尽，乃即除，当目明身轻也。”

为了更好地解读上述“疗骨蒸方”之“文仲疗骨蒸方”，有必要对竹筒、“文仲疗骨蒸方”与《大唐六典》的相关记载作一详细探讨。

第一，关于竹与竹筒　唐时虽称“角”，实际已使用竹筒。角字名词活用为动词，义为吸拔。

由于我国地理、气候条件之优越，处于世界竹类分布中心。《尚书·禹贡》记载：九州之中，豫州、兖州、青州、徐州、扬州、荆州等六个州都要进贡竹子产品或竹器，这六个州都是当时的竹子产区。扬州是古代重点产竹区。当时的扬州包括现在的江苏、安徽中南部、浙江、江西，也就是淮河以南及东南沿海的广大地区。

古人很早就将竹作为主要资源，加以利用，如竹制虎符形；削竹为简，以竹管为笔，载文记事；竹在生活和其他方面的贡献颇大，如已有三千多年历史的筷子；兵器如枪、矛、戟等，其柄杆多以竹为之，射远器械弓箭也以竹为之等。

在旧石器时代末期用就有用竹作“锅”煮食饭菜，取用一端带竹节的竹筒，放谷物于其中，加水后将开端堵死，放于火上烧烤；还用竹筒取水、烧水。《诗经》记载了以竹制作而成的乐器箫、笙等；《诗·小雅·无羊》曰：“何蓑何笠”，记载了蓑衣笠帽的使用。《韩非子·说疑》曰：“不能饮者以筩灌其口。”《说文》曰：“筩，断竹也。”汉代王充《论衡·量知》谓：“截竹为筒。”《汉语大字典》云：“筩，竹筒。后作‘筒’。”说明春秋战国时已有将竹之一端去节，一端留节，用以储水与供水。其形与后之所用罐具基本相同。至于何时用作罐具，有待进一步考证。

第二，关于“文仲疗骨蒸方”　甄氏《古今录验方》和“文仲疗骨蒸方”都先出血，再煮筒子角之。是为现存文献中我国刺络拔罐法的最早文字记载。前者所治为毒虫蜇后疼痛，后者为殗殜，乃古传尸之名，染者多亡，然后者文献多不加转录。《中国针灸证治通鉴》选录针灸治疗痨瘵文献中，《外台》计6条，张文仲2条，此条未录。

《中国针灸学》（1955）认为，治疗肺结核时，绝对避免重刺激手法，“背部诸穴，概行轻刺”。在“文仲疗骨蒸方”之操作中，虽有大椎等文，但“以中指于两畔处极弹之”，又“以刀弹破所角处”，操作彪悍。此外，为虚痨传尸者刺血，也不符合中医基本理论。故《外台》所载的煮竹筒吸附体表治疗骨蒸法，似难作我国刺络拔罐法之最早记载。

伊朗放血称为“海甲马”，系使用细长刀，在体表打开一定量的（约15~20个）和一定深度的创口，从而把血放出来。通过用动物角作为“罐”，将血吸出来。（Hamid Reza；Bahrami-Taghanaki；Ho da Azizi；李涛；赵百孝．伊朗与中国放血拔罐方法之比较．中国民间疗法，2009，（6）：61-62.）

此法似来自域外，只是融入中医名词而已。这里我们可以得出一个结论，即中医是个开放系统，但对外来医术予以甄别，进行改造，便于临床应用，一旦发现其不符合中医理论，有违临床，则予以扬弃。故“文仲疗骨蒸方”中虽有“大椎”穴名，但此法不符合中医对痨瘵认识。

陈筑芳、邱德文、付文心等在《贵阳中医学院学报》上发表的《罐疗及其研究的历史与现状》认为：“从这里角法的运用可提示我们今天在用拔罐法治疗内伤疾患时，应在相应穴位处反复多次吸拔，使达到一定的刺激量（出脓血、黄白赤水，起罐泡等等）才能起效。”此说值得商榷。因为运用刺血拔罐等疗法时，必须顾及患者的体质、病情等，不可一味强刺激。

《古今录验》两处提及先针刺出血，再予拔罐，此为应后之刺络拔罐法最早记载。

第三，关于《大唐六典》中的相关记载 《大唐六典》记载："太医令掌诸医疗之法；丞为之贰。其属有四：曰医师、针师、按摩师、咒禁师，皆有博士以教之……医博士掌以医术教授诸生习《本草》《甲乙》《脉经》，分而为业：一曰体疗，二曰疮肿，三日少小，四曰耳目口齿，五曰角法；一人学角法，二（三）年成。"

1999 年由戴建国披露、2006 年被全文公布的《天圣令》残卷，为天一阁藏明抄本宋《天圣令》。每篇令文皆被分为"右并因旧文，以新制参定"的宋令和"右令不行"的唐令两大部分"，从而析出颁布于唐玄宗开元年间（公元 713-742）《天圣令》221 条。其中有医疾令卷二十六，其内容与《唐六典》基本类似。

《唐代疾病、医疗史初探》（2011）载：目前很多有关唐代医学教育的研究成果也存在以偏概全之嫌，过于夸大官方机构的作用。故该书没有讨论《大唐六典》中关于角法的记载。故《大唐六典》中有关角法的记载，有待于进一步研究。

季羡林先生指出："世界上历史悠久、地域广阔、自成体系、影响深远的文化体系只有四个：中国、印度、希腊、伊斯兰，再没有第五个。而这四个文化体系汇流的地方只有一个，就是中国的敦煌和新疆地区，再没有第二个。"廖育群说："东方学者的有关论述基本不涉及西方，西方学者的论述不涉及东方；两方面均基本不涉及印度这一重要的'中间地带'。但随着丝绸之路和佛教东传，文化的交流，必然也会有医学上的交流。印度医学、希腊和伊斯兰的医学一定也会影响中土的医学。"

自白马驮经，中国与印度之间交往频繁。在唐初《千金方》中便有"四大"之说，同时也记载了许多印度方药。因此，角法进入《唐六典》中，是否与此有关？宋后没有延续，当有其因。

佛教影响中国医事制度方面，隋唐医学八科之设立应该与佛教有关，因为佛教典籍《阿输吠陀》分医为八科；成书于五六世纪的《八支集》（即八科提要）分为内科、大外科、小外科、精神病科、小儿科、毒物科、长寿科、医学。而唐太医署之医疗分科略为：体疗、少小、疮肿、耳目口齿、角法、针科、按摩（及损伤）、咒禁。从分科形式上来看，两者相似。而咒禁一科，殊为特别，不是因于印度医学的“鬼病医方”（精神病科），恐怕不会设立。问题是，史书直到后世，并未见到咒禁科职官及其功能显示，形同虚设——实际的情况，可能就是虚设。马伯英等《中外医学文化交流史—中外医学跨文化传通》（1993）认为，理当属于“边缘化”的按摩、咒禁何以能够与医、针灸并列？且医科又分为体疗（内科）、疮肿、少小、耳目口齿、角法，医博士据此分别教授生徒，学成皆需数年。“角法”何以有如此地位？医学文献中并无反映，迄今亦未见有人讨论。因而从“蛭吸”之法的晚出性与孤立性，唐代医学分科及角法的地位，以及六朝以降中印文化交流的广泛性等各方面因素综合看，这一方法极有可能受到印度医学的影响而出现。

中国与罗马两大文明古国的交往史应该始于公元前104年前后的西汉武帝时期，唐时更加密切。在《希波克拉底文集》中“瘘论”中的挂线疗法，最早记载于元《永类钤方》中；“骨折论”中小夹板治疗骨折，最早见于唐《仙授理伤续断方》中。角法之设立究竟是否与印度、古希腊或古罗马有关，待考。

附：“水角”“水银角”“火角”和“吸筒”

1.“水角”“水银角”法

（1）宋初王怀隐等《太平圣惠方·卷第六十一》（992）“辨痈疽宜水角不宜水角法”谓：“凡疗痈疽发背，肿高坚硬，脓稠焮盛色赤者，宜水角；陷下肉色不变，软慢稀者，不用水角。

角法：于宽静室中不当风处平实地，掘一小坑，口稍阔于疮肿，深一尺已下。去此坑二尺外，又为一坑子，口阔三四寸，旁穿两坑令相通。灌水。並令去坑面二寸，于地上腰背下，先铺油单三两重，辟地气。即以席薦，东西铺坑口两畔。令患者以疮合坑上，无令偏侧。腰间布氈褥，务令安稳，则得久角。角口两畔，以缯帛遮拥，兼盖覆。水坑口勿令通热。被水引下渗地中，卧一炊久为度。瘀滞脓血并泻角中。热盛者日夜三四遍，肿气不侵，每日或两度。或富貴之人，遭遇此疾，多贮水银以为水角，尤妙。用水银角法。右拣稳地，穿一坑，口稍阔于疮肿处，深可四五寸。先于坑中布纸五六重，衬水银。诸余铺设，一依前方。其水银多至一升已来。如无。只三五合亦得。

（2）《证类本草·卷十三》（1082）曰：“《兵部手集》治发背，头未成疮及诸热肿痛。以青竹筒角之，及掘地作坑贮水，卧以肿处，就坑子上角之，如绿豆大，溅溅然出，不止，遍匝腰肋。”

（3）以上所谓之水角，主要用于外科疮疡之排脓。虽云“角”法，实际则以坑代角。关于其原理，曾咨询清华大学物理系一位学者，其认为此处不是虹吸现象，也与伯努利原理无关。这是利用了水向下流动、渗透和蒸发，从而产生负压让脓液从角中被引至坑中。此法一端封闭，一端开放在空气中。经过躺一顿饭功夫后，开放端由于渗透和蒸发的原因，水面会有所下降，另一端水面也会因渗透而水面下降，从而在创面处形成了负压，则脓液“如绿豆大，溅溅然出”。

至于创口处之小坑，“口稍阔于疮肿”，而另一坑则较大，“口阔三四寸”，这是为了要增大蒸发、渗透之面积。用水银替代水，称为水银角法。之所以“坑中布纸五六重，衬水银”，是因为水银比重数倍于水，形成的负压也是成倍的。因“水银泻地，无孔不入”，所以用“纸五六重，衬水银”，以防止水银渗透速度过快。

有人以为“角口两畔，以缯帛遮拥”，就是以丝带捆绑“角”，这是没有读懂原文之故。此处之“角”，实际上是“坑”之代名词。若如已使用“角”法，则脓液当被拔出，再卧于坑口，似多此一举。

证之《兵部手集》中“以青竹筒角之，及掘地作坑贮水”中的“及”字，说明水角时，不存在以丝带捆绑角具。

水角虽然利用了负压，将脓吸出，其意与拔罐法类似，但没有罐具，故不应属于拔罐法。

2.“火角”为吸药烟之法

《苏沈良方》中“火角法”与拔罐法没有关联。其法“先以雄黄、雌黄碾末，融腊，与药末搅匀，候凝刮下。再用纸三五段，每段阔五寸，长一尺，熔药蜡，涂其一面令厚。以竹箭卷成筒子，令有药在里，干令相著，乃拔去箭。临卧，熨斗内盛火，燃筒子一头令有烟，乃就筒子长引气，吸取烟……治久冷痰咳嗽及痨嗽，服药无效者”。称之角，是因为筒形如角，燃后吸入，故名“火角”。《拔罐疗法治百病》(2006)以为“宋代拔罐疗法已发展到治疗肺部疾病”，是没有核对原文，望文生义了。

唐宋时“角法”之称，已经泛化。将筒子类的治疗都称为“角”，如《苏沈良方》中“火角法”，甚至掘地作坑灌水也呼之为角。

3.“吸筒”实即煮罐

元代《瑞竹堂经验方》(1326)卷五载：

“吸筒　以慈竹为之，削去青。五倍子多用　白矾少用些。

右(上)药和筒煮了收起。用时，再于沸汤煮令热，以筋箝筒，乘热按于患处。”

其法基本与《外台》相似，只是本法先将药和筒同煮后，收起。到用时，再于沸汤煮令热。

元代《世医得效方》(1345)载：

“救溺水　又以酒坛一个，以纸钱一把，烧放坛中，急以坛口覆溺水人面上或脐上，冷则再烧纸钱于坛内覆面上，去水即活。”

按：①首次使用了酒坛（陶器）作为罐具。②最早记载“烧纸钱”法，进行排气；所谓“纸钱”，即祭祀时焚化给死人或鬼神当钱用的纸片。③此法用于溺水后急救。

4）明代角法主要用于拔脓

（1）《外科启玄·卷三》(1604)“明疮宜吸法论”载：“疮脓已溃已破，因脓塞阻之不通。富贵骄奢及女体不便，皆不能挤其脓，故阻而肿。如此当用竹筒吸法，自吸去其脓，乃泄其毒也。亦有用口吮其脓，令不痛而毒自安，此疮医之仁矣。古云：‘医家有割股之心。罕矣哉。’”

（2）《外科正宗》(1617)煮拔筒方：“煮拔筒方羌紫苏，生甘蕲艾石菖蒲，须葱白芷兼独活，筒拔疮脓寿命符。

治发背已成将溃时，脓毒不得外发，必致内攻，乃生烦躁，重如负石，非此法拔提毒气难出也。

羌活、独活、紫苏、蕲艾、鲜菖蒲、甘草、白芷各五钱，连鬚葱二两。

预用径口一寸二三分新鲜嫩竹一段，长七寸，一头留节，用力划去外青，留内白一半，约厚一分许，靠节钻一小孔，以杉木条塞紧，将前药收入筒内，筒口用葱塞之，将筒横放锅内，以物压勿得浮起。滰筒煮数滚，约内药浓熟为度候用。再用披针于疮顶上一寸内品字放开三孔，深入浅寸，约筒圈内，将药筒连汤用大磁钵盛贮患者榻前，将筒药倒出，急用筒口乘热对疮合上，以手捺紧其筒，自然吸住，约待片时，药筒已温，拔出塞孔木条，其筒自脱，将器倒出筒中物色看其何样，如有脓血相粘，鲜明红黄之色，亦有一二杯许，其病乃是活疮，治必终愈。如拔出物色纯是败血气秽，紫黑稀水，而无脓意相粘者，其病气血内败，肌肉不活，必是死疮，强治亦无功矣。此法家传，屡经有验，如阳疮易溃、易脓之症，不必用此以伤气血，此法阴疮用之，要在十五日前后，坚硬不溃、不脓者行之最当，此法的有回天之效，医家不可缺也。”

自南北朝至明，甚至清代，角法主要用于外科疮疡痈疽之排脓。罐具为竹筒，排气方法为水或药材煮罐。

5）小陶罐的出现和治疗病症的扩增

（1）《本草纲目拾遗》（1765）原文（为了便于论述，故在原文中加上序号）。“火罐气：①火罐，江右及闽中皆有之，系窑户烧售。②小如人大指，腹大，两头微狭，使促口以受火气。③凡患一切风寒，皆用此罐。④以小纸烧见焰，投入罐中，即将罐合于患处。或头痛则合在太阳、脑户或巅顶，腹痛合在脐上。⑤罐得火气，合于肉即牢不可脱，须待其自落。⑥患者但觉有一股暖气从毛孔透入，少顷火力尽则自落，肉上起红晕，罐中有水气出。⑦风寒尽出，不必服药。治风寒头痛，及眩晕、风痹、腹痛等症。”

（2）对原文的解读与思考

第一，关于江右与闽中　江右是古代人们生活中常会使用的一个地理方位名词，为一个地理泛称，指江西大部、湖南东北部、湖北东南部、安徽西南部、福建西北部等地，即赣语分布的地方，故文中加上“闽中”。景德镇和福建有许多瓷器出口海外。

第二，关于小陶罐　陶罐形状与大小：其腹大，两头微狭小如人大指。以陶器作为小罐具，是受到海外影响，还是民间智慧，待考。

古人从实践中得知，被水浸湿后的黏土有黏性和可塑性，从而能塑造出一定的形状。先民们又进一步发现，晒干的泥巴被火烧之后，变得更加结实、坚硬，而且可以防水。

第三，关于中国没有玻璃罐具之原因　考古资料显示，中国古代的玻璃制造工艺最早始于西周时期，历经绵延不绝的两千余年。至清代发展到顶峰。

中国古代，玻璃器是一种贵重的物品，属于单纯的玉的替代品，也是财富和地位的象征。“琉璃”一词最早出现在西汉桓宽的《盐铁论》中“……而璧玉、珊瑚、琉璃，咸为国之宝”。琉璃这一名称一直沿用到明代，北京至今尚有叫“琉璃厂”的地名。

玻璃的主要吸引力，是它可以便宜地模仿绿松石之类更珍贵的物质。大规模的玻璃生产从清代开始，当然其并不是面向镜子或者窗户等实用性市场，而主要是用来做鼻烟壶等艺术品，主要集中在上层统治阶级层面。中国人把玻璃基本上看作珍稀物质的平价替代品。从整个历史发展的长河来看，玻璃制造工艺发展缓慢也与当时中国制陶、青铜、制瓷、漆器等工艺高度发达有关。时人对玻璃工艺改进的要求不是很迫切，导致中国古代玻璃器制造始终没有充分施展的空间。

普通陶器也发挥了重要作用。陶有种种优点，它比玻璃便宜得多，非常适于盛装热的液体。一个饮茶的国度，但凡热饮只要有了瓷器，恐怕就不需要玻璃了。

《中国火罐疗法》（2013）记载：“在原中国中医研究院医史文献研究所的陈列馆中，收藏了数枚古时火罐，其中有一汉代陶制火罐，色黯红，表面留有斑块样烧制的附着物，外形稍扁，大小与现代用于临床的陶罐相似。以此可以推测，汉代以前就已经应用陶罐治疗疾病了。”《系统针灸学》(2015) 中有出土的唐代瓷火罐，收藏在陕西中医学院博物馆。古代很早就将陶罐作为生活用具，考古出土的陶瓷罐不可胜数。但不能说汉唐就一定会使用陶瓷罐作拔罐工具。

至今没有发现使用陶瓷罐的文字记载。罐内如何形成负压为关键所在。动物之角是用吮吸形成负压；竹罐是通过沸水煮后，合于皮肤之上；希腊印度曾用葫芦拔罐，希腊在葫芦的尖端钻一个小孔，用嘴吸气来获得负压；印度是将燃烧之灯作为排气工具，而陶罐是用什么方法获得负压？不搞清陶罐如何获得负压问题，谈陶罐就是猜想。《系统针灸学》也对陶瓷罐作为罐具存疑，认为这些陶瓷罐，从罐口未加厚来看，更像盛物小罐。

第四，关于操作方法与治疗病证　排气法：燃纸；治疗病证：不再是外科痈疽，而是头痛、眩晕、痹证、腹痛等病证；

第五，关于辫子与头部拔罐　拔罐部位：为腧穴，如太阳、脐上、脑户、巅顶。

满人的祖先（女真族）以前是靠狩猎为生的山民，为了追逐或逃跑方便，便将头发基本剃光，只留下脑后一点头发并编成小辫。为了巩固统治，1645 年顺治皇帝下《剃发诏书》，下令汉族男子 10 天内，赶紧剃成满人头，“留头不留发，留发不留头”。

清朝初期，即顺治，康熙，雍正年间，男子发型，只在头顶上留金钱大小的一片头发，因为把这缕头发编成小辫后，恰好能穿过铜钱中间的方孔，故而这种发型又称“金钱鼠尾”。清朝中叶，即乾隆，嘉庆，道光年间，男子依然只在头顶留发，但留发面积已经由原本的铜钱大小，悄然扩张到成人手心大小，辫子增粗为“猪尾”。清朝后期，即咸丰，同治，光绪，宣统年间，为了更美观，只把顶发四周边缘剃干净，而头顶保留长发，也就是我们熟悉的阴阳头，辫子称为“牛尾”。

《本草纲目拾遗》成书于1765年，即清之中叶，故脑户与巅顶可以拔罐。之前之后，脑户似都不可拔罐。

清光绪二十四年（1898）七月，康有为上《请断发易服改元折》，请求光绪皇帝“断发易服改元”。慈禧太后的两条底线——大清国号不改、辫子不剪。于是出来主持大局了。所以没等光绪圣旨下达，就被囚禁在瀛台。

中华民国成立后，孙中山以中华民国临时大总统的身份发布剪辫文告，要求国民20天以内把辫子剪除干净，否则以违法论处。

1927年6月2日王国维自杀；1928年4月30日辜鸿铭辞世。自此男人头上留有的发辫，基本清除。至于现代艺术家头上留有发辫，则是另外的事。

第六，关于拔罐与腧穴问题　其时罐具大小如拇指，而之前之后的角、竹筒、玻璃罐，其口面积大，特别是大型玻璃罐。各家尺寸不一，如3号内径45毫米；4号内径55毫米；5号内径60毫米。自本书以降，用小罐拔在腧穴上之文献少见。

一个火罐可以覆盖数条经脉和数个腧穴，拔罐时往往成片成条。所以拔罐疗法只能属于外治法，而不应纳入针灸疗法之内。从功能上说，拔罐法的应用，有单独应用者，但一般都是在针刺或刺血治疗之后，可以说其是针灸疗法的辅助疗法。

附1. 古代拔罐略述

1)《金匮要略论注》《医宗金鉴》《理瀹骈文》等文献中的相

关内容。

（1）《金匮要略论注》为徐彬撰于1671年。有文献认为《金匮要略论注》使用拔罐法治疗肺痈。书中甘草干姜汤方条下有如下文字阐发：“肺痈无臭痰，只水鸡声者，为火吸其痰，以此辨治，自无悮矣。然水乃润下之物，何以逆上作上声？余见近来拔火罐者，以火入缾，罨人患处，立将内寒吸起甚力。始悟火性上行，火聚于上，气吸于下，势不容已。上气水声，亦此理耳。此非泻肺，何以愈之？故治此病，加射干为上，或白前次之，泽漆次之，皆能开结下水也。”

可见文中“拔火罐”是用来作为使用甘草干姜汤的理论依据，不是用拔罐治疗肺痈。

（2）《医宗金鉴》（1742）。《医宗金鉴》为清代中医的教科书。其中“外科心法要诀”中有“药筒拔法”和“煮竹筒方”歌。虽无新意，但从某种意义上说，应是拔罐法进入教材的最早记载。

（3）《理瀹骈文》（1870）。该书介绍了“罐拔”（即火罐）与“瓶吸”两法。其中“拔罐”法又分为：用药筒治疗黄疸，用火罐治疗风痛之类。

查用火罐治疗风痛未有说明。而以药筒取黄法方法则比较特别。先用瓜蒂散嗜鼻，再用湿面为饼穿孔在脐上，以用黄蜡卷纸成筒，长六寸，插孔内，以煤头（按：细草纸卷成的引火物）点烧，至根剪断另换，取尽黄水为度，效。亦治水肿。此非火罐。

“瓶吸”法，如风寒用热烧酒空瓶覆脐上，吸取汗。此时酒瓶外形与今日啤酒瓶和红酒之瓶不同。形状不一，平常人家所饮用之酒，一般不会使用青花瓷等为酒瓶，而是陶瓷酒瓶。“热烧酒空瓶”不知是将烧热之酒灌入后倒出，还是将空酒瓶放入热水之中，或以燃烧物投入瓶中，以排出空气，造成真空。待考。

2）误将发泡法当成拔罐

《外治寿世方》(1877）黄疸条下载："又，鲜用虎掌草（即天南星叶）捣烂，放茶钟（盅）内，平口扣在脐上一寸许，汗巾缚住，越一昼夜解下，腹上自起一大泡，用银针从下面刺破，渐渐流出黄水，水尽自愈"。

有人认为，此法为拔罐疗法。这是对原文的误读。此处为发泡法，与火罐法同是外治法。以茶盅覆盖，是为了让药物固定，而非吸住。

3）清末拔罐仍未得到重视

光绪二十四年（1898）九月初四，法国驻京使署医官多德福，蒙约诊视大皇帝。蒙允听诊：用化学将小水分解，内中尚无蛋清一质。知由于腰败矣。至于施治之法，(休息、日食人乳或牛乳、外涂洋地黄末)，西洋有吸气罐用之，成效亦然。(陈可冀主编.清宫医案研究（下册）[M].北京：中医古籍出版社，2006：1509-1510.)

可见直至清末，拔罐一法，并未为中医主流医学所接受，仅流行于民间。

附 2.民国时期医书中的相关记述

1924 年裘庆元辑《三三医书》收录日本今村亮祗卿《医事启源》载："以火入筒，合于痛处，拔取寒湿之毒，中土老妪能为之。"1923 年山西《医学杂志》发表乔尚谦先生的文章称，拔罐法"今惟走方医与女巫等多用之，医者每薄为小技而忽之"。

1935 年曾天治《针灸医学大纲》中载有"郁血疗法（即西方对拔罐法的另一称呼），但治疗内容中未见应用。在过去农村中，劳动人民利用他们周围日常生活的器具，如饭碗、竹筒等均可，碗的边缘涂以面粉或油脂，碗内放一张燃着的纸条，立即覆盖于局部肢体上，约10~20分钟取去，局部皮肤表面即留有一块红色的瘀血斑。以往有些从事巫术的人利用了这个科学的方法，编造一套鬼话，将碗内燃烧的纸条画上符箓，加上一些骗人的咒语，借此牟利。（从野.介绍祖国的医学遗产——拔罐疗法.新中医药杂志，1955年10期）

4. 结语

（1）以上我们对民国以前拔罐法的发展做了一个简单的回顾。自《五十二病方》至民国，拔罐法一直没有受到重视，流行于民间，其发展犹如牛车，蹒跚而行。

罐具：角→竹筒→陶器。

排气法：口吸→水（药液）煮→燃烧纸片。

治疗病证：辅助外痔手术→毒虫咬伤→痈疽排脓→头痛等杂病。

拔罐法的迅猛发展，其时间节点主要在20世纪50年代。

（2）西方拔罐法的衰落与中国拔罐法的盛行 《剑桥医学史》中文版序言里认为："在亚洲医学基本上原封不动地保持着它的古老传统，尊重古代的经典文献之时，今天的西方医学与众不同的是，在某种程度上它已背离了自己的传统，走向了新的方向。尤其是从16世纪文艺复兴以后，盖仑和其他希腊和罗马医学家的著作逐渐被抛弃，人们认为真理不是在于过去而是在于现在和未来；不是在书本中而是在躯体上；医学进步不是取决于更好地理解古代的权威而是取决于观察、实验、新事实的收集以及对病人生前和死后的密切检查。"

有趣的是随着西学东传，西方的"杯术"也传到中国，但是，对中国拔罐法影响似乎不大。

拔罐一法在中医治疗方面中影响并不大，可能与中医的治疗体系有一定的关系。《素问》谓："毒药治其内，针石治其外。"实际上，单从拔罐法来看，在中国并没有"原封不动"应用，反而在20世纪50年代从民间被挖掘出来，并成为针灸疗法的辅助疗法。之后又借助了针灸疗法，搭上了时代的快车，飞速发展，并完成了从"术"到"疗法"的转变。

了解了拔罐法的发展历程，必将有利于拔罐疗法在临床上的应用。

（本文为2022年7月纽约中医论坛讲稿，收入本书时略作修改）

临床感悟

头皮奇痒治验

记得在上海中医文献馆特需门诊坐诊时，有一50岁左右女性患头皮奇痒，越搔越痒，以致影响睡眠，历时10余年，苦不堪言。询之无特殊原因，查看并无脱发、皮屑和皮疹。虽经中西医诊治，内服外洗，未见明显效果。除夜寐欠安，心烦易怒外，无其他症状。舌脉正常。

造成头皮痒的原因较多，有外环境因素，包括昆虫的叮咬，气候的变化，花粉、日光浴、粉尘等；有内环境因素，主要指体内存在某种疾病时，所产生的某些代谢产物，得不到及时清除，从而造成自身中毒而出现瘙痒；有局部因素；还与饮食和情绪有关。

看来此患者的头皮奇痒与情绪有关。因思“诸痛痒疮，皆属于心”“巅顶之上，唯风药可到”，治当从失眠及心烦易怒入手。局部则宗《灵枢·终始》“痒者阳也，浅刺之”。至若满头浅刺，当以皮肤针叩刺为佳。因其时手头正好没有皮肤针，突然想到可以用以毫针“散刺”代替。这样不但浅刺，而且可以留针代替皮肤针的反复叩刺，减少患者痛苦。

其时她正坐着候诊，于是先为之以 0.25 mm × 40 mm 毫针刺入头皮 1 分，满头散针，不论穴位。谁知针后，患者自觉头痒消失，浑身舒畅，留针 30 分钟后去针。当夜睡眠改善，头痒大减。因其有效，故未再在其他部位治疗。经 5 次治疗后，头痒竟然消除。

数日后，又介绍其姐来诊，也是头痒多年，如法在头部散针浅刺，头痒亦告消除。

按：散刺，《内经》刺法名。在穴位及其周围进行散在的多点浅刺。我在治疗该病例时将其扩散至全头。《素问·诊要经终论》曰："冬刺腧窍于分理，甚则直下，间者散下。""腧窍"，诸腧之穴窍；"分理"，分肉之腠理。《类经》曰："间者散下，或左右上下散布其针而稍缓也。"散刺与承淡安《中国针灸学讲义》中"乱针"含义不同。1934 年承淡安去日本考察针灸，回国时将日本 9 种针法带回国内，其中有"乱针法"，即将刺入之针拔起，向周边刺入，再拔起，再刺入。

本人刺法采用方氏《头皮针》（1976 年）所载之快速进针法，而略加变化，即取 32 号 40 mm 毫针，90° 直刺，快速进针，直达骨膜，不作捻转。这是因为骨膜中末梢神经丰富。上海著名头皮针家汤颂延告诫：头皮针刺后拔针须注意有无出血，如有出血用棉球按压针孔，至不出血为止。全部拔完以后，应复查一遍，以防有出血慢者，流出之血积累到一定时，会突然流下并污染衣物。

查 1987 年陈立夫等编，台湾《中华日报》出版的《中华医药专辑·第 3 集》也有唐湘清的《头皮痒治验》一文，以《圣济总录·卷十一》"风瘙痒"中"天麻散"加减取效。可见头皮痒的治疗方法也很多。

尺泽能治“熊猫眼”

“黑眼圈”，俗谓“熊猫眼”。并不是一种正式的医学术语，只是现代人根据其外观形态给予此病的命名，是指双侧眶周上下眼睑处皮肤外观颜色较正常皮肤相对深，呈青黑或紫黑色、环形，一般以下眼睑为主的一类疾病。黑眼圈可以发生在任何年龄段，外观给人以一种消极、悲伤、疲劳之感。

中医学古籍对于此病有所记载，将其描述为“目黯黑”“目胞黑”等，在中医文献中，对此证论述不多。《目经大成》(1741)首先提出此病证名“睑黡（音 yǎn）”，并描述其症状为：“此症两目别弊，但上下外睑煤黑，有如淡墨渖于旧棉纸。望之若米家山水，烟雨空濛。”并对其病因、症状治疗又进行了论述。针灸治疗此症文献不多见。

关于尺泽治疗此症的原理，《金针梅花诗钞》(1982)认为：“眼眶下青黑色，尺泽有效者，当与少商及太渊等穴能治目疾，其义有相通之处。”少商条下则称：“肺及大肠之经脉能主夜盲及他种目疾者，是因目为肝窍，肝气郁滞或上逆则目不明。”《针灸大成》认为治疗“睑黑、目不明”，可“刺太溪、飞扬”。尺泽穴为足少阴之合水穴，肾虚补其母。《经穴解》认为：“金生水，肺乃肾之母……肾虚……宜补肾之母。合穴为水，即金之所生也。”

本人阅读《金针梅花诗钞》时，对尺泽穴可治“眶下黑”，颇感兴趣。因本人不专长针灸美容，故没有黑眼圈患者前来求治。但临床每遇黑眼圈者，都加刺尺泽穴，发现其对黑眼圈的效果非常好。

最后必须指出，“黑眼圈”千万要注意与“烟熏妆”相区别，不然会闹出笑话。

多针浅刺治疗黄褐斑的体会

黄褐斑是一种常见的色素沉着性疾病，多发于中青年女性。虽然没有瘙痒、疼痛等不适感，但影响患者的容貌，可给患者带来一定的精神压力，甚至出现精神抑郁、烦躁易怒，甚至可能会失眠、神经衰弱等。

目前认为黄褐斑可能与内分泌失调、紫外线照射，及某些药物和化妆品、某些慢性病有关。现代医学认为黄褐斑是一种较难治愈的疾病。

中医认为黄褐斑，又称“肝斑”，是发生于面部的一种色素沉着性皮肤病，又有“蝴蝶斑”之称。属于中医学“黧黑斑”“黑皯（音 gǎn）”“面尘”等范畴。

据《165 种病症最新针灸治疗》介绍：“针灸治疗本病，始于 20 世纪 80 年代中期。”“目前，方法以耳针为主”。上海最早开展黄褐斑专科治疗者为陈作霖先生。1996 年其发文称以针刺为主，佐以中药治疗本病取得了令人满意的效果。

其针刺治疗选取面部皮损处。临证加减：气滞血瘀型加取合谷、三阴交、蠡沟穴；气血不足型加取合谷、三阴交、足三里穴。

操作：取 32 号 1 寸毫针，视皮损大小，取 3~5 根或 5~10 根不等，用围刺的方法，在皮损的外周2~3分处向中心横刺0.5~0.8寸，留针20分钟左右。每周2次，10次为1个疗程。

口服中药（略）。

本人是在学习陈作霖先生的基础上，加以变化，仅针刺为主，不再配合汤方内服。认为临床应该注意其与五脏六腑之间的关系，整体调节，不能将大方脉的模式套在针灸治疗上。

《千金》有言："脊背者，是体之横梁，五脏之所系著。"故先刺背部胸3~8华佗夹脊穴或背俞穴（即"阳光普照"法）。此法对面部疾病有特效。如面部麻木，排除疾病引起者、面肌痉挛及周围性面瘫等，本人在临床时都会首选华佗夹脊穴。同时还要注重局部取穴。

党波平先生曾言："针针倒，病都好。"朱振华先生在《新手针疗法》中载称：浅刺具有"热效应"；上海市针灸经络研究所吴国璋先生就是在背部与腰胁部特定区域，以三针为一组，浅刺，然后捏着三针左右摇摆，谓之"摇舢板"，使局部皮肤发热发红，以治疗多种疾病。

在前辈的启发下，本人加以革新。治疗时使用0.25 mm × 40 mm毫针，散在斑点则刺于斑上，色斑面积较大，可用围刺法，针数灵活，但较陈作霖先生为多。浅刺，让针自然倒下，针尖处会形成一个小隆起。针刺之后，有的患者局部皮肤会出现发红、发热，甚至发烫，有的要治疗数次后才能出现，也有始终没有出现者。一般留针30 min，或患者自觉面部不再发热后去针。之后随着针刺次数的增加，面部皮肤发红发热的现象，会逐步减轻，色斑也逐步变淡。

远道取穴：可根据病情，或调经，或调脾胃，或安眠等。

针后应要求患者不宜立即洗脸，以后不用冷水洗脸，防晒与避光，不用护肤品，保持心情舒畅。同时告诉患者，黄褐斑的治疗时间一般都比较长，应坚持治疗。

对针灸腹部治疗腰痛的认识

腰痛为临床常见症状，也是病名。故治疗前必须进行鉴别诊断，以确保安全，提高疗效。记得1994年《中国针灸》杂志社在桂林召开学术会议，时任主编的王居易先生在发言时，对当时临床治疗腰痛只会局部取穴深表不满。20多年过去了，这种现象有所改观，但依然存在。近代针灸大家周楣声也认为："今人多习于局部直接取穴，对腰腿病有效之腹部穴，似已被遗忘。殊不知腹部治腰腿病各穴，较之局部取穴更易见效。"故对针灸腹部治疗腰痛作一探讨，以供临床参考。

1. 对腰部之经脉、"从阴引阳"、气街学说的认识

（1）腰部与经脉之间的关系 《素问·卷十一》"刺腰痛篇"专论腰痛的治疗，郭霭春先生认为是："论述正经及奇经八脉皆可令人腰痛，评其病变，应用不同刺法予以调治。"（按：缺足太阴经，《实用中医内科学》曾予补充。也有人认为《缪刺论》中"邪客于足少阴之络，令人腰痛，引少腹控眇，不可仰息"条即是。）隋代巢元方《诸病源候论》（610）卷之五"腰背病诸候"中记载："肾主腰脚，而三阴

三阳、十二经、八脉，有贯肾络于腰脊者。”这就为在腹部取穴治疗腰痛提供了理论依据。

（2）对“从阴引阳”的认识 《素问·阴阳应象大论》曰：“故善用针者，从阴引阳，从阳引阴，以右治左，以左治右。”此条专为针刺法而设。虽无以前治后之句，但腰背为阳，腹部为阴。考“从”为介词，相当于“自”“由”。“引”字，《说文》云：“引，开弓也。”至于在此处作何解，多言之不详，《黄帝内经素问译释》认为是诱导之义。查《汉字大字典》“引”字计有26义项，其中第7为“持取”义，《战国策》言：（苏秦）“读书欲睡，引锥自刺其股。”本人以为“引”字，可引申为“治”义。“以右治左，以左治右”与“从阴引阳，从阳引阴”，相互对仗，故使用“从”和“引”，不再使用“以”与“治”，是为了避复。《类经·卷十二》曰：“从阴引阳者，病在阳而治其阴也。从阳引阴者，病在阴而治其阳也。”直接将“引”字解释为“治”，更说明了“引”为“治”义。治疗腰痛，在腹部针刺艾灸，属于“从阴引阳”范畴。

（3）气街学说与腰痛治腹 气街，《针灸学辞典》称：“指经络之气通行的径路，其范围超出经脉主干之外，分四气街。”《灵枢·动输》曰：“四街者，气之径路也。”特别是《灵枢·卫气》强调：“腹气有街……气在腹者，止之背俞，与冲脉于脐左右之动脉者。”也就是说腹部之气，“止于背俞”。观《灵枢·背俞》，背俞是指脏腑之气输注于背部的一定部位，位与足太阴膀胱经的第一侧线，自上而下排列，位置与脏腑部位高低基本一致。其中大肠俞、小肠俞、膀胱俞皆位于腰部。故针灸腹部穴位，能治疗腰部疼痛。

（4）带脉的循行与功能 奇经八脉主先天，十二经脉主后天。《灵枢·经别》曰：“足少阴之正，至腘中，别走太阳而合，当十四椎，出属带脉。”《素问·痿论》：“阴阳宗筋之会，会于气街。而阳明为之长，皆属带脉。而络于督脉，阳明虚则宗筋纵，带脉不引，故足痿不用。”《难经·二十八难》：“带脉者，起于季胁，回身一周。”

（5）新“木桶论” 足三阳、足三阴以及其附属的皮部、经筋等，冲、任、督、两维、两蹻等纵行之脉，再加上腰骶髂骨共同组成了一个木桶。纵行各经脉及其附属的筋脉、皮部等犹如木桶之板块，带脉犹如木桶之匝，总束诸脉。《医宗金鉴·卷八十四》之带脉图循行路线有三条。因此，当腰部因病变，会影响到腹部，故腰痛可在腹部进行治疗。

2. 腹部“骨度分寸法”和任脉腧穴

（1）李锄先生的质疑 《灵枢·骨度》曰：其中“天枢以下至横骨长六寸半”；“两乳之间，广九寸半。”现则分别为 5 寸和 8 寸。1981 年李锄先生《骨度研究》指出：“以下腹部的中行为例，脐至横骨古为六寸半，今作五寸。其结果是，现时的关元穴，近于古时的中极穴，现时的中极穴，近于古时的曲骨穴，而现时的曲骨穴，则于古时相差一寸多了。”“尤其是如果再考虑到下腹部的直寸，不仅是任脉的定穴依据，而且也是其两侧的肾、胃、脾等经的定穴依据。”“六寸半还是五寸，关系到几十个腧穴定位的正确与否。”并建议：“改下腹部直寸为‘脐中心至耻骨联合上缘作 6.5 寸’”。“除乳中等穴必须以乳头为准者外，胸腹部横寸概用两锁骨中线之间作 8 寸，男女通用。”然未被接受。

（2）《针灸腧穴通考》的解惑 《针灸腧穴通考》（2011 年）：《灵枢》的骨度与《黄帝明堂经》的取穴尺寸本不是同一体系。如对于腹部尺寸，《灵枢·骨度》篇曰，“天枢以下至横骨长六寸半”，而《黄帝明堂经》下腹部第二侧行相应部位的腧穴间距尺寸累计达8寸。无独有偶，《黄帝内经太素·气府》中这段长度也为8寸。但腹部中行的任脉、第一侧行的肾经、第三侧行的脾经的相应区段腧穴尺寸累计分别为5寸、4寸半、5寸。这样，为理顺下腹部四条经穴的横向位置关系，千百年来让人们绞尽了脑汁。”《黄帝明堂经》所载腧穴不是同时或由同一医家发现的，不同部位的腧穴的度量尺度不一定相同。下腹部足阳明经穴定穴之“1寸”只相当于《灵枢，骨度》的“8分”，认识到这一点非常重要。

明以后人多未理解，最终将下腹部各行之穴简单地按5寸裁剪。按：不知横寸改为8寸，是否同理？

3. 文献中腹部腧穴治疗腰痛举例

文献中记载了一些腹部腧穴可用来治疗腰痛，现举例如下。

（1）气海。元杜思敬在《针经摘英集》（1315）中记载：“治闪著腰疼，错出气腰疼及本脏气虚 以圆利针刺任脉气海一穴。肥人针入一寸，瘦入针入五分，三补三泻，令人觉脐上或脐下满腹生痛停针，候二十五息，左手重按其穴，右手进针三息。又停针十五息，依前进针，令人从外肾热气上入小腹满肚出针，神妙。”《灸法秘传》：“腰痛，偶然欲跌则闪挫，灸气海穴。”

至于气海穴针刺深度，黄学龙在《屠龙之术·谈气海》中记载：“其重要意义，即在对准腹下丛。此处既无主动脉，便可放胆深深刺入腹下丛，以发挥其神经性能。”“至于气海以下诸穴，便看（按：原文如此）深深刺激。”

（2）关元。《外台》曰：“小便数，腰背脐痛，下引阴。”《医心方》曰："小便数，腰背痛，暴疝痛。"《扁鹊心书》曰："一老人腰脚痛，不能行步，令灸关元三百壮。"

（3）石门。《甲乙》曰："茎肿先引腰，后引小腹，腰髋坚痛，下引阴中，不得小便，两丸骞，石门主之。"

（4）阴交。《铜人》云："脐下疞痛，腰膝拘挛。"

（5）中极。《千金翼》云："玉泉主腰痛，小便不利。"

（6）天枢。《灸绳》云：天枢可治腰痛，文献中也有记载，但并未说明以同侧腰痛最为有效。如痛居正中或左右难分时，则与中注一样也以双侧取为好。但天枢的位置，历来均认为是在脐旁2寸，究以旁或脐中为准则无具体规定。而在腹直肌外侧缘平脐的陷纹中着灸，较之脐旁2寸更为敏感，可能这就是天枢的真正位置。

（7）神阙。承邦彦曾发文称：①其祖父记正公以棉花蘸白酒擦净脐部，直刺5分或1寸，以治腹绞痛；②日本古川情士（按："情士"，疑为"博士"之误）用中指按压神阙5分钟，能治阳痿。

田元生在《上海针灸杂志》1988年第1期和1989年第4期上分别报道灸神阙治疗腰痛2例，下摘其中1例。

郭××，女，56岁，素有腰痛史。三天前夜卧水泥地后，腰痛发作，不能行走，逐日加重。今痛甚，不能俯仰，由其夫背来就诊。

检查：患者第一、第二腰椎棘突间压痛明显，并放射至右侧腰及右大腿部，右腿抬高45°，脉细小，苔薄白。

治疗：于神阙穴上，放一穿孔的鲜姜片，然后放置黄豆大小艾柱点燃，连续二十壮，患者自感下腹部有温热感，腰部舒适，又灸三十壮，腰部出现温热感，此时神阙穴红晕，灸毕，病人即能起床行走，唯腰部隐痛不适。隔日又灸一次，腰痛完全消失，随访半年未再复发。

4. 各家治疗方法简介

临床上采用“后病治前”，在腹部治疗腰痛报道颇多，除了《针灸秘验》《针灸十绝招》外，尚有一些记载，现简述如下。

（1）冯纯礼于1982年在《中国针灸》第1期上发表《腰痛针腹治疗358例的初步观察》一文，根据《内经》“缪刺”和“巨刺”的启示，采用腰痛针腹的治疗方法，从1972—1980年底治疗358例腰痛患者，效果满意。

该文认为：首先在背腰部找准痛点（压痛点），然后于腹部相对处进行针刺。如痛点在督脉线上，则于腹部任脉与痛点相对处针刺。痛点在脊柱偏外，于腹部任脉偏外对准痛点针刺。手法：虚则用热补法，实则用凉泻法，不虚不实用平补平泻法。结果：本组358例中，痊愈303例，显效29例，进步7例，无效19例，总有效率95%。并附“典型病例”。

（2）李运峰在《山东中医杂志》1999年第11期刊文《腰痛针腹法治疗急性腰扭伤》，其治疗方法：先在患者腰部找出压痛点，让患者仰卧于床，然后于腹部相对处进行常规消毒，取28号3寸毫针，针尖向痛点快速刺入2~2.5寸，使针感向痛点放射：行强刺激捻转泻法5~8次，并嘱患者活动腰部，直至疼痛减轻或消失。一般留针10~20 min，每天1次，连续治疗3天。治疗60例，多数患者1次即愈。

（3）黄学龙在《针灸疗法与生理作用（增订本）》（1954）认为：腰神经痛“可于命门之上下左右施以针灸，或督脉、腹股沟

（即鼠鼷部）水道、归来（精索所过）等处酌加针灸”。

（4）周楣声先生治疗腰痛经验非常丰富，其擅长使用灸法，特别是将左右中注，与阴交、气海，这一狭小区域内，称为“百川归海法”，记录了在腹部使用灸法治疗腰痛的病例。其理论依据是 1985 年版《灸绳·灸赋》之论：“肾为阴，腹为阴，阴中之阴，在阴交之周围。”“特称在左右中注，与阴交、气海，这一狭小区域内的取穴法，称为百川归海法。”“在腹部百川归海这一范围内特别是从阴引阳，后病前取以治腰痛及其他病症，其传感作用更能前后相引。”“其中命门与阴交，不论前后同取或单取，对下腹及下肢病均可收良效。”还在《灸绳·灸例》中记载采用灸法治疗腰痛共计 25 例，其中阴交穴 8 例、中注穴 4 例，中注与阴交穴同灸 1 例，疗效：无效 2 例。病种有扭伤、慢性腰痛急性发作、腰椎压缩性骨折后、腰突症、脊柱畸形、外伤、陈旧性腰痛等，种种不一。周楣声先生实事求是地详细记载了治疗经过，对我们临床极有参考价值。还在《针灸经典处方别裁》（1992）提出了“三星伴月”（即中注、阴交），认为其可以治疗腰痛。其弟子魏从建在周楣声指导下，在《针灸临床杂志》1993 年第 6 期上发表了《周楣声针灸治疗腰痛八法》，文中之三为“从阴引阳法”，认为此法主治腰痛的特征为：腰痛连及下腹者。治疗时正腰痛前取阴交穴，侧腰痛取同侧天枢，亦可在 病痛处腹部对应点取穴。还认为采取灸架固定熏灸较针刺疗效好而持久，如出现灸感，且能自前向后直达腰部者，疗效最佳。

（5）符文彬 1995 年所著《针灸奇法治病术》中“相应取穴的方法”，有“前后对应取穴法”。该书认为：任脉与督脉对应，华佗夹脊与肾经对应，膀胱经第一侧线与足阳明对应，膀胱经第二侧线与脾经对应。以下将该书腹部经脉、腧穴与腰部经脉相对应录于下。

腰部与腹部对应表

任脉	督脉	肾经	华佗夹脊穴	胃经	膀胱经第一侧线
建里	悬枢	石关	第一腰夹脊	关门	三焦俞
下脘	命门	商曲	第二腰夹脊	太乙	肾俞
神阙	腰阳关	肓俞	第四腰夹脊	滑肉门	气海俞
		中注	第五腰夹脊	天枢	大肠俞
				外陵	小肠俞

（注：小肠俞 2011 年《针灸临床特色疗法》中改为关元俞）

5. 结语

（1）人体犹如钟表，其五脏六腑是齿轮、发条和擒纵器等，外在的五官四肢等是指针。钟表不准或乱敲点，调换指针无用，必须修理其内部的齿轮、发条和擒纵器等，才能达到目的。当然，指针如出了问题，也是需要修理的。

（2）社会的进步，生活的改善，是件大好事。但人类身体的进化，跟不上社会进步。脊柱由“横梁”变成了“脊柱”，结构不稳，活动范围增大，于是引起腰痛。同样社会的进步也让腰痛原因发生了变化，如外伤少了，姿势不正确导致的多了；人们的体质也发生了变化，如痰湿体质者多了，忧思焦虑者也多了。此外，伴有慢性病的多了，高龄的多了，检查手段多了，外科术后遗留的也多了。临床上一些常见病也比过去难治了，腰痛也一样。因此，医者一定要紧随临床实践的步伐，不断学习，不断思考，千万不能让古人束缚自己的手脚。

（3）在腹部针刺艾灸治疗腰痛，是治疗腰痛的众多方法之一，临床必须根据病情灵活应用。对此法既不能排斥，也不能固执。

虽然上述介绍中多有急性腰痛使用此法者。据本人临床实践经验，此法一般适用于慢性腰痛或脏腑疾病引起的腰痛。急性腰痛则多远道取穴，配合带针运动，有瘀血者，可刺血。

临床应用时，一般先在腹部刺灸，再于腰部或其他部位治疗。取穴时可不必拘泥经脉、部位对应。以拇指在腹部按压，在压痛或酸胀处针灸之。随着腰痛的好转，压痛减轻，压痛点减少。腰痛患者往往伴有下胸椎之棘突下或棘突旁有压痛，应予处理。

本人曾左侧腰痛日久不愈，腹部压痛不明显，自行麦粒灸关元、气海后，竟在不知不觉之间，疼痛消失。可见，临床上重针轻灸现象，应该改变。

（4）《易经》对针灸理论和临床有影响，但没有决定性影响。1974年彭静山先生因失聪，遂按《证治准绳》所载，创立了眼针，其实是无奈之举。1987年根据王雪苔先生建议，眼针穴区改为左右相同，说明八卦有可变性。此后各种易经八卦疗法纷纷问世。《千金》中没有“不知易，不足以为大医”之语，此语为张介宾在《类经附翼·医易义》中所言，非孙真人原语。

合阳穴治疗手部腱鞘炎发现记

1985 年我为患者钱某某治疗左侧腰腿痛时，选取了左侧合阳穴。甫一入针，她就告诉我："叶医生，怎么这里不痛了？"我这才发现，原来她左手腕原多年桡骨茎突腱鞘炎，久治不愈，刺了合阳穴以后，竟然不疼了。于是引起了我的注意。

查合阳一穴，为足太阳膀胱经之腧穴，位于委中穴下 2 寸。据历代文献记载，合阳穴之主治多以局部病症、腰骶、会阴部病症及泌尿生殖系统疾病为主，并没有治疗桡骨茎突腱鞘炎的记载。经 20 余年的临床探索后，发现手部屈指肌腱腱鞘炎患者也在合阳穴及其附近有压痛。针之也有显著疗效。于是针刺合阳穴治疗手部腱鞘炎，便成为我临床常用方法之一。我曾在上海针灸学会举办的针灸沙龙里分享了我的经验，还开玩笑地和同道们说，这个经验还没有发表，希望大家尽管用，但不要抢先发表。但还是有同道抢先发表，甚至还说没有经过我的同意，是看得起我。

具体操作如下：

患者取俯卧位，先在患侧合阳穴寻找压痛点，压痛点越准越有效。如压痛点不在合阳穴上，便以压痛点为主。然后针刺，深 1~1.2 寸，针刺得气后采用将针上提少许，留针半小时，这样不但减少针刺后遗感，同时还可以提高疗效。建议不作手法。如压痛点范围小，则可 1 针；如为一片，则需采用多针针刺。如出现针刺后遗感，可在原针刺处再针 1 针，微捻转，急出针，不舒服感便消失。可结合其他方法一起应用。

合阳穴治疗手部腱鞘炎，虽然是笔者于偶然之中发现的，但其中机理有待于进一步探讨。

据临床观察本法对手部腱鞘炎早期、轻症确有立竿见影之效，但对一些病程较长、接受过封闭疗法与手术者疗效较差。故建议患是症者能及早就诊，在接受封闭疗法、手术治疗之前，先试一试针刺疗法。

由于腱鞘炎是由于反复过度摩擦引起的炎症，因此，治疗之时患手要制动休息，避免劳动；其次，要用温水洗手，不能用冷水；同时不要按摩患手。

改良“温通督阳”法治疗吞咽困难

1. 概述

1）“温通督阳”法的诞生与沿革

“温通督阳”法，为上海市针灸经络研究所著名针家华延龄先生创立，其在1972年出版的《针刺与调节》（油印本）中首次载录本法。1979年其与章元龙老师在《上海中医药杂志》第4期上发表了《“温通督阳”法在针灸临床的应用》一文（以下简称《应用》），对此法及其临床应用作了简介。《上海针灸杂志》1995年第3期华老的高徒齐丽珍撰写的《华延龄老师经验拾零》（以下简称《拾零》），此文被收入《名医针灸集锦》（1996年）。鉴于“温通督阳”法首见于《针刺与调节》（油印本），故在介绍时以之为主，旁引“应用”和“拾零”，以期有一个正确的认识，便于临床应用。

据华老师的高徒李湘授先生介绍，他于1962年拜华氏为师时，华老已经在项部针刺并燃艾，只是所用之针为不锈钢毫针，也未曾命名。由于不锈钢为热的不良导体，无法达到预期目的。

当时李湘授医生在118厂（汉阳兵工厂）医务室工作，该厂生产飞机照明系统，需用金属银作为焊条，进行焊接。于是李湘授按照华老的要求，以银焊条拉丝制作银针，于是“温通督阳”法便开始使用银针作为工具。在《针刺与调节·温通督阳》中说，此法“经过近十年的摸索观察”，又在“病例介绍”中录有1964年病例，故可以推算此法诞生于1962年之前，成熟于1972年，命名为“温通督阳”法，也在1972年。

2）理论依据

华氏认为：“后项部位为神经中枢与躯体之间必经的‘驿站’，故有良好的调节作用。”督脉上属于脑，下系脊里，起到联系脑与脏腑、器官、肢体之作用，督脉又为全身诸阳脉之总督，有督率阳气和统摄真元作用。所用主穴之下为生命中枢延髓。“温通督阳”法之目的在于温通体内之阳气，以达到治疗疾病之目的。

3）取穴与操作

（1）取穴：哑门、风府、下脑户为主穴，风池为配穴。

按：据李湘授先生回忆，华老师原准备使用脑户穴，但脑户穴位于枕骨粗隆上缘之凹陷处，其下为枕骨，只能平刺，不可直刺，于是将刺激点往下移至风府与后头骨结节之间凹陷中，因在脑户之下，故谓之“下脑户”。此穴与日人泽田氏的“中接穴”名异而位同。“下脑户”位于脑与脊髓相接之处，也是华佗夹脊穴、颈夹脊与督脉交接之处。

在《针刺与调节》中有将“下脑户”写作“脑户”，但据上下文，明显看出是刻蜡纸时的笔误。然1977年上海中医学院附属龙华医院《医案选编》中，有《应用》一文中，亦将“下脑户”称为“脑户”，然其插图非脑户穴，而是“下脑户”，刺法又为直刺，可见不是笔误。据李湘授与齐丽珍两位老师回顾，华老师对“下脑户”的称呼和使用从来没有改变过。如今华延龄、章元龙二位先生已归道山，个中原因已无法考证。

（2）工具：银针（包括针柄，含银70%，其他金属30%），长1.5~2.5寸，直径0.7~0.8 mm。

按：华氏认为银的导热系数为19.6，不锈钢比银低5~20倍，故用银针，不用不锈钢针。“应用”则言含银60%，合金钢材自制，针长1.5寸，针粗28号，可见其时针具已改革定型，故“拾零”仅言“含银60%”。

（3）姿势：坐位，卧位。

（4）刺法。双手拇指食指进针法，破皮快，缓缓渐入，针深1寸左右，轻度提插，若用捻转法，幅度宜小，得气为度。稍深或过敏者，倘有触电感觉向全身或放散时，术者不必惊慌，将毫针上提少许，针向直刺或针尖稍下方。

（5）燃艾。在针柄端燃艾，艾炷如枣核至橄榄核大小，视针之长短和患者耐受力为异，要求做到温而不灼或虽烫能耐，温热向周围和深层组织放散，连燃5~7壮。阴虚阳亢者、过敏者艾炷宜小，壮数宜少；阳虚阴盛、迟钝者，艾炷宜大，壮数宜多，若能在燃艾时，连续接上艾炷，热量始终保持在一定温度，持续半小时尤佳。

（6）次数与疗程。①《针刺与调节》缺。②《应用》说：“隔日或每日一次，一般每周三次，十次为一个疗程。一个疗程结束后，休息壹周，进行第二个疗程。”③《拾零》说：“隔日1次，10次为1个疗程，疗程间休息7天。”

（7）注意事项

根据《针刺与调节》，应注意以下6点：①上述穴位，古书中均列为禁针或禁灸范围，从现代医学解剖中证实，一般身材，自项部至延髓为 7 厘米，合同身寸 2.5 寸左右。我们经过临床几万人次实践操作，无一例有不良反应及晕针者。但其组织深层为生命中枢及蛛网膜部位，为椎动脉分布之处，故操作宜小心，切忌乱搅或插入椎孔缝中，引起不良后果。②倘因艾绒温度稍高，烫起小泡，可用紫药水外涂。万一感染，及时按外科常规处理。③冰冷乙醇棉球消毒时，浑身有寒颤的作用。④针刺较其他穴位疼痛，进组织时，可发生“嚓嚓”响声和酸重感觉，全身为之发热。⑤燃艾时先温后灼热，至高峰时如虫咬，直向深层组织透入，伴有痒感，继之头项沉重。第 3 壮后较为适应，有的老年人希望多烧几壮，谓之舒服。⑥起针后，感觉轻松、舒适。

2. 适应证

（1）根据《针刺与调节》所载，其适应症有以下几个方面。①延髓麻痹、脑血栓形成；中风后遗症、脑震荡后遗症；汞中毒、一氧化碳中毒及有机磷中毒后遗症；脑炎、乙型脑炎后期症（按：“期”似为“遗”字之误）。②偏头痛、张力性头痛、外伤性头痛及头晕目眩等症。③非白血性白血球减少症、中毒性白血球减少症、血小板减少症等。④视神经萎缩（非肿瘤压迫性）、视网膜剥离、玻璃体浑浊等病。⑤声带麻痹、慢性咽炎、喉炎、扁桃腺炎等病。⑥癔病、神经衰弱、神经性呕吐、厌食、过敏性结肠炎等功能性疾病。⑦对内脏疾病也有调节作用。

上述适应证，仅作参考，读者可以整个篇幅中去广义理解。

（2）在一些论文中载有：脑炎后遗症、视神经痿缩、声带麻痹、偏头痛及类风湿关节炎与痛经等疾患。

（3）在其他文章中有记载：脑炎后遗症、视神经萎缩、声带麻痹、延髓麻痹、中风后遗症、脑外伤后遗症、偏头痛及类风湿关节炎与痛经等疾患。

可见《针刺与调节》中适应病症较多，后因时代不同，疾病谱有所变化，如汞中毒、一氧化碳中毒及有机磷中毒后遗症等少见；同时一些病症现代医学有了较好的治疗方法，如癔病、神经衰弱等；另外，通过临床实践验证，适应证有所增减，如增加了类风湿关节炎、痛经等。但是延髓麻痹引起的吞咽困难始终是适应证，并作为典型病例介绍。

3.“温通督阳”法之应用和体会

1970 年针灸研究所已与龙华医院合并，我有机会到龙华医院针灸科随顾学诺老师见习。这次见习让我成了一个针灸爱好者，以后又跻身针灸界，成为职业医生。记得见习时用过此法治疗声带麻痹等病症，但未曾治疗过吞咽困难，故没有感性认识和体会。1972 年拿到《针刺与调节》（油印本）时，方知此法名为“温通督阳”法。限于条件，之后在临床上没有应用过此法。

2007 年退休之后在上海市针灸经络研究所专家门诊应诊，和时培风老师共同使用一个诊室，他上午门诊，我下午门诊。往往是他门诊尚未结束，我已提前到达。有一次时老师在诊室外走廊休息与我闲聊，他说使用温通督阳法治疗吞咽困难，疗效非常好。他随便一句话，我却兴奋得如获至宝。因其时本人兼在华山医院永和分院专家门诊，永和医院与华山医院康复科有合作关系，患者多是华山医院脑外科术后患者，其中不少伴有吞咽困难者。

于是我便在永和医院门诊中开始使用“温通督阳”法，以治疗各种原因引起的吞咽困难。要求患者到针灸厂自购 1.5 寸的银针，但这些银针又细又软。本人初学习针灸时，常以 3 寸毫针在用道林纸印刷的厚书上练习指力，每以将毫针捻断为目的，自忖指力尚可。但是使用细银针时，还是感到力不从心，缺乏技巧，不用力则难刺入，用力则针尖易于弯曲。这时恰好有一位邵姓朋友找我，介绍其生产的银质针。该针含银 85%，伍以铜、镍、锌，针体针柄为一次性冷轧压铸。其针虽细，但质地较硬，富有弹性，非常顺手。于是选用针体直径 0.45 mm，长 50 mm 之针具。此法操作方便，疗效理想。银质针不但耐用，而且传热颇佳。此法疗效非常理想，假性球麻痹患者一般数次后，便可进食饮水。球麻痹患者的治疗时间要略长些。也有 1 例脑胶质瘤患者治疗无效。

不久该院伤科在为患者做温针疗法时，艾绒掉落，引起火灾，于是该院领导决定院内不准燃艾。无奈之下思变，突然想到可以使用 95% 乙醇棉球燃烧，对 5 根银质针逐一加热，试之临床。刚开始时，每一支针都要烧到发红，但患者并不感知温热，持续一段时间，患者才觉得由温变热，以后为烫。当患者感觉烫时，改对第 2 支针加热，如此反复数次，结束治疗。随着治疗次数的增加，患者对热的敏感性提高，加热针的时间随之缩短。这样整个治疗过程非常洁净，没有烟雾灰尘，患者也没有痛苦不堪，疗效却与原来燃艾差不多。可以说这个改革是被逼出来的。然限于条件，患者为坐位操作，容易烧焦头发。

内人轻度脑卒中后，进食时有呛咳。时手中没有银针，于是便以一次性 0.25 mm × 40 mm 不锈钢毫针，刺下脑户、风府、哑门、风池，略加捻针，以耐受为度，留针 30 min。留针期间，令其喝水、作吞咽动作。一次后进食时呛咳大减，二次后，竟无呛咳。

以上经验粗浅，有待进一步观察研究，匆匆草就，以供诸位运用时参考。

针刺口周穴位治疗便秘

20世纪70年代末，我在上海徐汇区百货公司医务室当“工人医生”。医务室隔壁是托儿所，中午保育员给孩子喂饭时，都让孩子坐在痰盂罐上。一次我问：为什么不让孩子坐在椅子上？保育员们都没有回答。等到喂饭结束，一位姓缪的保育员叫我去看看痰盂罐，原来每个痰盂罐里都有孩子的大便。原来孩子消化道发育不全，进食可导致胃肠道蠕动加快，于是便有大便排出。这件事给我留下了深刻的印象。

后来读《千金》时，有“小儿大小便不通，灸口两吻各一壮”。1979年冯纯礼《缪巨针刺发挥》于“找点原则”中有“脱肛病，取嘴唇周围对应点（人中、承浆、地仓）”，又在“治验”中使用人中、承浆、地仓等治疗直肠脱垂与肛裂。（冯纯礼.缪巨针刺发挥.山西人民出版社，1980）刘立公、黄琴峰等老师主编的《针灸古今临证通论·心肺肝脾分册》记载：“口腔与肛门上下对应，根据对应学说，故可取口边穴位。”

便秘为临床常见病症，临床多取支沟、照海为治。《针灸精粹》认为：丰隆与阳陵泉“二穴为通大便之主法”。（李文宪.针灸精粹.中华书局，1935：70）我想起孩子进食时，会有大便排出，临床有些脾胃虚弱患者，进食之后，也会引起便意，甚至排出大便。针刺口周围穴位，当能治疗便秘。便秘为魄门（肛门）之排泄功能异常，既然肛门与口相对应，取其上飞门（唇）附近穴位治疗，是为下病上取，上为阳，下为阴，乃“从阳引阴”之法，也体现“口对肛门”的对应关系。地仓为足阳明胃经之穴位，故有通便作用。

迎香为手阳明大肠经之止穴，承浆为足阳明与任脉之交会穴，人中为大肠经与督脉之交会穴，皆应有通便之效。惟人中刺激后痛感较强烈，一般不予取用。

股骨头坏死患者的考试

上海市针灸经络研究所门诊部已故吴民源副主任医师，擅治股骨头坏死，门诊时患者众多，下午门诊，一些患者上午便来排队。我数次随其门诊学习，见其主要为强刺激，所用腧穴为上浮郄、养老等。

后其突然去世，一些患者便分流到我的门诊。由于我喜用下病上治法，在同侧肩部内侧寻找压痛点，然后刺之，再于腰部夹脊穴、秩边上1寸内开1寸处，以3寸毫针深刺，使针感放散至腹股沟，疗效尚佳。

不久应华山医院永和分院（现更名为上海第三康复医院）之邀，前去门诊。其时华山医院康复科在该院设有门诊、病房，一些患者在华山医院神经外科手术后，被送来康复治疗。一天，护士通知一位股骨头坏死住院患者要求会诊。

我抽空赶往病房，原来是一位老年女性，双侧股骨头坏死术后疼痛难忍，不能活动。时值严冬，病房空调又坏。于是，便让她仰卧，暴露肩部，在其双肩内侧寻找压痛点针刺，疼痛消失。因病房护士都会拔针，于是留针，让护士30分钟后拔去。几天后，一位护士悄悄告诉我，这次会诊原来是康复科安排的，其目的是想看看我针灸疗效如何。

虽然治疗股骨头坏死，并非我的专长，但还是治疗了不少患者。如一女青年，双侧先天髋关节半脱位，又都患上股骨头坏死，疼痛钻心，服用数种止痛药，疗效不显，前来求治。急则治其标。于是先在其肩关节内侧寻找压痛点针刺，以止其痛；再针刺腰夹脊及臀部刺激点和上浮郄。上浮郄位于浮郄之上，位置并不固定，以手在浮郄穴上轻轻扪之，皮肤发紧，或结节处，刺之后，有触电感向下放散。治疗后疼痛大减。数次后，竟然可停服止痛药。于是缓则治其本，刺地机、三阴交，以调经，刺关元、气海、太冲、足三里等，以扶正。之后，虽有反复，但上法依然有效。至今已有十余年，患者正常工作，顺利结婚，生活幸福。

从“巨刺”到“经脉对应取穴法”

1. 对巨刺法的几点认识

巨刺是《内经》刺法之一，为《内经》时代常用的取穴方法之一。《灵枢·官针》将其作为“九刺”之一，记载也较为简略：“巨刺者，左取右，右取左。”《素问·缪刺论》除了将这种“左取右，右取左”，称为“以右治左，以左治右”外，还出现了“缪刺”之称。于是此法有二，一为巨刺，一为缪刺，一刺经，一刺络。巨刺是“邪客于经，左盛则右病，右病则左病；亦有移易者，左痛未已，而右脉先病，如此必巨刺之。必中其经，非络脉也。”文中病因为“邪客于经”。文中两个“必”字，前一个“必”字，道出了巨刺之适应症。后一个“必”字则表明了巨刺刺经。该篇还对使用巨刺和缪刺的原因、巨刺与缪刺之区别进行了阐发，并具体介绍了缪刺治疗的病症。《素问·调经论》曰：“身形有病，九候莫病，则缪刺之；痛在于左，而右脉病者，巨刺之。”据此，脉诊是使用巨刺与缪刺之关键所在。

《素问·阴阳应象大论》给予《灵枢·官针》中的左右交互法

很高评价，“善用针者……以右治左，以左治右”，《素问·离合真邪论》也载：“气之盛衰，左右倾移，以上治下，以左治右。”从形式上看，此两篇中的“以左治右”虽与“缪刺论”中的巨刺相同，但其病因则与外邪无关。也就是说，缪刺论“巨刺”和“缪刺”只是“以右治左，以左治右”中的两法而已。也就是说《灵枢·官针》中所谓的“巨刺”，已不只是“缪刺论”中巨刺，其适用范围似更加广泛。《内经》中关于“巨刺”论述，为后世巨刺法的应用奠定了坚实的基础。

一些针家将《内经》“九刺”中的“经刺”与“巨刺”混为一谈，甚至将“以右治左，以左治右”之法，统称为“缪刺”。

查《灵枢·官针》有“经刺”，为“刺大经之结络”。所谓“大经之结络”，《针灸学辞典》认为：结络是“经脉因寒气而发生结聚坚紧的部分”。《灵枢·禁服》曰：“不盛不虚，以经取之。名曰经刺。”显然这两处“经刺”，系取同侧经脉，而“巨刺”必刺对侧之经脉。至于《素问·缪刺论》中“不调者，经刺之；有痛而经脉不病者，缪刺之”中“经刺”，据上下文，是一种修饰手法，“经”字是替代“巨”字，不同于《官针》《禁服》中“经刺”。所以用缪刺统称巨刺和缪刺，是欠于妥当的。临床上巨刺运用远比缪刺广泛，故不可以缪刺替代巨刺。

后世针家对“巨刺”十分重视，并有所发展，如元代著名的《标幽赋》就将巨刺作为快速取效之法：“速效之功……巨刺与缪刺各异。”《针灸大成》补专列篇《巨刺论》，又在“治症总要”中风条下载：“先针无病手足，后针有病手足。”清代《针方六集》地仓、颊车条下说道：“治……口眼㖞僻。左病治右，右病治左。”针灸名家黄石屏在《针灸诠述》（1915）中认为：“古活人术，首凭乎，经病巨刺，络病缪刺，以及大小艾炷诸法。”（黄石屏．针灸诠述. 江西清江人民医院，1985：5.）

2. 目前所见之“巨刺”

巨刺在民间流行颇广，但是如何操作，则记载甚少。以下介绍几种操作方法，以供临床参考。

（1）尚古愚的《同经相应取穴法》 据《同经相应取穴法》介绍：“一九五一年初，尚古愚先生从杜维诚老师学针灸，杜老专擅缪刺，疗效颇著……其后，尚古愚在主持北京中医学会针灸研究班时，袁尚儒大夫举迈左腿动右臂的例子，来说明阴阳平衡与肢体活动的关系。”之后，因邻妇左足烫伤，尚先生在其左足窍阴针刺出血，结果右手无名指疼痛也随之好转。其实这是缪刺法，而非巨刺。于是认为同经与交叉有所认识，同时体会“形状相类，功能相似”的肢体之间存有治疗上的关系。1961 年春与杨占林先生共同将此法应用于临床，确有很好疗效，并整理成《同经相应取穴法与四肢疼痛等疾患的治疗》讲义，尚先生以此材料为提纲，在太原市中医界介绍。1986 年，杨占林先生《同经相应取穴法》问世。“同经相应取穴法”为巨刺、缪刺和远道刺结合的产物。此书不是巨刺专著，但从中可窥巨刺之操作。

（2）冯纯礼的《缪巨针刺发挥》 无独有偶，冯纯礼先生在《缪巨针刺发挥》中记载，1960 年秋，其受巨刺和缪刺的启发，也为一位冯姓患者右食指受伤，疼痛不剧烈，在其足右二趾处扎一针，捻转片刻，疼痛即止。另一孟姓患者，腿痛卧床 7 年，两膝弯曲呈弓形，在肘部扎针，捻转 3~5 分钟，患膝有轻松感，疼痛减轻，连针 5 次疼痛基本消失。遗憾的是冯纯礼先生没有说明此法来自何处。其在“找点方法”中所阐述的方法，有一部分与

《同经相应取穴》相同。但增添了一些特殊的对应法，如前颈部对腰骶部、后项部对耻骨上缘、口部对肛门等。

（3）赤羽幸兵卫的《知热感度测定法》 1950年日人赤羽幸兵卫先生因病卧床，从而发现“知热感度测定法”，1951年1月在《医道の日本》上发表关于此法的报道。1956年上海卫生出版社出版了《知热感度测定法针灸治疗学》。赤羽幸兵卫先生同时提出了“天平现象”，认为："在生体的一部或全部上，经常是有天平现象的活动存在的。当它两极的均衡被破坏时，即发生疾病。”“生体对于刺激是必定有反应的。由于适量的刺激，被破坏的平衡，会因刺激而调整的。”

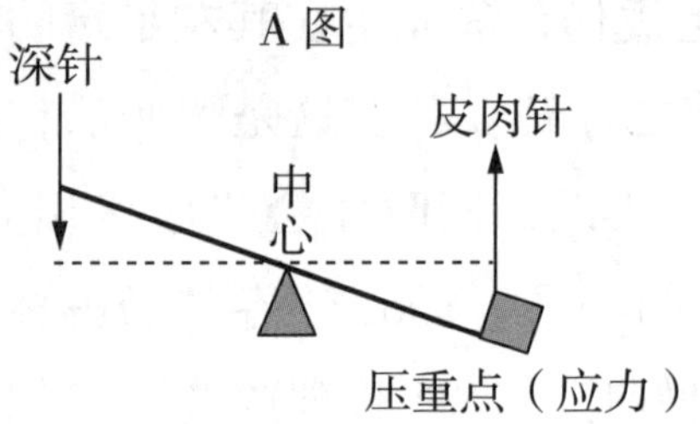

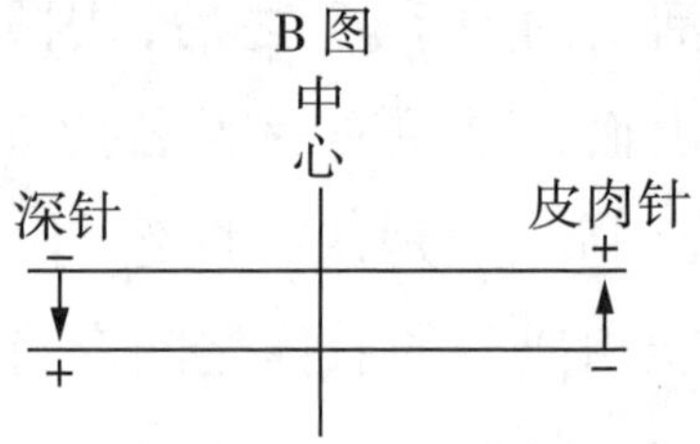

A图：假定皮内针有上升作用，深针是浮起的一面，而有使它起下沉作用的。

B图：患部下沉的一方，如认为是－（减），它相对的一方，即可认为是＋（加）。因此，深针是化＋（加）为－（减）；皮内针是化－（减）为＋（加）的即是说假定它有能成为中性化的作用，天平现象便是因此理由而成立的。（赤羽幸兵卫著，刘芸卿，承为奋，梅焕慈译．知热感度测定法针灸治疗学　附皮内针法，天平现象．上海卫生出版社，1956：121–122。）但是用知热感度测定法，费力费时，推广有一定难度，现有采用电子仪器替代者。

（4）周左宇的《扁鹊针灸治疗法则》 台湾周左宇1973年内部出版《扁鹊针灸治疗法则》，中有“扁鹊神针法”。弟子沈邑颖

2012年在《周左宇医道精要》称为其父周汝汉及承淡安所传，然未见有承先生使用传授巨刺方面的资料。

“扁鹊神针法”计27个穴组，似乎更注重穴位所在部位之间的对应，而对是否同名经脉，则不予重视，在21组左右手足交叉对应中，同名经对应仅3组，余皆非同名经对应，但注重部位对应。如手太阴经的尺泽与足太阳经的委中对应；足阳明经（或足少阳经）的头维与足少阴的然谷对应等。这就给尚古愚先生所提出的“同经相应取穴法”中要求“同经”提出了异议。

此外，台湾董氏奇穴传入，据说源自山东平度。此法认为针刺对侧是促进人体平衡。其弟子李国政著《台湾董氏手足对应针法》，发挥颇多。李柏松先生的“八字疗法”，更加入了上下颠倒，颇有特色。

3.“经脉对应针法”

尚古愚先生的《同经相应取穴法》影响很大，然临床上既要对经，又要对位，甚为繁琐。本人临床用时日久，觉得有对其进行改造的必要。

由于下肢用于承重与行走，故其结构发生了改变，诸关节缺乏灵活，活动范围小，同时经脉的循行也发生了较大变化，与上肢经脉循行路线有所不同。而上肢诸关节则活动灵活，范围也大。当上肢上举后，则掌心方向有三，即向后、相对（内）和向前，但无法向外。其中上肢如掌心向后时，一侧上肢经脉与对侧下肢经脉，呈“同经（即同名经）”对应，即尚古愚先生的“同经相应取穴法”。本人对掌心相对（内）和向前手足经脉左右交叉对应进行了探讨和临床验证，结果收到了满意的疗效，现简介如下。

（1）如果将脐作为中心，以肘关节对膝关节经脉分布为依据，那么，一侧上肢的经脉会随着掌心的方向，其与对侧相应的经脉发生变化。如果掌心相对，左右手足交叉对应，那么，上肢经脉与下肢经脉不可能完全是同名经对应，而是呈螺旋性对应关系。见下表：

手经	太阴	阳明	少阳	太阳	少阴	厥阴
足经（对侧）	少阳	阳明	太阴	厥阴	少阴	太阳

为了便于记忆，可简单地归纳为：太阴对少阳，太阳对厥阴，阳明对阳明，少阴对少阴。

《同经相应取穴法》还强调：部位“相应”，这为临床应用增添麻烦。笔者经过大量临床实践，发现既然经脉不必同名，那么部位也可不必相应。一般只要在肘膝以下的相应经脉上，寻找压痛点（即阿是穴），往往也可取得满意疗效。这样摆脱了部位“相应”的束缚，可以灵活取穴。

本法原名“对应平衡针法”，后发现已与他人之法同名，在与胡追成博士讨论后，认为本法之关键在于“经脉”对应，故在改称为“经脉对应针法”。

其在临床上主要用于治疗疼痛，如足太阳经之腰痛，可以取手厥阴经穴内关予以治疗；肩内疼痛，可取对侧阳陵泉治疗。

（2）其后，又对两掌心向前时左右手足经脉对应，进行了研究，发现了新的经脉对应法，现列表如下。

手经	太阴	厥阴	少阴	太阳	少阳	阳明
足经（对侧）	太阳	少阳	阳明	太阴	厥阴	少阴

此表可归纳为：太阴对太阳，厥阴对少阳，少阴对阳明。

这一方面可给尺泽穴治疗腰痛，合谷治疗足跟痛，提供了理论依据，同时也扩展了思路，给临床增添了新的取穴方法。

（3）由于上肢灵活，运用频繁，容易受伤，病症顽固。特别是手部腱鞘炎，掌指关节疼痛等，不易治疗。在平衡法思路指导下，如一侧掌心向上，一侧掌心向下，则两侧也应该平衡。这样，一侧掌背与另一侧掌心相对应，同时五指之间的对应如下。

左手背侧	拇指	食指	中指	无名指	小指	右手掌侧
右手掌侧	小指	无名指	中指	食指	拇指	左手背侧

这就给治疗手部腱鞘炎提供了新方法，如拇指腱鞘炎，可在对侧小指背侧掌指关节处进行针刺，食指腱鞘炎，则可在对侧无名指背侧掌指关节处进行针刺。最近，一位患者左拇指疼痛，外院诊断为腱鞘炎，仅在对侧小指掌指关节背侧针刺一针，疼痛立止，活动自如。患者觉得非常神奇。但严重日久者，可能需要多次治疗，针刺数量也有所增加。关于本法内容可以参阅本书《巨刺法及其在上肢疼痛疾患中的应用》一文。

4. 临床运用

在临床运用时，除“八字疗法外”使用刃针外，各家主要使用毫针，都不强调补泻手法，刺激强度多以病症减轻或消失为依据，亦有以患者耐受为度。至于《内经》中所的言诊脉，现在操作已不再重视。

赤羽氏以为“根据现在的实验，左右部位必须绝对地相同，并且要有针响。”

笔者认为临床运用巨刺法有五大要素：①确定病痛的确切位置；②选取相应经脉；③在肘膝关节以下，寻找压痛点或敏感点；④使用适当的刺激强度，一般不需强刺激。留针时间宜短，一般

10 分钟左右即可；⑤患部予以必要的运动，活动幅度由小增大。若治疗后疼痛依然未能缓解，可配合刺血拔罐及其他针法治疗。

本法适应证主要为痹证。古代应用巨刺疗法治疗的疾病中出现概率最高的前 3 位分别为中风偏瘫、口眼㖞斜及头痛。现代文献治疗的疾病中出现概率最高的分别为中风后遗症、肩周炎、面肌痉挛、面瘫、踝关节扭伤。

（1）疼痛类疾病　巨刺法在古代的应用范围主要为疼痛类疾病，如元代王国瑞在《扁鹊神应针灸玉龙歌·盘石金直刺秘传》云："头风偏痛不可忍，半边口燥热，合谷泻，解溪左痛取右，右痛取左。"李梴《医学入门·杂病穴法》说："偏正头痛左右针，列缺太渊不用补，左痛针右，右痛针左，左右俱痛，左右俱针。"《针方六集》说："魂门，足太阳经所聚肝之部也，肝主筋，肝病而筋挛骨痛者，宜取之，此巨刺法也。"《针灸聚英·杂病十一穴歌》云："肘膝疼时刺曲池，进针一寸是相宜，左病针右右针左，依此三分泻气奇"。

（2）治疗中风后偏瘫　左病治右和右病治左还应用于中风偏瘫。元代王国瑞在《扁鹊神应针灸玉龙歌·盘石金直刺秘传》云："中风半身不遂左瘫右痪，先于针无病手足针，后针有病手足。合谷、手三里、曲池、肩井……足三里、绝骨、昆仑。"明代《针灸大成·治症总要》曰："第一阳症，中风不语、手足瘫痪者，合谷、肩髃、手三里、委中、百会、肩井、风市、环跳、足三里、阳陵泉、先针无病手足，后针有病手足。第二阴症，中风不遂、拘急，手足拘挛、此是阴症也，亦依灸之，但先补后泻。中风左瘫右痪，三里、阳溪、合谷、中渚、阳辅、昆仑、行间……刺不效，复刺后穴，先针无病手足，风市、丘墟、阳陵泉。"明代医家喻昌曰："凡治一偏之病，治宜从阴引阳，从阳引阴，从左引右，从右引左，盖观树木之偏枯者，将溉其枯者乎？抑溉其未枯者，使期荣茂，而因以条畅其枯者乎？”虽然都是左病治右，右病治左，但两者理论依据并不相同。

清代《针灸逢源·中风》曰：“半身不遂，此由气血不周，一名偏枯是也，或但手不举，口不能言，而无他症，此中经也，各随其经络腧穴而针灸之。”除了要先针无病手足，后针有病手足外，还要兼用药补血养筋方能有效。一般而言，巨刺治疗中风偏瘫多用于早期和缺血性脑血管疾病。

古代文献中有使用灸法，“左病治右，右病治左”，以治疗中风后偏瘫者，亦有针灸并施者。这些都值得进一步研究，这里不予讨论。

（2）耳聋 《黄帝内经太素》云：“耳聋，刺手阳明不已，刺其通脉出耳前者，巨刺手阳明并商阳等穴不已，巨刺手太阳出走耳听会之穴也……”说明巨刺也同样适用于耳聋。

（3）口眼㖞斜 《济生拔粹》治疗中风口眼㖞斜，刺听会、颊车、地仓，“左取右，右取左，宜频针灸，以取尽风气”。

国内外应用巨刺法的病患现代文献对于巨刺治疗中风后其他兼症，还有中风后肩痛、中风后足内翻及中风后丘脑性疼痛主要为脑卒中及其后遗症、面神经麻痹、面肌痉挛、幻肢痛、三叉神经痛以及肩关节周围炎、肱骨外上髁炎、踝关节扭伤、落枕以及其他骨骼肌肉关节软组织损伤等引起的痛证。此外，巨刺还可应用在冠心病、带状疱疹、胆囊疾病等疾病。

4.“巨刺”的原理

关于巨刺原理，诸针家多从经络系统探讨，认为其基础是人体经络的左右交通；也有从大脑神经交叉支配解释；也有人认为是通过刺激患侧的对称部位，使大脑皮质产生新的兴奋灶，抑制了病理兴奋灶。现代医学的“椎体交叉”“丘系交叉”，为巨刺法提供了直接的理论来源。这里也不作展开。

一些针家以“平衡”立论，认为人体左右经脉应该平衡，当一侧经脉发生病变，就会导致经脉失去平衡。为了达到平衡，可以针刺对侧经脉上的腧穴。

赤羽幸兵卫“在右边肘关节曲池穴上施行强刺激针后，右上肢全部会感到疲乏无力，知热感度明显有低下的情况。再向左曲池施行同等度刺激后，右上肢的疲乏无力会立即消失，而在针刺过的左上肢则无任何变化。”“继续在身体各部分实验时，结果是一致的。”（赤羽幸兵卫著，刘芸卿，承为奋，梅焕慈译．知热感度测定法针灸治疗学——附皮内针法，天平现象．上海卫生出版社，1955.）

《发现反疼痛》在赤羽氏基础上作了进一步试验：“如肢体一侧一个外伤导致的局灶性病理的较重的自发痛，采用健侧对称对应点准确毫针刺入，随着刺激量的加大或时间延长，可以发现以下必然的有规律的变化：即自发痛渐轻、自发痛消失但还有压痛过敏、压痛过敏减轻、压痛过敏消失（和正常组织压痛感相似）。在这个基础上毫针刺激继续进行，则又逐渐出现压痛过敏，并随着刺激的加大或持续，痛觉过敏加重。结果是刺激量加大或时间持续，痛觉过敏只能达到一个相对极限‘值’。同时，一是不会减弱减轻；二是不会发展为自发痛。”赤羽氏和戴氏的试验，让我们直接看到经脉平衡现象。

此外，国外亦对左右交叉针刺法进行了人体与动物实验研究，并称此法为“对抗刺激”或“拮抗刺激”，观察到针刺疼痛的对侧对称部位，有缓解疼痛的显著效果；亦有人发现针刺经穴时左右经络间有相互反射，谓之横向反射等。有外科医生报道 2 例三叉神经痛患者，误将健侧三叉神经感觉根切断，也达到了止痛的目的。

在西方康复医学针对脑卒中偏瘫的 PT 疗法中，有一种 Brunnstrom 方法，其基本内容是在患肢无随意运动或随意运动相当弱时，利用对侧的联合反应加之患肢的随意运动尝试而引发随意运动。《灵枢·官针》的巨刺法在偏瘫的治疗上与之有异曲同工之妙。所不同者，在没出现 Raimiste 现象之前，无法施行 Brunnstrom 方法，而巨刺法恰恰起到促进 Raimiste 现象尽早出现的作用。

5. 注意事项

（1）防止晕针　巨刺法的针感相对较强，杨自威 53 强调在治疗肩周炎患者时，注意防止惧针者晕针。（杨自威．刺中平穴治疗肩周炎 50 例．陕西中医杂志，1995，（3）：126-127.）实际上，只要在压痛点或敏感点上取穴，不需强刺激，以及长时间运针，发生晕针的概率较低。（王庆其，周国琪．黄帝内经百年研究大成．上海科学技术出版社，2018：784）

（2）注意防护及饮食　对于一些因外感所导致的疾病，应注意防护。李进华强调在面瘫患者治疗期间严防风寒侵袭，忌食辛辣等刺激性食物，保持乐观情绪。其实，这些注意事项不是巨刺所特有的，而是疾病本身的应该注意的。（王庆其，周国琪．黄帝内经百年研究大成．上海科学技术出版社，2018：785.）

6. 结语

有关巨刺法应用方面的临床报道日渐增多，但由于巨刺法的方法较多，规律不明确，缺乏可靠的客观指标，故虽然有关于其机制的研究，但其更深层次的作用机制有待进一步研究，以便让古老的巨刺法在临床上发挥更大的作用。

治疗面肌痉挛的秘诀：耐心治疗与整体调节

杨××，女，72岁。病历号：13501950124；2020年11月9日初诊。

患者有乙肝及肝硬化史。一年前左眼睑跳动，逐步加重，以致牵引面颊及口角。经外院针刺治疗效不显，故来诊。刻下：说话时或紧张时，左侧面颊口角抽动加重，眼睑痉挛无法睁开，伴心烦意乱。纳可眠佳，二便正常。苔薄，脉弦。

取穴及操作：①风池、风府、四神聪、胸夹脊3–8（均双）；②太溪、三阴交、太冲、丰隆、足三里、合谷均双、中脘、气海、关元；③攒竹、瞳子髎、太阳、阳白、地仓、颧髎、合谷（均双）。

手法：平补平泻；留针30分钟。胸夹脊3–8针后加拔罐。每周治疗2次。

11月12日复诊。针后自我感觉良好，烦躁减轻，说话时眼睑、面颊及口角痉挛大减，然次日症状如故。效不更法，再予上法治疗。

经7次治疗后，进步不大，于是将针刺风池、风府、四神聪，改为华延龄先生的“温通督阳”法，以冀获效。所谓“温通督阳”

法，即以银针刺入风池、风府、哑门、上脑户，再于针柄上燃以艾炷。由于患者畏痛，遂用95%乙醇棉球点燃后，轮流烧灼针柄。5次后症状并未改善。

12月24日复诊。病情反复，较前为剧。大便偏溏，于是停止“温通督阳”法。改用下法：①中脘、下脘、气海、关元、天枢（双），腹部加拔罐，留罐5分钟；②胸夹脊3-8（双），针后加拔罐，留罐5分钟；③太溪、太冲、三阴交、丰隆、阴陵泉、足三里、合谷、尺泽（均双）。

2021年1月11日复诊。症情大减，大便正常。再予上法治之。1月14日复诊后由于新冠疫情影响，治疗无法正常进行。

2021年3月4日复诊。自述在没有治疗的50多天内，症情稳定，眼睑、面颊及口角痉挛基本维持原状，烦躁好转，大便正常。于是继续使用2020年12月24日处方和操作3次。

3月11日复诊，症大减，说话时痉挛很少发作，唯左眼易流泪。加刺左侧迎香穴。

3月15日复诊，流泪好转，伸舌及说话时，左眼变小。纳眠俱佳，大便正常。效不更法，仍以上法治之。

3月22日复诊。流泪除，平素左侧面部不再痉挛，伸舌及说话时，左眼不再变小。纳可便调。腹部针刺之后不再拔罐。

4月1日复诊。说话正常，伸舌时患眼少许颤动。去尺泽穴。

4月15日复诊。说话正常，伸舌时患眼已无颤动。自觉心烦。

4月19日复诊。仍觉心烦，眼睑、面颊及口角痉挛已除。停止治疗，继续观察。

2022年1月1日患者给我发来微信，祝贺新年。同时告诉我：“眼睛很好，基本上不抖了，就是还是有点睁不开。”还拍了一个视频让我看。这个消息是我收到的最好新年礼物。

按语：面肌痉挛是一种顽固且易复发的疾病，针灸治疗本病有效率一般在80%左右。本例从2020年11月9日初诊，2021年4月19日停止治疗，历时5个多月，治疗30次，其间因疫情影响，50多天无法治疗，但患者调整心态，不言放弃，故而见效。一般患者大多伴有心烦意乱，急于求成的心态，数次未见效果，则失去继续治疗的耐心。同时医者因其病情反复，也容易失去信心。若治疗半途而废，则不可能取得满意的疗效。故而“耐心治疗”为本病治疗的第一秘诀。

目前部分临床医师往往头痛治头，脚痛治脚，缺乏中医的整体观，面肌痉挛被看成为局部病。在局部针刺，最多远道取合谷、太冲、风池等穴，故难见效。笔者以为，《内经》记载：“心，其华在面。”胸椎3—8及其两侧，周楣声先生称之为“阳光普照”区，认为“背为阳，心为阳中之太阳……多种疾病均可在心俞及胸椎的两侧这一区域内，出现不同的病理反应物与病理反应现象，对临床各科具有广泛的联系”。面肌痉挛患者多有烦躁不安、不寐等症状，因此针刺“阳光普照”区对治疗面肌痉挛具有一定效果。而大便偏溏，则提示患者脾胃虚弱，故除取足三里、阴陵泉、天枢外，去针后再于腹部加拔罐，止泻作用较明显。故“整体调节”为治疗本病的另一秘诀。

至于选取尺泽，则是受《金针梅花诗抄》尺泽条下治疗“眶下黑”的启发，发现尺泽穴附近之压痛点，对面肌痉挛具有一定疗效。

（本文经修改后，刊登于《上海中医药报》2022年7月8日）

顽固性周围性面瘫治验

杨××，男，39岁。门诊号：1913。2016年6月13日初诊。

主诉：左侧面部不适口眼歪斜18日。

现病史：5月26日因工作过度，疲劳不堪，加之冷空调吹后淋雨，次晨即感左侧面部板滞，目不能闭，口角歪斜，遂去某医院诊治，诊断为周围性面瘫，予口服强的松、甲钴胺等。同时又在另一医院进行针刺治疗。5月31日起左侧乳突疼痛，耳中出现小水泡，伴面部肿胀，诊断为带状疱疹，予伐昔洛韦等抗病毒治疗。之后又接受患侧电针治疗2次。自觉症状加重，故来本门诊部诊疗。

刻下：左侧额纹消失，不能抬眉，闭目露睛，口角及人中沟歪向右侧，鼓腮漏气，乳突疼痛，面部肿胀。疲惫乏力，喜肉食，嗜睡而易醒，口舌溃疡多年，腰酸，二便调；舌淡红，苔薄腻，脉细。有强直性脊柱炎史。

诊断：周围性面瘫（Hunt's面瘫）。

取穴及操作：①风池、风府、完骨、百会、四神聪、胸夹脊3—7。②中脘、下脘、气海、关元、足三里、阴陵泉、丰隆、三阴交、太冲、合谷。③迎香、阳白、攒竹、禾髎、人中、地仓、巨髎、太阳等面部诸穴。以上三组穴位，轮流选用。先针健侧，再针患侧。睛明、球后，患侧，不留针。

随症加减：①耳后疼痛加关冲，点刺出血；翳风刺络拔罐。②口舌生疮加金津玉液刺血。③腰酸加腰夹脊2—4，针后加拔罐。④患侧面部肿胀、额部感觉异常等：根据病情在局部行刺络拔罐法。

手法：平补平泻，得气为度。留针30分钟。

治疗经过：

2016年6月13日初诊。每周二次。治疗期间因节日、工作、外出、感冒发热停止治疗，故不设疗程。

6月15日复旦大学附属眼耳鼻喉科医院面神经电图报告示：左侧变性100%。

6月27日：经4次治疗后。左外耳道疼痛除，左额纹向右过中。微能抬眉。

6月30日：经5次后治疗后。体力恢复，眠安。

7月18日：复旦大学附属眼耳鼻喉科医院门诊，依据6月15日面神经电图报告，诊断为左侧周围性面瘫，HB Ⅵ级。建议行面神经减压术。患者拒绝。

7月21日：面部肿胀消除，已能抬眉。

8月18日：抬眉幅度增大，溢泪，人中沟及口角渐正。

9月19日：人中沟已正，口角基本恢复正常。

9月22日：有额纹过中线，眉毛始动。

9月29日：乳突后疼痛又作。予翳风刺络拔罐。痛即止。

10月10日：口角正，闭目较好，然不能用力紧闭，溢泪始少。

10月24日：单眼能闭合，眉毛能上抬。

11月21日：抬眉活动好转，左侧额纹出现，眉头入发际处有拇指大仍不能活动，有粘着感。即在该处行刺络拔罐法。

12月21日：溢泪除，闭目自如，能用力紧闭。额部出现细纹。面部无特殊不适。每年秋冬季节强直性脊柱炎发作，腰部疼痛，今年至今未作，查血沉正常。口舌溃疡依然。

2017年1月6日复旦大学附属眼耳鼻喉科医院诊断：左侧面瘫，HB Ⅱ级。之后因去宁波工作，遂停止治疗。

2017年4月2日，发来照片，左右面部基本对称，

按：针刺治疗周围性面瘫在临床上争论最多。除了病因、发病机制、激素的使用外，临床针刺介入时间、取穴多少、针刺健侧患侧，刺激的强弱、治疗时间的长短、电针的使用等问题都有争议。

（1）周围性面瘫每年发生率约为10万分之20~30，其中Bell面瘫是最主要病因，占6%~75%，典型的体征和症状。Hunt综合征则是另一种常见引起周围性面瘫的病因，约占12%。临床特点为单侧耳部剧痛、疱疹和周围性面瘫，可伴听力下降、眩晕等症状。Hunt综合征患者在临床工作中并不少见，由水痘－带状疱疹病毒引起，水痘－带状疱疹病毒可潜伏在面神经膝状神经节，在机体免疫功能下降时被重新激活而感染，进而导致神经肿胀受压发生面神经麻痹。Hunt综合征患者典型症状及体征，辅以病毒血清学检查，多能明确诊断。Hunt综合征的发病病理较为复杂，神经组织损伤在不同时期病理改变具有不同特点，发病早期表现为水肿－缺血为主，随后可能演变为粘连，髓鞘脱失、变性等严重并发症。据此，对Hunt综合征患者的治疗，早期给予抗病毒、糖皮质激素药物治疗，及扩张血管、营养神经药物应用等，后期则要促进面神经的恢复，预防面部肌肉萎缩等。

本例患者应诊断为：周围性面瘫（Hunt面瘫，Ⅱ型）。一般Hunt面瘫在出疱疹后1~10天发生患侧面神经瘫痪。本例则先有

左侧面瘫症状，4 天后再出现左侧乳突疼痛，耳中出现小水泡，伴面部肿胀。

（2）根据本病的发展规律及患者的发病时间、症状特点，周围性面瘫分为三期：急性期、恢复期和后遗症期。本例 5 月 27 日发病，6 月 13 日还自觉症情加重，说明有时急性期也会超过半个月以上，故不能机械地以时间来分期。

（3）Bell 面瘫患者中约 94% 的不完全麻痹患者和 61% 的完全麻痹患者可恢复全部功能。而 Hunt 综合征只有 66% 的不完全麻痹患者和 10% 的完全麻痹患者能完全恢复功能。由于病毒损害神经元为破坏性病变，其病程长，可留有不同程度后遗症，用抗病毒及激素治疗有效。平均治疗时间为 165 天。面神经功能恢复情况可能与患者年龄、高血压、糖尿病等有关。早期的诊断和治疗是决定疗效及预后的关键因素。

此例 5 月 27 日发病，6 月 15 日面神经电图为 100% 变性，7 月 18 日仍诊断为Ⅵ级。说明本例病情严重，预后不佳，可能会有严重后遗症。但经过整体调节及局部对症治疗，虽然进展较慢，时有反复，但经过 7 个多月 50 多次的治疗后，目前面部对称，患侧面肌可自主活动，人中正，口部活动正常，唯闭眼可而欠紧，额纹有而不深。2017 年 1 月 6 日复旦大学附属眼耳鼻喉科医院诊断：左侧面瘫，HB Ⅱ级。

（4）华延龄先生在《针刺与调节》中认为：“疾病是发生在完整的有机的人体内，在一定的发展阶段中，往往局限在某些器官或肢体上，表现为局部的问题，同时人体的防御、代偿的机能又受到全身的影响，有时则表现为整体的问题。”针灸治疗面瘫应该注意，不能仅根据疾病的不同时期，施以不同的治疗方法，而是要根据患者的病情进行选穴治疗。治疗面瘫选穴，不应只着眼于局部。由于面部有手足阳明、手足少阳、手足太阳、任督蹻脉等多条经脉循行，故也不能只从阳明或少阳立论，而是要注重整体调节、灵活取穴、方法多变。对周围性面瘫的治疗可确立规范，但一定不能囿于规范。

急性踝关节扭伤治疗记

2019年的春节即将来临时，空气中弥漫着节日的气氛。一位来自澳大利亚的女患者，由于家中保姆要回乡，匆匆乘机飞回上海，以照顾其老母亲。不巧在机场里扭伤左踝，以致局部肿胀，疼痛难忍，去某医院急诊，X线片示：未见明显骨折。予止痛药及外敷药膏，并嘱制动。可是老母尚需服侍，遂来我处门诊，要求快速见效，以解其急。

观其左踝，外踝处局部肿胀，上有瘀青，按之疼痛，行走艰难。此为瘀血阻络，当祛瘀活血。因思《灸赋》有针灸“双侧耳尖……对足部诸病效果更为明显”之说，于是在左右两耳尖刺血，每穴皆出血如涌，多于十滴，患足立感疼痛大减。再于背部取董氏奇穴“双凤穴”（第2椎左右旁开1寸5分，以后每下一寸一穴，计7穴），其原以三棱针点刺患侧出血，治疗手足。窃以为取穴过多，而出血过少，遂自上而下按压，左右各有2个压痛点。再在4个压痛点上以注射针头点刺出血，加拔火罐，拔出浓稠血液颇多。待其从诊查床上下来，惊喜地发现左足触地时疼痛大减，行走时基本不痛。

复诊时，外踝处肿胀消失，上有瘀青，行走仍觉微痛。再予巨刺法，取对侧阳溪、太渊、大陵诸穴，同时让患者行走疼痛几除。

春节期间，微信告知，左踝已不疼痛。

“肩痹穴”应用心得

文献中记载的“肩痹穴”有数个。这里的“肩痹穴”，为广西著名针家黄鼎坚先生治疗肩痹之经验穴。

众所周知，肩周炎伴活动障碍的患者较难治疗。一日阅《黄鼎坚针灸临证经验集要》，书中称黄鼎坚先生在临床上发现肩周炎伴活动障碍者，在三角肌后缘，肩髎和臑会连线的中点，压痛甚为明显，反应剧烈，遂针之，许多原来肩部不能活动的患者，一针能动，两针痊愈，心窃喜之，于是便按其法为患者治疗。

其操作方法为：选2.5~3寸的毫针，缓慢捻转进针，针尖向肩关节部位刺入2~2.5寸，得气时针感向肩关节放散，留针25~30分钟，中间行针2次。

缓慢捻转进针为“广西针灸流派”的特色。其关键之处就在于其“轻而缓”，在插入过程中多加了一种旋转，插入的速度要慢，捻转频率要慢（约20转／分），幅度要小（最好小于15°），其产生的是很轻微的、类似蚊虫叮咬的可以忍受的“皮肤感”（即很轻微的类似蚊虫叮咬的可忍受的感觉）。

遗憾的是该书没有详细介绍针具的粗细，针刺角度，而肩关节部位范围又过大，故针刺方向无法掌握。

于是本人先自肩痹穴垂直向上，缓慢捻转进针，疗效并不理想。突然想到，2000年曾阅读过卢鼎厚先生所著《肌肉损伤和颈肩腰臀腿痛》，是否可以采用类似“阿是穴斜刺”法进行治疗。于是先让患者活动患肩，以便找出肩部最为疼痛部位。一般上肢后伸时，疼痛部位在肩内；向前抬举时，疼痛部位在后；向上抬举时，疼痛部位在肩中，一般以后伸障碍较为难治。然后用0.30 mm×75 mm毫针在“肩痹穴”上进针，针尖先对准肩内疼痛处，缓缓捻转进针，针尖可达痛点或附近。然后再缓缓将针退至肩痹穴附近，让患者带针活动。多数患者立即可以实现后伸范围增大，肩前疼痛减轻。之后，再找出肩关节最痛处，按上法操作。

由于肩关节粘连，时日已久，难以速愈，不建议频繁反复刺激。坚持治疗，同时配合其他方法，一定会取得较为满意的疗效。

希望能看到黄先生关于“肩痹穴”的详细操作过程，以利临床应用和推广，造福病家。

刺血拔罐法结合“洁面饮”治疗痤疮的体会

痤疮，俗称青春痘或粉刺，它是好发于青春期男女的常见皮肤病。由于痤疮主要发生在面部，影响容貌的美观，给患者带来无尽烦恼。因为痤疮的发病机理复杂，所以治疗的方法虽多，但是迄今还没有特别有效的方法。

中医学认为：本病主要是因热毒蕴结皮肤而形成的，治应凉血清热解毒。笔者在临床上采用刺血拔罐法拔出瘀血，使热毒得以外泄；同时服用家父所拟的“清面饮”，有较好疗效。因为本病可自愈，故临床逐渐可恢复皎洁的面容，甚至能消退遗留的斑痕。

至于刺血拔罐的部位，本人喜在发际下至大椎处寻找压痛点，然后以注射针头点刺出血，加拔火罐。若畏火罐漏气，可以 B 超耦合剂涂于罐口。

“洁面饮”组成：金银花 9 克，连翘 9 克，大青叶 9 克，紫草 9 克，赤芍 9 克，丹皮 9 克，白藓皮 9 克，白蒺藜 9 克，地肤子 9 克，羊蹄根（土大黄）9 克，玉米须 15 克，生甘草 9 克，炒谷、麦芽各 15 克。

临床应用时，可根据病情和体质予以加减。

治疗期间患者应注意以下几个方面：①要保持良好的精神和

心理状态；②睡眠应充足；③少吃油腻、辛辣之品与甜食，多吃蔬菜和水果；④保持大便通畅；⑤避免使用肥皂和化妆品；⑥不要用手去触摸和挤压痤疮；⑦本病需要耐心治疗，不可能立竿见影。

地仓穴能治“手足痿躄”

近读韩钟君《〈明堂经〉腧穴主症的临床链接》，获益匪浅。然文中认定《明堂经》中所载“手足痿躄不能行”，不当属于地仓穴主治。窃以为欠妥，现试论于下，不当之处，敬请指正。

考《明堂经》为《明堂孔穴针灸治要》之简称，后人尊为黄帝所著，故又称《黄帝明堂经》，系我国现存文献中第一部腧穴经典，是汉代医家总结汉以前医书（包括《内经》）中针灸方而编成的。其主要内容保存在皇甫谧所撰《针灸甲乙经》中。此书宋代已佚。故今天研究《明堂经》，必须从《针灸甲乙经》入手。

《甲乙经》卷之十热在《五脏发痿第四》载：“足缓不收，痿不能行，不能言语，手足痿躄不能行，地仓主之。”后之学者据《外台》校勘，认为“足缓”为“口缓”之误，“痿不能行”与下文重，应删，则原文是“口缓不收，不能言语，手足痿躄不能行，地仓主之。”

韩文参照《甲乙经》中大迎及照海的主治，认为地仓穴主治来自“偏风”方，而《太平圣惠方》中地仓之主治无“手足痿躄不能行”，故《黄帝明堂经》中地仓穴之主治以应无“手足痿躄不能行”。

查《素问·痿论》载:“治痿独取阳明。”阳明者，手阳明大肠经、阳明胃经也。地仓为足阳明之腧穴，下病上取，故其理论上可治疗“手足痿躄不能行”。《甲乙经》中本条位于地仓穴的主治首位，且未经校正时“痿”及“不能行”两次出现，显然只可能一处为衍文或错简，不可能均为衍文或错简。况《千金方》中将地仓穴与大迎穴配伍治疗“足痿躄不能行”地仓穴与大泉（太渊）穴配伍治疗“足痿躄不能行”。说明地仓穴随着配伍的不同既能治疗“口缓不收，不能言”，又能治疗“足痿躄不能行”。

近人王富春《针灸经典处方释义》将地仓与太渊配伍作为治疗痿证的要方。由此可见地仓穴确能治疗“手足痿躄不能行”。此外，罗玉文也认为，同属足阳明胃经的颊车穴也可治疗肺热叶焦引起的痿证。

针刺气海关元治疗项强

本人在临床上治疗项强落枕，先针气海、关元二穴。这是因为项部正中为督脉所过，督脉起于少腹，而气海、关元正位于小腹部。在对应疗法中，口与肛门对应，耻骨与枕骨对应，小腹与项部对应。《缪巨针刺发挥》在“找点原则”中谓:“如落枕在项后正中督脉上，则在耻骨联合上缘任脉上找对应点（曲骨、中极）。”后《八字治疗法》也用针刀叩刺耻骨治疗项部强痛。笔者在临床应用中发现，此法不但涉及患者隐私部位，而且刺激过强。如将耻骨上缘与枕骨下缘相对应，大椎与脐相对应，则可根据项部疼痛部位选取相应部位治疗。故针刺小腹部的穴位，能治疗项部疾患。针刺后再配合拔罐疗法，可增强疗效。

随着临床实践增加，又发现许多项强患者，只须针刺关元、气海两穴，不论部位，不需要手法，往往针进之后，项部即感松快，远较针刺扭伤穴、落枕穴等疗效为佳。然后再针刺风府、风池、天柱或颈夹脊，去针后加拔罐。项部毛发多者，可剃去，并使用B超耦合剂涂于灌口。

本人还发现，肩井穴酸痛女青年较为多见。只要循经选用阳陵泉或其表里经之太冲穴，即有较满意疗效。如仍乏效，可加刺风府穴。

脑术后痴呆治验

患者，女，已退休。因爱子婚房装修，劳作繁忙。一晚突然在阳台跌倒，神识不清，家人急忙送某医院诊治。告知左侧脑溢血，于是开颅取出血块。四肢活动可，然行走时蹒跚，意识仍模糊不清。再作核磁共振检查，发现右脑有血块，于是再开颅取出血块。手术后症状依旧。医生以为需要一段时间方能恢复正常，于是出院。经朋友顾医生介绍，延余治疗。

见其人目无所见，不辨人物，不饮不食，喃喃自语，不知所云，夜间不寐，行动需人扶持，行走小碎步。予石氏醒脑开窍法，加华氏项丛刺，治疗3次，疗效不显。于是问其家人大小便情况，云小溲清，大便如羊矢，数日一解。思《伤寒论》有论："阳明病。谵语，有潮热，反不能食者，胃中必有燥屎五六枚也。"则此证之关键在于肠中有燥屎，故通其便最为关键。于是加刺照海、丰隆、阳陵泉。再诊时，告大便已畅，夜间眠安，神志渐清。效不更法，再刺5次，诸症大减。后因路途较远，往来不便，遂停止治疗。数月之后，家人告知其行动自如，神清语晰，可独自去菜市场购菜云。

关于中脘穴治疗前额痛和失眠

中脘穴位于脐上 4 寸，为胃之募穴。临床一般以之治疗胃脘疾患。近翻阅文献，发现其尚可治疗前额痛和失眠。现简介于下，以供临证参考。

1. 治前额痛

前额痛，为常见头痛类型之一，属阳明头痛，为临床所常见。在治疗时必须注意病史、体格检查与鉴别诊断，否则容易误诊。曾经碰到两个病例，由于注重病史和体格检查，没有造成误诊。其一，在 20 世纪 80 年代，中医内科一位老医生带着女亲家找我。她前额胀痛，服用多剂汤药，效果不佳，要求针灸科会诊。我见她用手捂住前额，呻吟不断，于是先指测眼压，发现眼压升高。于是让其去五官科诊治，果然是青光眼急性发病。其二，有一位年轻的老病人，从新加坡回国带其母来诊。其母前额痛疼痛，曾在中医内科服药一段时间，症情依然，故想接受针刺，以期速愈。余观其母面色萎黄，神疲乏力，表情淡漠。我怀疑其颅内有病变，建议去华山医院作 CT 检查，结果是颅内肿瘤。

前额疼痛在临床治疗时，往往远取解溪、合谷，近取阳白、印堂等穴。由于针刺前额诸穴较痛，故一直寻找其他方法。

后得知在台湾《针灸验案汇编》一书中，记载中脘穴治疗前额痛。《针灸验案汇编》为台湾四大针灸名家之一孙培荣先生的医案集。1971 年孙培荣先生 70 寿诞时，其好友门人将其“历年所经病例”印行，以成《针灸验案汇编》。此书深受针界欢迎，次年再版。1973 年 2 月本书又增订出版，并由陈立夫先生题写书名。

本书首为“头部”，分“头痛异常”“前脑痛”“后脑痛”等 12 类。每类以七言四句概括，下列“特效穴道”“病因病理分析”“医疗案例”等条，用穴少而效宏。现仅摘录治疗“前额痛”之相关内容。

孙氏认为中脘为前额疼痛之特效穴，除载歌诀“前脑疼痛实难当，昏晕疲惫目惚恍。只取中脘名胃募，妙用会针效自彰”外，还附有医案二则。

[案例一]：于君 55 岁，山东青岛人，住台北市长春路，患前脑疼多年，病况剧烈，有歇有止，发时二目难睁，眼眶黑乌，昏沉如醉，睡卧不宁，1966 年 11 月 16 日求予诊治，经施针中脘，先后三次而愈。

[案例二]：刘君，42 岁，山东人，住台北市建国北路，患前脑疼痛，历经三年，有疼有止，每日夜发作三五次不等，头脑昏晕，二目难睁，精神倦怠不堪，1968 年 8 月 29 日，请予诊治，施针上穴三次而愈。

周左宇先生为其弟子。在沈邑颖所著《(古典经络针灸大家)周左宇医道精要》中有多处介绍周左宇先生如何具体运用中脘治疗头痛，如：①前额引内眦痛，攒竹放血、中脘、太冲、印堂；②头额眩晕，中脘、解溪，胃火大加内庭；③前额疼痛，中脘、解溪，痛甚加内梁丘、外梁丘；（周左宇《头面部妇科常见疾病之针灸验穴》）④前天庭头痛，中脘、解溪。（周左宇《针灸简易二穴用法验穴》）

外梁丘在梁丘外 1.5 寸。由于手中没有《针灸简易二穴用法验穴》，故不知内梁丘之定位。

无独有偶，北京针灸大师贺普仁在《针灸治痛》（1987）中有选取中脘穴治疗前额疼痛之载。贺氏认为中脘穴“可清阳明之热，理阳明之气血”，以之治疗阳明发热之头痛。前额痛为阳明经之患，中脘虽属任脉之穴，但为胃之募穴，是胃腑之气注输于胸腹之处，故泻中脘可清胃腑之热，理阳明之气血，从而止前额痛。还附医案一则，然该案取穴大椎、攒竹、手足十宣放血等，并未使用中脘一穴。2004 年该书二版时，补充了一则使用中脘之病例，然取穴除了中脘之外，还有太阳、攒竹、内关、足三里。

袁志太在《中国针灸》2007 年第 7 期上发表《针刺中脘穴治疗前额痛》，报道治疗 53 例前额痛，伴有口干欲饮、大便干结、牙龈肿痛、口臭等症。结果 75% 症状和体征消失，恢复工作。

笔者认为：孙氏谓前额痛偏于痰饮贼风，贺氏则谓偏于阳明胃热，皆为大方脉思路，而针灸临床取穴则以症状为主。中脘为胃之募穴，前额属阳明，其他原因引起之前额痛当亦可应用，如鼻病、眼病等引起者。故笔者临床上遇到前额疼痛，不论其因，皆用中脘，亦均收到满意疗效。

2. 治失眠

陈耀中编著之《针灸节要》，由港丰行企业有限公司出版。该书前言后署2000年冬，当系2000年至2001年出版。书中有其父（厦门市中医院原院长）陈应龙先生的《陈应龙先生海峡医话》。在“失眠症”中，记载了陈应龙先生两个医案。

其一：“我医治过厦门食品公司的一位书记，他失眠，整天整夜睡不着，到福州精神病院也没有治好。从福州回来后便来找我。我从中脘给他扎一针，那天中午就睡觉了，他非常高兴。像这种病吃药效果就没这么快。”

其二：“还有一位亲戚，在特区外贸局工作，一天要吃十多片的安眠药，我问他，你吃了十多片还没事，而一般人吃了十多片就要出问题。他说是习惯了，十几年来都是这样，产生了抗药性。我用针灸替他治疗，扎风府、风池、中脘、神门4个穴位，那天中午回去不用吃药，睡了3个小时，从此之后我劝他不要再吃安眠药。尔后又连续治了几次，至今已经4年不再失眠。”

李红技、张桓虎在《中医药研究》2002年第3期上发表《中脘穴应用体会》，认为中脘穴针后加灸，配合三阴交、神门、太阳治疗失眠；付玲在《中脘穴临床应用点滴体会》（《中西医结合研究》2009年第1期）上介绍了天津中医药大学第一附属医院阎莉教授使用芒针（0.25 mm × 100 mm）深刺中脘穴，配以内关、神门、三阴交、照海，治疗失眠的经验。故关于中脘穴之安眠作用，当有待临床进一步验证。

据不完全统计，中脘穴除了治疗胃下垂、胃肠功能紊乱、呃逆等消化系统疾患外，尚可治疗上胞下垂、内耳性眩晕症、延髓麻痹导致吞咽困难、火针治疗冻疮、小儿慢惊风、隔药饼灸治疗小儿夜啼、不孕症、心悸、癃闭等。这些经验尚有待进一步整理验证。

综上所述，经络脏腑之说仍能指导临床实践。故其说虽旧，其用仍新。至于经络学说在中医特别是针灸疗法中的地位，2002年赵京生在《中国针灸（英汉对照）》认为："经络学说的理论被广泛地运用于临床各科的治疗，特别是对针灸的临床治疗更具有重要的指导意义。这种指导意义体现在取穴上，就是在按照经络学说进行辨证归经的基础上。""中医学中的八纲辨证、六经辨证、卫气营血辨证，就其形成的来源，无不与经络学说有着不可分割的关系。"（赵京生．中国针灸 英汉对照．上海中医药大学出版社，2002：38-39）

承淡安先生（1899—1957）之女承为奋在1957年国庆前夕为《承淡安针灸学术讲稿》（1958）所写的序言中称："先父所编著之《中国针灸学》一书中，却对经络学说只字未提。对此问题，先父曾于1957年1月在《中医杂志》上发表的《关于针灸界应该首先学习研究经络学说的意见》一文中，作了检讨说："……有两种人，一种是明知经络学说有真谛，但怕遭时忌物议，畏而不敢谈，于是也采取些新学说迎合时宜；一种是不懂经络学说，又不肯虚心钻研，便只好在时新论调上打圈子，粉饰排场……我也曾犯过第一种毛病，现在回想，实不应该，附此检讨。"为了纠正这个错误，先父时刻想将《中国针灸学》予以改写，主要是以经络学说为主。直至病重，仍然时时萦怀，未尝稍释。后来获得日本长滨善夫所著《经络之研究》一书，其内容系用科学的方法，通过临床实验，证明了经络学说的真实。欢欣之下，除将该书赶译出版，供国内针灸界同志参考，以期引起重视和研究外，更急于改写《中国针灸学》的工作。但终因疾病缠绕，未能实现，竟成遗恨。”（承淡安遗著，承为奋整理．承淡安针灸学术讲稿．江苏人民出版社，1958年）承淡安先生辞世前曾在《中医杂志》上接连发表3篇中医针灸方面的文章，其中两篇是论述经络学说。第1期的《关于针灸界应该首先学习研究经络学说的意见》，第4期的《“经络”问题不能从解剖的角度去理解》，第5期上的《“中医研究工作中的几个问题”的观点有问题》，这些论述至今仍然具有重要意义。承淡安先生晚年“方悟古法之可贵，而复走回经络学说的老路。”值得我们深思。故有必要复习一下承淡安先生关于经络学说的论述，并作为本文的结束语。

急慢咽痛可刺内关照海

针家治疗咽部疼痛，好用少商刺血。本人在临床中发现，内关穴除了治疗心血管疾病外，治疗急、慢性咽痛，效果颇佳，治疗时可同时令患者吞咽动作。如果仍有咽痛，再加刺照海。其效往往较少商为佳。

此外，在天柱穴处寻找压痛点，刺之，咽痛每可即止。此属前病后治。

治疗更年期综合征的特效法——命门发泡法

一次几个老朋友相聚闲谈，上海邮电医院原针灸科主任朱琪说，她曾为一位女性患者作艾绒温针法。其时都是以手将艾绒捏成橄榄形，包裹于针柄之上，然后点燃，故患者咳嗽或动作时，艾炷容易掉落。这位女患者有一艾炷不慎脱落，灼伤了皮肤。第2天，朱主任去电询问患者情况，谁知患者一接到电话，就连声感谢，让她一头雾水。经过仔细询问，原来这位女患者更年期症状较严重，潮热盗汗，烦躁不寐。这次治疗之后，症状居然大减，晚上还睡了个好觉。于是朱主任仔细察看患者烫伤部位，发现其处正为命门穴，于是意识到疗效可能与命门穴的灼伤有关。于是她有意在命门穴上作艾炷化脓灸，以治疗更年期综合征等疾病，结果取得了较好效果。她的经验给我留下了深刻的印象。

朱琪主任在《中国针灸》1996年第11期上发表了《命门穴化脓灸临床应用举隅》一文，介绍了命门穴化脓灸治疗更年期综合征、阳痿和阳虚畏寒三则案例。其在“小结”中认为:“命门穴单纯用针刺治疗，疗效不明显，而采用化脓灸，疗效明显提高。”“灸疮的发与不发是取得治疗效果的关键……灸疮收口时间短，则疗效差。”还详细介绍了自己的临床经验，认为“在给患者采用化脓后，灸疮用一般胶布根据灸口大小敷贴封口，不可采用护创膏类及药纱布，也不可以见到脓液用清创消毒之法后再贴胶布。只需采用棉球擦干脓液后即贴胶布，否则效果不佳”。由于其在文章中所举案例为一更年期综合征之重症，灸治时间又长达一个半月，故其法没有引起针灸同仁的重视。

几年之后，我的一位朋友也患了更年期综合征，烦躁不寐、潮热汗出，经中西妇科治疗，服药扎针，疗效不显。因工作繁忙，无暇门诊治疗，询之于我，于是想起了朱医生的经验。我问她是否有糖尿病，有无瘢痕体质，皆予否定。再问若在其腰部皮肤留疤痕是否在意，对曰：只要病好，有瘢并不紧要。于是在其命门穴以笔作一记号，嘱其回家后，取大蒜头捣烂如泥，取适量敷在记号处，外以大块普通或止痛膏布覆盖其上，待局部发热刺痛后去除。若局部出现水泡，不必处理，让其自然吸收；若水泡破裂，局部涂以碘伏，待其结疤脱落。如仍有不寐、潮热等症，可于命门穴上下再予敷贴，直至症状完全缓解。

谁知第2天，朋友就高兴的告诉我，晚上让其先生依法敷贴，局部先发热，以后刺痛，遂将所敷大蒜泥去除，发现局部皮肤发红，还出现许多小水泡。当晚睡得非常香甜，烦躁和潮热大减，汗也不出了。嘱其注意保护局部皮肤，不要弄破水泡。一月之后，因他事来唔，言小水泡早已吸收，皮肤如常，诸症皆除。

之后又有几位患更年期综合征的朋友，均以此法获效。因未碰到症情严重者，不敢言此法之效如何。对于症状严重者，估计还须行艾炷化脓灸，或加服汤方始能奏效。

秩边明目和听会止咳

在上海市针灸经络研究所门诊时，其时诊室里的治疗床在患者头部处有一圆孔，让患者放置头部，以便呼吸，有的老患者在俯卧治疗和留针期间，会利用圆孔玩手机。

曾治一50岁左右杨姓女患者，因其患腰椎间盘突出症，右侧腰痛连腿。于是为其刺秩边穴，患者突然大声叫喊："我的眼睛发亮了！"于是停针询问。患者说，当刺中坐骨神经时，有触电感向足部放散，同时觉得两眼发亮，视物顿感清晰。患者精神正常，自述无眼疾。然据其年纪，或有老光。之后，为了验证秩边穴是否有明目作用，曾为数名患者针刺秩边穴，发现多立感视物清楚。由于针刺秩边穴时，患者须俯卧位，脸部朝下，不能张开眼睛，或紧闭双眼，所以以往没有发现针刺秩边有明目作用而已。

查日《针灸真髓》记载："眼病的上火，取秩边和三阴交即可治愈。"可见应用秩边穴治疗眼病，早就有记载。其原理当是足太阳经脉起于目内眦之故。

陈作霖先生是上海著名针家，曾介绍自己运用听会治疗咳嗽的经验。于是也在临床加以应用，效果的确不错。但其原理，陈先生未言，本人也久思不得其解。

一日以棉棒掏耳，咽部觉得发痒，并引起咳嗽。这才发现，外耳道与咽部存有关联，都布有迷走神经。据此，听宫、翳风也应有止咳之效。此是否为陈先生针刺听会治疗咳嗽之因，待考。

几个教训

临床日久，阅历渐多。尽管每日如临深渊，小心翼翼，还是时有失误。现将其中 3 例记之于下，望习针灸者予以重视。

1. 左肩痛竟是急性胆囊炎

曾有一中年男子，昨晨起左肩颈处疼痛，上引项部，下及肩部。外院诊断为颈椎病，予理疗外治及止痛喷雾剂，疼痛依然，故由夫人陪同来诊。自述系夜卧受寒所致。见其头部及左肩活动可，局部压痛明显，因外院已有诊断，所以未仔细做必要的体格检查。

于是先针太冲（左），不效。再刺颈夹脊 4—5（左），针后加拔罐，罐印紫红，疼痛减轻，但肩井处压痛依然不减。于是再予痛行刺血拔罐法，疼痛大减。于是夫妇满意地告辞。

次日门诊刚开始不久，那位患者的太太急匆匆赶来告诉我，昨日回去不久，先生疼痛又作，急忙去某医院急诊，诊断为急性胆囊炎，已住院治疗。

急性胆囊炎发作一般疼痛引及右肩，然此患者不典型，痛在左肩，又有受寒史，非常容易造成误诊。如当时作体格检查，可能及早发现，不致被外院的诊断所误导。

2. 咳嗽与食管反流

曾治一30岁左右的男子，夜间干咳，数年治疗不愈，以致影响睡眠。外院作肺部CT检查，未见炎症与肿块。咽部无不适。考虑到肺与大肠相表里，为之针中脘、下脘、关元、气海、听会、列缺，背部膀胱经第一侧线上压痛点，去针后，加拔罐。

3天后复诊，当天夜里未咳嗽，但昨夜干咳又作。如此共治疗5次。因笔者本人患食管反流，故知道食管反流也会引起咳嗽。于是嘱其明天开始服用西药奥美拉唑试试。

数周后，余致电给他，告服药后夜间基本不咳嗽了。可见针灸医生必须学习现代医学知识。

3. 肺气肿与气胸

记得为一30岁女子治疗失眠，因胸夹脊第4、第5有压痛，知道背薄如饼，当时为了追求疗效，遂小心浅刺。谁知患者回家后，感到胸闷气急。X线胸部片示：右胸少量气体。只须患者休息静养，让气体吸收。

然对为何浅刺也会气胸不解。后来得知，其素有哮喘，有肺气肿之疾。针刺之后，有可能针尖碰到肺部。这些患者也有可能因紧张，造成肺泡破裂，形成气胸。

谈谈“整体治疗”

承淡安先生在《中国针灸学》附录《针灸治疗分类摘要》中强调:“不论病因，只从症状处方，为针灸家古今一贯之传统疗法。取穴偏重远隔治疗，良以肢末之诱导或反射法，较直接刺激之效果为大也。”黄石屏先生也认为:“古活人术，首凭乎经病巨刺，络病缪刺，以及大小艾炷诸法门”。可见针灸疗法主要为对症治疗。

日本针家泽田健先生创立的泽田派，则倡导“整体治疗”，“整体治疗”，又称“太极疗法”或“大成疗法”。泽田先生认为:任何疾病都是由于五脏六腑的不调和而起，因此不论任何疾病只要调整五脏六腑，则疾病自然治愈。据《针灸真髓》记载：代田文志第一次到泽田先生的诊所时，墙上贴着“五脏色体表”“十二原表”以及“背部五脏之俞”和“十二经五输穴表”。泽田先生认为“万病起因于五脏”，其“将一切疾病简单归纳，只要治愈根源，末梢也就痊愈了”。泽田先生注重整体治疗，并将之作为主要疗法。但也记载了许多对症治疗。

泽田先生认为，身体的任何部分都不可能与整体分离而存在，只要存在就必定与整体发生关系。因此任何疾病都是五脏六腑的不协调，只要调理五脏六腑，疾病就会自动痊愈。不要只对而表现出的反应并加以处理，不能只对个别疾病进行治疗。唯有通过整体的调节，才能治愈疾病。

其高徒代田文志先生在《针灸治疗的实际》一书中，专列《整体治疗的基本穴位及其临床应用》一节，认为针灸治疗方法大致有局部和整体两种。认为想要从根本上治愈疾病，或者治疗慢性病的时候，仅用某个特定穴治疗，难以取效。在这种情况下，从一开始就进行整体治疗，方是明智的策略。慢性的肠胃病、肾炎、糖尿病等，以及其他各种各样的情况，有很多都需要进行整体的治疗。还有，即使有各种各样的症状，但不知病名的情况下，只要持之以恒地进行全面的治疗，往往会取得意想不到的疗效。

代田先生认为，这种看似愚笨的整体治疗，实际上却发挥了显著的效果。虽然也使用一些局部的治疗穴位，但通过整体的调整治疗，不治眼而治眼，不治耳而治耳，不治鼻而治鼻，甚至治愈所有疾患的情况不在少数，这绝不是夸大的说法。这是我每天从事治疗工作时亲眼目睹的事实。代田认为：可以说，整体治疗为纷繁复杂、难以归一的现代医学指明了一个新方向。代田先生还通过现代医学上生理、病理以及精神因素加以论述。

在《针灸临床治疗学》中，记载了其师泽田健先生整体治疗的基本穴位为：中脘、脾俞、肾俞、次髎、身柱、曲池、左阳池、足三里、泽田派太溪（照海）。还对这些穴位予以详细的解说。代田认为对症治疗也非常重要，其在《针灸临床治疗学》中列有《对症治疗经验穴》一章，故在临症时，应该随机应变，予以加减。

本人在临床上也体会到：一些轻浅、局部、简单之病，对症治疗即可，而难病、重病、复杂之病，则须整体治疗。一些虽是轻浅、局部、简单的疾病，但因患者年龄过大、体质虚弱、病程迁延，或伴有慢性疾病等，若单纯予以对症治疗，则难以取得满意的疗效，往往也需要予以整体调节。故临床医师千万不可拘泥于对症疗法，必要时尚需整体治疗。这是因为，针灸疗法之基础为经络学说。十二经脉内属五脏六腑，外络四肢百骸、五官七窍。故而一些经脉病，轻浅、局部、简单之病，只要疏通经脉，行气活血祛瘀即可；而脏腑病，及难病、重病、复杂之病，只是对症治疗，显然不易见效。此外，有些看似“主症”，其实是所谓“次症”导致的；有些“次症”，其实是疾病的一个组成部分；有些“次症”的治疗，可以减轻患者的痛苦。

然泽田派的“整体调节”使用灸法，而本人临床主要使用针刺，似难直接使用泽田先生的基本穴位。如何进行整体治疗，必须另找方法。经过多年临床实践，本人认为似可根据患者次要症状，可以在治疗的同时，或治疗以后予以治疗。如女子月经不调，可针地机、三阴交；大便溏泻，可刺足三里、天枢；失眠，可刺二间、照海；偏头痛，可刺足临泣等。经常还使用华延龄先生的“项丛刺”、周楣声先生的“阳光普照”等法，作为整体调节方法。

尺泽之下静脉抽血治愈肘痛

前一时期，右肘手三里处不慎受伤，复感风寒，虽活动尚可，但疼痛难忍。曾自己针刺，未见效果，治当刺血拔罐。由于其处面积较大，又难以拔罐。只好先在患处贴上止痛胶布，但疼痛未减。

后因咳嗽频繁，被要求抽取静脉血，以检查白细胞数量。先伸左臂，护士认为静脉过细，换成右臂。护士看中靠近肘关节桡侧一根静脉，消毒后，刺入采血针，在另一端接上一次性真空采血管，血液缓缓流入采血管，我发现右侧手三里处的疼痛突然消失。

由于刺血疗法具有污染性，有时会传染疾病，故一些针家不愿意使用。一次性采血针和一次性真空采血管价格低廉，如能使用就能保护针家安全。只是选取静脉和采血针的刺入，尚需要一定的技巧。

此法似可用于尺泽、曲泽、委中等要穴的刺血。希望这一偶然发现能对临床医师有所启发，并发展成一种新的刺血方法。

附篇　编余资料

序言、书评及其他

《刮痧传心录》序言

刮痧疗法是中国传统医学中的一朵奇葩，原为中医治疗痧病使用的外治方法之一。所谓“痧”是指此类疾患可以在皮肤上刮拭出痧点（小出血点），同时患者还有头胀、胸腹闷胀、全身酸胀等症，故清朝有治疗痧病专著名之为《痧胀玉衡》。刮痧一法是在元朝的绳擦法、麻戛法等基础上发展而来。古书记载的“刮痧法”是用棉纱线、麻线、铜钱等蘸水或香油在体表进行刮拭，民间则使用碗、汤勺、药匙等作为工具，而使用牛角板作为刮痧工具则是近年来的事。因刮痧疗法简便易行，疗效又佳，故在民间广为流传。1960 年江静波所著《刮痧疗法》一书由人民卫生出版社出版，开创现代研究刮痧疗法之先河。之后刮痧疗法又成为针灸疗法的一部分。

20 世纪 90 年代，在全球“自然疗法”的热潮中，刮痧疗法广受欢迎，得到重视和发展，一方面其适应证不断增添，许多急性病和慢性病均可获得满意的疗效；另一方面，刮痧疗法又华丽转身，走进保健养生领域，成为该领域的重要方法之一。

李湘授医生学贯中西，为上海著名针灸大家华延龄先生之高足，尽得其传。他有着深厚中医功底和丰富的针灸临床经验，同时又对现代医学进行了深入的研究。他在临床和教学中，认为刮痧疗法要以中医脏腑经络理论作为指导，注重整体观。他创造性地将其师华老及自己的经验运用到刮痧疗法之中，形成了非常具有特色的“李氏刮痧”，并著有《特种刮痧疗法》。他还善于发现，善于思考，对刮痧中刮痧板运用的技巧进行了总结与创新，又著《特种刮痧运板技巧》一书，这是刮痧疗法中唯一一部专门论述使用刮痧板技巧的著作，填补了刮痧疗法的空白。

我和李湘授先生相识相交于20世纪70年代，至今40余年。先生长我10岁，但阅历丰富，对针灸疗法研究非常深入，我经常向他请教和探讨，后来他转而着迷于刮痧疗法。在刮痧界，虽然他是上海刮痧第一人，弟子众多，对临床、教学和理论诸方面都作出了重大贡献，但为人低调，绝无某些人偶愈一人，便昂头戴面。其对刮痧疗法热爱之深厚，让我非常敬佩。这正是：针灸界少了一位医生，但刮痧界出了位大师。

最近他又以新著《特种刮痧传心录——百效穴运板举隅》示余。书中除了将自己宝贵经验和盘托出外，还强调了穴位在刮痧疗法的重要地位，认为“选穴之妙，如将用兵”。详细地介绍了108个穴位的位置、主治、刮拭方法和注意事项，一改刮痧疗法不重视穴位之倾向，这对刮痧疗法的影响将是非常巨大的。本书还对阳性反应物在刮痧疗法中的应用予以介绍，和最近“反映点针灸疗法”的兴起相呼应，应当引起刮痧界的重视。书中还强调“手法轻柔”“不强求出痧”“不带痧刮痧”，则又与针刺疗法“舒适化”相类似，窃以为这种“舒适化刮痧”应成为今后刮痧疗法发展之方向。

阅读此书，欣然快慰。

是为序。

（本文为李湘授、齐丽珍《特种刮痧传心录——百效穴运板举偶》之序言）

立足临床　创新实用

旅美针家金观源博士家学渊源，师承焦勉斋、郑魁山、魏稼等针灸大家，尽得其传。又受过现代医学的专门训练，有30多年的临床实践经验，是一位学贯中西、经验丰富的针灸医家。我有幸拜读了金博士伉俪所撰《临床针灸反射学》一书，觉得非常贴近临床，是近年来难得一见的极有特色的针灸著作之一。

1. 倡立针灸反射学

针灸是一门古老的医术。随着科学的进步以及医疗实践的积累，新技术和新方法不断问世，针灸医学也不断向前发展。20世纪50年代以来，巴甫洛夫神经学说、知热感度测定、经络现象、法国诺吉氏耳穴以及针刺麻醉等各种学说的次第出现，无一不推动了针灸医学的前进。但是，目前临床上尚有许多现象不能以经络学说、神经-内分泌学说或全息学说来解释，因此必须有也应该有其他学说来完成。作者继承了传统的经络学说，从临床出发，结合现代医学，明确提出针灸疗法是一种反射疗法，揭去了几千年来蒙在这一传统疗法上的神秘面纱，指出了针灸治病的机理和实质。又应用针灸反射学来指导临床，不仅克服长期阻碍针灸发展与推广的随意性，而且还能提高疗效的确定性。针灸反射学架起了针灸医学和现代医学之间的桥梁，是作者对针灸医学的一大贡献。本书的出版必定有助于针灸医学的革新与发展。

2. 阐述提高疗效的对策

作为一个临床医生，我深知疗效是针灸医学的生命力所在。本书的一大特点是：用第 2、第 3 两个章节对针灸的疗效进行论述，这在其他针灸著作中是非常罕见的，也证明了作者临床经验相当丰富。作者将影响针灸疗效的因素归纳为操作者和患者两个方面，计有 13 条之多。如存“机体的敏感性”之中提出身体之阴面较阳面敏感、肢体的远端较近端和躯干敏感、身体灵活部分较不灵活部位敏感，并列表指出影响体表敏感的 9 种因素。这些都是临床常见而不为注意的现象，足见作者学风之严谨，用心之钻研。作者详尽地提出了提高疗效的对策，计有八个方面 50 余法。如临床常见的“抗针性”，是困扰针灸医师的老大难，目前一般采用几组穴位轮流使用，以期克服，而本书则提出了 8 种方法。其中“自开始就使用足量的刺激”“改电针为手针”等颇有新意，对临床具有很大的指导意义。此外，对针感的控制方法、“一穴多针”或“一区多针”等均为创新之论。

3. 详细披露治病秘诀

任何一种学说，必须接受临床的验证。本书的另一大特点是介绍了常见适应证与顽难病例的治疗，还有戒烟、戒酒、戒毒、减肥等内容，篇幅超过本书的1/4。作者将其师传的“不传之秘”与自己30多年的临床经验结合文献和盘托出，并加以讨论。读之如入金谷之园，目不暇接。如在“肝炎”中提出，曲泉至阴陵泉处为肝、泌尿生殖系反射区的重叠区；“震颤/帕金森病”中指出，针灸对震颤以及同时有肌张力增高的帕金森病疗效差，而对各种以神经肌肉麻痹或肌张力减退为主要表现的疾病疗效好；“周围性面神经麻痹”中指出，治疗时不宜看电视、电影，不宜长时间坐在电脑前等。这些都对临床有较高的参考价值。

《临床针灸反射学》立足临床，内容丰富而实用，是一本不可多得的案头参考书。我相信她的出版必将深受世界各国针灸同人的欢迎，是针灸学术史上的里程碑。

（本文乃为金观源、相嘉嘉《临床针灸反射学》一书所写的书评。见2004年《临床针灸反射学》（修订版））

细说穴名之秘　探寻穴位之根

——《针灸穴名寻根：细说500个针灸穴名》评介

针灸穴位犹如漫天繁星，分布于人体的各个部位，其源难测，其名神秘，往往令人茫然不知。张载义主任有鉴于此，编著了《针灸穴名寻根》，对501个穴位予以详细叙述。问世之后，深受读者的欢迎并热销。

本书受到欢迎和热销，并非偶然，关键是其有着鲜明的特点，即坚守学术，引经据典，其中不乏灼见，通过“细说”，达到“寻根”之目的。

张载义主任精通中医经典文献，国学修养深厚，才思敏捷，对穴名有着深入研究，早在1985年，他就与他人一起将周楣声先生的《针灸穴名释义》译为英文。故本书对穴位之来历和命名如数家珍，信手拈来。

作者于正文之前，用一段用穴名组成的“引子”：“跨昆仑，越商丘，途经渠道，涉过太溪……”将读者领入奇妙的穴名世界。

本书分为三章：概说，细说经穴名称，细说奇穴、阿是穴名称。概说首先阐述了孔穴从无名、代名，到固定名称的发展过程，以及一穴数名和同名异穴现象产生缘由。再从阴阳五行、体表标志和解剖部位、脏腑器官、经络学说、比拟、疾病症状和名称、穴位功能等8个方面对“腧穴的命名”予以简介，让读者对腧穴的命名有一个大致了解。在《细说经穴名称》一章中，根据“国家标准”，将印堂穴作为任脉的经穴，使14经之经穴之数目，从361穴成为362穴。作者对这些经穴逐一进行解说。第三章《细说奇穴、阿是穴》令人耳目一新。虽然有人对奇穴之名，予以解释，但多抄录文献，本书则贴近临床，采用最新研究成果，收入了肩内陵、安眠、颈夹脊、提托等。至于“阿是穴”的命名虽赞成源自吴语，又录存不同观点，以便研究。

作者对穴名细说之内容非常丰富，不但根据穴名的字、词，“探寻其原始意义及与穴位的相应关系”。而且详尽地对作为穴名之前就已存在字、词、名进行阐述，并将其自身含义，与借用、引申融合在一起，以解释穴名的意义。如“云门”，本是周代六乐舞之一。而穴位云门之云，指天地合气；门，则指出入之通道。手太阴肺经起于中焦，水谷之气，上归于肺，与口鼻吸入天气相合，从而天地合气，再通过肺之清肃，散布全身，犹如“云门大舞”。此外，云门又指急流之出口，水气状如云雾，故称云门。再如阴市一穴，别名阴鼎。有人因其为足阳明之经穴，不应称“阴”。作者根据“根据穴位的功能主治命名”和“根据疾病的症状命名”。仍称其为“阴市”。对于别名阴鼎，作者根据古代记载该穴取穴法，“拜而取之”或“正跪坐取之”，认为“该穴近临膝部，卧床屈膝时，膝关节处骨骼的结构发生了改变，髌骨在上，股骨、胫骨和腓骨在下，犹如三条腿的鼎器，且膝关节部的疾患，多阴冷、疼痛、肿胀，甚至带有积液。”这样形象的解释，给读者留下了深刻印象。还有足阳明之厉兑穴，作者引《广雅》，认为厉，“磨也”。兑，古通“锐”。大多数人的次趾最长，爪甲锋利，磨破鞋袜。这个解释合情合理。至于束骨一穴，许多人会想到妇女缠足，其实那是从宋开始的事。以古代解剖名称命名的。总之作者对穴名的解释，既不人云亦云，也不信口解释，而是依据文献，有着独特见解，如太溪（吕细）、络却、听宫、听会、印堂、天突、间使、筑宾、章门等。

腧穴最早出于何处即寻根，也是本书的内容之一。作者长于考证，仔细严谨，逐穴查核。如三阴交，出自《甲乙经》；金津玉液，虽然《内经》与《千金方》有记载，但穴名则出自《针灸大全》；肘尖出自《奇效良方》；腰眼出自《肘后方》等。作者从善如流，注意最新的研究成果，如球后穴，一般认为出自1957年《浙江中医杂志》，作者接受本人的观点，改为出自1956年《中华眼科杂志》。上天柱出自代田文志的《针灸临床治疗学》，华佗夹脊穴出自石坂宗哲的《针灸说约》等。最后，作者认为有必要“适当地增加一些历史人文方面的知识”，匠心独运地附上“针灸穴名谜语”316条，这对进一步理解穴名及其来源，起到了锦上添花的作用。

作者用“引子”将我们领入“穴名”寻根之旅，再让我们绞尽脑汁，从穴名的谜宫中走出来，其目的就是通过寻根，进一步阐释针灸穴名的意义。

（本文为张载义《针灸穴名寻根：细说500个针灸穴名》所写之书评，后经修改刊于《中国中医药报》2020年1月15日）

启蒙 指南 源泉——我与《针灸学》

李鼎老师在1974年编写的《针灸学》，内容由刺灸法、经络穴位、临床研究及附篇组成。虽为当时中医专业使用的教材，但最能体现李老师的学术观点。我与《针灸学》相伴了40余年，它对我的针灸生涯有着深刻的影响。

1. 启蒙的导师

20世纪70年代，我“逍遥”在家，看到针灸疗法神奇的疗效后，对之产生了浓厚的兴趣，但如何入门，不得要领。当时所流行的“新医疗法”“新针疗法”过于简略，犹如看图识字，而借来的古书又艰涩难懂。一天偶遇这本《针灸学》，翻阅之后，内容新颖，文字简明，深入浅出，心中惊喜，于是便以此书为基础广泛学习，并走进针灸的殿堂。

首先按照书中之法，用毫针在折叠的纸张上练习指力，之后在道林纸之书上练习，捻断了一把毫针，指力大为增强。还按照书中进针法的“指压法”，在枕头上不停练习。这样为我后来单手进针迅速无痛，打好了根基。

本书图文并茂，突出重点。对初学者学习有很大帮助，我就依据本书的文字和图文，很快掌握了常用腧穴的定位。同时本书中的经络学说简介、临床研究等，让我对针灸学的内容有了粗浅的认识。

2. 临床的指南

后来我有幸跻身医林，成为一名专业的针灸医生，《针灸学》便成为我案头之重要参考书之一。

本书最大特点是没有套用大方脉之流弊，而是从病情出发，分清主次，治疗用穴以症状为主。对一些疾病的治疗，我按书中所述进行治疗，每每获得良好的效果。

我对书中“经络穴位诊察法”应用最多，体会也较深。碰到一些疑难问题，我会根据书中所示，采用按压、循摄之法，寻找一些异常变化，然后予以应用。有一女性患者自觉背部有巴掌大处，寒冷异常。便仔细察看，发现该处有许多细小血络。于是，按照“郁陈则除之，去血脉也”。以注射针头刺之后，加拔火罐，血出如射。患者立觉背部温暖舒服。数月后来述，数十年之哮喘宿疾竟然也未发。又如痔疮患者，在腰骶部可见青色静脉，予以刺络拔罐后，患者即时感到患处清凉，脱出之痔疮上提，疼痛消失。

3. 研究的源泉

《针灸学》虽为教材，但每多新意，让人回味，进而出现灵感。

一次在阅读本书时，对“背部穴位总表”之下的说明：“夹脊穴原是背俞穴的另一种取法”，觉得惊奇，一直在思考，这句话是什么意思。后来读了李老师关于背俞穴的论述，知道了“华佗夹脊穴”系从华佗派取背俞法演变而来。于是在李老师研究的基础上，经过考证，原来“华佗夹脊穴”是日本石坂宗哲对华佗背俞穴进行改造而成，1954 年传回中国。于是撰写了“华佗夹脊源流考略”一文。

本书彩色版图一为 1968 年出土的汉代金针，对我的冲击力很大，原来古代的针具与今天的针具如此不同。于是查考《太平圣惠方》之“针经”等，撰写了《捻转法起源考》，认为，汉时针柄为扁方形，便于夹持，不可能捻转。作为针刺基本手法之一的捻转法出现于唐代，因此时针柄已变为圆柱形。又根据此彩图所示，汉时针尖粗而针柄长重，于是知道《甲乙经》为何针刺浅，留针时间短的原因了。

李鼎老师编撰的《针灸学》虽然问世于动乱之际，但他并没有迁就当时将针灸疗法简单化的倾向，而是坚持以传统理论为主，又结合新发现新成果进行论述，这是难能可贵的，至今仍然是一本值得我们阅读的重要参考书。建议予以重订出版，以嘉惠后学。

（本文收录于《海上传针六十年》）

著作与论文存目

1. 著作

（1）合作编撰

[1] 叶显纯，叶明柱．神农本草经临证发微 [M]. 北京：人民卫生出版社，2020.

[2] 顾韵青，叶明柱．腰痛 [M]. 上海：上海科学技术出版社，2023.

（2）参与编写

[1] 张赞臣．中医喉科集成 [M]. 北京：人民卫生出版社，1995.

[2] 金岚，金若敏．新编中药药理与临床应用 [M]. 上海：上海科学技术文献出版社，1995.

[3] 叶显纯．本草经典补遗 [M]. 上海：上海中医药大学出版社，1997.

[4] 叶显纯．中药常识问答 [M]. 上海：上海辞书出版社，2004.

[5] 李鼎．循经考穴五十年：经穴针灸研究论丛 [M]. 上海：上

海浦江教育出版社，2013.

[6] 李鼎 . 海上传针六十年 [M]. 北京：人民卫生出版社，2018.

（3）协助编写

叶显纯 . 叶显纯论方药 [M]. 上海：上海中医药大学出版社，2003.

2. 论文存目

（1）独著论文

[1] 叶明柱 . 论耳尖穴 [J]. 针灸临床杂志，1996，12(3)：40-41.

[2] 叶明柱 . 对《十四经发挥》百会定位取穴法的探讨 [J]. 中国针灸，1994，14(S1)：220-221. 注：本文为全国首届针灸临床治疗与科研研讨会征文。

（2）合作论文

· 第一作者 ·

[1] YE M Z, TANG H X .Brief Introduction of TANG Style Scalp Acupuncture[J]. Journal of Acupuncture and Tuina Science 6, 2008, 6(3):7.

[2] 叶明柱，冯禾昌，汤慧仙 . 温针的源流及其展望 [J]. 国际针灸临床杂志，1991，1(1)：16-18.

· 第 2 作者 ·

[1] 冯禾昌，叶明柱 . 刍议阿是穴 [J]. 中国针灸，1996，16(7).

[2] 冯禾昌，叶明柱 . 略谈拔罐后起泡 [J]. 中国针灸，1998，18(11)：663-664.

[3] 冯禾昌，叶明柱 . 略评张山雷对经络腧穴学的贡献 [J]. 中国针灸，1999，19(1)：56–57.

[4] 冯禾昌，叶明柱 . 略谈温针 [J]. 香港：亚洲医学，1999，10(10)：18–19.

[5] 汤慧仙，叶明柱 . 汤氏头针疗法治验 [J]. 香港：亚洲医学，2001，12(5)：75–76.

[6] 冯禾昌，叶明柱 . 略谈缪刺与巨刺 [J]. 中国针灸，2002，22(10)：1.

[7] 冯禾昌，叶明柱 . 再谈“担截”法 [J]. 中国针灸，2003，23(2)：126–127.

[8] 冯禾昌，叶明柱 .“巨刺”释 [J]. 上海针灸杂志，2006，25(4)：40.

[9] GU Junqing, YE Mingzhu, TANG Huixian, et al. Clinical experience of treating acute lumbar sprain by puncturing Suliao(GV 25) [J]. Journal of Acupuncture and Tuina Scicnce, 2007, 5(6): 366–367.

[10] 胡追成，叶明柱 .“从阴引阳，从阳引阴”理论的针灸临床应用举隅 [J]. 上海针灸杂志，2012，31(2)：131–132.

[11] 方超君，叶明柱 . 张崇一与《针灸易学新法》[J]. 中国民间疗法，2019，27(3)：1–3.

[12] 胡追成，叶明柱，杨文彩 . 厥阴俞考源及功用析疑 [J]. 山东中医药大学学报，2019，43(5)：498–502.

· 第 3 作者 ·

[1] GU Junqing, YE Mingzhu, TANG Huixian, et al. Clinical experience of treating acute lumbar sprain by puncturing Suliao(GV 25) [J]. Journal of Acupuncture and Tuina Science, 2007, 5(6): 366–367.

[2] 顾钧青，郭艳明，叶明柱 . 天宗穴在骨伤科疾病中的临床

应用 [J]. 辽宁中医药大学学报，2008，10(4)：116.

[3] 胡追成，吴耀持，叶明柱 . 鱼际穴治疗腨痛之穴理分析及临床体会 [J]. 江苏中医药 , 2012，44(1)：68-69.